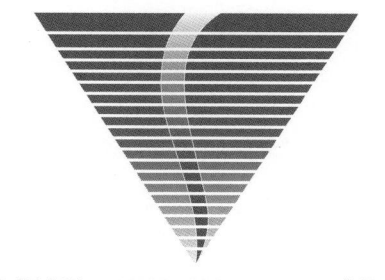

形成外科ADVANCEシリーズ I-4

皮弁移植法 最近の進歩 第2版

 監修　東京大学教授　波利井 清紀

 編著　名古屋大学教授　鳥居 修平

克誠堂出版

執筆者一覧
(五十音順)

秋月　種高	東京警察病院形成外科
市岡　　滋	埼玉医科大学形成外科
亀井　　譲	名古屋大学医学部形成外科
光嶋　　勲	岡山大学医学部形成外科
児島　忠雄	埼玉成恵会病院・埼玉手の外科研究所
佐々木健司	日本大学医学部形成外科
佐藤　兼重	昭和大学医学部形成外科
澤泉　雅之	東邦大学医学部形成外科
新冨　芳尚	蘇春堂形成外科
鈴木　茂彦	香川医科大学形成外科
関口　順輔	せきぐちクリニック
高戸　　毅	東京大学医学部感覚・運動機能科
竹内　正樹	日本大学医学部形成外科
鳥居　修平	名古屋大学医学部形成外科
中島　龍夫	慶應義塾大学医学部形成外科
中嶋　英雄	慶應義塾大学医学部形成外科
中塚　貴志	埼玉医科大学形成外科
中山　凱夫	筑波大学臨床医学系外科（形成外科）
難波祐三郎	岡山大学医学部形成外科
野﨑　幹弘	東京女子医科大学形成外科
野平久仁彦	蘇春堂形成外科
長谷川　隆	中京病院形成外科
秦　　維郎	東京医科歯科大学形成外科
林　　明照	東邦大学医学部形成外科
林　　祐司	名古屋第一赤十字病院形成外科
波利井清紀	東京大学医学部形成外科
百束　比古	日本医科大学形成外科
本田　隆司	都立広尾病院形成外科
松尾　　清	信州大学医学部形成外科
丸山　　優	東邦大学医学部形成外科
宮本　義洋	宮本形成外科
梁井　　皎	順天堂大学医学形成外科
山田　　敦	東北大学医学部形成外科

第2版 序

　本書の初版を上梓してから9年になり，この間，皮弁の進歩は日進月歩である。初版の序に「多くの人に読まれると同時に，さらなる進歩により早く役目を終えることを期待する」と記したが，幸いにも第2版を出すこととなり複雑な気持ちである。旧稿にはなるべく最新の情報を盛り込むと同時に，新たに，穿通枝皮弁，皮弁の微小循環，expanded free flap，内視鏡による皮弁採取，の4編を追加した。いまだに皮弁の名称，概念や分類には混乱があり，混沌としているが，これは新しい皮弁，新しい方法論を生み出すための仮説作業であり，さらに基礎研究，臨床経験を重ねて発展させていただきたいと考えている。本書が皮弁の研究と臨床に少しでも役に立てば幸いである。

　2002年7月

名古屋大学医学部形成外科学教室
鳥居　修平

初版　序

　われわれが形成外科医になった頃は遊離植皮が主流であり，皮弁の種類もあまり多くなかった。しかし，最近では新着の雑誌を開くと，新しい皮弁が次から次へと報告されており，臨床医としてはそれらから目が離せない現状である。

　皮弁の歴史は遠く古代インドまで遡ることができるが，皮弁の新しい幕開けはMcGregor の random pattern flap, axial pattern flap の概念の提示から始まると考えてよいであろう。その後，遊離皮弁，筋皮弁，筋膜皮弁，逆行性皮弁，septocutaneous flap, angisomes, venous flap, neovascularized flap などの概念が発表され，新しい皮弁の開発に大きく貢献している。そして，さまざまな皮弁を駆使することにより，外傷では四肢切断をまぬがれ，治療期間の短縮が可能になった。また，腫瘍の分野では四肢の患肢温存手術が主流となり，頭頸部領域では拡大手術が可能となり，一方では患者の QOL に大きく貢献している。このような近年の皮弁の進歩が，外科学における形成外科学の地位を不動のものにした，と言っても過言ではないであろう。

　本書では「皮弁移植法：最近の進歩」ということで，最近の皮弁移植研究の成果を網羅したつもりである。次々と発表される皮弁のため，その名称と分類は著者により異なり，混乱があるが，それぞれの意図を理解することは大切である。しかし，学問の進歩のためには統一が必要であり，名称については皮弁の血行，構成，移動方法を記号化し，組み合わせたシステマティックな命名法があればと思う。また，形成外科医のための，従来の血管解剖の見直し，研究が求められているが，今回は含めることができなかったのは残念である。一方では，このように多くの皮弁をいかに症例に応じて的確に選択するか，ということも大切である。また，皮弁作製の手技の難易度を評価しておくことも，教育のために必要であろう。まだまだ入れたかった論文もあり，また出版が遅れ，やや古くなってしまった論文もあり，その点お詫びしたい。

　この分野は今後まだまだ発展すると思われる。そのためには基礎的な実験・研究，新たな概念の提示，従来の血管解剖の見直し，分類の整理など，多くの課題が残されている。本書を読むことにより，最近の進歩を知ると同時に，今後の発展のための課題を見つけて頂きたいと念願する。本書は多くの人に読まれると同時に，さらなる進歩により早く役目を終えることを期待する。

　おわりに，編集のお世話を頂いた林靖英氏にお礼を申し上げます。

1993 年 10 月

名古屋大学医学部形成外科学教室
鳥居　修平

目　次

I　皮弁の基礎

1．新しい皮弁の概念と分類（I） ……………………………………………………………3
（丸山　優，澤泉雅之）

  はじめに　*3*　　　　　　　　　　　　B．皮弁の構成成分　*8*
  A．皮膚血行　*3*

2．新しい皮弁の概念と分類（II） …………………………………………………………12
（佐藤兼重）

  はじめに　*12*　　　　　　　　　　　C．その他の新しい皮弁　*15*
  A．新しい皮弁の概念　*12*　　　　　　D．考察　*16*
  B．新しい皮弁の分類　*12*

3．穿通枝皮弁の概念 …………………………………………………………………………17
（光嶋　勲，難波祐三郎）

  はじめに　*17*　　　　　　　　　　　E．代表的な各種の穿通枝皮弁　*19*
  A．概念　*17*　　　　　　　　　　　　F．症例　*20*
  B．穿通枝皮弁に関連した新しい用語　*18*　G．遊離皮弁の今後の展望　*27*
  C．穿通枝皮弁の歴史　*19*　　　　　　H．狭義の遊離穿通枝皮弁の適応　*27*
  D．穿通枝皮弁の海外における現状　*19*

4．持続動注による皮弁拡大と安全性向上の試み ……………………………………………30
（松尾　清）

  はじめに　*30*　　　　　　　　　　　D．術後管理　*32*
  A．概念　*30*　　　　　　　　　　　　E．症例　*32*
  B．解剖　*30*　　　　　　　　　　　　F．考察　*32*
  C．手技　*31*

5．皮弁生着向上の工夫 ………………………………………………………………………36
（中島龍夫）

  はじめに　*36*　　　　　　　　　　　B．われわれが行っている皮弁生着向上の実験と臨
  A．生着向上についてのこれまでの報告　*36*　　床成績　*37*
  　　　　　　　　　　　　　　　　　　C．考察　*45*

6．皮弁の微小循環 ……………………………………………………………………………48
（市岡　滋）

  はじめに　*48*　　　　　　　　　　　D．皮弁微小循環における最近のトピック　*51*
  A．概念　*48*　　　　　　　　　　　　E．新しい実験モデル　*52*
  B．微小循環の生体計測　*48*　　　　　F．微小循環可視化皮弁モデルの有用性と可能性
  C．測定と解析　*49*　　　　　　　　　　*56*

7．人工血管による組織移植の試み ……………………………………………………………59
（本田隆司，野﨑幹弘）

  はじめに　*59*　　　　　　　　　　　C．考察　*61*
  A．材料と方法　*59*　　　　　　　　　まとめ　*64*
  B．結果　*61*

8．皮弁壊死の予防と対策 ……………………………………………………………………66
（鈴木茂彦）

  はじめに　*66*　　　　　　　　　　　D．薬剤その他による皮弁壊死予防（chemical
  A．皮弁壊死のメカニズム　*66*　　　　　　delay）　*68*
  B．皮弁血行モニタリング　*67*　　　　E．薬剤による虚血再灌流障害予防　*72*
  C．外科的 delay　*67*　　　　　　　　F．その他の皮弁壊死予防手段　*72*

II 皮弁の臨床①

9. 菱形皮弁の変法 …………………………………………………………………………79
（梁井 皎）

- はじめに 79
- A．概念 79
- B．代表的な菱形皮弁 80
- C．Flexible rhombic flap の原理と作図 80
- D．ラバー・フォームを用いたモデルによる各種菱形皮弁の比較 81
- E．症例 83
- F．考察 84

10. 瘢痕皮弁 ………………………………………………………………………………87
（百束比古）

- はじめに 87
- A．概念 87
- B．解剖と術前評価 87
- C．皮弁形態の選択 87
- D．部位別の有用な瘢痕皮弁 88
- E．術後管理 88
- F．症例 88
- G．結果 91
- H．考察 92

11. 逆行性皮弁 ……………………………………………………………………………93
（鳥居修平）

- はじめに 93
- A．概念 93
- B．静脈還流について 93
- C．術前の評価 95
- D．手技 95
- E．術後管理 97
- F．症例 97
- G．考察 97
- H．展望 98

12. Venous flap とその臨床 …………………………………………………………100
（中山凱夫）

- はじめに 100
- A．分類 100
- B．症例 101
- C．考察 105

13. MVP flap と Prefabricated flap ………………………………………………107
（長谷川隆，新冨芳尚）

- はじめに 107
- A．概念と解剖 107
- B．動物実験における評価 109
- C．手技 111
- D．術後管理 111
- E．症例 111
- F．考察 114

14. Expanded flap の free flap への応用 ………………………………………117
（竹内正樹，佐々木健司，野﨑幹弘）

- はじめに 117
- A．適応 117
- B．手技 118
- C．術後管理 119
- D．症例 119
- E．考察 120

15. Thin flap の概念と薄層拡大広背筋皮弁 ………………………………………123
（中嶋英雄）

- はじめに 123
- A．概念 124
- B．解剖 124
- C．手技 125
- D．症例 126
- E．考察 126

16. Thinning flap：腹直筋皮弁 ……………………………………………………130
（秋月種高，山田 敦）

- はじめに 130
- A．血管解剖 130
- B．作図と thinning の実際 131
- C．症例 132
- D．考察 132
- まとめ 134

17. 遊離皮弁の新しい展開 ……………………………………………………………………… 136
(高戸　毅，波利井清紀)

　　はじめに　136
　　A．再建に用いられる皮弁　136
　　B．皮弁への操作　138
　　C．皮弁の移植法の進歩　139
　　D．新たな皮弁の作成　140
　　E．静脈皮弁（venous flap）　141
　　F．血管吻合器　141
　　G．皮弁のモニタリング　142
　　H．同種移植（allograft）　142

18. Free groin flap ………………………………………………………………………………… 145
(佐々木健司，野﨑幹弘)

　　はじめに　145
　　A．概念　145
　　B．解剖　145
　　C．術前の評価　147
　　D．手技　147
　　E．術後管理　147
　　F．症例　148
　　G．考察　149

19. 内視鏡による皮弁採取法 ……………………………………………………………………… 153
(亀井　譲，鳥居修平)

　　はじめに　153
　　A．概念　153
　　B．解剖　153
　　C．術前の評価　153
　　D．手技　154
　　E．術後管理　157
　　F．症例　157
　　G．考察　159

III　皮弁の臨床②

20. Cancer surgery における皮弁移植 ………………………………………………………… 163
(中塚貴志，波利井清紀)

　　はじめに　163
　　A．概念　163
　　B．解剖と手技　164
　　C．術前の評価　166
　　D．術後管理　166
　　E．症例　167
　　F．考察　167

21. 側頭部の解剖と皮弁への応用 ………………………………………………………………… 172
(秦　維郎)

　　はじめに　172
　　A．側頭部解剖　172
　　B．皮弁への臨床応用　175
　　C．考察　177

22. 皮弁による最近の胸壁・乳房再建 …………………………………………………………… 182
(野平久仁彦，新冨芳尚)

　　はじめに　182
　　A．概念　182
　　B．解剖　182
　　C．術前の評価　183
　　D．手技　183
　　E．術後管理　190
　　F．考察　191

23. 手における新しい皮弁—指間形成術— ……………………………………………………… 194
(関口順輔)

　　はじめに　194
　　A．指間の水かきの特徴ならびに手術方法の基本概念について　194
　　B．考察　200

24. 大腿部の皮弁 …………………………………………………………………………………… 204
(光嶋　勲)

　　はじめに　204
　　A．概念　204
　　B．解剖　205
　　C．術前の評価　208
　　D．手技　208
　　E．術後管理　210
　　F．症例　210
　　G．考察　210

25. 膝周辺の皮弁 ……………………………………………………………………… 215
(林　明照，丸山　優)

　　はじめに　*215*
　　A．概念　*215*
　　B．解剖　*215*
　　C．術前の評価　*220*
　　D．手技　*221*
　　E．術後管理　*224*
　　F．考察　*224*
　　G．追補：大腿二頭筋短頭筋弁　*225*

26. 下腿における皮弁・筋膜皮弁 ………………………………………………… 228
(林　祐司)

　　はじめに　*228*
　　A．概念　*228*
　　B．解剖　*229*
　　C．術前の評価　*230*
　　D．手技　*230*
　　E．術後管理　*232*
　　F．症例　*233*
　　G．考察　*234*

27. 下腿における筋弁の応用と長期成績 …………………………………………… 238
(児島忠雄)

　　はじめに　*238*
　　A．概念　*238*
　　B．術前の評価　*238*
　　C．手技　*238*
　　D．術後管理　*239*
　　E．症例と成績　*239*
　　F．考察　*242*

28. 足底皮弁とその長期成績 …………………………………………………………… 246
(宮本義洋)

　　はじめに　*246*
　　A．概念　*246*
　　B．解剖　*247*
　　C．手技　*248*
　　D．術後管理　*249*
　　E．症例　*250*
　　F．長期成績　*251*
　　G．考察　*252*

索　引 …………………………………………………………………………………… 257

I 皮弁の基礎

1　新しい皮弁の概念と分類（Ⅰ）

2　新しい皮弁の概念と分類（Ⅱ）

3　穿通枝皮弁の概念

4　持続動注による皮弁拡大と安全性向上の試み

5　皮弁生着向上の工夫

6　皮弁の微小循環

7　人工血管による組織移植の試み

8　皮弁懐死の予防と対策

I 皮弁の基礎

1 新しい皮弁の概念と分類（I）

SUMMARY

　皮弁の概念と分類について，新しい皮弁や安全な組織の移動法を生み出した，あるいは，生み出している概念を中心としてとらえ記述した．皮膚血行については血管網と皮膚血行，主幹動脈より皮膚に至る血行を，中隔を中心とする septal vessel および筋肉を中心としてとらえられている muscular vessel の二者を核に，解剖を含めて述べた．皮弁の血行については，従来の cutaneous flap に適応された axial pattern，random pattern に加え，それ以降に開発された筋皮弁，筋膜皮弁，中隔皮弁などにも対応される section としての概念を踏まえ，また血管皮膚支配領域について多元的血行供給，隣接部血行との相関や，枢軸血管と皮弁が computerized され機械的にとらえられつつある基盤について示し，また皮弁が複合組織の移動法という総括的意味を包括するに至っているため，構成成分別にとらえられる筋皮弁，筋膜皮弁，中隔皮弁について簡略に述べた．

はじめに

　皮弁の分類は，これを大別し，いずれかの項目に帰属させることをその目的とするものではなく，新しい皮弁や安全な組織の移動法を生み出すための概念の変遷の中でとらえてこそ，意義を有したものであるといえよう．

　古くは，皮弁の概念が皮膚組織のみの移動法としてとらえられ，その生着は皮弁基部と長軸との相関関係より経験的に求められてきた．すなわち，皮弁の長さ幅比が重要な要素として，顔面・下肢などの部位別相違が検討され，基本分類もそこに存在していたといえる．1970年代の axial pattern，random pattern の概念[1]の提唱は，曖昧な長さ幅比の random な領域のほかに，皮下に方向性を有する動静脈の走向する部位と領域の存在を示し，これを応用した axial pattern flap の導入を促し，それ以降の皮弁の血行形態を明らかにしていった点が，重要な意義といえる．遊離皮弁移植は，項目別には手技的な分野に相当することになるが，これももちろん axial flap の応用といえる．以降，この axial, random の概念をもとに，皮弁採取部となるべき多くの axial pattern flap が探求・開発されたことも，この分類の意義を裏付けるものであろう．一方，筋皮弁の出現は，random な筋皮穿通枝に栄養されているとされた領域において，より安全な組織の移動を目的として開発されたものと見ることができ，これらは発展的に皮膚血行形態・動態，多元的な血行支配の解明の方向に向かい，拡大筋皮弁[2]・縮小筋皮弁[3]・筋膜皮弁[4]・中隔皮弁[5]など，それら自体が新しい概念の提唱ともいえるさらに進んだ形態となって導入される方向に進んでいる．

　このような現況のもとで，皮弁移植は単なる皮膚の移動というより，皮膚を含めた複合組織の移動法という総括的な意味を有することとなり，これを応用するにあたっては，周囲組織・深部組織を含めた血行系に関する十分な検討と理解，生着の主体をなす皮弁血行と構成成分への配慮が必要となる．

A 皮膚血行

1. 血管網

　皮膚の血行は，体温調節機構と関連して乳頭下血管網，真皮血管網，真皮下血管網が存在し，互いに密な吻合（dermal-subdermal plexus）を形成し，その血流方向は一定の流れをもたない，いわゆる広域循環を形成している．この微小血管網に至る動脈の皮枝は，深層筋膜表層を貫いた後，皮下組織を斜走もしくは網状に広がり，脂肪組織周囲結合組織間で比較的粗な皮下血管網（subcutaneous plexus；於浅層筋膜 superficial fascia 部）を形成し，末梢広域循環網へと連なる．近年の筋皮弁・筋膜皮弁などの検討より，深層筋膜面では，前述の血管網とは別の筋膜上の prefascial plexus および筋膜下の subfascial plexus の存在が明らかにされ，皮膚への血行に関与するとされている（fascial-vascular network）[6]〜[8]

（図1・1）。

これらの血管網は，身体の各部位によって発達が異なるほか，各層状構造における血管網と皮膚血行との関連は必ずしも一元的にはとらえられず，関節部などを含め部位により異なり，その多くは皮膚皮下組織の機能的構造に由来すると考えられている[9)10)]。

2．主幹動脈より皮膚へ至る血行

皮膚への血行は，通常，各深部組織を栄養する主幹動脈 segmental vessel[11)]，source artery[10)]，もしくはその筋枝より分岐・派生した血管系により養われるとされる。その検索は古くより行われており，1893年 Spalteholtz[12)] は，起源・走行形態の違いより，

①皮枝を筋体を貫通し，その表層より数多く末梢へと分散する間接型

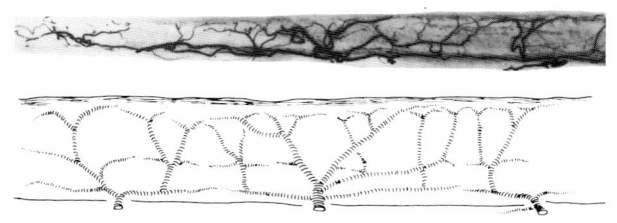

図1・1　皮膚の血行
筋膜，皮下脂肪組織血管網より皮膚への立体的動脈分布。
上：Microangiogram（断面図），下：模式図

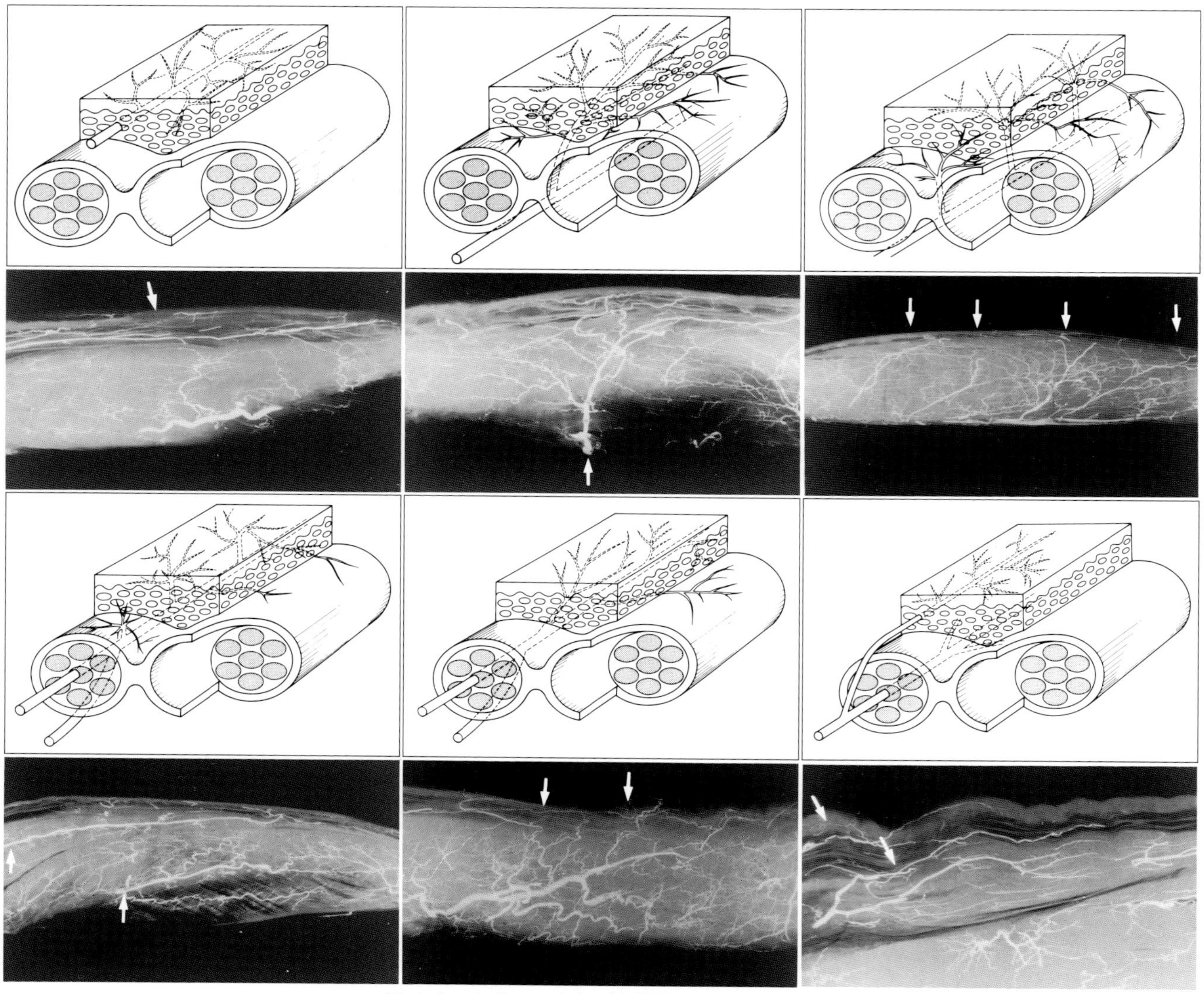

図1・2　皮膚への血行（主幹動脈からの分類）
　上：Septal vessel
　　　上左：Direct cutaneous vessel，上中：Fascial-septocutaneous vessel，上右：Fascial-septocutaneous perforator or twigs
　下：Muscular vessel
　　　下左：Musculocutaneous vessel，下中：Musculocutaneous perforator or twigs，下右：Prebranch of muscular vessel
（Onishi, K., Maruyama, Y.：Cutaneous and fascial vasculature of the leg：Anatomic study of fasciocutaneous vessels. J. Reconstr. Microsurg., 2：181, 1986. より一部改変）

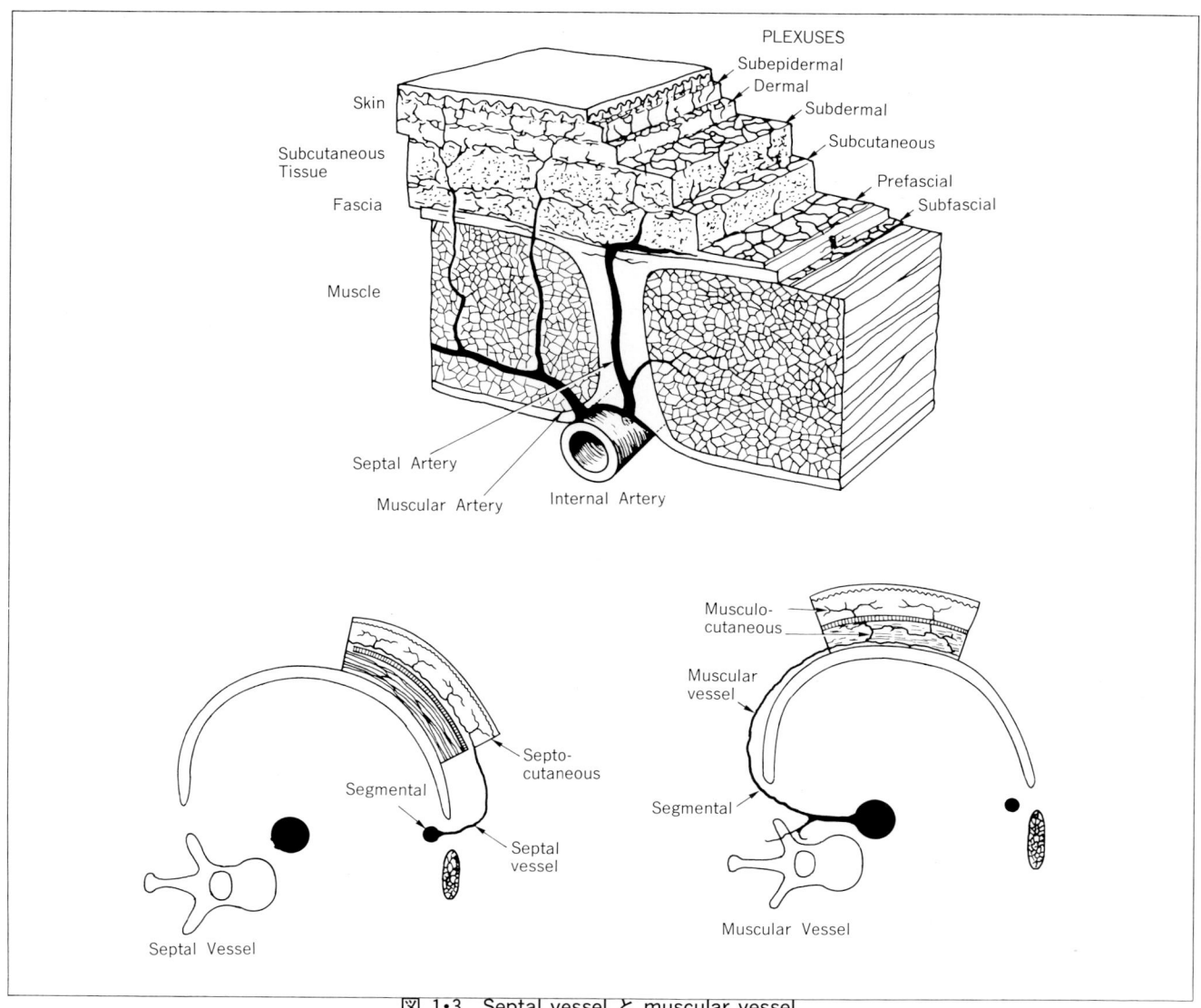

図 1・3 Septal vessel と muscular vessel

皮膚へ至る動脈系は，筋肉の介在の有無により septal 系と muscular 系に大別される。Septocutaneous, musculocutaneous のうち perforator, twigs は random な形態で皮膚を養うが，それぞれを septal, muscular vessel より立体的にとらえると，axial section の形態として見ることができる。

②主幹動脈から筋間を走行し皮膚へ至る直接型に大別した。Daniel ら[11]は，皮膚に至る血行を大動脈からの分岐としてとらえ，皮枝 (cutaneous vessels) を，

①musculocutaneous vessels
②direct cutaneous vessels

に分けて整理した。すなわち，皮膚のおもな血行供給は，小区域支配の musculocutaneous artery であり，direct cutaneous artery は直接皮下に出て，一定の方向性と広い血行供給域をもつが，その存在は特定の部位に限定されるとした。

一方，筋膜血行の解剖学的検索[13]〜[15]と，これを利用した各種皮弁の臨床応用[16][17]に伴い，筋膜血管網の皮膚血行への関与が取りざたされ，主幹動脈より筋間もしくは筋間中隔の筋膜（隔壁）内を貫通し，深層筋膜および皮膚を直接栄養する血管（中隔穿通枝：septocutaneous artery）の存在が確認されてきた[15]。また，筋肉内を走行する musculocutaneous artery についても検索が進み[18]，筋体内の血行形態・筋体内血流方向・皮膚への血行様式が明らかとなってきた。

皮膚へ至る動脈系は，上述の観点より，主幹動脈からの分岐の位置で，

①筋肉を介在した後皮膚に至るもの（muscular 系）
②中隔を介在し皮膚に至るもの（septal 系）

の二者としてとらえると理解しやすい。すなわち，筋肉の介在の有無が血行に基づく皮弁の分類に適しているといえる。そのため，septal vessel と muscular vessel に大別し，以降を形態的に細項目に分けて記述する（図 1・2, 1・3）[15][19]。

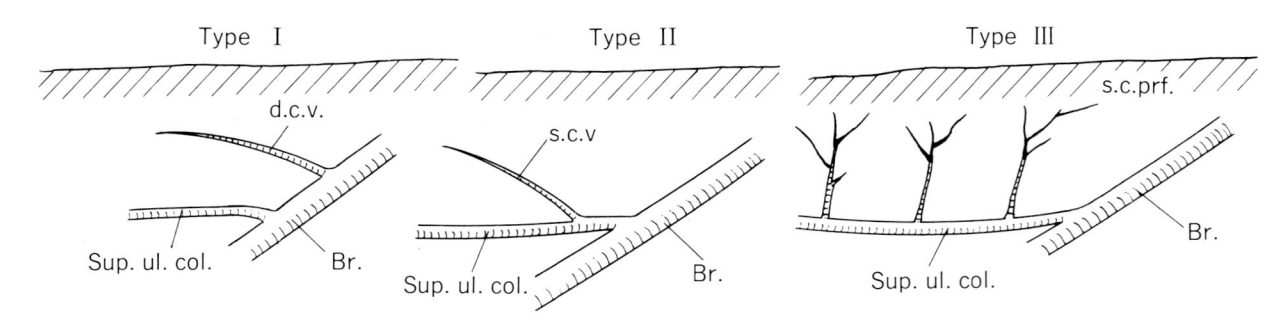

図 1・4　上腕内側における中隔血行と皮膚に至る血行
図のごとく3つのタイプがあり，上腕内側面皮膚は上記のいずれか，もしくは重複した血行形態により養われる（上側が皮膚側）。
（岩平佳子，丸山　優：Medial arm flap. 日形会誌，9：874，1989. より一部改変）

a. Septal vessel

主幹動脈から直接分岐し，主とする分布先が皮膚へと至る血管系と見ることができる。

皮枝の分岐の位置により，直接皮膚皮下組織内を比較的水平に長く走行するもの（direct cutaneous vessel）と，筋体下で分岐し，筋間いわゆる筋間中隔内をほぼ水平に走行し，それ以降上層へと穿通していくものがあり，後者はさらに，

① 比較的血管径が太く，方向性を有する，すなわち血管が太いまま中隔内を斜め上方へ走行し皮膚へと至るもの（septocutaneous vessel）
② 細い枝となってほぼ垂直に皮膚に向かうもの（septocutaneous perforator or twigs）

に分けられる（**図1・4**）[20]。

この関係は，四肢においては各関節間を一単位として存在し，比較的中枢ではいわば major な septal，末梢側では minor な septal という形態でとらえることができる。

b. Muscular vessel

主幹動脈より筋肉へ至る固有血管として分岐し，主として筋肉内を走行した後，皮膚へと至る血管系ととらえると理解しやすい。Muscular vessel から皮膚へと至る血管は，従来筋層表面より皮膚へと至る musculocutaneous perforator によるとされていたが，現在では，

① 比較的血管径が大きく，方向性を有し，いわば筋肉内を貫いた後も口径を保ったまま皮下組織内を斜走し皮膚へと至る musculocutaneous vessel
② 筋体内で分岐した後，筋膜部へ移行し，その部よりさらに細い枝となってほぼ垂直に皮膚へ向かう，従来の perforator，いわゆる musculocutaneous perforator or twigs

に分けられる。Muscular vessel は，広背筋皮弁の胸背動静脈，大胸筋皮弁の胸肩峰動静脈，腹直筋皮弁の下腹壁動静脈などより派生し，一般的に筋皮弁を養う血管系となるが，筋肉上に作成する筋膜皮弁，筋体領域外の筋膜皮弁を結合した筋筋膜皮弁（fascio-musculo-cutaneous flap），筋穿通動脈皮弁（muscular perforating flap）なども養う。

これらの皮膚支配動脈の分岐と走行は，主幹動脈から深部臓器への血行供給，および発生や成長と大きく関連づけて考えられており，すべての分枝が画一的に大別されるものではない。

主幹動脈の走行は，通常，躯幹・四肢中枢側では深部動脈となって走行し，末梢に進むに従って中隔部を走行し，さらに末梢の手足・頭部などではより表層を走行する形態をとる。

Septal vessel は，皮膚に加え，神経・骨・関節などの血行と密な関わりをもつ。その走行は，躯幹・四肢中枢側においては，必然的に太く長く，中隔部を走行する形態をとる（major septal vessel）。皮膚への分岐は，

① 従来の direct cutaneous の形態となって中隔を立

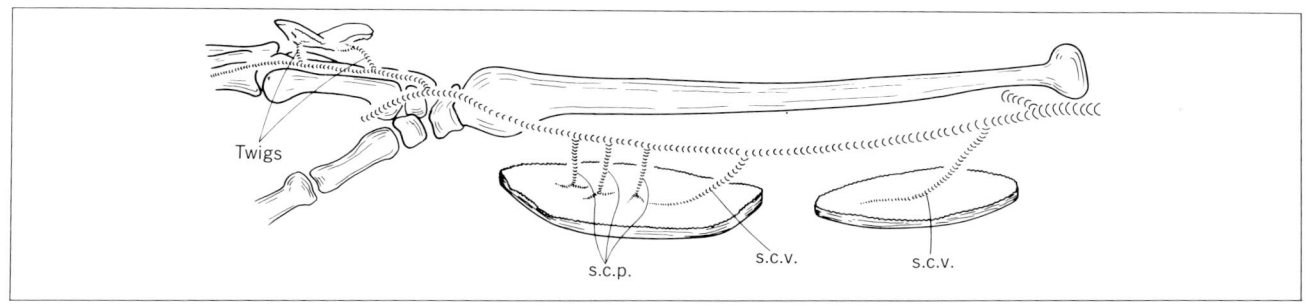

図 1・5 Septal vessel と皮膚の相関関係
橈骨動脈は antecubital flap, forearm flap の septal vessel であり，それぞれの皮弁は，前者では s.c.v.，後者では s.c.v. や s.c.p. を介在し養われる。より末梢の中手動脈は，手背部皮弁の septal vessel となり上部の皮膚は，perforator, twigs により養われる。

ち上がり皮下を走行するもの
②比較的太い septocutaneous vessel として中隔部を斜上方へ向かい皮膚へ至るもの
③また，septal vessel より中隔を直上して septocutaneous perforator もしくは twigs として皮膚へ至るもの
などの形態をとる。

一方，septal vessel は，末梢へ移行するにつれ比較的細く数を増し (minor septal vessel)，筋間もしくは部分的に筋内を貫通したのち細小動脈となり，perforator や twigs の形態で皮膚に至る。筋体の粗な関節周辺では，直接皮膚への血行が司られる (directcutaneous vessel) ものが多いのに対して，筋体伸縮部では中隔部を穿通する septocutaneous vessel および perforator により，直接的に，もしくは深層筋膜面における muscular vessel からの補助的血行を介して皮膚が栄養される[21)22)]。これらは，各関節間を一単位として多少の形態的の相違はあるものの，ほぼ一定した様相を呈している（図1・5）。

Musuclar vessel の分岐と走行は，おもな血行供給先である筋体の形態と血行様式に規定される。各筋体への固有血管の分岐形態は多彩であるが[16)]，通常，主幹動脈より筋体起始停止部周囲で筋体内へ流入する。しかし一部には，筋体流入前もしくは直後に筋体表層に出て皮枝となるものも存在する (prebranch of muscular vessel)[15)]。

3．皮弁の血行

Septal vessel と muscular vessel のごとく，皮弁に対する血管系が立体的にとらえられ，また，皮弁移植が構造的に筋・筋膜・骨などを含めた一種の器官の移動という観点からなされている現在では，皮弁を皮膚のみの移動としてとらえた axial pattern flap ならびに random pattern flap という，いわば二次元的発想の分類法のみ

表 1・1 血行方向の変化による分類

normal	normal
	normal to reverse
reverse	reverse
	reverse to normal
	normal to reverse to normal

では理解するに不十分で，皮弁構築を section[6)] として三次元的・立体的にとらえ，血行概念別に理解する方が合目的的で，臨床的にとらえやすい。

Axial section flap は，特定の優位 (dominant) 血管を含むように section された皮弁であり，したがって島状皮弁や遊離皮弁とすることができる。また，random section flap は，特定の優位血管が入っていない mc-perforator や sc-perforator, twig を茎血行とする皮弁をさす。

もちろん，axial pattern flap は axial section のうちに入り，random pattern flap の作成される体表筋肉上でも musculocutaneous vessel の走行する部では，これを含めて axial section の筋膜皮弁とすることができる。また，皮膚と筋肉との血行形態の相関関係はいわゆる random であるが，筋肉を栄養する固有の muscular vessel を含めることにより，筋皮弁は axial に section した皮弁，すなわち axial section flap の範疇に含まれることになる。

血行方向の変化による分類としては通常，茎血行の方向性により順行性皮弁 (normal flap) と逆行性皮弁 (reverse flap) とに大別されるが，皮弁内血行を考慮した際には，さらに複雑化することとなる（表1・1）。これらは major な septal, muscular vessel を中心として応用する皮弁について考えると理解しやすいが，背側中手動脈や固有指動脈といった末梢部においても同様に考えることができる。また，各関節間の血行は形態的同一性

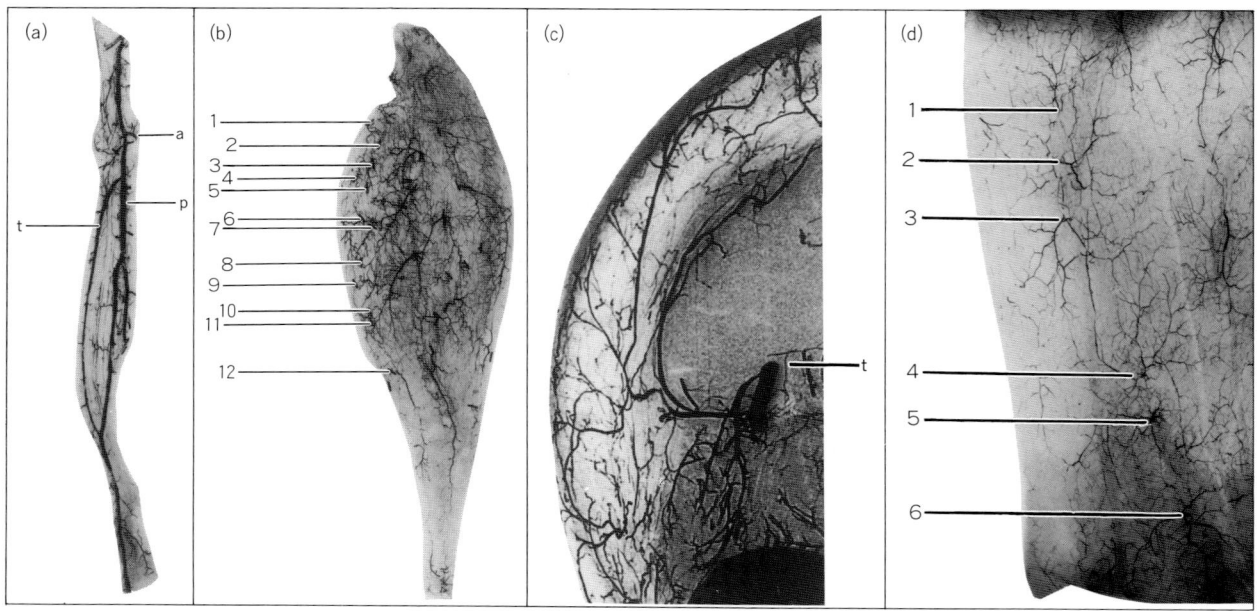

(a) 下腿主幹動脈（a：前脛骨動脈，t：後脛骨動脈，p：腓骨動脈）
(b) ヒラメ筋の血行（1～12：後脛骨動脈筋枝）
(c) 下腿中央横断面（t：後脛骨動脈）
(d) 下腿内側面皮膚（1～6：後脛骨動脈皮枝）

図 1・6 後脛骨動脈より見た下腿血行（angiogram）
後脛骨動脈は，骨一線維性筋房内にあって(a)腓骨動脈と互いに交通枝をもち脛骨神経，(b)定位筋と腓腹部表層の筋の内側部を栄養し，(c)(d)脛骨体や皮膚にも枝を与える。皮枝は周囲血行系と密な連絡を保ちながら，脛骨後縁に沿って下腿内側面皮膚を養う。

を示すものの，関節部の血行は特殊であり，これを起点として近位遠位別に考える概念が必要となることも多い。

4. 血管皮膚支配領域

皮膚への血管系の血行形態動態の解明に伴い，これに対応する血管皮膚支配領域が明確化されつつある。通常，皮枝は主幹動脈から分岐した後，皮膚へ至るレベルで隣接領域と互いに複数の連絡をもちながら，一定区域を栄養する。その境界部は，分水嶺（watershed）のごとく互いに動的な平衡状態にあり，一方の支配血管の圧力が減少した場合，他方の血行が血管分圧を減じながらも，通常，隣接領域までを支配する。新たに移行した境界線は，動的な血行支配領域を示すが[1]，これがすなわち皮弁の生着領域を示すのではなく，さらに進んだつぎの領域までも皮弁の生着域となることも多い。これは隣接支配血行の形態とも密接な関連がある。

一方，多元的な皮膚血行支配や隣接血行との吻合様式は，身体各部で多様であり，個体変化も認められる。多くは一定の様相を呈するとはいえ，血管皮膚支配領域にはまだ未確認の部分もあり[10)13)]，主幹動脈より樹木様に末梢へと広がるそれぞれの皮枝と数層より成る血管網間の吻合様式・形態，さらに隣接部の血行支配形状とその移行に対する詳細な検索が，立体的構築や発生学的検討とともにさらに必要であり，解析に伴って皮弁の生着の構図がより明らかになっていくであろうと思われる（図 1・6）。また，今現在，皮弁の呼称はさまざまに用いられているが，主幹動脈からの分岐が項目別に整理され，合理的・数値的に computerized して演算処理されることによる，皮弁への流入血管を根幹とした方法論的分類が確立されつつある現況で，いずれは皮弁の血行分類の基盤になるものであろうと思われる。

B 皮弁の構成成分

主幹動脈からの皮膚血行支配，深部血行の解明に相関して，筋弁・筋皮弁・筋膜皮弁・中隔皮弁・骨皮弁・骨筋皮弁などの複合組織の移植・移行が可能となった現在では，皮弁による再建も単に皮膚軟部組織の被覆に留まるのではなく，欠損状態に適合した再構築を要求に応じて行えるようになってきている。

すなわち，この点より皮弁をとらえた組織の構成成分としての分類の意義は大きく，cutaneous, fasciocutaneous, musculocutaneous, muscle＋skin graft, osteocutaneous, sensory flap などのごとき分類は意義深いものといえる[23)]（図 1・7）。

1. 筋皮弁（musculocutaneous flap）

体表の筋肉とそれを被覆する皮膚皮下組織を一塊として移植するものである。筋肉上の皮膚領域は主として筋肉へ血液を供給する血管（muscular vessel）由来のmusculocutaneous vessel もしくは perforator の支配を受ける。この部において単なる cutaneous flap としての血行は random pattern とされていたが，筋肉より上層を太い血管が派生して走行する部位では，axial section flap として作成できる場合もある（図1・2）。しかし，筋肉を含めた筋皮弁として筋肉固有の血行を含めることにより，axial section の皮弁として安定した生着を示す皮弁となる。言い換えるならば，筋皮弁とは muscular vessel を安全に皮弁内に含めて挙上するために，筋体を含めた皮弁ということができる（図1・8）。

筋皮弁の特殊型として，拡大（extended）筋皮弁[2]と縮小（reduced）筋皮弁[3]が挙げられる。拡大筋皮弁とは，筋皮弁に固有な皮膚支配領域[6]を越えて皮弁を作成するものであり，その生着域は隣接する血行形態・動態に依存する。一方，縮小筋皮弁は，固有支配領域内において

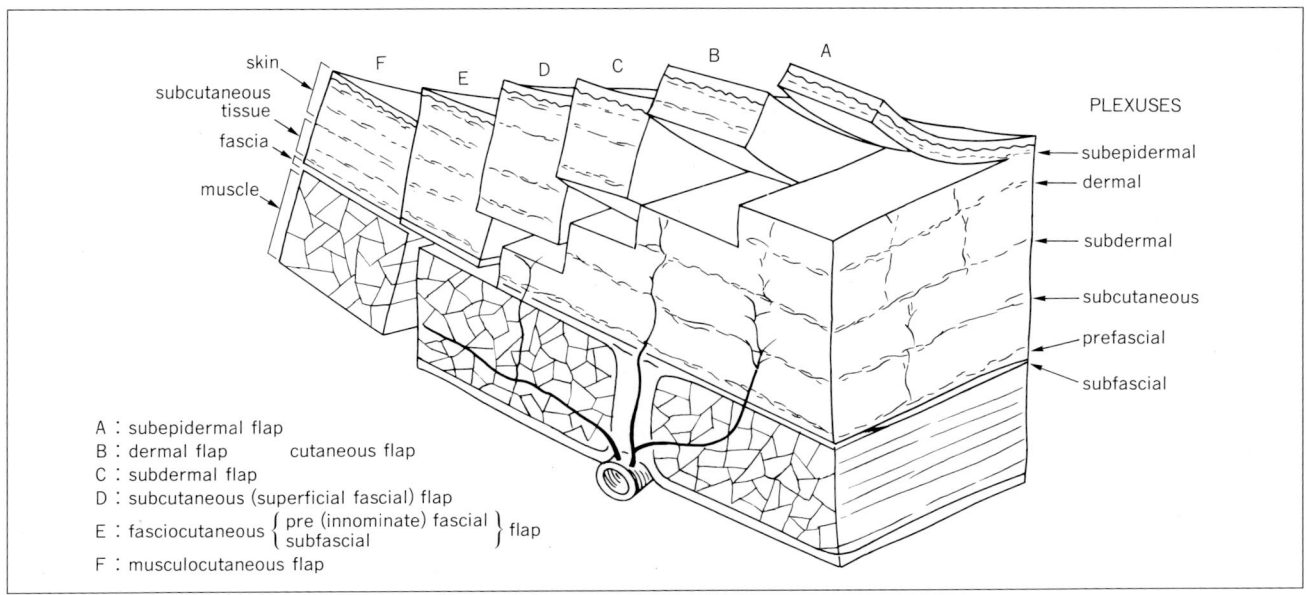

図1・7 構成成分による皮弁の分類

皮弁は，構成成分により上記のごとく分類されるが，欠損の状態に応じて，筋・筋膜などに加えて骨・骨膜・神経・軟骨などの組織を単独あるいは組み合わせて用いることも可能である。
（丸山 優，林 明照：筋膜・中隔皮弁の作り方．形成外科，35：1369-1373, 1992. より引用）

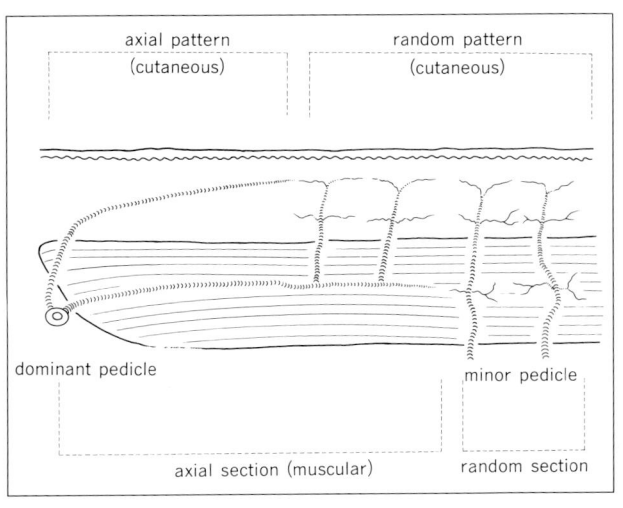 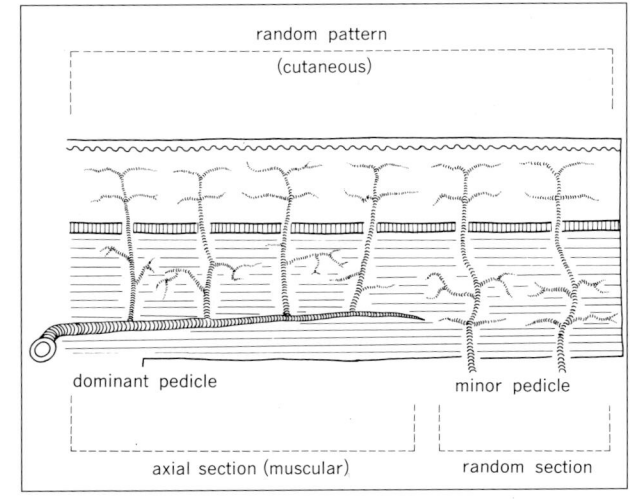

図1・8 筋皮弁における section の概念

皮弁を cutaneous の概念でとらえると，axial, random pattern flap として分類される。（左）
筋皮弁では，皮膚と下部組織の関係は一般的に random pattern となる（axial pattern 部も存在する）が，筋固有の muscular vessel を含めた皮弁を作成することにより，さまざまな axial section の皮弁を作成することができる。Dominant pedicle を中心として皮弁を挙上すると，minor pedicle 部は random section 部となる。

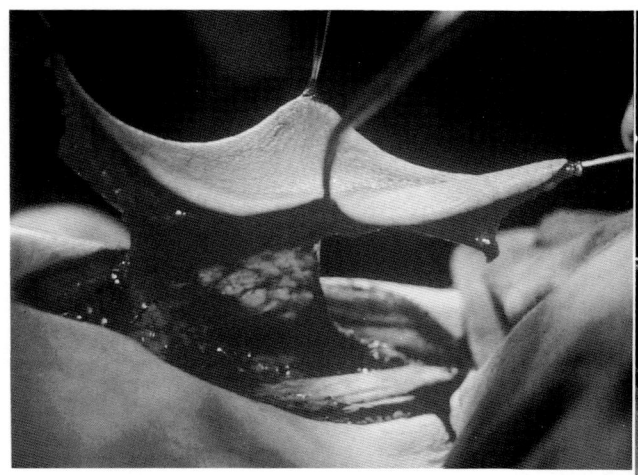
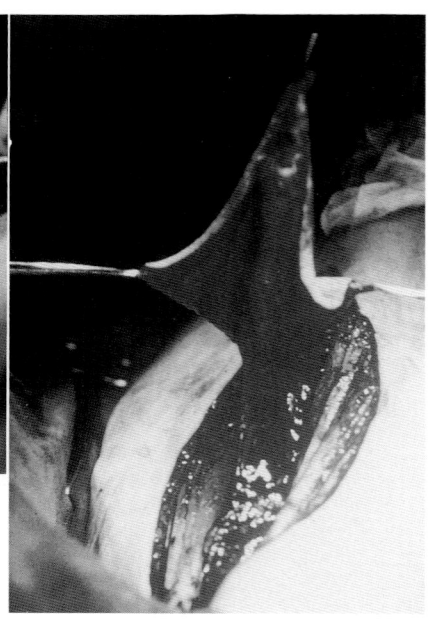

図 1・9 MASS (membranous aponeurotic septal system)
筋間中隔の膜様組織を筋膜血行として，いわば septal vessel からの random な血行をできるだけ皮弁内に導入することにより，皮弁生着域の向上と安定が得られる。

血管の走行を考慮しつつ筋体の付着を少なくするものであり，生着範囲は筋肉内血行形態に依存する．さらに，筋体を温存し，筋体内を穿通する単独の muscular vessel を茎とする皮弁も，筋膜筋皮弁 (fascio-musculo-cutaneous flap) や筋穿通動脈皮弁 (muscular perforating flap) とも呼ばれ，応用されている．

2．筋膜皮弁 (fasciocutaneous flap, 中隔皮弁 septocutaneous flap)

筋膜皮弁は，総括概念的には筋膜を含めて挙上する皮弁と定義されるが，筋膜浅深層における栄養血管・栄養血管網面 vascular network の温存利用を目的とし，筋膜を介在として皮弁に含めたものと理解することができる．筋膜皮弁は，立体的構造の相違より，

①筋肉上を中心とするもの（従来の筋膜皮弁）
②中隔部を中心とするもの（中隔皮弁）

に大別される．

いわゆる筋肉上の筋膜 (deep fascia) を皮弁内に含めて挙上することにより，血行の安全性が図られることは，すでに Gillis ら[24]により四肢，とくに下腿においてその重要性が報告されていた．1981年 Pontén[4] は，下腿の筋膜には musculocutaneous および direct cutaneous artery がともに含まれ，豊富な血行を有するとの考えより，長さ幅比が平均 2.5：1 の筋膜皮弁 (fasciocutaneous flap) を作成し，従来の下腿局所皮弁では考えられない好成績を収めた．Tolhurst[8] らは，下腿以外にも身体各所において筋膜皮弁が有用であると報告し，以後検索が進み，今日では身体のほぼすべての部位に筋膜皮弁の作成が可能となっている．筋膜皮弁は random な形態で作成されたものでも，通常の cutaneous flap より大きな生着域 (15〜20％) を得ることができる．また，いわゆる cutaneous の axial pattern flap においても，筋膜を含めることで，より安定した血行が得られることが理解されている[6]．また，muscular vessel 由来により作成される皮弁の場合でも，細い mc-perforator が皮膚と下部組織に介在する部分では，皮膚と下層の関係は random pattern となり，section として見た axial な血行は，近位では筋肉内へと進入していく．この際，皮弁の構成を三次元的なものへと変えることが必要とされ，皮弁近位茎部側で筋肉を含め挙上する形態の皮弁となり，fasciomusculocutaneous flap，muscular perforating flap と呼称される[6]．これらは皮膚と下部組織の関係では random pattern となるが，muscular vessel を含むため section 別には axial となり，いわゆる minor pedicle 以降に作成した皮弁では random section の部を含むこととなる（図1・8）．

一方，深部からの皮膚血行支配の解明に相関して，筋間（中隔）を貫通する septal vessel の皮膚血行支配への解明に伴い，皮弁内に dominant な血行を含める方法として，四肢では septcutaneous artery を含めた皮弁[5]が開発されてきた．さらに理解が深まるにつれて，septal 由来の血管系を中心としてとらえた中隔皮弁 (septocutaneous flap) の概念が想起され，今日これらは発展的に MASS (membranous aponeurotic septal system) flap (図1・9) として，筋膜皮弁が筋肉を含めた血行と理解されるのと同様に，筋間中隔自体を皮弁血行の供給源として皮弁茎内に導入し，皮弁生着域の安定と拡大が得られるようになった[21]．

（丸山　優，澤泉雅之）

文献

1) McGregor, I. A., Jackson, I. T. : Axial and rondom pattern flap. Br. J. Plast. Surg., 26 : 202, 1973.
2) McCraw, J. B., Dibell, D. G. : Experimental difinition of independent myocutaneous vascular territories. Plast. Reconstr. Surg., 60 : 212, 1977.
3) Hayashi, A., Maruyama, Y. : The reduced latissimus dorsi musculocutaneous flap. Plast. Reconstr. Surg., 84 : 290, 1989.
4) Pontén, B. : The fasciocutaneous flap : Its use in soft tissue defects of the lower leg. Br. J. Plast. Surg., 34 : 215, 1981.
5) Song, R., Gao, Y., Song, Y., et al. : The forearm flap. Cnin. Plast. Surg., 9 : 21, 1982.
6) 丸山 優 : Fasciocutaneous flap の理論と応用. 臨泌, 37 : 897, 1983.
7) Schafer, K. : Das subcutane Gefassystem (untere Extremitat) Micropraparatorische Untersuchungen. Gegenbaures Morphologisches Jahrbuch, 121(4) : 492-595, 1975.
8) Tolhurst, D. E. : Fasciocutaneous flaps in the axillary region. Br. J. Plast. Surg., 34 : 430, 1982.
9) Timmons, M. J. : Landmarks in the anatomical study of the blood supply of the skin. Br. J. Plast. Surg., 38 : 197, 1985.
10) Taylor, G. I., Palmar, J. H. : The vascular territories (angiozome) of the body : Experimental study and clinical applications. Br. J. Plast. Surg., 40 : 113, 1987.
11) Daniel, R. K., Williums, H. R. : The free transfer of skin flaps by microvascular anastmosis. Plast. Reconstr. Surg., 52 : 16, 1973.
12) Spalteholtz, W. : Die Vertheilung der Blutgefasse in der Haut. Archive fur Anatomie und Physiologie, (Anatomische Abtheilung), I , 54, 1893.
13) Cormack, G. C., Lanberty, G. H. : The Arterial Anatomy of Skin Flaps. Churchill Livingstone, Edinburgh, 1986.
14) Lamberty, B. G. H., Cormack, G. C. : The forearm angiotomes. Br. J. Plast. Surg., 35 : 420, 1982.
15) Onishi, K., Maruyama, Y. : Cutaneous and fascial vasculature of the leg : Anatomic study of fasciocutaneous vessels. J. Reconstr. Microsurg., 2 : 181, 1986.
16) Maruyama, Y., Onishi, K., Takeuchi, S. : The lateral thigh fasciocutaneous flap in the repair of ischial and trochanteric defects. Br. J. Plast. Surg., 37 : 103, 1984.
17) Maruyama, Y., Onishi, K., Chung, C. C. : Vertical abdominal fasciocutaneous flaps in the reconstruction of chest wall defects. Br. J. Plast. Surg., 38 : 230, 1985.
18) Mathes, S. J., Nahai, F. : Clinical Application of the Muscule and Musculocutaneous Flaps. pp. 16-137, C. V. Mosby Co., St. Louis, 1981.
19) 丸山 優, 林 明照 : 皮弁の概念とその種類. 皮膚臨床, 30 : 1469-1482, 1990.
20) 岩平佳子, 丸山 優 : Medial arm flap. 日形会誌, 9 : 874, 1989.
21) Maruyama, Y., Iwahira, Y. : Popliteoposterior thigh fasciocutaneous island flap for closure around the knee. Br. J. Plast. Surg., 42 : 140, 1989.
22) Maruyama, Y., Onishi, K., Iwahira, Y. : The ulnar recurrent fasciocutaneous flap ; reverse medial arm flap. Plast. Reconstr. Surg., 79 : 381, 1987.
23) 丸山 優, 林 明照 : 筋膜・中隔皮弁の作り方. 形成外科, 35 : 1369, 1992.
24) Gillis, H. D., Millard, D. R. : The Principles and Art of Plastic Surgery. pp. 299-300, Little, Brown and Co., Boston, 1957.

I 皮弁の基礎

2 新しい皮弁の概念と分類（II）

SUMMARY

近年の皮弁外科の発展はめざましく，マイクロサージャリーを用いた遊離皮弁をはじめとして，筋皮弁，筋膜皮弁，骨付筋皮弁，骨付皮弁，中隔皮弁などが開発され，さらには以前では考えもしなかったような血行形態を有する皮弁，すなわち逆行性皮弁，secondary flap，静脈皮弁，さらに拡大皮弁などが臨床に用いられ，数多くの再建手術の手段が展開し，複雑化している。そのため，従来の皮弁の概念や分類も，おのずと再度整理する必要が出てきた。そこで，筆者はこの複雑化した皮弁をできるだけ理解しやすいようにと考え，まずは皮弁をその構成成分により分類した。すなわち，通常の皮弁，筋膜皮弁，筋皮弁，複合皮弁の4つである。

さらには，各種皮弁をその皮弁を栄養する血管茎を含めた血行形態の面から分類してみた。すなわち，皮膚を栄養する血管茎は深部血管から分岐し，いくつかの経路を通り皮膚へと至るため，その経路ごとに皮弁を大きくは4つ，細かくは8つに分類した。

①直接型皮膚血行の皮弁…Type I
②筋間走行型皮膚血行の皮弁…Type II
③筋肉型皮膚血行の皮弁…Type III
④骨筋型皮膚血行の皮弁…Type IV

このうち，②と③はおのおの3つのsub-typeに分類した。この分類により中隔皮弁の位置づけが明瞭になったものと考えている。

はじめに

マイクロサージャリーに始まる近年の皮弁外科の発展はめざましく，筋皮弁，筋膜皮弁，筋骨皮弁や，今まで考えもしなかったような血行形態を有する逆行性皮弁や静脈皮弁などの新しい皮弁が開発され，複雑化してきている。そのため，従来の皮弁の概念や分類では十分な理解のできないことも生じてきた。また，これらの進歩のもとには，形成外科領域からの局所解剖，とくに皮膚の血管解剖への探求[1]を見逃すことはできない。そのため，新しく皮弁の概念および分類を整理することは大切と考え，近年の皮膚の血管解剖をふまえた新しい皮弁の概念と分類について私見として記述する。

A 新しい皮弁の概念

元来，皮弁とは周囲の皮膚組織より一部を残して弁状に切り離した皮膚および皮下組織の部分をいい，それをほかの部位に移動することにより皮膚欠損部に有茎植皮をすることを目的とする。また，皮弁移植術とは，従来より皮膚および皮下組織のみを一塊として，ある部位からほかの部位へ移動する方法であるが，近年の皮膚，筋膜，筋肉の血管系の解明に伴い，皮膚，筋膜，筋肉，さらには骨を含めた組織を一塊に，または個別に移動するという，再建外科手術における一手技として皮弁を広義に考える必要性が生じ，おのずと新しい皮弁の概念もそれに応じ，皮膚，皮下組織のみならず，骨，筋，筋膜を含めた自己組織の移動というように考えるべきと思われる。

B 新しい皮弁の分類

複雑化した皮弁をできるだけ理解しやすいようにと考え，皮弁をその構成成分およびその皮弁を栄養する血管の走行形態により分類してみた。

1. 皮弁の構成成分による分類（表2・1）

①通常の皮弁（cutaneous flap）：皮膚および皮下組織からなる。

②筋膜皮弁（fasciocutaneous flap）：①＋深層筋膜からなる。
③筋皮弁（musculocutaneous flap）：②＋筋肉からなる。
④複合皮弁（compound flap）：①，②，③のいくつか，時にはそれらに骨をも組み合わせたものからなる。

というように，大きく4つの型に分類される。そして，そのおのおのを各基本形とすれば，たとえば筋膜のみを有茎として移行する筋膜弁は，②の筋膜皮弁の範疇に入り，筋肉のみを有茎として移行する筋弁は，③の筋皮弁に入ることとなる。

ついで，これをさらに細分してみると，

①通常の皮弁
　ⓐAxial type（axial pattern flap）：皮弁を栄養する主要動静脈（通常は1束であるが，複数個の動静脈であることもある）を有するtypeのもの。
　ⓑRandom type（random pattern flap）：皮弁を栄養する特別な主要動静脈を有さず，毛細血管網によって栄養を受けるtypeのもの。
②筋膜皮弁
　ⓐAxial type（①と同様）
　ⓑRandom type（②と同様）

またaxial typeの筋膜皮弁には，その血管茎の走行がおもに水平方向に走るものと，垂直方向に走るものと，大きくは2つがある。すなわち，
　ⓐLongitudinally axial type
　ⓑVertically axial type
のものがある。

③筋皮弁

筋肉を栄養する固有血管をその茎部までたどれば，筋皮弁はすべてaxial typeとなるが，その使用方法によっては，
　ⓐAxial type（①と同様）
　ⓑRandom type（①と同様）
に分類される。

④複合皮弁

これは通常の皮弁，筋膜皮弁，筋皮弁を複合した皮弁という意味で，広背筋皮弁と鼠径皮弁を複合したHariiのMMC flapや，丸山の広背筋皮弁と腹直筋筋膜皮弁との複合皮弁などがその典型例である。また，骨を付けた筋皮弁，筋弁，筋膜皮弁，通常の皮弁などの複合皮弁も考えられる。

2. 皮弁を養う血管の走行形態による皮弁分類

皮膚を栄養する血管は深部の血管から出，おのおのの走行形態をもって皮下へと到達するが，それには，

①深部より直接皮膚へと向かう血管が，深層筋膜を貫き皮膚へと至る経路のもの（Type I：direct cutaneous vascular system）
②深部より出た血管が，筋肉と筋肉との間，すなわち筋間腔や筋間中隔を走行し，深層筋膜を貫き，皮膚へと至る経路のもの（Type II：intermuscular cutaneous vascular system）
③筋肉の固有血管として深部より分岐したものが，そ

表 2・1 構成成分による皮弁の分類

①通常の皮弁：皮膚および皮下組織からなる。
②筋膜皮弁：皮膚，皮下組織および深層筋膜からなる。
③筋皮弁：皮膚，皮下組織，深層筋膜および筋肉からなる。
④複合皮弁：上記の①，②，③のいくつかを組み合わせたもので，ときには骨をも含む。

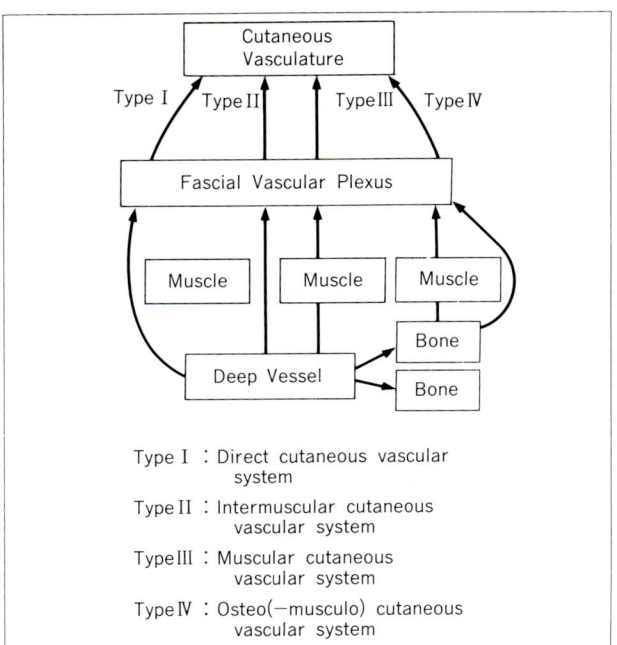

図 2・1　深部血管から出る皮膚血行形態

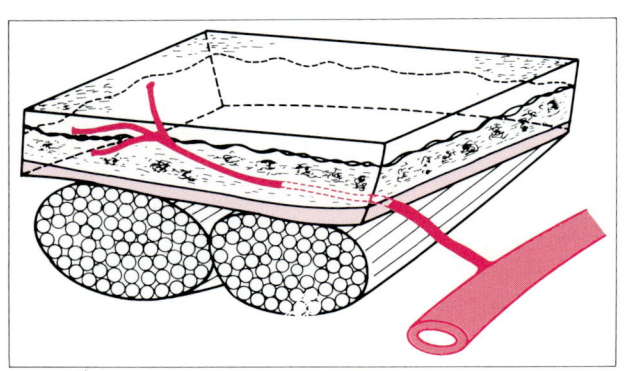

図 2・2　Type I：皮膚血行による皮弁

の筋肉の内外を走行しつつ，深層筋膜を貫き皮膚へと至る経路のもの（Type Ⅲ：muscular cutaneous vascular system）

④骨の主要血管として深部より分岐したものが，その直上の筋肉を通り抜けて，皮膚へと至る経路のもの（Type Ⅳ：osteo（-musculo)-cutaneous vascular system）

と以上の4つの経路が考えられる（図2・1）（筆者は形成外科，33：3-13, 1990 の論文[8]の中では3つの型としているが，現在では4つの型と考えている）。

そこで，各種皮弁もおのおのを養う血管を有しており，それらの状態や走行形態によりおのおの血行形態も異なってくる。そのため，皮弁の分類をおのおのの血管茎を含めた1つの単位として整理すると，さらに理解しやすい。すなわち，皮膚，筋膜，筋肉，骨を含めた血管系をもとに，深部血管を出て深層筋膜を貫いた血管が筋膜血管網，皮下血管網を形成し，皮膚の血行を司るが，それらの血管の状態および走行形態による分類である。それには，前述のように大きく4つに分類される。

Type Ⅰ（①の血行に頼るもの）：直接皮膚血行型の皮弁（direct cutaneous flap, 図2・2）
Type Ⅱ（②の血行に頼るもの）：筋間血行型の皮弁（intermuscular vascular flap, 図2・3〜2・6）
Type Ⅲ（③の血行に頼るもの）：筋肉血行型の皮弁（muscular vascular flap, 図2・7〜2・10）
Type Ⅳ（④の血行に頼るもの）：骨筋血行型の皮弁（osteo-muscular vascular flap）とする（図2・11）

それをさらに細かく見ていくと，Type Ⅱ の筋間を抜ける血管系は，

①筋間中隔を走行するもの（Type Ⅱ-1 とする）
②筋間腔を走行するもの

の2つの型に大きく分けられるが，さらに筋間腔を走行するものでも，

①比較的大きな血管径のもの（Type Ⅱ-2）
②いくつもの細い径のもの（Type Ⅱ-3）

とがある。これは，たとえば筋間腔を走行するものでも，Song の報告した anterolateral thigh flap（前外側大腿皮弁と訳す）のように1本の大きな皮枝により養われる

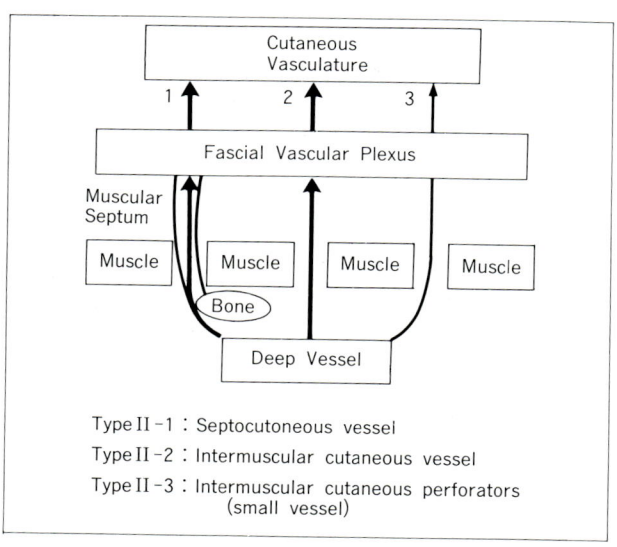

図 2・3　Type Ⅱ：皮膚血行

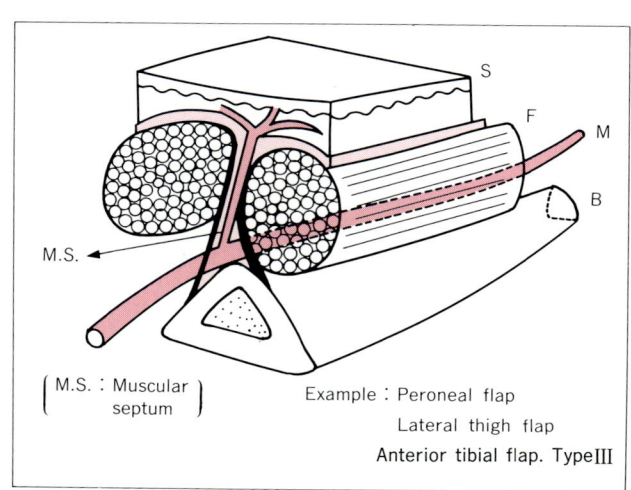

図 2・4　Type Ⅱ-1：皮膚血行による皮弁

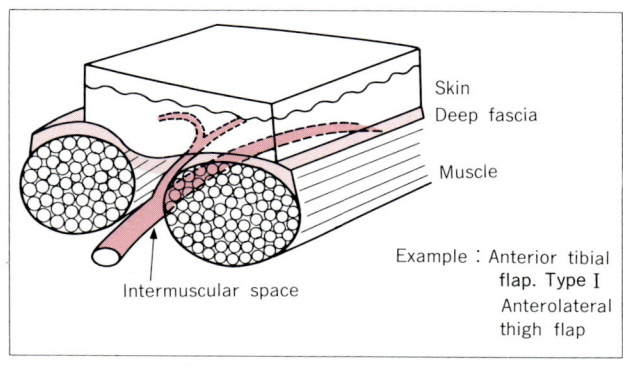

図 2・5　Type Ⅱ-2：皮膚血行による皮弁

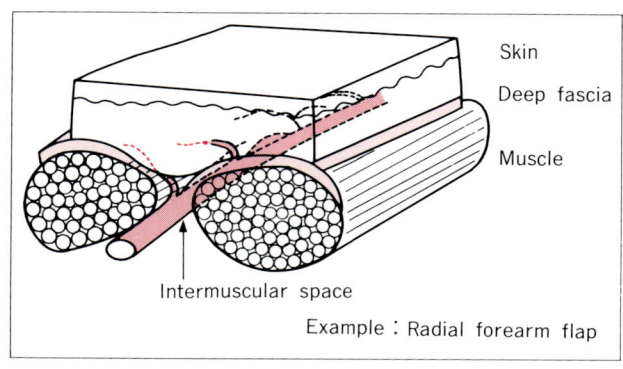

図 2・6　Type Ⅱ-3：皮膚血行による皮弁

2. 新しい皮弁の概念と分類（II）

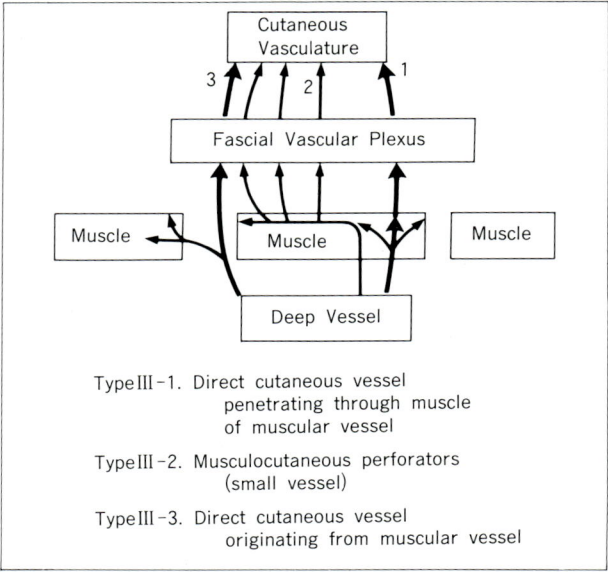

図 2・7　Type III：皮膚血行

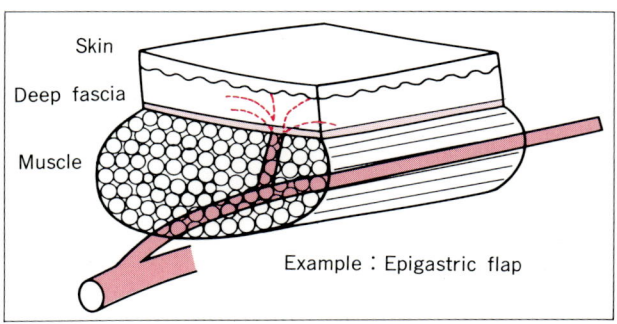

図 2・8　Type III-1：皮膚血行による皮弁

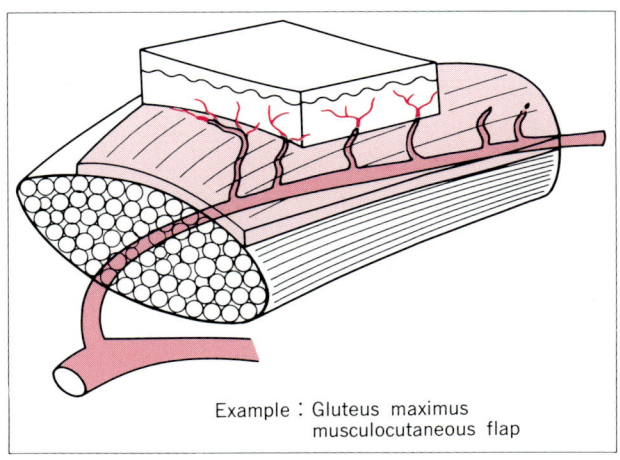

図 2・9　Type III-2：皮膚血行による皮弁

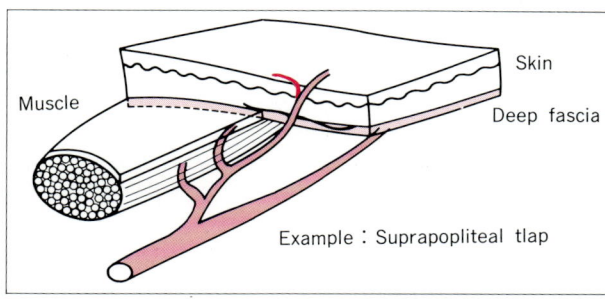

図 2・10　Type III-3：皮膚血行による皮弁

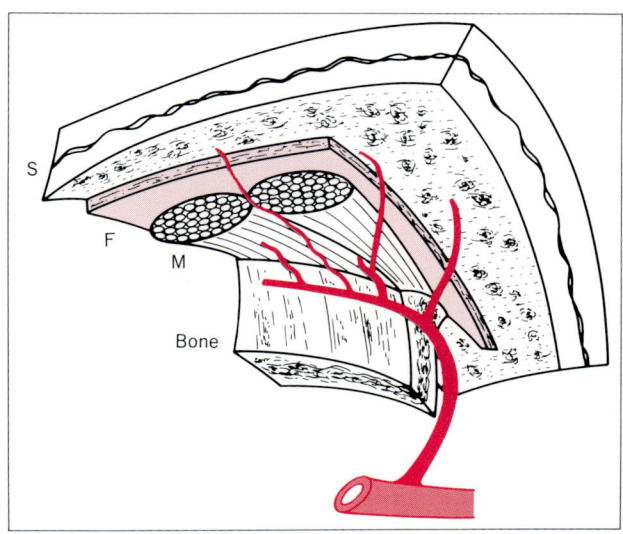

図 2・11　Type IV：皮膚血行による皮弁

型の皮弁と，橈骨前腕皮弁のようにいくつもの小さな皮枝により養われるものとを区別したわけである．

Type III の筋肉の固有血管からの分枝でも，筋肉の内，外を走行するものとで分けられる．また，筋肉内を走行してゆくものでも，

　①比較的大きな枝で，直接型の皮枝のもの（Type III-1）

　②いくつもの細かい血管として皮膚へ至るいわゆる筋皮穿通枝の型のもの（Type III-2）

に分けられる．また，

　③筋肉へ入る前にこれより分岐し，筋肉外を走行し，深層筋膜，そして皮膚へと至るもの（Type III-3）

とがある．このように Type II, Type III はともに3つの sub-type に分類される．

たとえば Type I では，浅腸骨回旋動脈による鼠径皮弁や浅腓腹動脈による腓腹筋膜皮弁がある．Type II では，II-1 には腓骨皮弁や外側大腿皮弁が，II-2 には前外側大腿皮弁や Wee の報告した前脛骨皮弁が，II-3 には橈骨前腕皮弁などがある．Type III では，III-1 に Taylor ら[9]の報告した上腹部皮弁が，III-2 には広背筋などの筋皮弁が，またIII-3 には gluteal thigh flap や膝窩上皮弁などがある．また，Type IV には深腸骨回旋動脈による腸骨付筋皮複合皮弁がある．

C その他の新しい皮弁

その他の新しい皮弁として, secondary flap, 逆行性皮

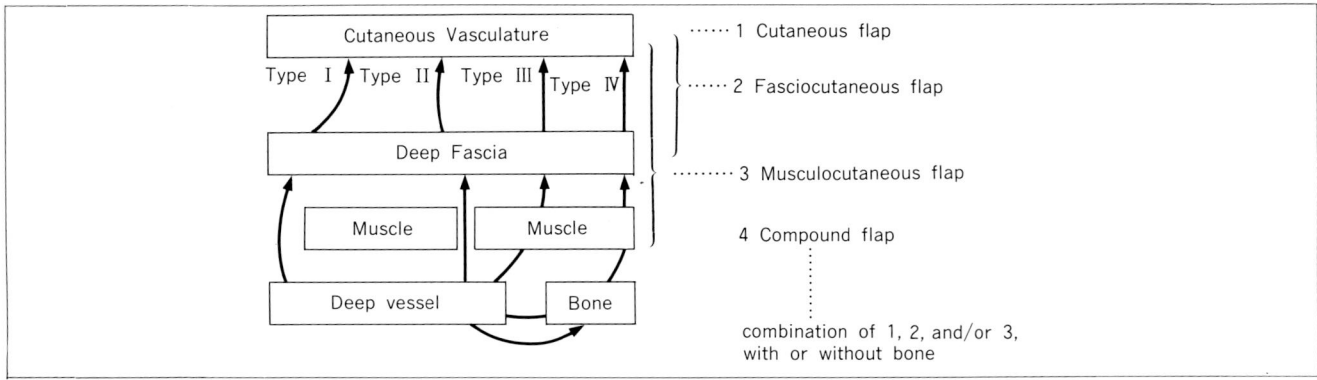

図2・12 Type I, II, III, IV：皮膚血行と構成成分による皮弁分類

弁，静脈皮弁，拡大皮弁などがあるが，これらはすべてほかの筆者が詳述するので割愛する。

D 考 察

McGregorら[5]による皮弁分類の報告により，皮弁（通常の皮弁）は大きくaxial pattern flapとrandom pattern flapに整理された。その後報告された筋皮弁は，これとは別の範疇に入るものであり，Mathesら[3]の研究によりほぼ全身の筋肉への血行形態も明示された。さらに，その後報告された筋膜皮弁[6]は今でも筋皮弁ほどの一概念としては考えられておらず，またその後報告された中隔皮弁[7]の位置づけと相まって，皮弁分類もやや複雑化してきたきらいがある。

そこで筆者は私案として，より理解しやすい分類を心掛け，まずは皮弁をその構成成分により4型に分類した（図2・12）。さらに骨，筋，筋膜，皮膚を含めた血管系に基づき，皮弁を養う血行面より皮弁の分類を前述のように大きくは4型に，細かくは8型に分類を試みた。筆者の分類は基本的にはNakajimaら[2]や丸山[4]の筋膜皮弁の分類とほぼ同様であり，両者はこれを6型に分類しているが，筆者の分類ではseptocutaneous flapの位置づけという点において異なっている。すなわち，septocutaneousという語を使う以上は中隔というものに固執すべきと考え，筆者はこれら筋間中隔，筋間腔を走行する血管系による皮膚血行をintermuscular cutaneous vascular systemとし，このうちでseptum（中隔）を介するものとspace（筋間腔）を介するものとに大きく分けてみた。それゆえ，前者のseptumを介するものが真の意味でのseptocutaneous flapであるとした。これより腓骨皮弁や外側大腿皮弁がseptocutaneous flapであり，橈骨前腕皮弁や前外側大腿皮弁などほかのType II血行に基づく皮弁とは明確に区別がなされたと考えている。

（佐藤兼重）

文 献

1) Cormack, G. C., Lamberty, B. G. H. : The Arterial Anatomy of Skin Flaps, Churchill Livingstone, Edinburgh, 1986.
2) Nakajima, H., Fujino, T. : A new concept of vascular supply to the skin and classification of skin flaps according to their vascularization. Ann. Plast. Surg., 16：1-17, 1986.
3) Mathes, S. J., Nahai, F. : Clinical Application Muscle and Musculocutaneous Flaps, C. V. Mosby Co., St. Louis, 1979.
4) 丸山 優：筋膜皮弁の分類．形成外科の基本手技，pp. 160-162, メジカルビュー社，東京，1986.
5) McGregor, I. A., Morgan, G. : Axial and random pattern flaps. Br. J. Plast. Surg., 26：202-213, 1973.
6) Pontén, B. : The faciocutaneous flap. Br. J. Plast. Surg., 34：215-220, 1981.
7) Song, Y. G., Chen, G. Z., Song, Y. L. : The free thigh flap ; A new free flap concept based on the septocutaneous artery. Br. J. Plast. Surg., 37：149-159, 1984.
8) 佐藤兼重，鬼塚卓弥：血行形態による皮弁分類について．形成外科，33：3-13, 1990.
9) Taylor, I. G., Palmer, J. H. : The vascular territories (angiosome) of the body ; Experimental study and clinical applications. Br. J. Plast. Surg., 40：113-141, 1987.

I 皮弁の基礎

3 穿通枝皮弁の概念

SUMMARY

現在多用されている筋皮弁・筋膜皮弁から筋・筋膜を除去し，筋間穿通血管または筋間中隔穿通血管のみを茎としても広範囲の皮弁が生着する。穿通血管を茎とするこのような穿通枝皮弁は 0.8 mm 前後の微小血管吻合技術の確立によって短血管茎の遊離皮弁としても臨床応用されつつある。

本皮弁の分類は穿通血管の解剖学的な位置によって筋内穿通枝皮弁，(筋間・腱間)中隔穿通枝皮弁，骨軟骨膜間穿通枝皮弁などに分類できる。本皮弁は本邦で開発されたものであり，1997 年より毎年欧米でその手術手技の講習会が行われている。本皮弁としてはおもに乳房再建術に遊離腹直筋穿通枝皮弁，仙骨部褥瘡に島状殿筋穿通枝皮弁が多用されている。

過去 12 年間に 99 例の島状穿通枝皮弁と 85 例の短血管茎の遊離穿通枝皮弁を経験した。代表的な上肢の穿通枝皮弁としては，橈骨動脈穿通枝皮弁，躯幹部の穿通枝皮弁として，腹直筋穿通枝皮弁（深下腹壁穿通枝皮弁，傍臍穿通枝皮弁），広背筋穿通枝皮弁，殿筋穿通枝皮弁がある。下肢における有用な穿通枝皮弁の臨床応用として，前大腿皮弁（前外側，前内側大腿皮弁），内側大腿皮弁，後脛骨皮弁などがある。

穿通枝皮弁の特徴は，①主要な動脈，筋の犠牲がない，②手術が短時間で終了する，③ thin flap にしやすい，④皮弁採取部を自由に選択できる，⑤穿通枝の解剖学的な位置に変異がある，などである。

今後は以下の事項が予想される。①現在の遊離筋皮弁は，腹直筋穿通枝皮弁，広背筋穿通枝皮弁，大殿筋穿通枝皮弁などに変わる。②いずれ 2 時間程度で遊離皮弁移植が終了する時代がくる。③新しい血管柄付小型複合移植片と大型のキメラ型合併型組織移植が開発される。④より細い血管吻合技術（ultra または supermicrosurgery）が発達する。⑤新たな穿通枝皮弁が開発される。

はじめに

極小の（0.5〜0.8 mm）血管茎 1 本のみで大径（1〜3 mm）の血管茎で栄養される皮弁と同程度の面積が生着可能な皮弁が臨床応用されつつある。つまり，現在用いられている皮弁がより浅層のさらに細い血管茎で栄養されつつある。たとえば，腹直筋皮弁と腹直筋穿通枝皮弁，広背筋皮弁と広背筋穿通枝皮弁，橈側前腕皮弁と橈骨動脈穿通枝皮弁，大殿筋皮弁と大殿筋穿通枝皮弁など極小の動静脈を茎とする新しい穿通枝皮弁が身体のあらゆる部位に作成されることが判明した。これらの皮弁は採取部の犠牲を機能的かつ整容的に最小とできるうえ，どこからでも採取でき，これまでの皮弁の選択基準が大きく変わりつつある。

さらに，これまでの通常の微小血管（直径 1 mm 以上）吻合を行う microsurgery に対し，supermicrosurgery（0.5〜0.8 mm の微小血管吻合），または ultramicrosurgery（0.5 mm 以下の微小血管吻合）の導入による微小血管の吻合が可能となった。これにともない穿通動静脈（0.5〜0.8 mm）の吻合が安全確実となりつつあり，本邦よりもむしろ欧米において新しい概念として注目を浴びてきた。今後は多くの新しい穿通枝皮弁が臨床的に実用化され，マイクロサージャリーの分野においてもその概念を元に新しい再建術が急速に開発されるものと思われる。本稿では代表的な穿通枝皮弁に関し，筆者らのこれまでの知見を元に現時点におけるその概念，今後の展望などに関しても述べる。

A 概念

穿通枝皮弁の概念に関しては筆者が発表して以来 15 年間にわたりこれまで多くの変遷をたどり，最近ようやく国際的な統一見解が出始めている。しかし，この 15 年間の臨床経験から筆者自身の当初の概念は若干変化しており，今後も変化する可能性がある。従来，筋皮弁，筋膜皮弁においてはその皮弁の血行は筋や筋膜血行に依存するため，臨床応用にあたっては筋，筋膜を皮弁に含め

ることが常識とされてきた。しかし，筆者はかつての筋膜皮弁全盛時期に筋膜皮弁は筋膜血行よりもむしろ穿通動脈が重要であることを知り，筋膜を含めることは多くの例で血行的に重要でないことを主張し，当初筋膜血行をもたない皮弁を筋膜皮弁と区別すべきと考え，あえて"穿通枝皮弁"と命名しその意義を臨床例で報告してきた[1)~25)]。

その後，最近の詳細な解剖学的検索と多くの臨床経験により，筋または筋膜を穿通する単一の細い（直径0.7 mm 程度）皮枝（筋内穿通動脈とその伴走静脈，または筋間中隔穿通動脈とその伴走静脈など）のみでも大きな遊離皮弁が生着することが判明した。つまり，現在用いられている筋肉皮弁，筋膜皮弁から筋体，筋膜を切除してもこれまでの皮弁と同様な大きな皮弁が生着することが分かった。このような皮弁はこれまでの direct cutaneous artery flap，筋皮弁，筋膜皮弁とは区別されるべきであり，筋膜や筋肉を含まず筋穿通動脈とか筋間中隔穿通動脈を茎とする皮弁を筆者は"穿通枝皮弁"と命名し多くの英語論文で発表してきた。

その後，国際的にも多くの討論を経て"perforator flap"は新しい概念としてほぼ定着した。2001年9月のゲント国際穿通枝皮弁講習会にて本皮弁の定義に関して consensus meeting が開かれ，"筋膜または筋を含めず皮膚と脂肪から構成され1または数本の穿通枝によって栄養される皮弁"ということで納得が得られた。これらの穿通動静脈の多くは皮神経と伴走し，皮膚のみでなく神経の栄養血管となるとが多いので，別名で神経皮弁（neuroskin または neurocutaneous flap）などとも呼ばれる[26)~28)]。また皮静脈と穿通枝の伴走する部では静脈皮弁（venous flap）[29)]も生着する。これらの穿通血管は全身の至るところに存在するがその分布の解剖学的特徴から，穿通枝皮弁は①筋内穿通枝，②筋間中隔穿通枝，③腱間穿通枝，④骨軟骨膜間穿通枝などに分類される。

①Muscle perforator flap（筋穿通枝皮弁）：筋内を穿通して皮膚に入る動静脈のみを茎とするもので，従来の筋皮弁のほとんどが本皮弁としてできる（大殿筋穿通枝皮弁，腹直筋穿通枝皮弁または傍臍穿通枝皮弁，広背筋穿通枝皮弁，前大腿皮弁など）。

②Septocutaneous perforator flap（筋間中隔穿通枝皮弁）：筋間中隔を上行して皮膚に入る動静脈を茎とするもので，おもに四肢に作成でき，皮神経の伴走動静脈であることが多い（一部の前大腿皮弁，前・後脛骨皮弁など）。

③Intertendinous perforator flap（腱間穿通枝皮弁）：四肢の末梢部で腱間部を穿通する動静脈を茎とするもの（橈骨動脈穿通枝皮弁，遠位に茎を有する前・後脛骨皮弁など）。

④Periosteal perforator flap（骨軟骨膜間穿通枝皮弁）：骨・軟骨膜とその周辺の筋の間の中隔を上行して皮膚に入る動静脈を茎とするもの（後脛骨動脈の脛骨骨膜枝などを茎とする皮弁）。

現時点では国際的に①，②が用いられることが多い。

B 穿通枝皮弁に関連した新しい用語

われわれがこれまでにいくつかの名称を英文誌に報告し，欧米からも報告され現在国際的に多く使用されている新しい用語がある。今後整理または統一されると思われるが仮称として記載する。

①Thin perforator flap：穿通枝皮弁から一期的に脂肪除去を行い薄層皮弁としたもの。

②Perforator based adiposal flap：穿通枝を茎とする脂肪弁であり，腹直筋穿通枝脂肪弁，前外側大腿脂肪弁などが報告されている。

③Short pedicle perforator flap：短血管茎穿通枝皮弁。数 cm の茎をもつ穿通枝皮弁であり採取が容易である反面，茎が細い，移植床が四肢に限定されるなどの欠点もある。しかし，短血管茎の flow-through flap として多用されつつある。

③Flow-through perforator flap：血行温存型穿通枝皮弁，外側大腿回旋動脈系，深下腹壁動脈系，胸背動脈系などを用いた穿通枝皮弁は移植床血管に interpose することにより移植床血管を再建できる。このため血行障害を伴った四肢の骨軟部組織欠損例でも容易に血行再建ができる。

④Perforator-to-perforator flap：皮弁の短穿通枝を移植床の穿通枝に吻合するもの。通常血管茎は1 mm 以下のことが多く，高度の吻合手技が必要であるが皮弁採取がきわめて短時間で終了し，低侵襲であるため四肢の再建例に限られることが多い。

⑤Lateral abdominal perforator-to-perforator (LAPTOP) flap：Blondeel によって命名された移殖手技であり，腹直筋穿通枝皮弁の深下腹壁動静脈を内胸動脈の穿通枝に吻合し乳房再建を行う。

⑥Perforator based chimeric flap（キメラ型穿通枝皮弁）：穿通枝皮弁（前外側大腿皮弁，広背筋穿通枝皮弁など）を基礎移植片としてキメラ型合併移植を行うもの。

われわれは1984年より遊離腹直筋穿通枝皮弁（深下腹壁動静脈を茎とする）を約50例と外側大腿回旋動静脈の下行枝を茎とする遊離前外側（内側）大腿皮弁を174例

行ってきた。両皮弁とも筋を含めず穿通血管1～3本で栄養するもので広義の穿通枝皮弁である。しかし，最近は両皮弁とも茎の剝離は穿通血管のレベルにとどめ，筋膜直上または直下でこれを切断して遊離皮弁とできることが判明した。そこで筆者にとっては狭義の遊離穿通枝皮弁とは穿通動静脈を吻合するものになりつつあるが，現時点では海外で同様な再建術を行う施設はまだみられない。しかし，国際的に"狭義の遊離穿通枝皮弁"が一般的に用いられるのは遠くないと思われる。

C 穿通枝皮弁の歴史

これまでに多くの穿通枝皮弁と思われる報告があるが，筋膜を含めない穿通枝皮弁の概念を背景とした臨床応用例は1989年の筆者の報告[1]以後とされている。それに先立ちすでに1983年，Yoshimuraらは腓骨動脈の穿通枝を用いた遊離腓骨動脈穿通枝皮弁を臨床応用している[30]。また1985年，新井らはサーモグラフィーにより穿通枝の位置を確認できることを報告した。Penningtonらも腹直筋穿通枝を茎とする遊離腹壁脂肪弁による顔面半側萎縮症の再建を行った。その前後においてPonten (1981)，西條(1985)，Cormack(1984)[31]，Nakajima (1986)[32]，丸山[33]らは筋膜皮弁における筋膜血行と穿通枝の重要性を指摘した。1980年中頃より筋膜皮弁全盛時代を迎え，現在でもなお皮弁の深筋膜の血行の重要性が強調され続けている。

しかし1980年代の当時，筆者は筋膜を除いた皮弁でもその生着範囲はそれを含めたものとほとんど同じであることを前外側大腿皮弁や四肢の皮弁で多く経験し，筋膜を除き穿通枝のみを血管茎とする穿通枝皮弁の臨床応用例を報告し，これが筋膜皮弁に対する新しい皮弁（穿通枝皮弁）であることを初めて強調した。Taylorらは腹直筋皮弁が穿通枝皮弁としてできることを解剖学的に指摘したが，特筆すべきは彼らも"筋膜皮弁では深筋膜が血行支配していると盲信されているが，われわれの研究の結果，栄養血管は深筋膜にあるのではなくその上層を走行していることが明らかとなった[34]"と述べていたことである。

1989年筆者らは腹直筋穿通枝皮弁による舌再建例と大腿部広範欠損の再建例を報告し[1]，その後は後脛骨穿通枝皮弁[2)4]，殿筋穿通枝皮弁による仙骨部褥創の治療[6]，前外側大腿皮弁による頭頸部再建[7]，キメラ型前外側大腿皮弁[8)9]，flow-through型前外側大腿皮弁，広背筋穿通枝皮弁[20]，橈骨動脈穿通枝皮弁[11]，内側足底穿通枝皮弁，大腿筋膜張筋穿通枝皮弁[24)35]などを報告した。Allen[36]，

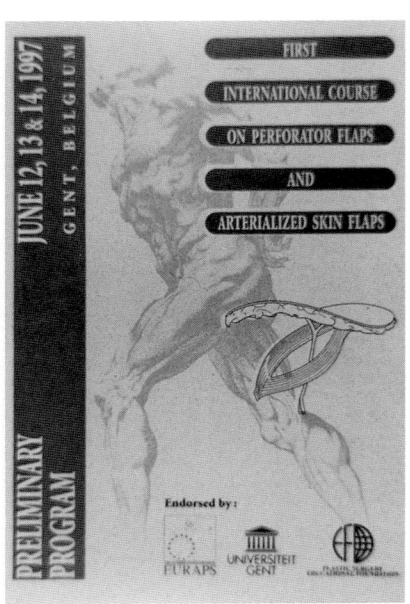

図3・1 第1回国際穿通枝皮弁と静脈皮弁International Course（1997年6月，ベルギー・ゲント市）プログラムの表紙

Blondeel[37]，Fellerらも遊離腹直筋穿通枝皮弁による乳房再建例を報告し，Angrigiani[38]，Kim[39]らはそれぞれ広背筋穿通枝皮弁，薄層広背筋穿通枝皮弁を報告し，最近は四肢の有用な島状穿通枝皮弁が多く報告されつつある。

D 穿通枝皮弁の海外における現状

穿通枝皮弁はすでに欧米においても多くの臨床応用がなされている。その背景として欧米では近年，乳房再建におけるTRAM flap使用後の採取部の合併症が予想外に高いことが判明した。そこで腹直筋筋皮弁に変わる再建材として腹直筋（深下腹壁動脈）穿通枝皮弁による再建が主流となりつつある。本皮弁の国際的な普及とさらなる発展を目的として，1997年6月11～14日，第1回穿通枝皮弁と静脈皮弁に関するlive surgeryを中心とした講習会がベルギー・ゲント市で開催された（図3・1）。

E 代表的な各種の穿通枝皮弁

過去12年間（1989年1月～2000年7月）に99例の島状穿通枝皮弁と85例の短血管茎の（狭義の）遊離穿通枝皮弁を行った。これらの内訳は，代表的な島状皮弁は殿筋穿通枝皮弁25例，後脛骨穿通枝皮弁18例，外果部弁7例などであった。代表的な遊離穿通枝皮弁は広背筋穿通枝皮弁15例，傍臍穿通枝皮弁14例，後脛骨穿通枝

皮弁8例，内側大腿穿通枝皮弁5例などであった。術後は皮弁の部分壊死が島状皮弁の8例で遊離皮弁の4例で見られ，全壊死が島状皮弁の2例と遊離皮弁の2例で見られた。代表的な穿通枝皮弁としては以下のようなものがある。

①上肢：橈骨動脈穿通枝皮弁，尺骨動脈穿通枝皮弁，前・後骨間皮弁，外側（内側）上腕皮弁，後上腕皮弁など。

②大腿部：前外側（前内側）大腿皮弁，内側大腿皮弁，外側大腿皮弁など。

③下腿部：腓骨動脈穿通枝皮弁，後脛骨動脈穿通枝を用いた脛骨骨膜弁と穿通枝皮弁，前脛骨動脈穿通枝皮弁，腓腹筋穿通枝皮弁など。

④足関節部：外側（内側）上（下）外果皮弁，内側（外側）上（下）内果皮弁など。

⑤足部：第1趾間穿通枝皮弁，内側足底穿通枝皮弁，外側足底穿通枝皮弁など。

⑥躯幹部：僧帽筋穿通枝皮弁，広背筋穿通枝皮弁，肋間動脈穿通枝皮弁，傍脊柱穿通枝皮弁，内胸動脈穿通枝皮弁，大胸筋穿通枝皮弁，腹直筋穿通枝皮弁，傍臍穿通枝皮弁，深腸骨動脈穿通枝皮弁，殿筋穿通枝皮弁など。

また最近，鼠径皮弁が穿通枝皮弁とできることが判明した。

F 症　例

以下に利用度が高いと思われる穿通枝皮弁の一部を示す。

1．橈骨動脈穿通枝皮弁（radial artery perforator flap）[11)26)27)40)~42)]

前腕の近位部では橈骨動脈から派生する多数の筋間または筋内穿通皮枝がある。前腕遠位においても，いくつかの腱間穿通皮枝がある。このうち，前腕遠位部背側にある橈骨動脈の背側穿通枝は，橈骨神経浅枝と皮膚の栄養血管となり，広範囲の皮弁が生着する。この穿通枝は，橈骨遠位端から10cm以内にあり，手背部の広範な欠損創を被覆するには最適である（図3・2）。

2．広背筋穿通枝皮弁（thoracodorsal artery perforator flap；TAP flap；latissimus dorsi muscle perforator flap）[20)38)39)]

広背筋ではその近位側において胸背動静脈を源とする筋内穿通血管が数本存在する。筋の中央部または遠位側

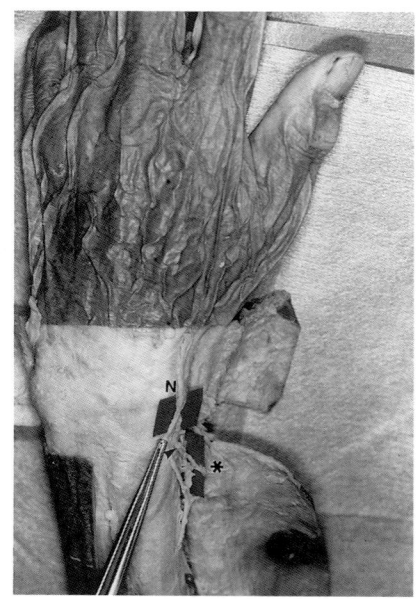

図3・2　屍体左手における穿通枝（矢印）と橈骨神経浅枝（N）の関係

(Koshima, I., Moriguchi, T., Etoh, H., et al.: The radial artery perforator-based adipofascial flap for coverage of the dorsal hand. Ann. Plast. Surg., 35：474-479, 1995. より引用)

では肋間動静脈系を源とする筋内穿通血管が多数認められる。後者では第9肋間動静脈の外側皮枝（筋穿通枝）などの太い血管茎も利用できる。遊離広背筋穿通枝皮弁としては，近位側にデザインする肩甲下動静脈系を茎とするもの，筋前縁部にデザインし肋間動静脈外側皮枝を茎とするもの，傍脊柱筋の穿通血管を茎とするものなども利用できる。

3．深下腹壁穿通枝皮弁（deep inferior epigastric perforator flap；DIEP flap）または腹直筋穿通枝皮弁（rectus abdominis muscle perforator flap）[1)3)5)10)14)18)22)36)37)43)44)]

深下腹壁動脈から分岐して腹直筋を穿通し，皮膚に入る穿通皮枝を茎とする皮弁は臍の周囲に作成できる。太い穿通枝はへその周囲約5cm以内にあることが多く，一本の穿通枝で30×20cm大の大型皮弁を生着させることができる。さらに一期的に脂肪除去が可能であり薄層皮弁にできる（図3・3）。本皮弁では腹直筋がその運動神経とともにほとんど損傷されず温存されるため，とくに欧米で乳房再建を中心として近年使用頻度が増えつつある。

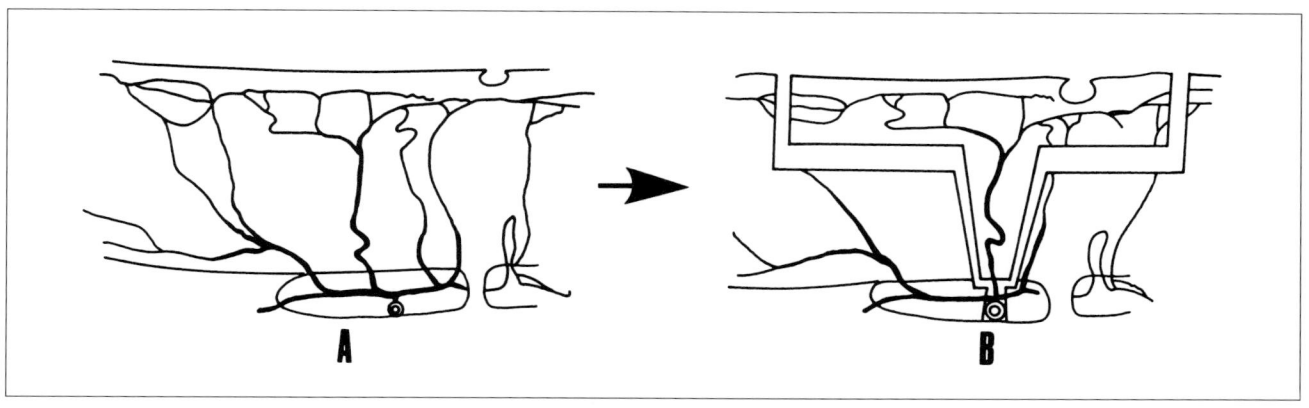

図 3・3 薄層腹直筋穿通枝皮弁の作成法
(光嶋　勲ほか：腹直筋穿通枝皮弁の経験．形成外科，32：715-719，1989．より引用)

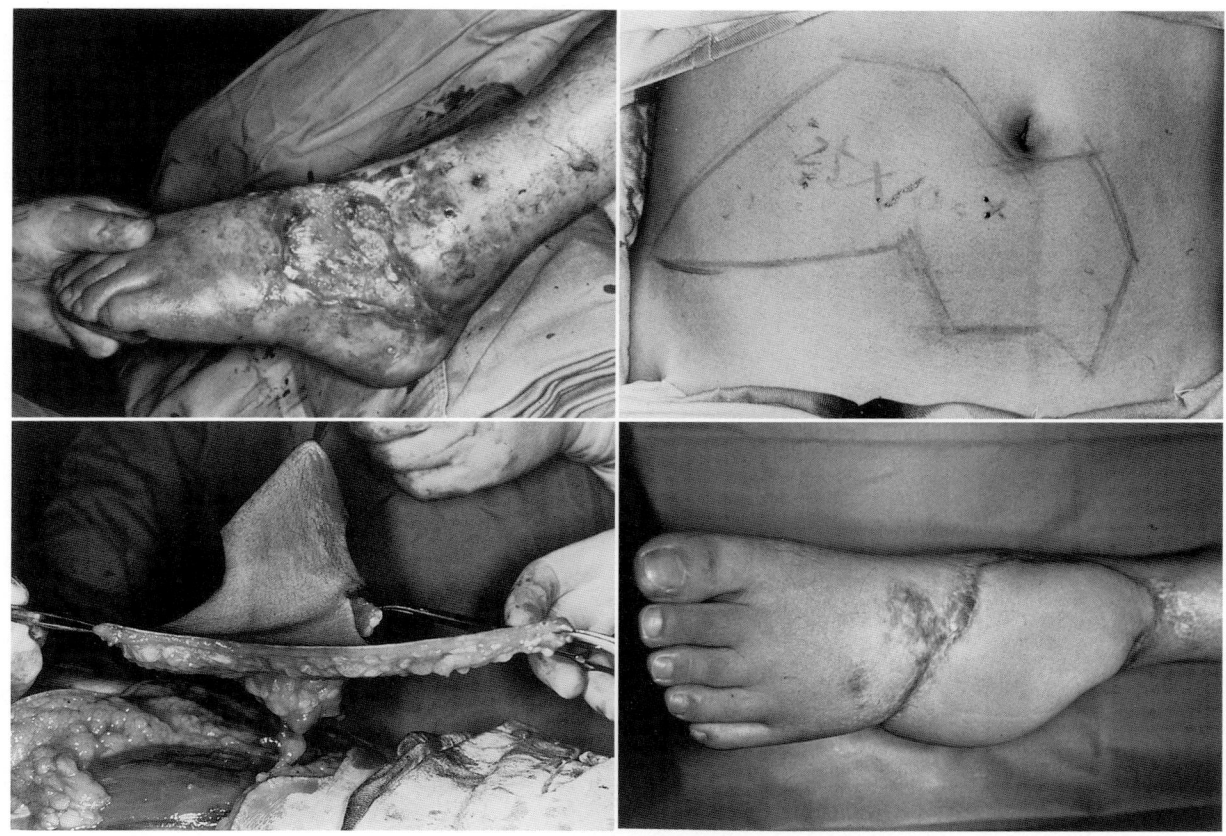

(a) 外傷性足皮膚壊死例。	(b) 腹直筋穿通枝皮弁のデザイン。皮弁の遠位部（右腸骨部）は含むべきではない。
(c) 穿通血管1本のみを茎として腹直筋を全く含めず皮弁を挙上。同時に脂肪切除を行い薄層皮弁とした。	(d) 術後。

図 3・4 症例1：38歳，男
(光嶋　勲ほか：腹直筋穿通枝皮弁の経験．形成外科，32：715-719，1989．より引用)

【症例1】　38歳，男（図3・4）

3カ月前に重量物が落下し左足背の挫滅創と開放骨折を受け，一次縫合と創外固定がなされた。その後，足背から踵部の難治性潰瘍が発生したため当科に紹介された。右下腹部から腹直筋を含めない腹直筋穿通枝皮弁（25×10 cm）を採取した。患肢の足関節部で後脛骨動脈が損傷され閉塞していたため，この部で瘢痕化された後脛骨神経の絞扼を解除し，皮弁の栄養血管（深下腹壁動静脈）を前脛骨動脈（端側吻合）と大伏在静脈に端端吻合した。皮弁採取部はほとんど縫縮できたが，小欠損ができたので小皮膚移植を行った。術後皮弁遠位部の小範囲が壊死となったが自然治癒した。

4. 傍臍穿通枝皮弁 (paraumbilical perforator flap ; PUP flap)[14)18)23)25)]

深下腹壁動脈から派生して腹直筋を穿通し，皮膚に入る穿通皮枝を茎とする皮弁は腹直筋上のいずれの部にも作成できる。臍周囲の穿通皮枝は太く，筋膜穿通部レベルでも直径0.7mm程度あるため，穿通枝のみを茎とする本遊離皮弁が可能である。ただし移植床側の吻合血管を細いものとする必要があり，高度な吻合技術が必要で初心者には技術的に難しい。しかし，いずれ現在多用されている腹直筋皮弁に変わって今後この遊離皮弁が主流となる可能性がある。穿通枝の伴走静脈を損傷しないためには supermicrovascular dissection の技術を要する。

5. 殿筋穿通枝皮弁 (superior gluteal perforator flap ; S-GAP flap, inferior gluteal artery perforator flap ; I-GAP flap)[6)45)51)]

殿部には殿筋を穿通する筋内穿通動脈が多数存在する。とくに仙骨周辺は殿筋を穿通する皮枝が仙骨外縁に沿って存在する（図3・5）。これらの傍仙骨部穿通血管を用いた島状の穿通枝皮弁は，片側殿部ほぼ全領域が生着するので仙骨部の褥瘡に対して有用である。遊離殿筋穿通枝皮弁の茎は，殿部中央部のやや太い（0.5 mm）穿通血管を筋の深層まで剥離したうえで遊離皮弁として皮膚

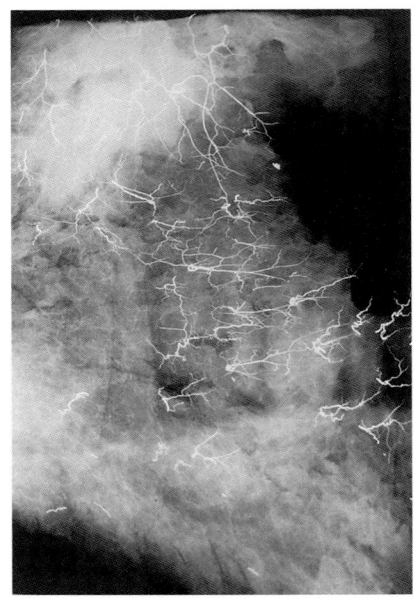

図 3・5 屍体左殿部皮膚を用いた動脈造影による穿通枝の分布の観察
　仙骨部を中心として多数の穿通動脈の分布が見られる。
　(Koshima, I., Moriguchi, T., Soeda, S., et al. : The gluteal perforator-based flap for repair of sacral pressure sores. Plast. Reconstr. Surg., 91 : 678-683, 1993. より引用)

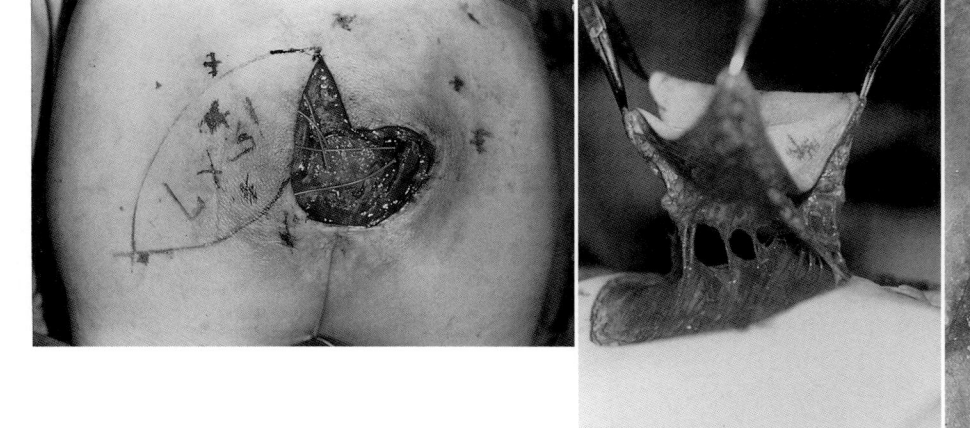

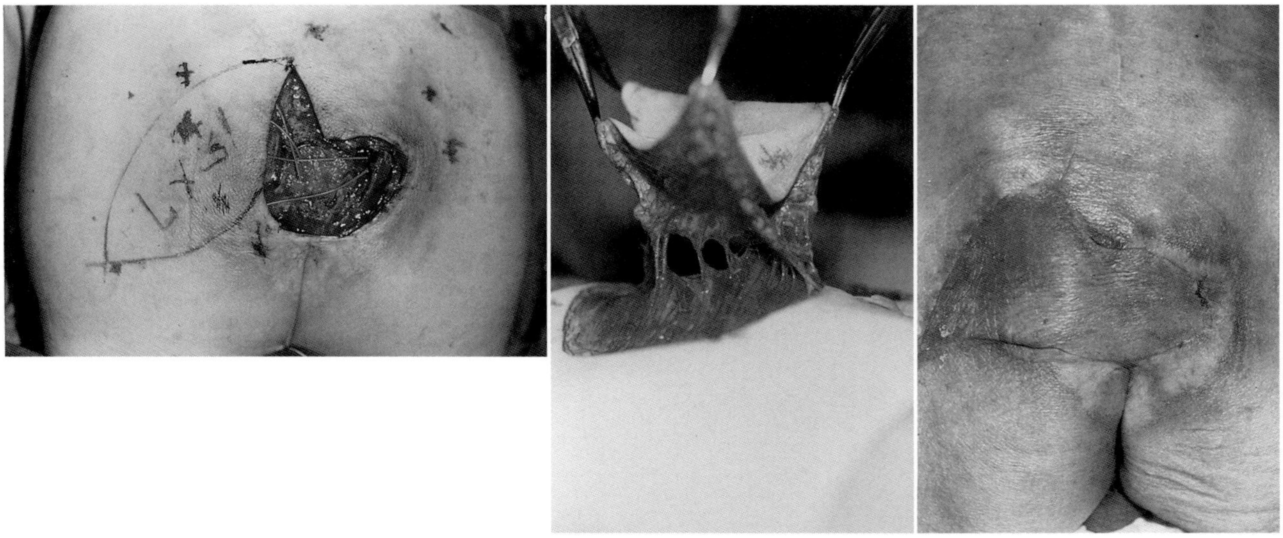

(a) 脳出血後の四肢麻痺に合併した難治性の仙骨部褥瘡。あらかじめドップラーで穿通動脈の位置を確認した後，右殿部からの殿筋（傍仙骨）穿通枝皮弁（15×7 cm）をデザインした。
(b) 皮弁挙上時。傍仙骨縁から大殿筋を穿通する皮枝を茎とする皮弁を挙上。筋はまったく含まれない。
(c) 術後1カ月。

図 3・6 症例2：65歳，男
　(Koshima, I., Moriguchi, T., Soeda, S., et al. : The gluteal perforator-based flap for repair of sacral pressure sores. Plast. Reconstr. Surg., 91 : 678-683, 1993. より引用)

欠損部に移植する。下殿部の瘢痕は座位時に問題となるため上殿部からの採取（S-GAP flap）が望ましい。

【症例2】 65歳，男（図3・6）

脳出血後の四肢麻痺に発生した仙骨部の褥瘡である。右殿部から中型の島状の殿筋穿通枝皮弁（15×7 cm）を挙上し，80度回転して欠損部を被覆し，皮弁採取部は縫縮した。術後1年まで縫合創の離開，皮弁壊死，感染，褥瘡の再発などの合併症をみなかった。

6．外側大腿回旋動脈系（前外側・前内側大腿皮弁，anterolateral or anteromedial thigh flap ; ALT or AMT flap）[7〜9)40)43)46]

筆者らは過去17年にわたり約180症例に対し本皮弁を用い，多くの遊離皮弁の中でもっとも有用性が高いことを報告し続けてきた。最近では国内と海外のほかの施設から頭頸部再建での有用性を述べた報告が多くみられ始めている。大腿前面には外側大腿回旋動静脈の筋間穿通枝または筋間中隔穿通枝が複数存在し，各種の皮弁が作成できる。前外側大腿皮弁の茎は2種類ある。一方は外側大腿回旋動脈の外側下行枝から分岐し，大腿直筋と外側広筋の筋間中隔を通り皮膚に至る筋間中隔穿通枝で，頻度は少ない。他方は外側下行枝から分岐し，外側広筋の浅層を貫通し，皮枝となるもので大多数がこれである。

前内側大腿皮弁の茎は外側大腿回旋動静脈の内側下行枝から分岐する筋間中隔穿通枝である。この枝は大腿直筋と縫工筋の筋間中隔を通過し皮枝となる。この枝はときに欠損することがあるので全面的に信頼できない。筆者の経験では，外側と内側の下行枝が同時に存在することは比較的少ない。また，外側下行枝が欠損する場合にはほとんどの場合，内側下行枝と本穿通枝が存在する。以上より，前外側皮弁と前内側皮弁は発生学的に同一の血管茎であり同一の皮弁とみなすべきと考えられる。ほかの解剖的変異として大腿直筋欠損を少なからず経験した。この場合，多くは直筋と内側または外側広筋が合体していたが，下行枝と穿通枝は常に存在し，皮弁の挙上は可能であった。これらの皮弁の挙上にあたっては，最初に穿通血管（0.4 mm）を筋膜下に確認し，ただちに細い血管テープをかけて目印とすることが重要である。さもないとその後の操作で穿通血管のスパズムが起こり，穿通枝は視野から消失してしまうからである。筋内の穿通枝の剝離に際しては細心の注意を払い，余分な細い筋枝はバイポーラで止血切断するのが有利である（図3・7）。

【症例3】 69歳，男，前外側大腿皮弁を用いた舌口腔底再建（図3・8）

舌癌にて舌口腔底広範切除，右頸部根治的リンパ節郭清がなされた。2チームによって腫瘍切除とともに皮弁の挙上がなされた。欠損部は前外側大腿皮弁（12×5 cm）で再建した。皮弁採取部は縫縮した。術後は皮弁壊死，唾液瘻，感染などの合併症はまったくなかった。

【症例4】 64歳，男，前外側大腿皮弁-血管柄付腓骨を用いた下顎部のキメラ型合併組織移植（図3・9）

進行舌癌で下顎正中部，舌口腔底亜全摘，上頸部皮膚全層切除。両頸部根治的リンパ節郭清がなされた。3チームによって腫瘍切除とともに皮弁，骨の挙上がなされた。欠損部の再建は舌口腔底，オトガイ部は前外側大腿皮弁（28×9 cm）で，下顎骨欠損は血管柄付腓骨で再建した。移植片の血行再建は，外側大腿回旋動静脈と腓骨動静脈を両側頸部の動静脈に静脈移植を用いて吻合した。皮弁採取部はメッシュ植皮で被覆した。

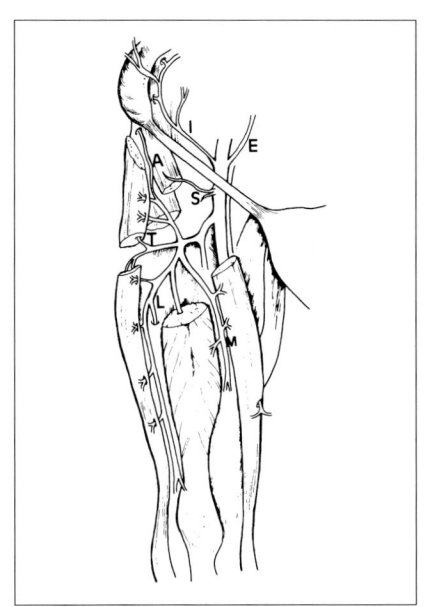

図 3・7　右外側大腿回旋動脈の走行
外側大腿回旋動脈からの筋間または筋内穿通動脈は外側下行枝から派生するもの（L：前外側大腿皮弁）と内側下行枝からのもの（M：前外側大腿皮弁）がある。両下行枝が同時に欠損または存在することは少ない。
A：上行枝，T：横行枝，I：深腸骨回旋動脈，E：深下腹壁動脈，S：浅腸骨回旋動脈
大腿内側には大腿動静脈から派生する筋間または筋内穿通血管が多数存在する。これらの穿通枝は大腿の中枢側では縫工筋の内・外側縁から皮膚に入る。大腿遠位側では内側広筋を穿通するものが多い。

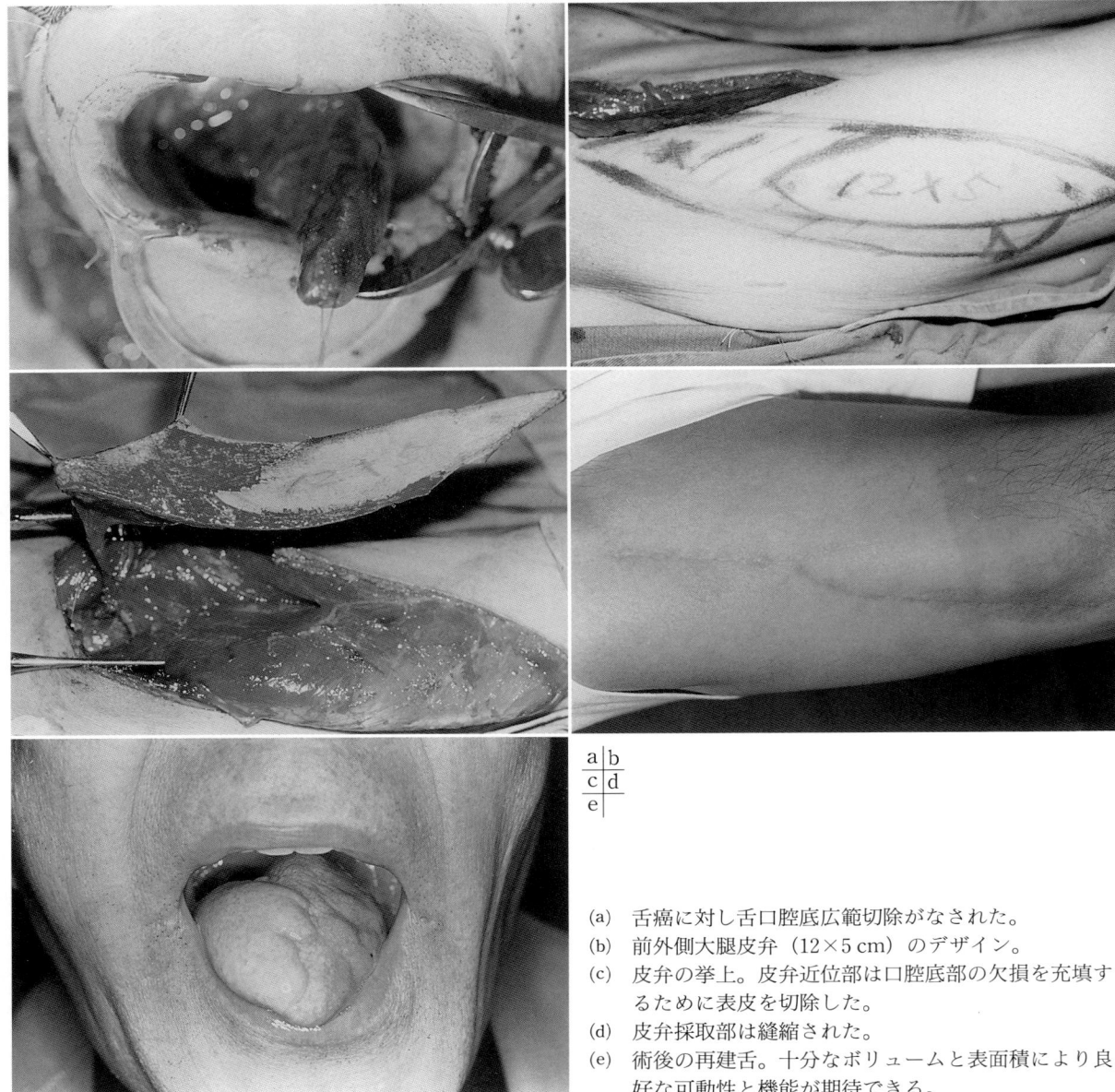

(a) 舌癌に対し舌口腔底広範切除がなされた。
(b) 前外側大腿皮弁（12×5 cm）のデザイン。
(c) 皮弁の挙上。皮弁近位部は口腔底部の欠損を充填するために表皮を切除した。
(d) 皮弁採取部は縫縮された。
(e) 術後の再建舌。十分なボリュームと表面積により良好な可動性と機能が期待できる。

図 3・8　症例 3：69 歳，男
(Koshima, I., Fukuda, H., Yamamoto, H., et al.：Free anterolateral thigh flaps for reconstruction of head and neck defects. Plast. Reconstr. Surg., 92：421-428, 1993. より引用)

7. 大腿動脈系（内側大腿穿通枝皮弁，medial thigh perforator flap）[12)47)]

解剖：大腿内側には大腿動脈から直接分岐し，縫工筋の内・外側の筋間中隔を穿通する皮枝数本が存在する。また，大腿内側遠位部には大腿動脈から分岐し，内側広筋と大腿直筋を穿通する皮枝もある。これらの茎を用いれば内側大腿穿通皮弁が作成できる。この部には下行膝動脈から分岐する縫工筋穿通動脈，大腿骨の骨膜枝，伏在枝などがある。伏在枝は大腿内側遠位部で膝関節より約 10 cm 中枢側で，内側広筋と縫工筋の筋間中隔を通って伏在神経とともに皮枝となり，膝内側から下腿内側の皮膚を栄養する。

【症例 5】　65 歳，男，前外側・前内側大腿皮弁を用いた頭頸部のキメラ型合併組織移植（図 3・10）

進行舌癌にて放射線治療後に外科治療がなされた。下顎正中部，舌口腔底亜全摘，上頸部皮膚全層切除，両頸部根治的リンパ節郭清がなされた。2 チームによって腫瘍切除とともに皮弁，骨の挙上がなされた。舌口腔底欠損部は前外側大腿皮弁（28×9 cm）で，上頸部欠損部は前内側大腿皮弁（10×10 cm），下顎骨欠損は血管柄付腸骨（7×3 cm）で再建した。移植片の血行再建は，外側大腿回旋動静脈の中枢と末梢端を頸横動静脈と深腸骨回旋動静脈に吻合した。両皮弁採取部はメッシュ植皮で被覆した。術後は皮弁壊死，唾液瘻，感染などの合併症はまったくなかった。

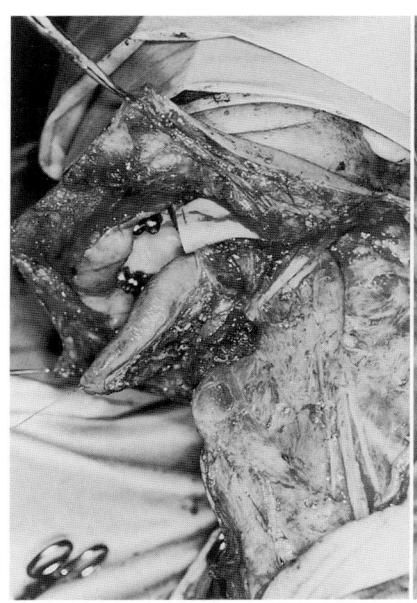 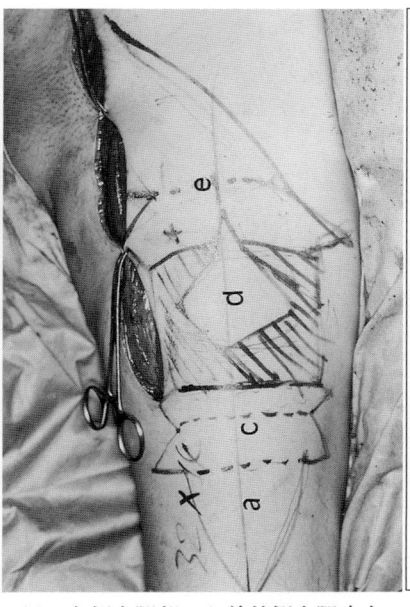 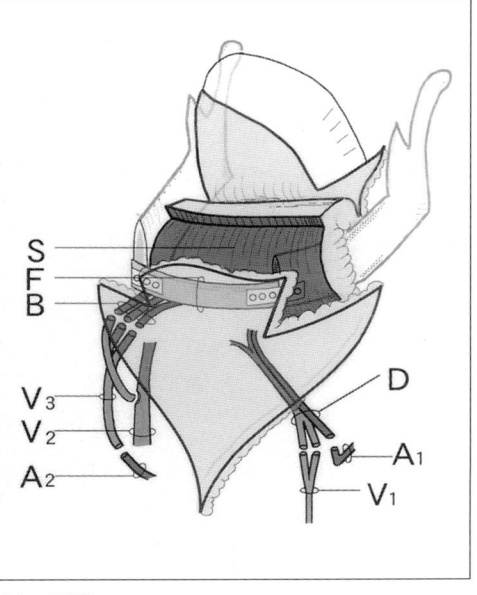

(a) 進行舌癌にてオトガイ部皮膚を含めた下顎と口腔底の広範な全層欠損が生じた症例。

(b) 左側大腿部から前外側大腿皮弁を採取。a〜e は舌腹側から頸部の皮膚欠損に対応する。

(c) 再建シェーマ。
F：血管柄付腓骨，S：前外側大腿皮弁，B：腓骨動静脈，D：外側大腿回旋動静脈，A1：上甲状腺動静脈，A2：内頸静脈，V1：外頸静脈，V2-3：静脈移植

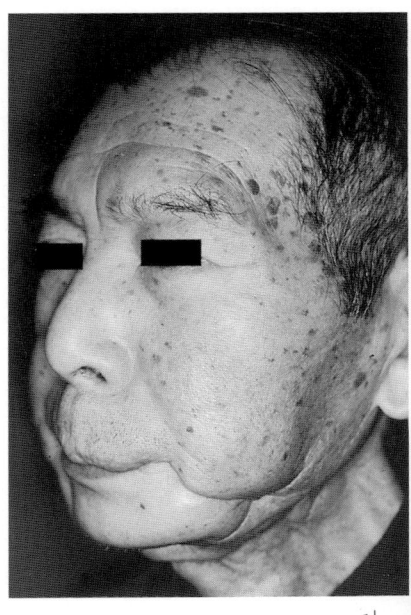 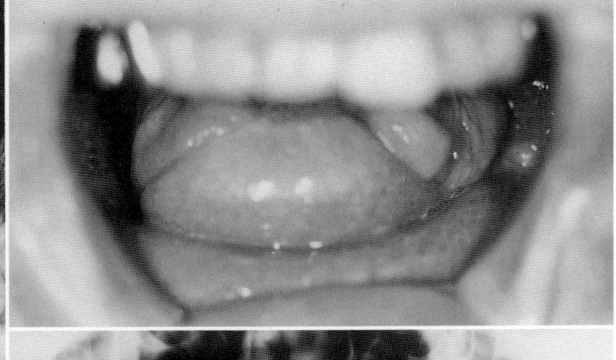 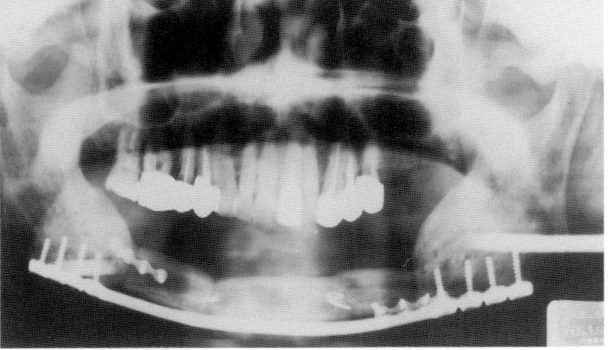

(d) 術後の顔貌。
(e) 術後の再建された舌・歯肉部。
(f) 術後の移植された腓骨。

図 3・9　症例 4：64 歳，男

(Koshima, I., Hosoda, S., Inagawa, K., et al.：Free combined anterolateral thigh flap and vascularized fibula for wide, through-and-through oromandibular defects. J. Reconstr. Microsurg., 14：529-534, 1998. より引用)

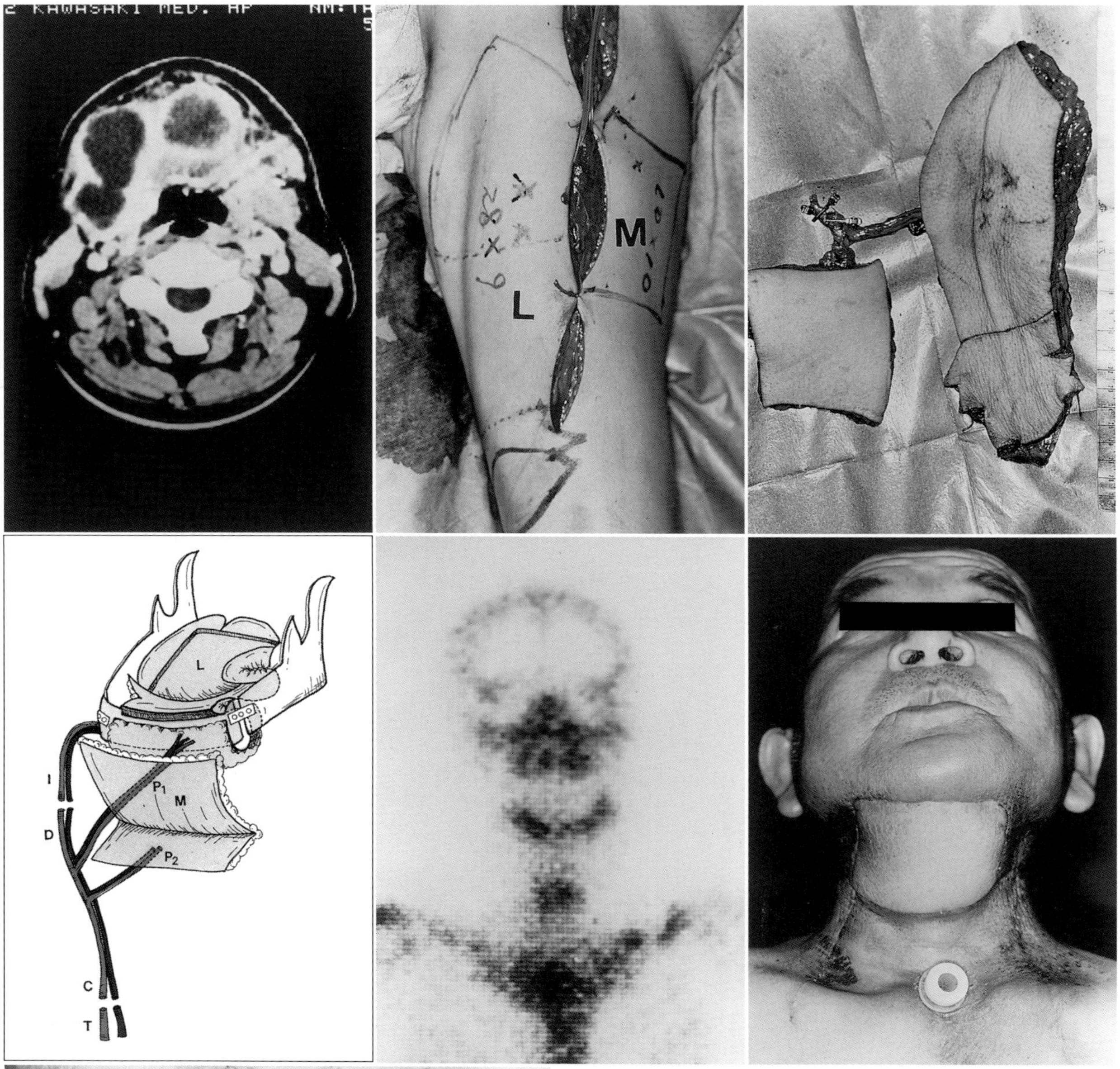

26 I. 皮弁の基礎

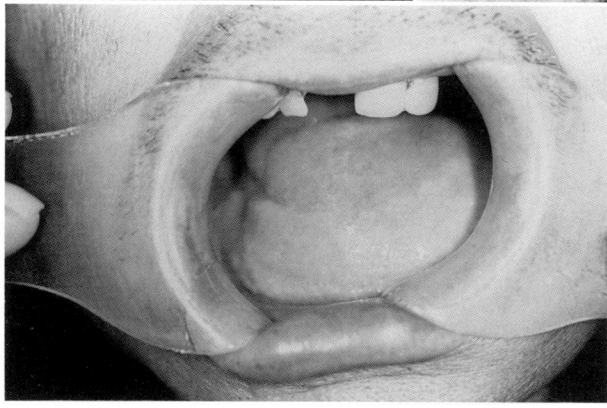

a	b	c
d	e	f
g		

(a) 進行舌癌にて高線量の放射線照射後にオトガイ部皮膚を含めた下顎と口腔底の切除により広範な全層欠損が生じた症例。
(b) 皮弁のデザイン。右側大腿部から前外側大腿皮弁（L，28×9 cm）と前内側大腿皮弁（M，10×10 cm）を採取した。
(c) 遊離された合併型皮弁。外側大腿回旋動静脈の内側と外側下行枝を茎とする2つの穿通枝皮弁。両皮弁は同一の外側大腿回旋動脈下行枝で栄養される。
(d) 前外側大腿皮弁（L）で舌口腔底を，オトガイ～頸部は前内側大腿皮弁（M）で，下顎骨は血管柄付腸骨で再建した。頸横動静脈（T）と外側大腿回旋動静脈（C），深腸骨回旋動静脈（I）と外側大腿回旋動静脈の遠位端（D）を吻合した。
(e) 術後10日の骨シンチ。
(f) 術後2カ月の外貌。
(g) 術後2カ月の口腔内所見。瘻孔形成，皮弁壊死などを認めない。

図 3・10　症例5：65歳，男

(Koshima, I., Hosoda, S., Moriguchi, T., et al.: A combined anterolateral thigh flap, anteromedial thigh flap, and vascularized iliac bone graft for a full-thickness defect of the mental region. Ann. Plast. Surg., 31：175-180, 1993. より引用)

8. 後脛骨穿通枝皮弁 (posterior tibial perforator flap)[2)4)28)47)48)]

下腿内側には脛骨内縁に添って後脛骨動静脈から派生する数本の筋間（筋内）穿通枝が存在する。屍体を用いた検索では，下腿遠位側1/3の範囲内で脛骨内縁に添って多く存在し，内果より約10cm近位に穿通枝がある確率が高い。後脛骨動脈を犠牲としない島状穿通枝皮弁として下腿遠位部の骨露出創の被覆に適する。また，本穿通枝は下腿部における伏在神経の栄養血管でもあるので，血管柄付伏在神経片，伏在神経皮弁が作成可能である。また，下腿近位側1/3部で脛骨内縁部には骨膜と皮膚に至る穿通枝があり，これを用いれば血管柄付骨膜皮弁，または骨膜脂肪弁が採取できる。

G 遊離皮弁の今後の展望

①現在多用されている遊離筋皮弁は，まず腹直筋穿通枝皮弁，広背筋穿通枝皮弁，大殿筋穿通枝皮弁などに変わると思われるが，直径2〜3mmの従来の血管茎を吻合とする遊離穿通枝皮弁がなされる。その後，穿通血管を吻合する狭義の穿通枝皮弁に置き換わるであろう。

②狭義の遊離穿通枝皮弁がなされ始めると，遊離皮弁移植に要する手術時間が大幅に短縮され，2時間程度で手術が終了する時代も夢ではない。

③全身の至る所に無数の新しい穿通枝皮弁が開発されるであろう。

④これまで報告されていない新しい血管柄付小型複合移植片が開発されるであろう。たとえば，浅筋膜脂肪弁，骨膜脂肪弁，骨膜皮弁，新しい血管柄付神経移植片，軟骨皮弁，軟骨粘膜弁，血管柄付粘膜弁，血管柄付腱骨移植，爪床，爪母移植片，毛根移植など。

⑤血管吻合を追加することによって，新しい超拡大型連合皮弁が全身で開発されるであろう。

⑥血管吻合を付加することにより，巨大欠損創に対するブリッジ型またはキメラ型合併型組織移植[5)]がますます複雑化するであろう。

⑦従来の大血管茎を用いた筋皮弁または逆行性皮弁（橈側前腕皮弁，後骨間膜皮弁，前脛骨動脈皮弁，後脛骨動脈皮弁など）の使用頻度は減少していくであろう。

⑧より細い血管吻合技術（supermicrosurgery, ultramicrosurgery）が発達する。

H 狭義の遊離穿通枝皮弁の適応

今後，supermicrosurgeryの進歩によって直径0.5mm前後の穿通動静脈を吻合する"狭義の遊離穿通枝皮弁やperforator-to-perforator flap"がポピュラーとなる日がくるであろう。このような遊離皮弁はその犠牲の少なさからすべての皮膚欠損に適応できる可能性がある。しかし，現時点では適応は慎重にすべきである。とくに皮弁の血管茎と同径のrecipient vesselが豊富にある部位への移植に限定すべきと考える。おもに四肢が良い適応となる。その場合のrecipient vesselとしては，指では指動脈と指掌側面の皮静脈，足背では内側・外側足根動脈と伴走静脈，下腿では前・後脛骨動脈と伴走静脈，頭部皮膚欠損では浅側頭動静脈の遠位部が良い候補となりうる。

（光嶋　勲，難波祐三郎）

文　献

1) Koshima, I., Soeda, S.: Inferior epigastric skin flaps without rectus abdominis muscle. Br. J. Plast. Surg., 42: 645-648, 1989.
2) Koshima, I., Soeda, S.: Free posterior tibial perforator-based flaps. Ann. Plast. Surg., 26: 284-288, 1991.
3) Koshima, I., Moriguchi, T., Fukuda, H., et al.: Free thinned, paraumbilical perforator-based flaps. Reconstr. Microsurg., 7: 313-316, 1991.
4) Koshima, I., Moriguchi, T., Ohta, S., et al.: The vasculature and clinical application of the posterior tibial perforator-based flap. Plast. Reconstr. Surg., 90: 643-649, 1992.
5) Koshima, I., Moriguchi, T., Soeda, S., et al.: Free paraumbilical perforator-based flaps. Ann. Plast. Surg., 29: 12-17, 1992.
6) Koshima, I., Moriguchi, T., Soeda, S., et al.: The gluteal perforator-based flap for repair of sacral pressure sores. Plast. Reconstr. Surg., 91: 678-683, 1993.
7) Koshima, I., Fukuda, H., Yamamoto, H., et al.: Free anterolateral thigh flaps for reconstruction of head and neck defects. Plast. Reconstr. Surg., 92: 421-428, 1993.
8) Koshima, I., Fukuda, H., Yamamoto, H., et al.: Free combined composite flaps using the lateral circumflex femoral system for repair of massive defects of the head and neck regions: An introduction to the chimeric flap principle. Plast. Reconstr. Surg., 92: 411-420, 1993.
9) Koshima, I., Hosoda, S., Moriguchi, T., et al.: A combined anterolateral thigh flap, anteromedial thigh flap, and vascularized iliac bone graft for a full-thickness defect of the mental region. Ann. Plast. Surg.,

31：175-180, 1993.
10) 光嶋　勲, 半田　徹, 佐藤幸弘ほか：腹直筋穿通動脈皮弁による頭頸部再建. 日耳鼻会誌, 98：1-7, 1995.
11) Koshima, I., Moriguchi, T., Etoh, H., et al.: The radial artery perforator-based adipofascial flap for coverage of the dorsal hand. Ann. Plast. Surg., 35：474-479, 1995.
12) Koshima, I., Hosoda, M., Inagawa, K.: Free medial thigh perforator-based flaps: New definition of the pedicle vessels and versatile application. Ann. Plast. Surg., 37：507-515, 1996.
13) 光嶋　勲, 稲川喜一, 森口隆彦ほか：Perforator-based flap（穿通動脈皮弁）—より犠牲の少ない皮弁を求めて—. 形成外科, 39：981-992, 1996.
14) Koshima, I., Inagawa, K., Jitsuiki, Y., et al.: Scarpa's adipofascial flap for repair of wide scalp defects. Ann. Plast. Surg., 36：88-92, 1996.
15) Koshima, I., Hosoda, M., Moriguchi, T., et al.: Three dimensional combined flaps for reconstruction of complex facial defects following cancer ablation. J. Reconstr. Microsurg., 13：73-80, 1997.
16) 光嶋　勲, 稲川喜一, 奥本和生ほか：穿通皮弁（Perforator flap）—微小血管外科の進歩と新たな皮弁概念の確立-, 第1部：その概念と上肢・躯幹部の穿通皮弁. 日形会誌, 18：61-67, 1998.
17) 光嶋　勲, 稲川喜一, 奥本和生ほか：穿通皮弁（Perforator flap）—微小血管外科の進歩と新たな皮弁概念の確立-, 第2部：下肢の穿通皮弁. 日形会誌, 18：61-67, 1998.
18) Koshima, I., Inagawa, K., Urushibara, K., et al.: Paraumbilical perforator flap without deep inferior epigastric vessels. Plast. Reconstr. Surg., 102：1052-1057, 1998.
19) Koshima, I., Hosoda, S., Inagawa, K., et al.: Free combined anterolateral thigh flap and vascularized fibula for wide, through-and-through oromandibular defects. J. Reconstr. Microsurg., 14：529-534, 1998.
20) Koshima, I., Saisho, H., Kawada, S., et al. Flow-through thin latissimus dorsi perforator flap for repair of soft-tissue defects in the legs. Plast. Reconstr. Surg., 103：1483-1490, 1999.
21) 光嶋　勲, 漆原克之, 稲川喜一ほか：穿通枝皮弁の安全な利用法. 形成外科, 43：229-239, 2000.
22) Koshima, I., Inagawa, K., Urushibara, K., et al.: Deep inferior epigastric perforator dermal-fat or adiposal flap for correction of craniofacial contour deformities. Plast. Reconstr. Surg., 106：10-15, 2000.
23) Koshima, I., Inagawa, K., Yamamoto, M., et al.: New microsurgical breast reconstruction using paraumbilical perforator adiposal flaps. Plast. Reconstr. Surg., 106：61-65, 2000.
24) Koshima, I., Urushibara, K., Inagawa, K., et al.: Free tensor fasciae latae perforator flap for the reconstruction of defects in the extremities. Plast. Reconstr. Surg., 107：1759-1765, 2001.
25) Koshima, I., Inagawa, K., Urushibara, K., et al.: One-stage facial contour augmentation with intraoral transfer of a paraumbilical perforator adiposal flap. Plast. Reconstr. Surg., 108：988-994, 2001.
26) Bertelli, J. A.: Neurocutaneous axial island flaps in the forearm: anatomical, experimental and preliminary clinical results. Brit. J. Plast. Surg. 46：489-496, 1993.
27) Bertelli, J. A., Kaleli, T.: Retrograde-flow neurocutaneous island flaps in the forearm: Anatomic basis and clinical results. Plast. Reconstr. Surg., 95：851-859, 1995.
28) Masquelet, A. C., Romana, M. C., Wolf, G.: Skin island flaps supplied by the vascular axis of the sensitive superficial nerves: anatomic study and clinical experience in the leg. Plast. Reconstr. Surg., 89：1115-1121, 1992.
29) Thatte, R. L., Thatte, M. R.: Cephalic venous flap. Br. J. Plast. Surg., 40：16-19, 1987.
30) Yoshimura, M., Shimamura, K., Iwai, Y., et al.: Free vascularized fubular transplant. J. Bone. Surg., 65 A：1295-1301, 1983.
31) Cormack, G. C., Lamberty, B. G. H.: A classification of fascio-cutaneous flaps according to their patterns of vascularization. Br. J. Plast. Surg., 37：80-87, 1984.
32) Nakajima, H., Fujino, T.: A new concept of vascular supply to the skin and classification of skin flaps according to their vascularization. Ann. Plast. Surg., 16：1-17, 1986.
33) 丸山　優, 澤泉雅之：新しい皮弁の概念と分類（I）. 皮弁移植法：最近の進歩, 波利井清紀監修, 鳥居修平編, pp. 3-11, 克誠堂出版, 東京, 1993.
34) Taylor, G. I., Palmer, J. H. The vascular territories (Angiosomes) of the body: Experimental study and clinical applications. Plast. Reconstr. Surg., 40：113-141, 1987.
35) Urushibara, K.: Blood supply to the thigh skin from the ascending branch of the lateral circumflex femoral artery: Anatomical basis for the tensor fasciae latae perforator flap. J. Jpn. Plast. Reconstr. Surg., 21：639-645, 2001.
36) Allen, R. J., Treece, P.: Deep inferior epigastric perforator flap for breast reconstruction. Ann. Plast. Surg., 32：32-38, 1994.
37) Blondeel, P. N., Boeckx, W. D.: Refinements in free flap breast reconstruction: the free bilateral deep inferior epigastric perforator flap anastomosed to the internal mammary artery. Brit. J. Plast. Surg., 47：495-501, 1994.
38) Angrigiani, C., Grilli, D., Siebert, J.: Latissimus dorsi musculocutaneous flap without muscle. Plast. Reconstr. Surg., 96：1608-1614, 1995.
39) Kim, J. T., Koo, B. S., Kim, S. K.: The thin latissimus dorsi perforator-based free flap for resurfacing. Plast. Reconstr. Surg., 107：374-382, 2001.
40) Inoue, Y., Taylor, I.: The angiosomes of the forearm: Anatomic study and clinical implications. Plast. Reconstr. Surg., 98：195-210, 1996.
41) 漆原克之, 光嶋　勲, 森口隆彦ほか：橈骨動脈穿通枝皮

弁. 日形会誌, 20：100-103, 2000.
42) Weinzweig, N., Chen, L., Chen, Z-W.：The distally based radial forearm fasciocutaneous flap with preservation of the radial artery：An anatomic and clinical approach. Plast. Reconstr. Surg., 94：675-684, 1994.
43) 稲川喜一, 光嶋 勲, 森口隆彦ほか：腹直筋穿通枝皮弁による頭頸部再建. 日頭蓋顎顔面外会誌, 16：26-33, 2000.
44) Itoh, Y., Arai, K.：The deep inferior epigastric artery free skin flap：Anatomic study and clinical application. Plast. Reconstr. Surg., 91：853-863, 1993.
45) 小山明彦, 村住昌彦, 堤田 新ほか：穿通動脈を血管茎とした島状筋膜皮弁による仙骨部褥瘡の再建. 形成外科, 40：963-968, 1997.
46) Song, Y. G., Chen, G. Z., Song, Y. L.：The free thigh flap：a new free flap concept based on the septocutaneous artery. Br. J. Plast. Surg., 37：149-159, 1984.
47) Acland, R. D., Schusterman, M., Godina, M.：The Saphenous neurovascular free flap. Plast. Reconstr. Surg., 67：763-774, 1981.
48) Hung, L. K., Chen, S. Z., Leung, P. C.：Resurfacing difficult wounds：selective use of the posterior tibial flap. J. Reconstr. Microsurg., 6：13-19, 1990.
49) 佐藤兼重：新しい皮弁の概念と分類（II）. 皮弁移植法：最近の進歩, 波利井清紀監修, 鳥居修平編, pp. 12-16, 克誠堂出版, 東京, 1993.
50) 佐藤俊次, 早稲田豊美, 新井克志：Fascio-cutaneous flap に対するサーモグラフィーの応用. Bio-Med. Thermog., 5：91-93, 1985.
51) 高見佳宏, 山口美彦, 吉川厚重ほか：大殿筋穿通動脈皮弁の解剖と臨床応用. 形成外科, 33：843-848, 1990.

I 皮弁の基礎

4 持続動注による皮弁拡大と安全性向上の試み

SUMMARY

島状筋皮弁の生着領域の拡大を目的として，血流を阻害せず，血栓の可能性のない経路より血管拡張剤および抗凝固剤を持続動注し，皮弁拡大および安全性向上に満足すべき結果を得られた。その持続動注の経路は，3例の大胸筋皮弁では外側胸動脈で，4例の広背筋皮弁では胸背動脈の前鋸筋枝より逆行性に，9例の腹直筋皮弁（TRAM）では同側の下腹壁動脈と反対側の浅腹壁動脈である。血管拡張剤，抗凝固剤としては，プロスタグランジン E_1 5μg/皮弁1kg/1日と，ヘパリン100～200単位/1ルート/1日を使用し，術後14日間持続動注した。

はじめに

閉塞性動脈硬化症，Buerger病などの動脈閉塞性疾患で，プロスタグランジン E_1（以下 PGE_1）の持続動注が効果的であることは，すでに報告されている。しかし，この作用機序は，変性を起こした血管を拡張することよりも，側副血行路を拡張するためと考えられている。

島状皮弁の生着領域の拡大を目的として，PGE_1 を動注した時，灌流動脈の上流よりの動注は，血管が変性していなければ拡張作用が期待できるが，終動脈の状態になっているので，より superselective にカテーテルが入っているほど薬剤は効果的に入るが，一方で血流を阻害し，さらに血栓を作れば，皮弁すべてを失う可能性がある。

そこで，血流を阻害せず，血栓の可能性のない経路を考案し，血管拡張作用の PGE_1 および抗凝固作用のヘパリンの持続動注による皮弁拡大および安全性向上の試みについて，いまだ preliminary なものであるが報告する。

A 概念

有茎皮弁が隣の vascular territory まで拡大されて，すなわち安全領域を越えて使用される時，その遠位端の壊死の危険性は高くなる(図4・1-a)。このような皮弁を安全に拡大するために，外科的には従来より delay が，最近では supercharging[1)~3)] が行われている（図4・1-b）。拡大するためのほかの方法として，プロスタサイクリン（PGI_2）の静注などの薬剤投与による[4)] immediate pharmacologic delay が報告されている。しかし，静注による全身投与よりも，これらの皮弁の灌流動脈に直接投与する方がより合理的と考えられる。PGE_1 の灌流動脈への持続注入は，動物実験での有用性は報告されている[5)~9)]。たとえば Morain ら[6)]は，ウサギの実験で下腹壁動静脈を栄養血管とする皮弁の上流の動脈より，PGE_1 を 35 ng/kg/min の持続注入で，2.8倍皮弁の生着面積を拡大できることを報告している。しかし，臨床例では Nozaki ら[5)]の皮弁生着領域延長，Fukui ら[10)]の切断指再接着の成績向上などの報告を除いてまれである。それは，遊離皮弁の技術の発達と，有茎島状皮弁で灌流動脈への直接の動注では，上述したように血栓などの合併症の可能性があるため，積極的には行われていないと推察される。

血流を阻害せず，血栓の可能性のない薬剤の投与経路として，つぎの2通りが考えられる（図4・1-c）。

①灌流動脈の分枝よりの逆行性の経路（以下①）
②拡大すべき vascular territory の灌流動脈へいわゆる pharmacologic supercharging の経路（以下②）

B 解剖

上記の概念を代表的な筋皮弁にあてはめてみると，つぎのようになる。

腹直筋皮弁のうち乳房再建に使用する TRAM 皮弁の動注経路（図4・2）では，①として肋間動脈との交通枝，同側の下腹壁動脈，②として反対側の浅腹壁動脈がある。筆者らの経験では，動注できる太さの浅腹壁動脈は必ずしも存在しなかった。同側の深下腹壁動脈がもっとも容

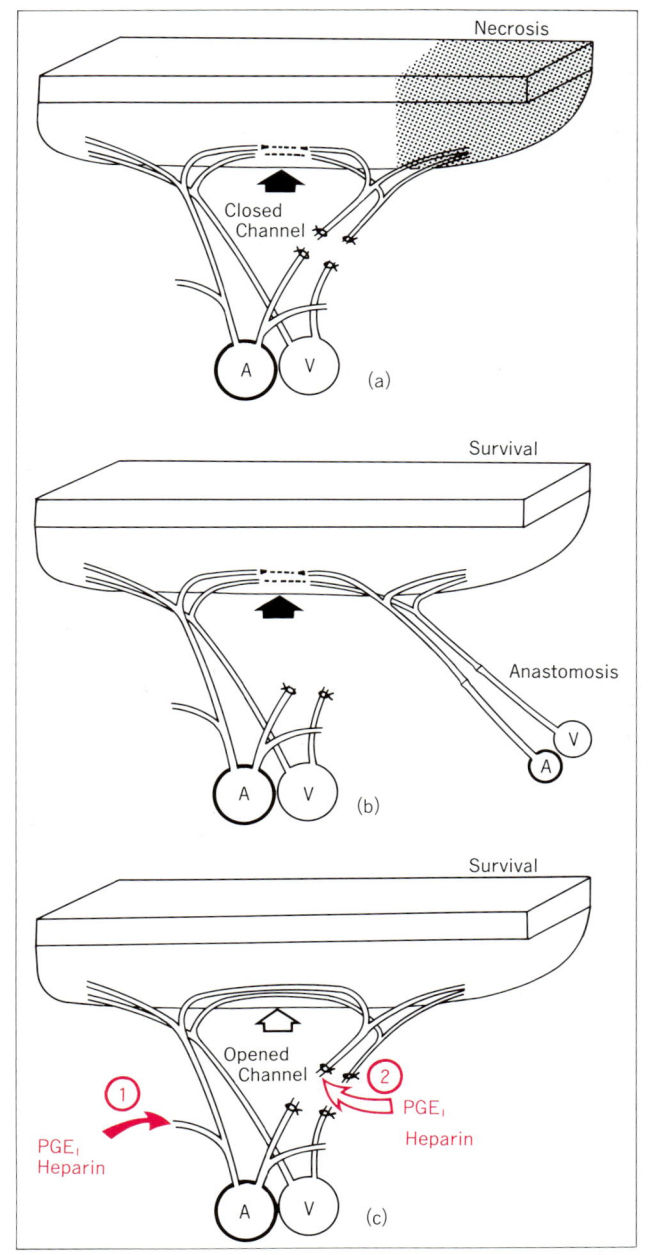

広背筋皮弁（図4・3）では，①として胸背動脈の前鋸筋枝より逆行性に，②として腰動脈の穿通枝が挙げられるが，②はまだ経験していない。

大胸筋皮弁（図4・4）では，①として外側胸動脈，②として内胸動脈の穿通枝が挙げられるが，②はまだ経験していない。

その他あらゆる筋皮弁，筋膜皮弁，中隔皮弁に応用できる可能性がある。

C 手 技

1日量20 ml前後持続動注できるポンプであれば，通常用いられているものでかまわない。なぜ20 ml前後かというと，上記の①の経路の場合，動注量の総量が多すぎると本来の血流を阻害する可能性がある。上記の②の経路の場合，多すぎると血流が入って来られず，少なすぎると皮弁が薬剤で満たされないと考えるからである。

薬剤の投与量として，PGE_1は5 μg/灌流される皮弁1 kg/1日，ヘパリンは100〜200単位/1経路とした。

投与期間は術後2週間とした。

(a) Surgical delay なしに隣の vascular territory まで拡大すると，その先端は壊死に陥る。Surgical delay すると closed channel は開き，壊死部は生着する。
(b) Surgical delay なしに隣の vascular territory を生かすには，supercharging が必要である。
(c) 血管拡張剤を持続動注し，immediate pharmacologic delay すると，closed channel は開き，皮弁の先端は生着する。一方，隣の territory の栄養血管より血管拡張剤を持続動注する pharmacologic supercharging も意味があると考えられる。

図4・1 皮弁の延長

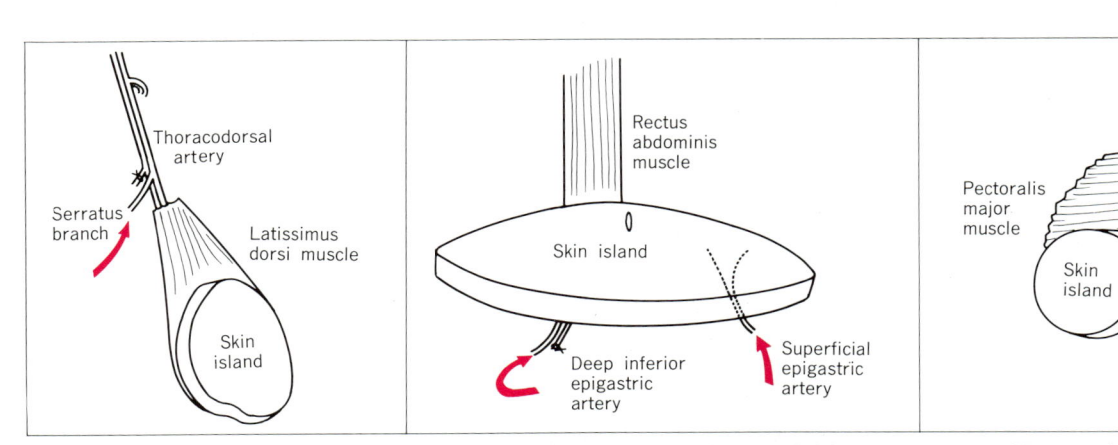

図4・2 広背筋皮弁
胸背動脈の前鋸筋枝より逆行性の動注が容易である。

図4・3 腹直筋皮弁（TRAM 皮弁）
深下腹壁動脈，反対側の浅腹壁動脈よりの動注が可能である。

図4・4 大胸筋皮弁
外側胸動脈よりの動注が容易である。

D 術後管理

投与期間の2週を過ぎると，動注を止め，動注チューブをロックしておくと，動注されていた血管に血栓ができるので，1週間後にその動注チューブを引き抜く。

E 症　例

【症例1】 65歳，女

進行乳癌による悪臭と疼痛を訴えた。広範切除が行われ，機能を温存し，術後の放射線治療を行うため，神経血管の露出した右腋窩は血流のある皮弁で覆う必要があった。反対側の広背筋皮弁をこの腋窩の欠損を覆うのに使用した[11]。ほかの皮膚欠損には，メッシュ皮膚移植を行った。皮弁の先端は上腕内側にも達したので，皮弁は腋窩の陥凹のため捻れた。胸背動脈の血流を阻害しないように，胸背動脈の前鋸筋への枝を切断し，ここより逆行性にカテーテルを挿入した。灌流される筋皮弁は2kg程度と考えたので，PGE_1 10 μg とヘパリン200単位/1日を14日間持続動注した。捻れの生じた部分より遠位端では浮腫が生じたが，壊死には至らなかった（図4・5）。

【症例2】 38歳，女

乳房切断術後の一期的再建を行った。健側の乳房は大きく，挙上した TRAM 全体を使用しなければならなかった。Zone IV の先端は de-epithelize し，前腋窩線の再建に利用した。Zone III の先端も de-epithelize して後方に折り畳み，breast mound を大きくするのに使用した。灌流される筋皮弁は4kg程度と考えたので，深下腹壁動脈と浅腹壁動脈よりそれぞれ，PGE_1 10 μg とヘパリン200単位を14日間，持続動注した。皮弁全体は生着し，de-epithelize した zone IV の先端まで軟らかさを保った。術後6カ月に，inframammary fold の下方へのずれの修正と乳輪・乳頭の再建を行った（図4・6）。

この方法を上記のほか，16例の有茎筋皮弁（大胸筋皮弁：3例，広背筋皮弁：4例，腹直筋皮弁：9例）に対して行い，満足すべき結果が得られた。

F 考　察

持続動注の薬剤として PGE_1 とヘパリンを選択したのは，両者とも薬剤として容易に手に入り，安全性が確立されていることと，以下の論理的背景による。

熱傷創面の congestive layer は，経時的に微小血栓化，血流途絶を来し，壊死に陥る傾向にある。この congestive layer をできるだけ救うために，PGE_1 の静脈内投与が有効との報告がされている[12)13)]。一方で，皮弁の壊死は，動脈血が入らないで壊死に陥る場合と，うっ血により壊死に陥る場合の2種類ある。動脈血流量を増やす目的で PGE_1 を投与し，うっ血壊死を予防する目的で PGE_1 とヘパリンを投与するようになった。

PGE_1 の投与量に関しては，臨床的にはすでに広く行われている量より始めた。慢性動脈閉塞症，血行再建術後の持続動注では最大量 3〜4 ng/kg/min の投与で効果を発すると報告されている。この量を換算すると1kgの組織を灌流するには，1日量で5μgでよいことになる。われわれの行った乳房再建の有茎 TRAM の場合，大きさにより1日量 5〜20 μg 投与したことになる。しかし，適切な投与量についてはまだ分からない。

PGE_1 の抗凝固作用はそれほど強くなく，PGE_1 のみで動注しようとすると，その回路は血栓で閉塞してしまう。そこで1回路に100〜200単位/1日量のヘパリンを投与した。しかし，皮弁が小さい場合，ヘパリンを200単位でも oozing が止まりにくくなるので，適宜減量する必要がある。

投与経路に関しては，上述したような原則で，皮弁の灌流動脈の血流を阻害せず，血栓の危険性がない経路を選択した。そうすると，灌流動脈の flow に流れ込むように投与する経路（図4・1-c ①）と，pharmacologic supercharging のスタイルで，隣の vascular territory の灌流動脈に投与する経路（図4・1-c ②）の2種類になった。このどちらの経路が皮弁の拡大につながるかは，議論の余地がある。

①の経路の場合，血流のある部分までしか薬剤は到達しないことになる。持続的に動注することで，血流のある部分が連続的に拡大して closed channel を開いていくのかどうかは，現在のところ分かっていない。一方，②の経路では，本来血流のない部分に投与されることになる。すなわち，血流のない部分がヘパリン，PGE_1 で満たされることが closed channel を開くことになるのか，あるいは血流が入ってくるまで serum imbition を保ち，wet condition を維持するのかもしれない。実際，臨床的には，②の経路で catheterize した時，術中には動脈血の逆流はないが，翌日ポンプの薬液を交換する時には逆流が観察されるようになっている。このことは，closed channel が開いていることを示唆している。①，②の2つの経路のどちらが有効かはまだ分からないが，両方から投与すればより相乗効果が期待できる。

投与期間に関しては2週間としているが，Hoopes[14)] の理論では1週間で十分なのかもしれないが，組織の量

a	b
	c
e	d

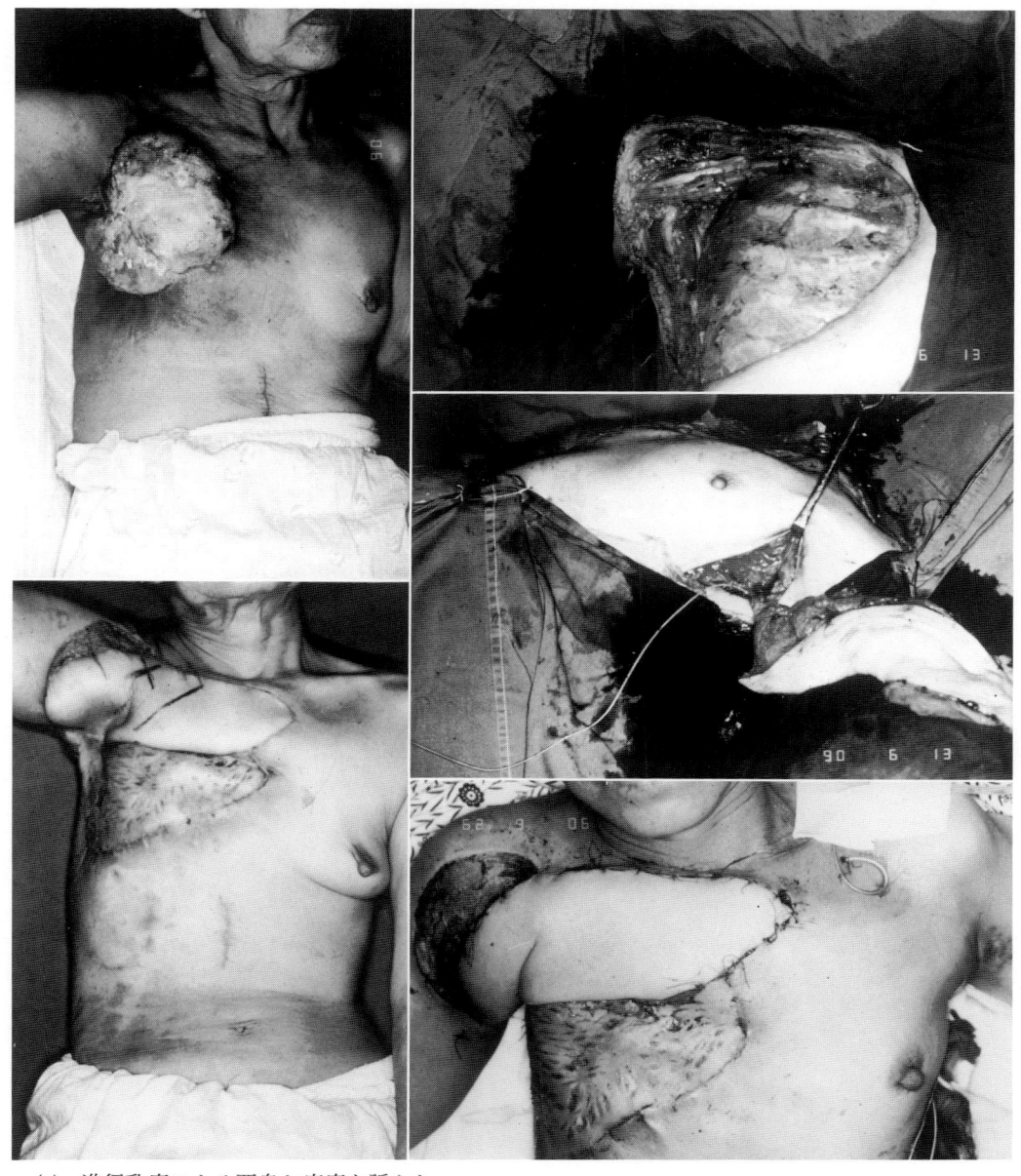

(a) 進行乳癌による悪臭と疼痛を訴えた。
(b) 広範囲切除が行われ、腋窩は血流のある皮弁で覆う必要があった。
(c) 反対側の広背筋皮弁を挙上し、胸背動脈の前鋸筋への枝を切断し、ここより逆行性にカテーテルを挿入した。PGE$_1$ 10 μg とヘパリン 200 単位／1 日を 14 日間持続動注した。
(d) 皮弁は腋窩の陥凹のため捻れ、先端部は浮腫に陥った。
(e) 皮弁は先端まで良く生着した。

図 4・5　症例 1：65 歳，女

が多いので、2週間としている。

合併症としては、動注ポンプ内の薬液切れで、カテーテル内に動脈血が逆流して血栓を作ってしまうため動注不能になった2症例と、カテーテルが抜け落ちてしまった1症例であった。乳房再建に利用した TRAM 皮弁の症例で、ポンプの故障で血栓ができ、1週間で動注を止めた症例では、拡大して利用した zone IV は強い浮腫に陥り、皮下脂肪層は術後硬化してしまった。同じく、乳房再建に利用した TRAM 皮弁の症例で、手術翌日に動注できなくなった症例では、拡大して利用した zone IV は壊死に陥った。カテーテルが抜け落ちてしまった1症例は拡大して使用した広背筋皮弁であったが、その先端部は壊死に陥った。

この方法の適応に関しては、皮弁の拡大だけでなく、皮弁生着の安全性を向上させるためにも行われてよいと考えられる。すなわち、通常の生着領域内でデザインされた有茎筋皮弁（口腔内の再建に使用した有茎大胸筋皮弁，乳房再建に利用した有茎の腹直筋皮弁 TRAM など）の茎が捻れて使用された時、とくに老人・高血圧患者・糖尿病患者・喫煙者・肥満者などでは、予期せぬ壊死が

34 　I．皮弁の基礎

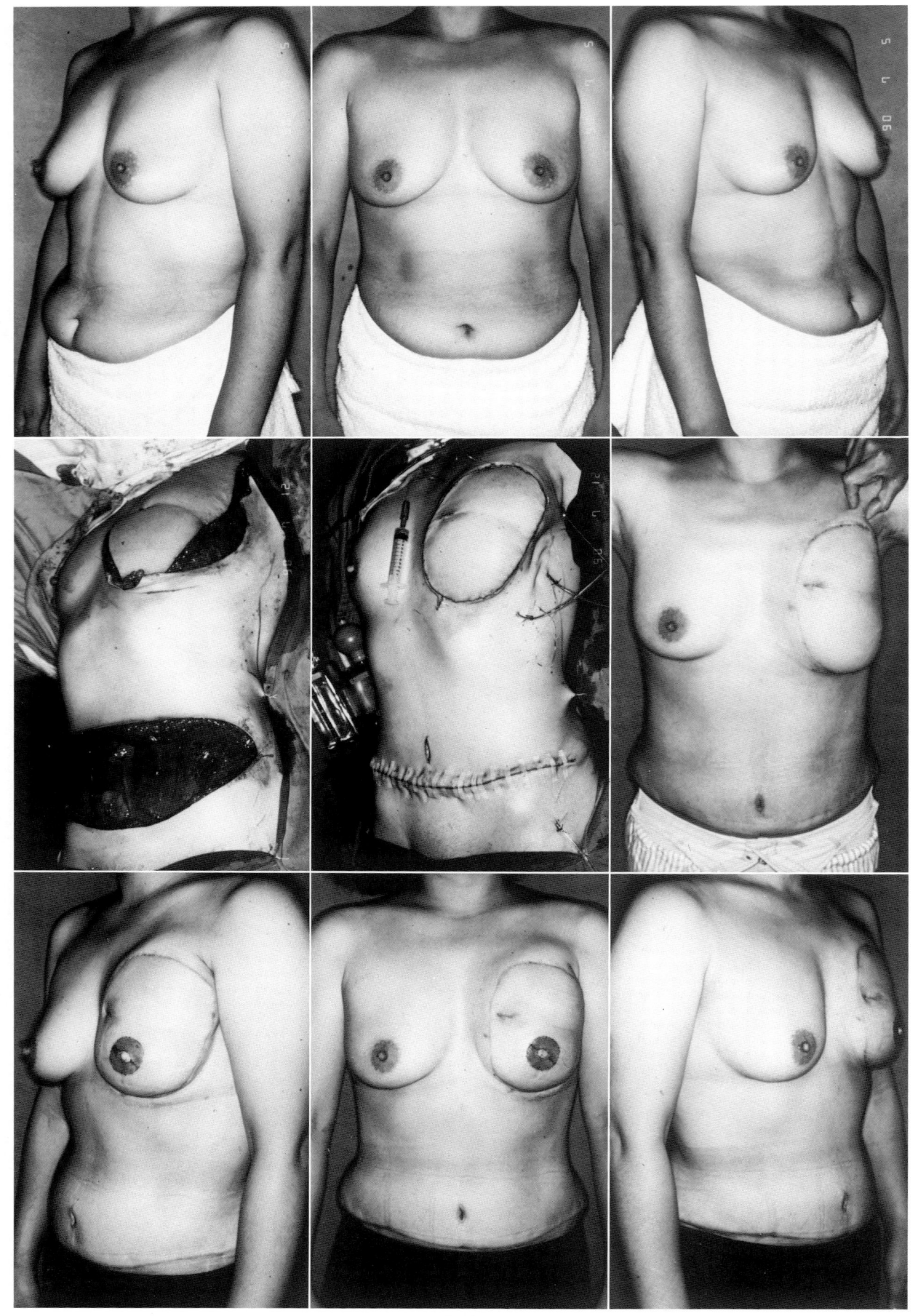

a	b	c
d	e	f
g	h	i

◀図 4·6 症例2：38歳，女
　(a)〜(c)　術前の状態。乳房切断術後の一期的再建を予定した。
　(d)　挙上した TRAM 皮弁の zone IV の先端は de-epithelize し，前腋窩線の再建に利用した。
　(e)　深下腹壁動脈と浅腹壁動脈より PGE_1 10 μg とヘパリン 200 単位をそれぞれ 14 日間持続動注した。
　(f)　皮弁は生着し，de-epithelize した zone IV の先端まで軟らかさを保った。
　(g)〜(i)　乳輪・乳頭の再建直後。

生じることがある。このような時，同じ目的で上述の薬剤投与が行われてよいと考える。

　最後にもう一度，この方法は preliminary なもので，投与経路・投与薬剤など，まだまだ検討する余地のあるものであることを強調しておく。　　　　（松尾　清）

文　献

1) Harii, K., Iwaya, T., Kawaguchi, N. : Combination myocutaneous flap and microvascular free flap. Plast. Reconstr. Surg., 68 : 700-710, 1981.
2) Harashina, T., Sone, K., Inoue, T., et al. : Augmentation of circulation of pedicled transverse rectus abdominis musculocutaneous flaps by microvascular surgery. Br. J. Plast. Surg., 40 : 367-370, 1987.
3) Takayanagi, S., Otsuka, M. : Extended transverse rectus abdominis musculocutanous flap. Plast. Reconstr. Surg., 83 : 1057-1060, 1989.
4) Emerson, D. J. M., Sykes, P. J. : The effect of prostacyclin on experimental random pattern flaps in the rat. Br. J. Plast. Surg., 34 : 264-266, 1981.
5) Nozaki, M., Hayashi, M., Hirayama, T., et al. : The use of prostaglandin E_1 in both experimental animals and patients to enhance the skin flap survival. Plast. Surg. Forum., 4 : 237, 1981.
6) Morain, W. D., Petit, R. J., Rothkopf, D. M., et al. : Augmentation of surviving flap area by intraarterial vasodilators administered through implantable pumps. Ann. Plast. Surg., 11 : 46-52, 1983.
7) Reus, W. F., Murphy, R. C., Heggers, J. P., et al. : Effect of intraarterial prostacyclin on survival of skin flaps in the pig : Biphasic response. Ann. Plast., 13 : 29-33, 1984.
8) Knight, K. R., Crabb, D. J. M., Niall, M., et al. : Pharmacologic modification of blood flow in the rabbit microvasculature with prostacyclin and related drugs. Plast. Reconstr. Surg., 75 : 692-700, 1985.
9) Zachary, L. S., Heggers, J. P., Robson, M. C., et al. : Combined prostacyclin and thromboxane synthetase inhibitor UK 38485 in flap survival. Ann. Plast. Surg., 17 : 112-115, 1986.
10) Fukui, A., Maeda, M., Sempuku, T., et al. : Continuous local intraarterial infusion of anticoagulants for digit replantation and treatment of damaged arteries. J. Reconstr. Microsurg., 5 : 127-136, 1989.
11) Matsuo, K., Hirose, T., Hayashi, R., et al. : Chest-wall reconstruction by contralateral latissimus dorsi musculocutaneous flap. Plast. Reconstr. Surg., 82 : 994-999, 1988.
12) Kawakami, S. : The effects of a prostaglandin I_2 Analogue (OP-41483) ; a specific thormoxane A_2 (OKY-046) and a cycloxygenase inhibitor (Aspirin) on the progressive and ischemic dermal necrosis in deep dermal burns of rats. J. Jpn. Plast. Reconstr. Surg., 7 : 23-36, 1987.
13) Ono, I., Ohura, T., Azami, K., et al. : The effects of drugs on the arachidonate cascade in experimentally burned rabbits. J. Burn Care Rehabil., 10 : 314-320, 1989.
14) Hoopes, J. E. : Pedicle flap ; An overview. Symposium on Basic Science in Plastic Surgery, Vol. XV, Ch, 28, edited by Krizek, T. J., Hoopes, J. E., pp. 241-259, C. V. Mosby, St. Louis, 1976.

I 皮弁の基礎

5 皮弁生着向上の工夫

SUMMARY

形成外科では皮弁移植はもっとも重要な手術法の一つであり，できるだけ安全，確実な皮弁の移動が望まれる。そのため，これまで作成した皮弁の生着面積を向上させるために，数多くの努力がなされてきた。その大部分は薬剤の全身投与であるが，動物実験では効果があっても，実際の臨床の場では効果が少ないものが多い。また，たとえ効果があるにしても，大量の薬剤使用による副作用や毒性の点で難点があるのが現状であった。その原因は，人と動物では皮弁の厚さやボリュームが違いすぎ，薬剤の内服や静注による全身投与では皮弁への影響がごくわずかであるためと考えられる。そのため，われわれは薬剤に頼らず，

1）皮弁表面に刺激を加え，皮弁内に生じる炎症反応を利用する方法（①バイポーラによる電気凝固，②低出力レーザー照射）
2）皮弁内の代謝を改善させる方法（低圧酸素トレーニング）
3）薬剤の皮弁への集中投与によりその効果を増強させる方法（① PGE_1 栄養血管内持続動注法，② PGE_1 含有軟膏による閉鎖ドレッシング，③線維芽細胞成長因子（b-FGF）の局所投与）

などを試み，皮弁生着向上に効果を上げてきた。
その中で実施臨床上，比較的容易に応用できる方法は，
①低出力レーザー照射
② PGE_1 軟膏による閉鎖ドレッシング
③ PGE_1 選択的持続動注法

などが挙げられる。また近い将来，その臨床応用が期待される方法としては，
①DDS（drug delivery system）を利用した線維芽細胞成長因子の局所投与
②血管内皮前駆細胞，あるいは自己骨髄の皮弁内投与による皮弁血流量の増加

などが挙げられる。
今後，使用方法の改善により，臨床面での応用拡大が期待される。

はじめに

形成外科では皮弁移植はもっとも重要な手術法の一つであり，できるだけ安全，確実な皮弁の移動が望まれることはいうまでもない。そのため，これまで作成した皮弁の生着面積を向上させるために，数多くの努力がなされてきた。ここでは先人達の努力の一部を紹介するとともに，われわれがこれまで行ってきた皮弁の生着向上実験および臨床成績について報告する。

A 生着向上についてのこれまでの報告

人体の皮膚の血管は真皮直下の subdermal plexus から capillary loop を経て，表皮直下にある subcapillary plexus へ連絡している。このうち，subdermal plexus への血流の良し悪しが，皮弁の生着に大きな影響を与える（図5・1）。

皮弁の生着率を高めるもっとも代表的な手段としては，delay が挙げられる。多くの研究[1)~3)]により，この現象の理論的解明がなされつつあるが，皮弁移植前に数回の外科的侵襲を必要とするため，治療期間が長くなり，皮弁周囲に瘢痕が多量に形成されるなどの欠点がある。また，皮弁表面への薬剤の塗布[3)]，熱傷を加える[5)]，放射線を照射する[6)]などにより皮弁に軽い炎症を起こさせ，皮弁内の血流を増強させる試みも行われているが，あまり強い刺激は浮腫や組織の損傷につながり，軽すぎるとその効果が現われず，確立した方法となりえていない。

図 5・1 血行の良い部分と悪い部分の境界付近の血管構造（ラット腹部に作成した皮弁の透明標本）
壊死に陥りつつある部位でも，subdermal plexus の血管はまだ開存している。

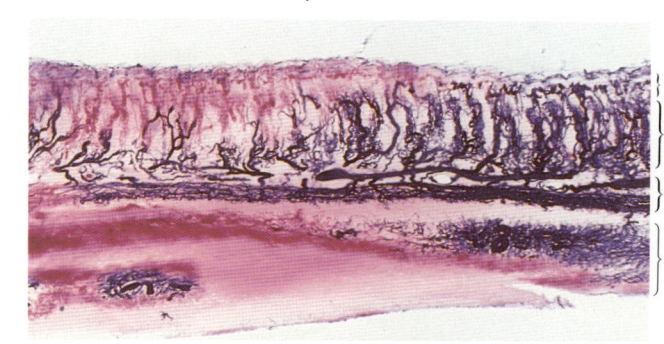

表 5・1 皮弁生着向上の工夫

1. 外科療法（delay）
2. 薬剤
3. 酸素分圧の上昇………高圧酸素療法
　　　　　　　　　　　　人工血液（Fluosol, Dextran）
4. 代謝の改善……………低体温法
　　　　　　　　　　　　低圧酸素トレーニング
5. 皮弁へ炎症を付加する…放射線照射
　　　　　　　　　　　　バイポーラ刺激
　　　　　　　　　　　　低出力レーザー
　　　　　　　　　　　　薬剤の塗布
　　　　　　　　　　　　電気刺激
　　　　　　　　　　　　熱傷
6. 局所療法………………軟膏療法
　　　　　　　　　　　　Wet dressing
　　　　　　　　　　　　水蛭吸引法

表 5・2 薬剤による皮弁生着向上の試み

1. 末梢循環改善剤
　① 末梢血管拡張剤
　　　イソキシプリン，フェノキシベンザミン，ヒスタミン，PGE_1，ニコチン酸トコフェノール，DMSO
　② 赤血球変形能増加剤
　　　ペントキシフィリン，PGE_1
　③ 抗凝固剤
　　　アスピリン，ヘパリン，トロンボキサン合成阻害剤，低分子デキストラン
2. 代謝改善剤
　　　インシュリン，アロプリノール，SOD，デフェロキサミン，ステロイド
3. 循環不全改善剤，降圧剤
　　　ドパミン，レセルピン，グアネチジン

一方，高圧酸素療法[7]，Fluosol® などの人工血液[8]により血中の酸素分圧を高め，有効な皮弁内組織酸素分圧を得ようという試みも行われているが，長期間の高濃度酸素環境下では酸素中毒などの合併症を来す恐れがあり，短期間の間歇的使用では十分な効果が得られないなどの問題が残されている（表 5・1）。

一方，薬剤の全身投与は簡便な方法であるため，数多くの方法が報告されている（表 5・2）。血管を拡張させる薬剤として，イソキシプリン[9]，プロスタグランディンE_1（PGE_1）[10)11)]，血液粘性を変化させる薬剤としてヘパリン[12]，ペントキシフィリン[13]，組織の代謝改善剤としてインシュリン[14]，活性酸素の分解促進や産生を抑制するものとして superoxide dismutase（SOD）[15] やアロプリノールなど，枚挙にいとまがないほどの報告が見られるが，動物実験では効果が認められても人体に使用すると効果が不確実な場合が多く，たとえ効果があるにしても，大量の薬剤使用による副作用や毒性の点で難点があるのが現状であった。

B われわれが行っている皮弁生着向上の実験と臨床成績

1. バイポーラコアグレーターの利用[16]（図 5・2）

バイポーラによる皮弁表面への皮膚刺激が引き起こす炎症反応を利用した皮弁生着率向上の試みである。ウィスター系ラット背部に 3×9 cm の尾側を茎とする有茎皮弁を作成し，①皮弁作成直前，②皮弁作成後1日目に，皮弁の末梢側に 5 mm 間隔に 54 カ所の電気凝固創を作成した。

その結果，①，②ともにバイポーラで刺激を加えない対照群に比べ，有意の差をもって皮弁の生着面積が向上した。また，血流計による測定では，皮弁内の血流は増加しており，透明標本[17]により皮弁内血管形態を観察す

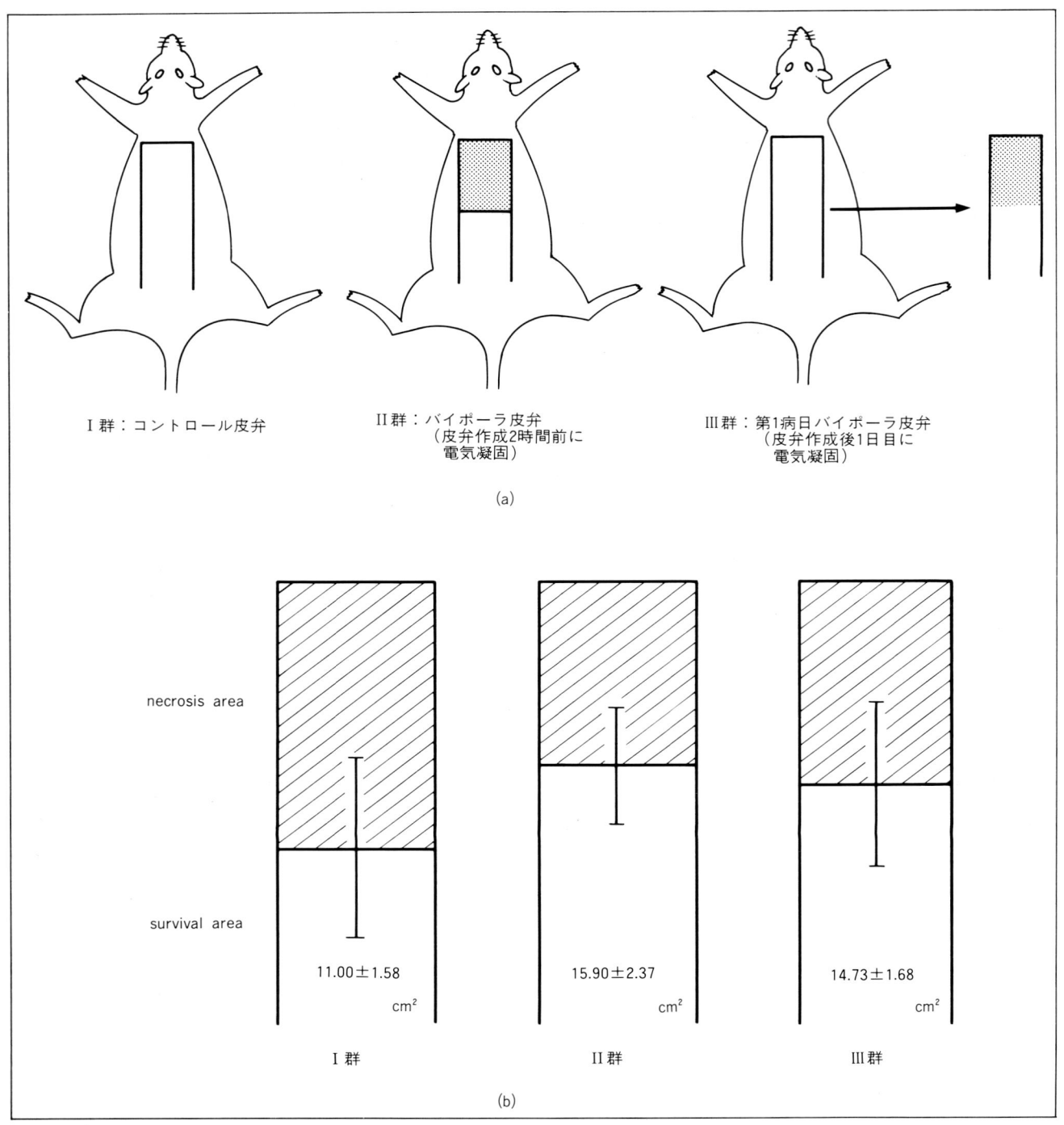

図 5・2 バイポーラコアグレーターによる電気凝固が皮弁生着に及ぼす影響
(吉村陽子，中島龍夫，上 敏明：皮弁生着向上に対する実験的研究；バイポーラコアグレーターによる皮膚刺激が皮弁生着に及ぼす影響．日形会誌，5：242-250, 1985. より引用)

ると，バイポーラにより電気凝固を行った部位には avascular area が存在しているが，その周囲の血管は炎症により拡張増加しており，組織学的にも subdermal plexus の血管の拡張が認められた．

2．低出力レーザー照射の試み[18)19)]

実験と同様の方法でラット背部に作成した皮弁に，日本医用レーザー研究所の Ga-Al-As 半導体レーザー照射を行い，その影響を測定した．実験は，
①対照
②皮弁作成前5日間，皮弁全域にわたりレーザー18カ所のポイントを設定しレーザー照射を行う
③皮弁作成後5日間同様な方法によるレーザー照射
の3グループに分け，皮弁生着域を測定した．
その結果，対照群に比べ，術前照射群，術後照射群とも有意の差をもって皮弁の生着面積は向上していた（表

表 5・3 ダイオードレーザー照射による皮弁生着面積

	生着面積	有意差
A群（コントロール） B群（術前照射）	12.47 ± 2.18 cm^2 14.19 ± 1.24 cm^2	あり（$P<0.05$）
A群（コントロール） B群（術後照射）	12.47 ± 2.18 cm^2 14.45 ± 1.49 cm^2	あり（$P<0.01$）
B群（術前照射） B群（術後照射）	14.19 ± 1.24 cm^2 14.45 ± 1.49 cm^2	なし

5・3）。しかし，実験①で行ったバイポーラコアグレーターによる方法に比べ，皮弁の生着面積の拡大効果は弱く，バイポーラなどの強い刺激を与えた方が，半導体レーザーなどの弱い刺激に比べ，皮弁の生着率向上には効果があった。しかし，バイポーラは1回限りしか使用できず，刺激が強すぎると皮弁に点状の瘢痕を残す欠点があるのに対し（図5・3-a），ダイオードレーザーは，照射回数に応じてそれなりの照射効果が得られるなどの利点を有している。そのため，臨床面では低出力レーザーの方が有効な手段になりうると思われる（図5・3-b）。

3．低圧酸素トレーニングによる皮弁生着面積向上の試み[20]（図5・4）

登山家やスポーツ選手などは，運動負荷時の作業能力の向上のために高山でトレーニングを行ったり低圧酸素室の利用を行い，良好な結果を得ている。この実験はあらかじめ生体を皮弁作成前に低圧酸素環境に慣らし，皮弁の生着を向上させようという試みである。

まずラットを対照群と低圧酸素群に分け，低圧酸素群のラットは1日1回2時間8,000mの高所と同様の条件（酸素分圧は通常の大気圧の1/3）の低圧酸素シミュレーター内で飼育した。減圧と復圧にはそれぞれ4時間要した。この操作を2週間続けた後，実験1，2と同様の皮弁を作成し，1週間後に皮弁の生着面積を測定した。その結果，皮弁の生着面積は対照群に比べ有意の差をもって向上していた。しかし，血液検査によれば，赤血球数，Hb, Ht や PGE$_1$ などの変化はトレーニング施行前に比べわずかであり，透明標本による皮弁内血管形態の観察や血流計による測定でも，トレーニング前後の血流には変化がなかった。しかし，酵素組織染色その他の測定では，皮弁内インシュリン値の著しい増加が認められたことから，低圧酸素トレーニングにより皮弁の生着面積が向上した原因は皮弁内の血流の変化でなく，細胞レベルでの糖代謝の変化によるミトコンドリアの ATP 産生能の改善などが，大きな役割を果たしていることが示唆された。

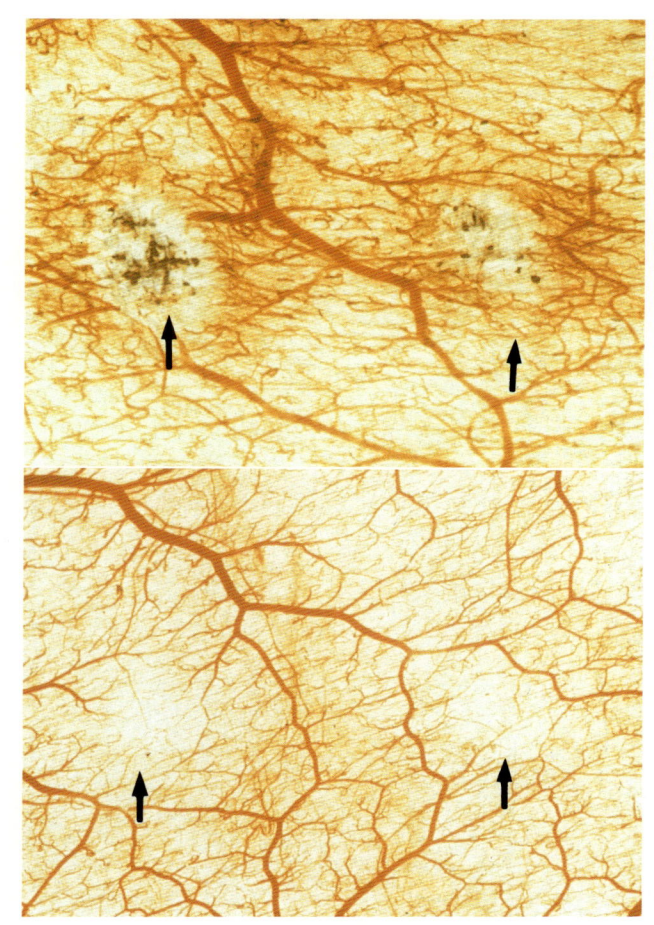

(a) バイポーラによる皮膚凝固。凝固部位（矢印）の血管は avascular となり，その周囲に強い反応性充血が認められる。
(b) ダイオードレーザー照射。バイポーラ凝固後の所見とよく似ているが，照射部の血管断裂はなく，周囲の反応性充血も軽度である。

図 5・3 透明標本による皮弁刺激部の血管形態の変化

この方法は装置が複雑であり，そのまま臨床へ応用することは難しいが，麻酔器の閉鎖循環回路などを利用し，一定期間，低酸素濃度状態で呼吸させるなどにより同様な効果が得られる。そのため，皮弁への血流改善に頼らず，組織代謝の改善により非観血的に delay と同じ効果を得ることも可能である。

4．プロスタグランジン E$_1$ 持続動注の試み[21]

PGE$_1$ は強い末梢血管拡張作用と血小板凝集抑制作用を有しており，持続動注療法は下肢の閉塞性動脈硬化症の治療などによく使用されている[22]。最近では PGE$_1$ を静注し，皮弁壊死救済に使用した報告も見られる[23]。しかし，PGE$_1$ は投与後短時間に肺で大部分が不活性化されてしまうため，その静注による効果は不確実であり，大量投与による副作用も無視できない。そのため，皮弁内末梢循環の根本的な改善を得るためには，皮弁の栄養動

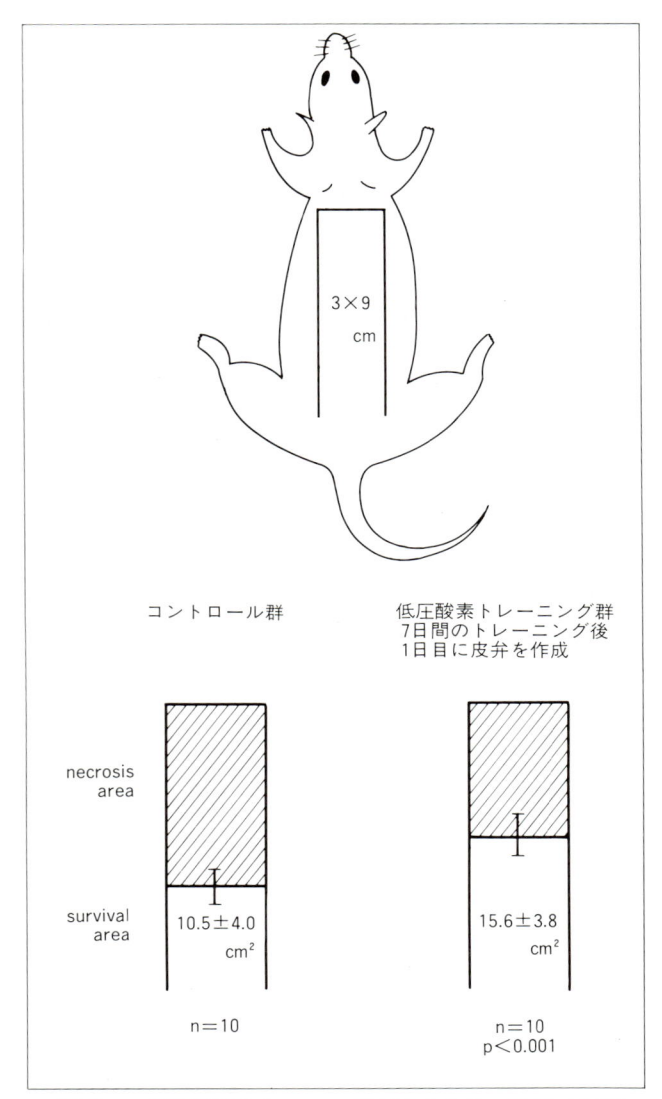

図 5・4 低圧酸素トレーニングが皮弁生着に及ぼす影響
(上 敏明, 中島龍夫, 吉村陽子ほか：低圧酸素シミュレーターを利用した有茎皮弁生着率向上の試み. 日形会誌, 4：739-740, 1984. より引用)

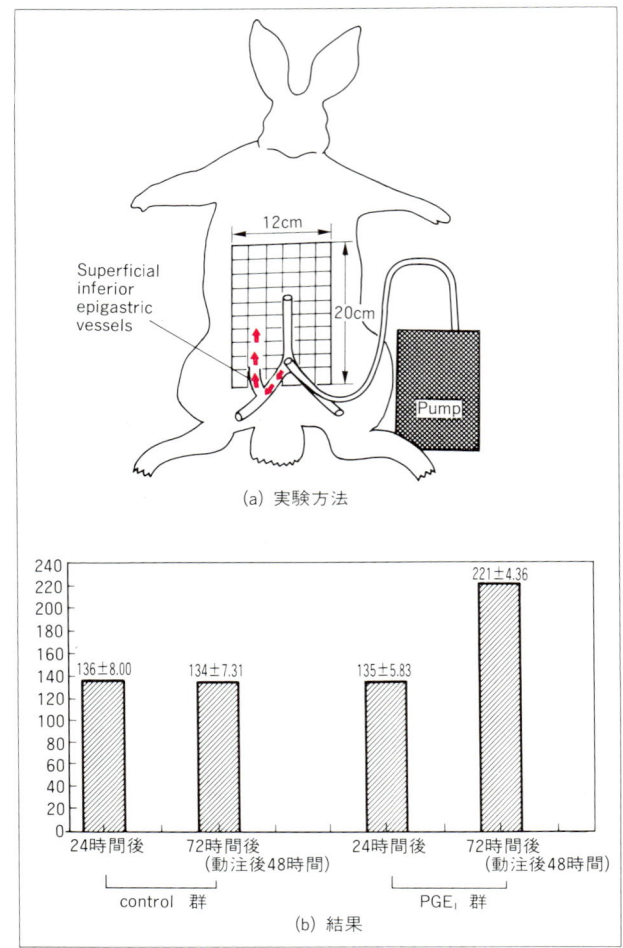

図 5・5 PGE_1 選択的持続動注が皮弁生着に与える影響
(岡本泰岳, 中島龍夫, 吉村陽子ほか：プロスタグランディン E_1 局所持続動脈内注入時の皮弁内微小循環の変化. Progress Med., 12：308-310, 1992. より引用)

脈の近位側からの持続動注が理想と思われ, つぎのような実験を行った.

a. 動物実験（図5・5）

家兎腹部に 20×12 cm の右浅下腹壁動脈を茎とする島状皮弁を作成し, 同時に左大腿動脈より動注カテーテルを挿入し, 皮弁作成後1日目よりつぎの2群に分け, 持続動注を行った.

①対照群（1日に生理食塩水 5 ml を持続動注）
②PGE_1 群（1日に PGE_1 $9\mu g$ を混ぜた生理食塩水 5 ml を持続動注）

皮弁作成後24時間後と動注開始後48時間後（皮弁作成後3日目）に fluorescein 蛍光法[24]により皮弁の viability を測定した結果, PGE_1 群は有意の差をもって viability 領域が向上していた.

b. 臨床への応用

筆者らは PGE_1 の動注時の管理を容易にするためつぎのような方法を行っている. カテーテルはヘパリン徐放による抗血栓性をもつシリコンチューブ（バイオライン®, ニプロ社製）を使用し, 先端のインジェクションポート部は体外へ引き出しておく（図5・6）. PGE_1 の1日投与量は $10\mu g$ とし, 生理食塩水 20 ml に溶解し, 動注器を利用し時間ごとに2時間かけてインジェクションポートより動脈内へ投与する[1)2)]. 投与は, 皮弁の色が好転してもすぐ中止するとリバウンドのため皮弁の血行が逆に悪くなるため, 動注は約 $40\sim60\mu g$ の PGE_1 を静脈内投与を併用しながら術後1〜2週間は続行する. 投与中に血管痛を訴える場合はリポ PGE_1 に変更したり, 強力ミノファーゲンCや静注用リドカインを動注液に混入する.

1）皮弁壊死救済への応用（図5・7）

右前胸部熱傷後瘢痕拘縮の症例に対し, 乳房発育障害予防のため拘縮解除を行い, 生じた皮膚欠損に広背筋延

長上の側胸部瘢痕上に作成した筋膜皮弁を移動した。しかし，術後2日目には皮弁全体が暗褐色調となったため，術後2日目よりPGE₁持続動注を開始した。動注量は1日15μg，動注カテーテル先端は肩甲下動脈に留置した。

動注開始後より皮弁の色はしだいに改善し，2週間目には皮弁はほぼ良好な色調に回復したが，動注中止後の後戻り現象の防止のため，その後も1週間1日40μgの点滴静注を続行した。術後1カ月には皮弁はほぼ完全に生着したと判断された。

2）皮弁生着域向上への応用（図5・8）

労働災害にて足背部皮膚が剥脱し，中足骨が露出した症例に対し，Armaranteら[27]の報告したdistally based posterior calf fasciocutaneous flapによる再建術を計画した。この皮弁の大きさは10×35 cmであり，膝窩部を5 cm超える長く大きな皮弁である。従来，この皮弁の生着領域は，Lagvankar[28]らの報告によれば皮弁の茎と長さの比が1：3以内とされており，われわれのこれまでの経験からも，この皮弁は通常の操作ではdelayを行っても，膝窩部までが生着の限界でないかと判断している。手術前日にSeldinger法により動注カテーテルを膝窩動脈へ留置し，皮弁移動と同時に1日量 30μgでPGE₁動注を開始した。なお，血栓予防のため，ヘパリンを動注ポンプ内に1日量として1,000単位混入した。皮弁の切断は術後2週目に行ったが，持続動注は1日量20μgに減らし，その後1週間続け，合計3週間続行した。移植された皮弁は先端まで壊死に陥ることなく，良好に生着した。

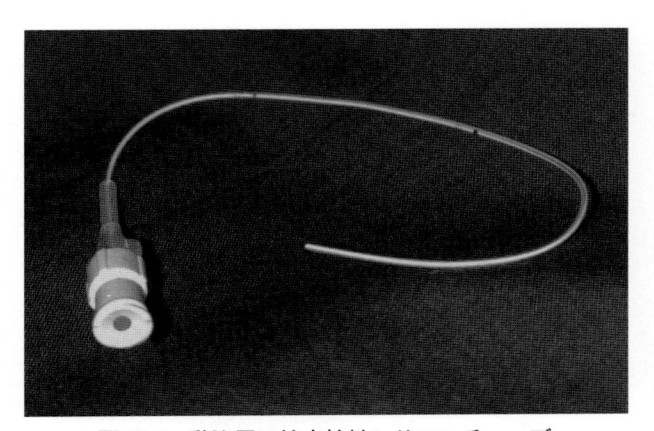

5．Wet dressingとPGE₁軟膏併用による皮弁壊死救済について[29]

従来，wet dressingは創に湿潤環境をもたらし，浸出液により細胞増殖と毛細血管新生が促進され，皮弁の生着向上に影響があるといわれている。佐々木ら[30]はラット背部に作成した有茎皮弁の実験でその効果を確認しており，佐野らはPGE₁を軟膏として皮弁に塗布する動物実験を行い，PGE₁含有軟膏の皮弁への塗布は皮弁の血流を改善させ，生着向上に効果があったと報告してい

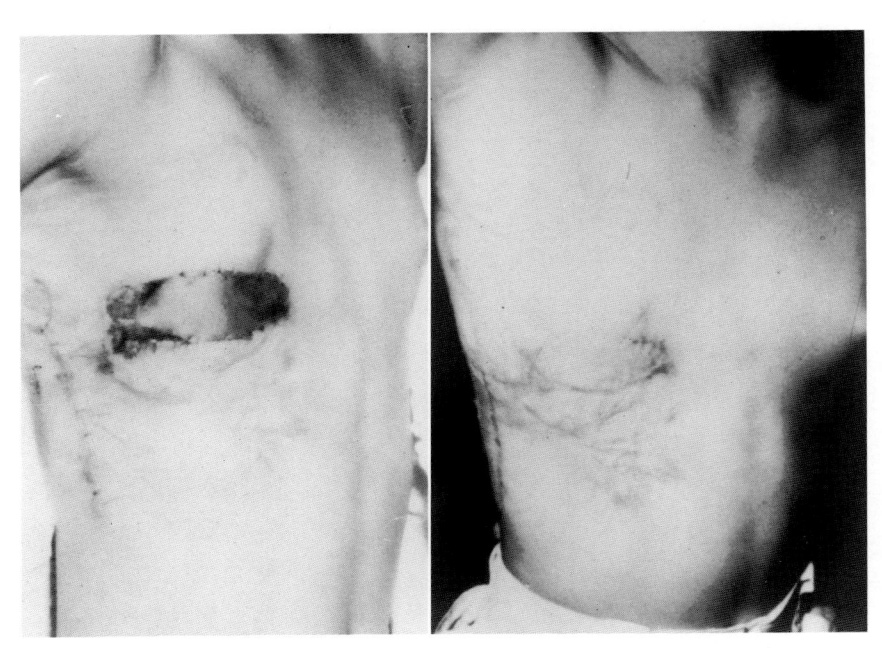

図5・6 動注用の抗血栓性シリコンチューブ
先端のインジェクションポート部は体外に引き出し，動注時に針を刺して使用する。

(a) 前胸部へ移動した皮弁が2日後循環不全に陥ったため，右肩甲下動脈に留置したカテーテルより持続動注を行った。

(b) 1カ月後，皮弁は完全生着した。

図5・7 PGE₁選択的持続動注法の皮弁壊死救済への利用

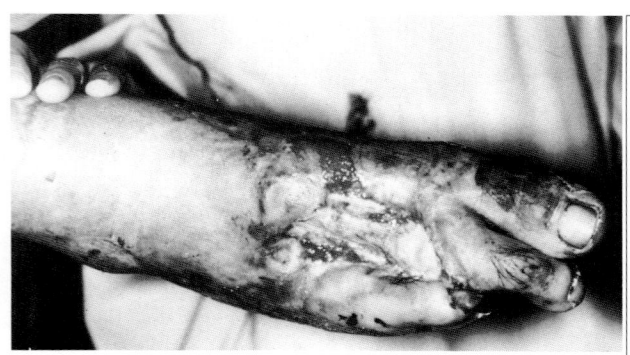

▲(a) 右足背部剝脱創。
▶(b) 膝窩部を 5 cm 超えた 10×35 cm の distally based posterior calf fasciocutaneus flap をデザインした。

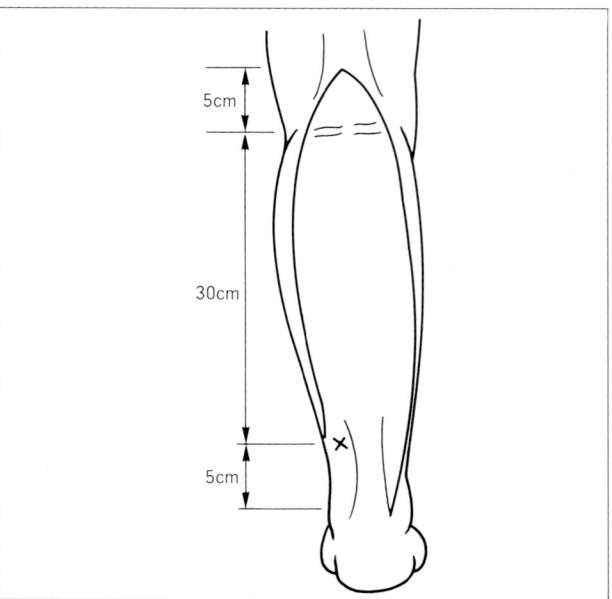

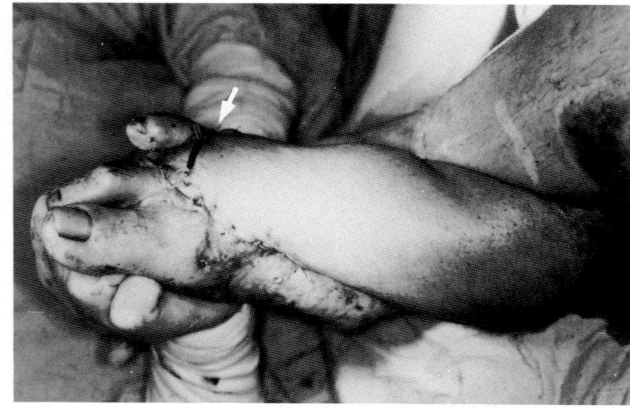

(c) 皮弁移動直後（皮弁先端の矢印は膝窩部のラインを示す）。

(d) 皮弁切り離し後 3 週間目の状態。

図 5・8　PGE_1 持続動注の皮弁生着域向上への応用

る[31]）。

われわれはこの 2 つの報告に注目し，日常の臨床の場で，PGE_1 40～60 μg を抗生剤入りクリーム基剤，または親水性ポリエチレン流パラ基剤（プラスティベース）10 g に混和して皮弁表面に塗布し，テガダームなどの透明な防水性フィルムにより密封し，湿潤した閉鎖環境によるドレッシングを行っている[32]）。この方法は比較的簡単に行うことができ，小さな皮弁の軽度な循環不全の改善には十分効果が認められる（図 5・9）。

6. 線維芽細胞成長因子（bFGF）の皮弁裏面投与による皮弁内血量の増大と生着率向上

最近各種のサイトカインが細胞増殖に重要な役割を果たすことが報告されている。その中でも basic firobrast growth factor（bFGF）は，中胚葉系細胞に対する強い増殖促進作用をもつことが知られ，創傷治癒過程においても血管新生や細胞増殖に強い効果をもつことが明らか

となり，スプレー製剤が褥瘡や難治性潰瘍の治療薬としてすでに市販されている[33]）。

この強い血管新生作用に注目し，bFGF をフィブリン糊に混和して drug delivery system（DDS）製剤とした 8×8×1 mm の FGF シートを作製し，ラット腹部に作成した 3×6 cm の島上皮弁の裏面に留置した（図 5・10）。その結果，フィブリン糊内の FGF 濃度を 10 μg/ml 以上にすると，皮弁作成後 2 日目より FGF シートを留置した部位を中心として強い血管の新生と増生を認め，7 日目にはその効果は皮弁全域に波及し，血流計による測定でも皮弁内の血流は有意に上昇しているのが測定された[34]）（図 5・11）。

しかし，同じ濃度の FGF 溶液を皮弁裏面に塗布しただけではその効果の発現はわずかであり，フィブリン糊の併用による DDS 効果が bFGF の効果を長期間持続させたと考えられた。実際に FGF シートを留置した皮弁では，その生着面積も大きく拡大した[35]）（図 5・12）。以上

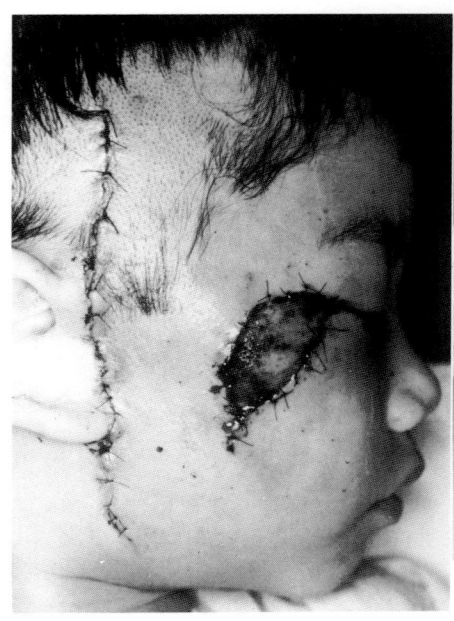

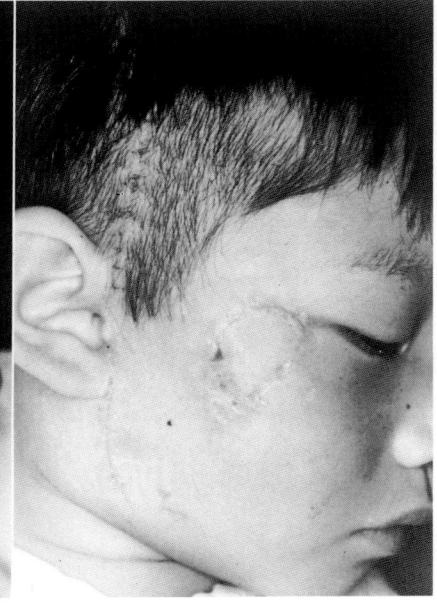

(a) 右頬部母斑切除後，逆行性浅側頭動脈島状皮弁を欠損部へ移動したが，術後1日目より皮弁は循環不全に陥った。

(b) PGE₁軟膏を皮弁表面に塗布し，テガタームによる閉鎖療法を行った。術後3週間で皮弁はほぼ完全に生着した。

図 5・9　PGE₁軟膏と wet dressing による皮弁循環不全改善例

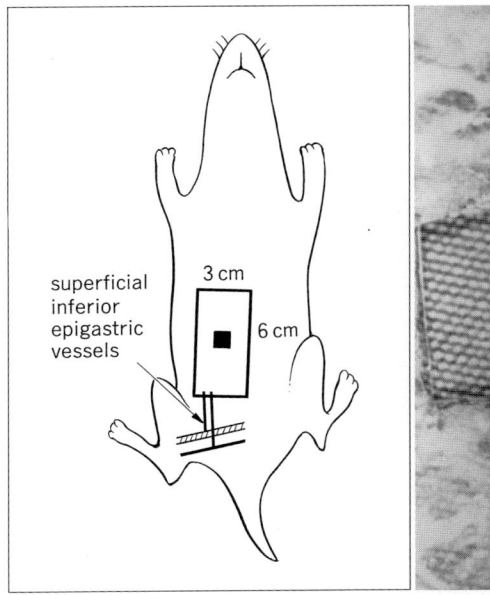

(a) ラット下腹部に3×6cmの減下腹壁動脈を茎とする島状皮弁を作成した。

(b) フィブリン糊にFGFを混和したシートを作製し，皮弁裏面に留置した。

図 5・10　線維芽細胞増殖因子を混和したフィブリン糊シートが皮弁に及ぼす影響

の結果から，bFGF を徐放製剤として利用する方法は，皮弁内血流の増大面で効果的であり，将来その臨床応用が期待される。

7．血管内皮細胞移植による皮弁生着域の拡大効果

人体での血管新生は，既存の内皮細胞の増殖と遊走によるのみとされていたが，最近末梢血中には骨髄より放出された血管内皮前駆細胞が存在し，この細胞の移植により虚血部の血管新生を増強できることが動物実験で明らかにされている[36]。この実験結果に基づいて，日本でも閉塞性動脈硬化症などの患者から自己骨髄液を採取し，骨髄単核球を分離し虚血部の骨格筋に筋肉注射し，有意

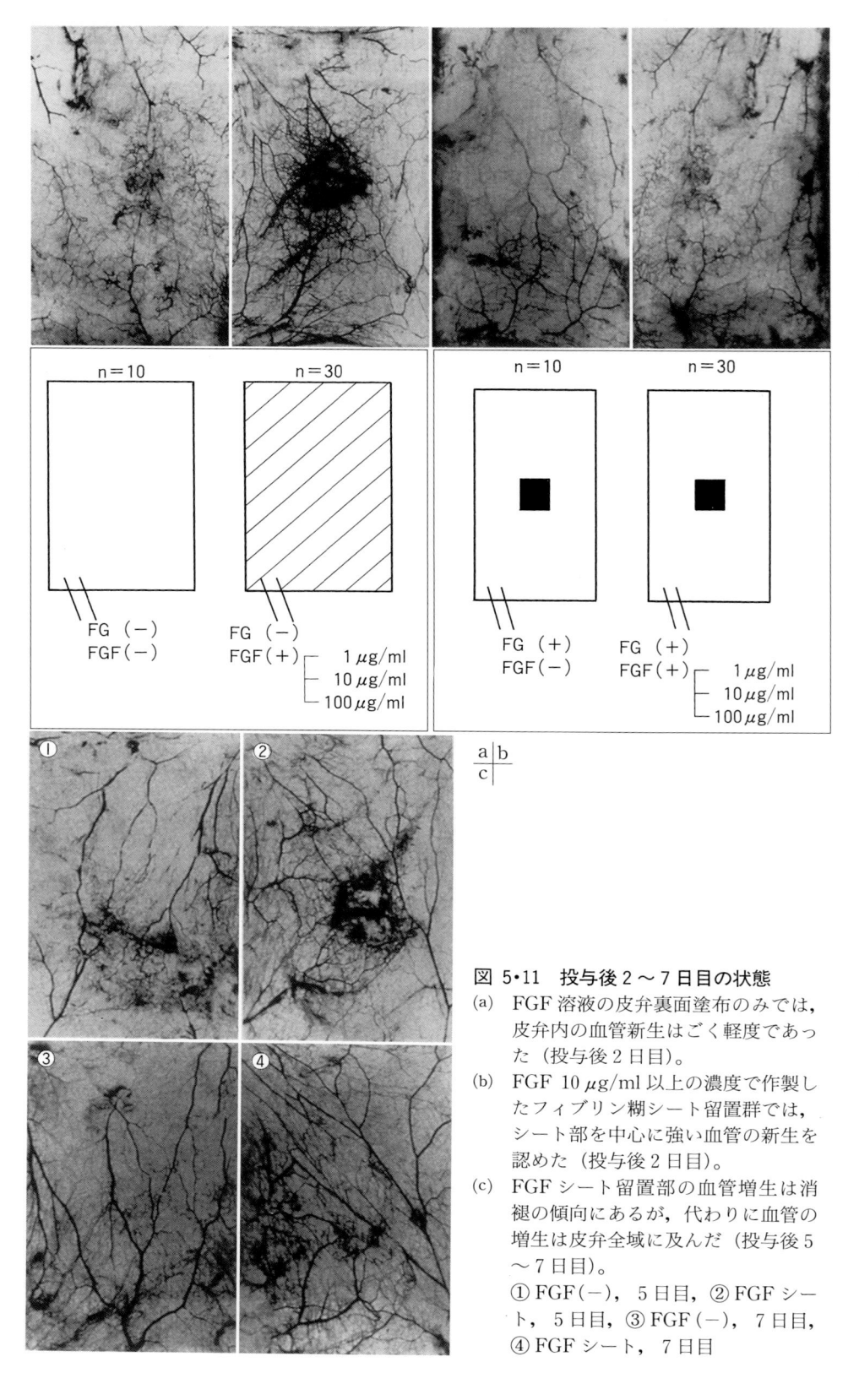

図 5・11 投与後 2～7 日目の状態
(a) FGF 溶液の皮弁裏面塗布のみでは，皮弁内の血管新生はごく軽度であった（投与後 2 日目）。
(b) FGF 10 μg/ml 以上の濃度で作製したフィブリン糊シート留置群では，シート部を中心に強い血管の新生を認めた（投与後 2 日目）。
(c) FGF シート留置部の血管増生は消褪の傾向にあるが，代わりに血管の増生は皮弁全域に及んだ（投与後 5～7 日目）。
① FGF(−)，5 日目，② FGF シート，5 日目，③ FGF(−)，7 日目，④ FGF シート，7 日目

な血管新生と側副血行の増加を見たとの報告がみられる[37]。この概念を皮弁生着域増大に応用するため，つぎのような実験を行った。

ラットより採血を行い，CD_{34} 陽性の細胞をマーキングし，explant 法で血管内皮細胞と血管内皮前駆細胞を 7 日間培養した。この細胞をラット背部に作成した 2×8 cm の皮弁の肉様膜に注入した。その結果，皮弁挙上の 2 日前と作成当日に移植した群では，コントロール群に比べ有意に生着域が拡大した。しかし，皮弁作成から 2 日たって移植した群では，コントロール群との違いが認められなかった[38]（図 5・13-a，b）。

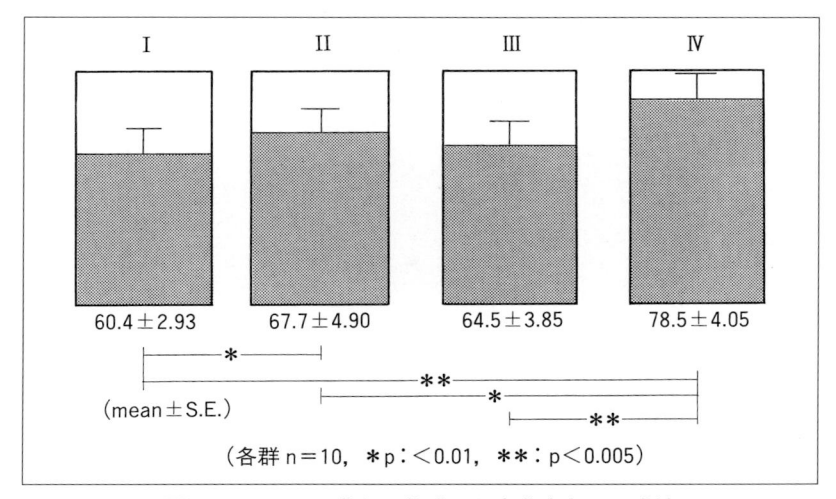

図 5・12 ラット背部に作成した存茎皮弁での成績
bFGFを混和したフィブリンシート留置群はbFGFの塗布群に比べ著明に皮弁生着域を拡大させた。

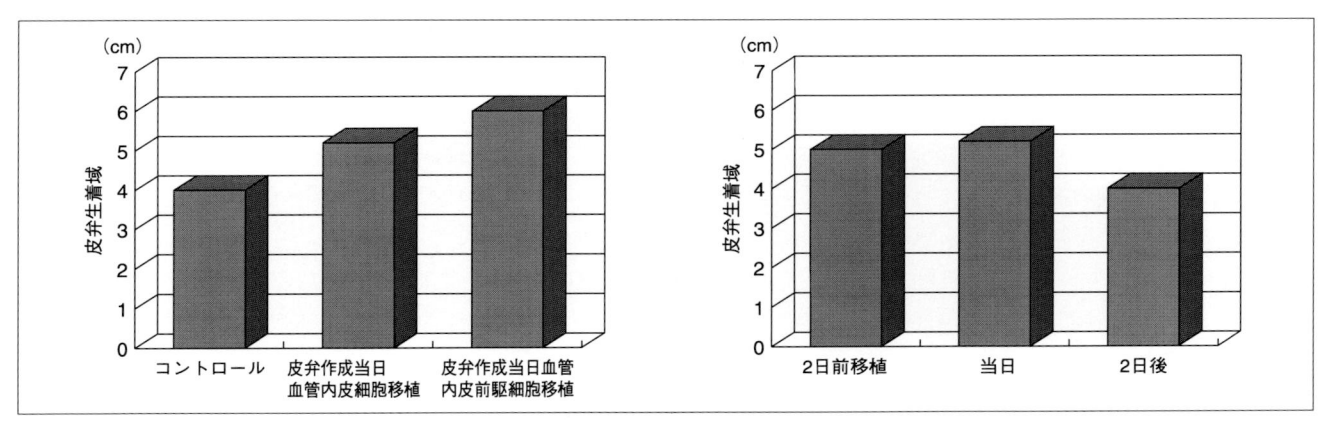

(a) 血管内皮細胞および血管内皮前駆細胞の皮弁内投与により，ラット背側皮弁（2×8 cm）の生着域が拡大した。

(b) 皮弁の挙上2日前と皮弁作成当日投与では生着域が拡大したが，皮弁作成から2日後の投与ではコントロール群に比べ有意の差を認めなかった。

図 5・13 血管内皮細胞，血管内皮前駆細胞移植による皮弁の生着拡大効果

C 考 察

　皮弁の生着面積を向上させる試みは多い。その大部分は薬剤の全身投与であるが，動物実験では効果があっても，臨床的には効果が少ないものが多い。その原因は，人と動物とでは皮弁の厚さやボリュームが違い過ぎ，薬剤の内服や静注などの全身投与だけでは，皮弁への影響がごくわずかなためではないかと思われる。そのため，薬剤を使用して皮弁への血流を改善するためには，皮弁の栄養血管を目標とした局所持続動注を行うか，閉鎖ドレッシングなどにより薬剤を皮弁表面から直接吸収させる方法などが主流になるのではないかと考えている[30]。
　また，薬剤に頼らず，外界よりの刺激に対する生体の炎症反応を効果的に利用したり，皮弁内の代謝を改善して，皮弁の生着域を向上させるのも一法であろう。

　そのため，われわれは前述のごとき試みを行い，皮弁生着向上にある程度の成果を上げている。その中で実施臨床上，比較的容易に応用できる方法は，①低出力レーザー，②PGE$_1$軟膏による閉鎖ドレッシング，③PGE$_1$持続動注療法，などが挙げられる。低出力レーザーの創傷治癒に及ぼす好影響については，すでに各方面から報告されている。われわれは低出力レーザー照射の作用機序を，血流計による測定や透明標本による微小血管形態の観察，あるいは照射部周囲の組織学標本により検討した結果，弱いエネルギー照射により軽微な炎症反応を惹起し，その結果，周囲組織の血管の増生，血流量の増大を来すのがその本態の一つであることを確認している[39]。さらに，レーザーの光化学作用により，何らかの標的物質が反応し，それにより二次的に産生される物質による全身的な組織賦活作用が，その効果を高めているのではないかとも考えられる。低出力レーザーの医療への応用

は目覚ましい進歩を遂げつつあるため，照射条件，方法，器機の改良が進めば，近い将来，低出力レーザーは臨床的にも有用な手段になると思われる。

PGE_1 軟膏による閉鎖療法は，薬剤の皮弁への経皮吸収[40]と湿潤環境がもたらす相乗作用が良い影響をもたらしていると考えられる。このように薬剤を直接皮弁に作用させる方法は使用法も簡単であるため，小さな皮弁の表層壊死などには良い適応になろう。

PGE_1 持続動注は，その強い血管拡張作用，血小板凝集抑制作用，赤血球変形能改善作用により皮弁の viability の向上に強力な効果を発揮することは，われわれが行った実験や臨床成績からも明らかであり，今後，臨床面での応用拡大が期待される。しかし，動注量，併用薬剤，動注持続期間，血管痛，PGE_1 動注による皮弁生着域拡大の限界などについては十分解決されているとはいえず，今後さらに解明してゆかなければならない。

最後に述べた bFGF などのサイトカイン，血液前駆細胞や自己骨髄液の使用は，慎重な実験の積み重ねにより臨床応用されるべきと思われるが，再生医学の研究の発展とともにその研究の進歩は早く，他領域ではすでに倫理委員会の承認下に閉塞性動脈硬化症や心虚血疾患などの治療に応用されている[7]。そのため研究成果次第によっては皮弁生着領域向上，壊死救済面で飛躍的な発展をもたらす可能性がある。

（中島龍夫）

文　献

1) Hoffmeister, F. S. : Studies on timing of tissue transfer on reconstruction surgery. Plast. Reconstr. Surg., 19 : 283-298, 1957.
2) Myers, M. B. : Attempts to augment survival in skin flaps mechanism of the delay phenomenon. Skin Flaps, p. 65, Little, Brown and Co., Boston, 1975.
3) 藤野豊美：有茎植皮について；皮弁内循環の問題点．臨整外，2：165-173, 1967.
4) 和田秀敏，源　公彦：炎症による皮弁生着の向上．日形会誌，11：28-33, 1991.
5) Cotran, R. S., Majno, G. : The delayed and prolonged vascular leakage in inflammation ; 1. Topography of the leaking vessels after thermal injury. Am. J. Pathol., 45 : 261-281, 1964.
6) Pattenson, J. S. S., Berry, R. J., Hopewell, J. W., et al. : The effect X-radiation on the suviral of experimental skin flap. Skin Flaps, p. 65, Little, Brown and Co., Boston, 1975.
7) Kaufman, T., Hurwitz, D. J. : Systemic and local oxygen effects on rat axial pattern flap survival. Chir. Plastica, 7 : 201-209, 1983.
8) Yoshimura, Y., Nakaijma, T., Kami, T. : Fluorocarbon (FC-43) in augmentation of tissue oxygen and its experimental use for flap survival. Ann. Plast. Surg., 16 : 111-115, 1986.
9) Finseth, F. : Clinical salvage of three failing skin flaps by treatment with a vasodilator drug. Plast. Reconstr. Surg., 63 : 304-308, 1979.
10) Morain, W. D., Petit, R. J., Rothkopf, D. M., et al. : Augmentation of surviving flap area by intraarterial vasodilators administered through implantable pumps. Ann. Plast. Surg., 11 : 46-52, 1983.
11) 小川　豊，鈴木茂彦，楠木健司ほか：Prostaglandin E_1，低分子デキストラン，pentoxifylline, isoxsuplline およびインスリンの皮弁生着に対する効果に関する実験的研究．日形会誌，2：318-327, 1982.
12) Sawhney, C. P. : The role of heparin in restoring the blood supply in ischaemic skin flaps ; An experimental study in rabbits. Br. J. Plast. Surg., 33 : 430-433, 1980.
13) Takayanagi, S., Ogawa, Y. : Effects of pentoxifylline on flap survival. Plast. Reconstr. Surg., 65 : 763-767, 1980.
14) Hoopes, J. E., Su, S., Im, M. J. : Enzymatic responses to skin flap elevation following a delay procedure. Plast. Reconstr. Surg., 66 : 369-372, 1980.
15) Hawkes, J. S., Young, C. M. A., Cleland, G. : Ischaemia reperfusion injury in pedicle skin flaps in the pig ; Lack of protective of SOD and allopurinol. Br. J. Plast. Surg., 42 : 668-674, 1989.
16) 吉村陽子，中島龍夫，上　敏明：皮弁生着向上に対する実験的研究；バイポーラコアグレーターによる皮膚刺激が皮弁生着に及ぼす影響．日形会誌，5：242-250, 1985.
17) 中島龍夫：島状皮弁の血行；Spalteholz 変法による血行再開過程，皮弁内血管形態の変遷．形成外科，22：1-10, 1979.
18) Kami, T., Yosthimura, Y., Nakajima, T., et al. : Effects of low-power diode lasers on flap sirvival. Ann. Plast. Surg., 14 : 278-283, 1985.
19) 吉村陽子，中島龍夫，上　敏明：低出力半導体レーザーを応用した皮弁生着率向上の試み．最新医学，40：1954-1956, 1985.
20) 上　敏明，中島龍夫，吉村陽子ほか：低圧酸素シミュレーターを利用した有茎皮弁生着率向上の試み．日形会誌，4：739-740, 1984.
21) Okamoto, Y., Nakajima, T., Yoneda, K. : Augmentation of skin flap survival by selective intraarterial infusion of prostaglandin E_1 : Experimental and clinical studies. Ann. Plast. Surg., 30 : 154-158, 1993.
22) 塩野谷恵彦：血管外科領域によるプロスタグランディン．現代医療，16：1094-1100, 1984.
23) 鈴木茂彦，一色信彦，小川　豊ほか：皮弁壊死救済を目的としたプロスタグランディン E_1 の臨床使用経験．日形会誌，6：933-940, 1986.
24) 中島龍夫，上　敏明：Fluorescein 蛍光法による皮弁の viability 判定．形成外科，23：22-28, 1980.
25) 中根織絵，中島龍夫，米田　敬：PGE_1 持続動注法による上口唇皮弁剝脱創の治療経験．形成外科，35：31-35, 1994.
26) 岡本泰岳，中島龍夫，吉村陽子：皮弁壊死予防および難治性潰瘍に対するリザーバを用いた体内埋没式動注療

法. 形成外科, 39：691-698, 1996.
27) Amarante, J., Costa, H., Reis, J.：A new distally based fasciocutaneous flap of the leg. Br. J. Plast. Surg., 39：338-340, 1986.
28) Lagvankar, S. P.：Distally-based random fasciocutaneous flaps for multistaged reconstruction of defects in the lower third of the leg, ankle and heel. Br. J. Plast. Surg., 43：541-545, 1990.
29) 柴田恭志, 中島龍夫, 吉村陽子ほか：PGE_1 含有軟膏併用による閉鎖ドレッシングの皮弁壊死救済および難治性潰瘍改善効果について. 形成外科, 36：95-101, 1993.
30) Sasaki, A., Fukuda, O., Soeda, S.：Attempts to increase the surviving length in skin flaps by a moist environment. Plast. Reconstr. Surg., 64：526-631, 1979.
31) 佐野　進, 田嶋定夫, 豊田徳難ほか：皮弁生着に対する Prostaglandin E_1 外用の効果. 日形会誌, 5：7-13, 1985.
32) 中島龍夫：創傷被覆材の最近の動向と正しい適応外科診療, 34：1125-1133, 1992.
33) 白方裕司, 中岡啓喜, 橋本公二：血管新生を利用した難治性潰瘍治療薬. 最新医学, 56：1786-1791, 2001.
34) 岡本泰岳, 中島龍夫, 吉村陽子ほか：線維芽細胞成長因子を混和したフィブリン糊シートが皮弁に及ぼす影響―第一報―. 形成外科, 36：1375-1381, 1993.
35) 岡本泰岳, 中島龍夫, 吉村陽子ほか：線維芽細胞成長因子を混和したフィブリン糊シートが皮弁に及ぼす影響―第二報：皮弁生着域拡大について―. 形成外科, 37：905-910, 1994.
36) Asahara, T., Muroha, T., Sullivan, A., et al.：Isolation of putative progenitor endotherial cell for angiogenesis. Science, 275：964-967, 1997.
37) 室原豊明, 新谷　理, 明石英俊ほか：骨髄細胞移植による血管新生療法. 最新医学, 56：1755-1764, 2001.
38) 久保田義顕, 貴志和生, 中島龍夫ほか：血管内皮細胞移植によるラット背側皮弁生着域の拡大効力. 第4回日本組織工学会抄録集, 30：2001.
39) 大西　清, 中島龍夫, 米田　敬ほか：He-Ne レーザーの創傷治癒促進効果. 日本レーザー医学会誌, 10：77-80, 1989.
40) McGrath, M. H.：How topical dressings salvage "questionable" flaps；Experimental study. Plast. Reconstr. Surg., 67：653-659, 1981.

I 皮弁の基礎

6 皮弁の微小循環

SUMMARY

皮弁移植では微小循環のレベルで血流を維持することが最重要課題であり、微小循環の基礎研究が不可欠である。

微小循環の生体計測法は種々あるが、微小循環を直接可視化する技術がこの分野の進歩に大きく貢献している。この技術では組織の血流量のみではなく、微小循環の構築、血行動態、血管新生、透過性、酸素分圧、内皮細胞・白血球・血小板といった細胞間の相互作用など多岐にわたる測定・解析が可能である。

形成外科における微小循環研究でも、ほかの分野と同様に虚血再灌流障害がもっとも頻繁に研究対象とされている。障害をいかに克服するかの研究も広く行われている。白血球のrolling, sticking, transmigrationの増加、機能的毛細血管密度の減少、透過性の亢進などが確認されている。治療的アプローチとしては微小循環血流状態に作用するものと白血球・内皮細胞の相互作用に関連する事象に影響するものがある。

皮弁の基礎研究では従来生着・壊死面積の割合のみを論ずる実験モデルがほとんどである。この状況を克服するため最近われわれは微小循環可視化皮弁モデルを開発したので紹介した。

はじめに

皮弁移植では遊離、有茎を問わず血流を微小循環のレベルまで維持し、障害があればそれを改善することが手術を成功させるための最重要課題となる。創傷治癒や移植床から皮弁へのvascularizationは微小循環で起こる血管新生(angiogenesis)という現象に依存している。また、近年注目を集めている虚血再灌流障害(ischemia-reperfusion injury)においても、微小循環が研究対象のきわめて大きな部分を占めている。皮弁移植において微小循環研究が不可欠であることは疑いをはさむ余地はない。

A 概 念

微小循環(microcirculation)とは、広域循環(macrocirculation)と対応する概念で、毛細血管とその輸入、輸出血管である細動脈、細静脈を含んだ血管系である。全身の組織細胞に対する酸素・生活物質の供給と代謝産物の除去という血液循環の主目的を直接あずかる。とくに皮膚、軟部組織の微小循環は酸素や栄養の供給のみでなく、体温調節、水分保持、物質透過、免疫機構、組織の再生などにも重要な役割を果たす。

皮弁移植においては広域循環から微小循環に至るどのレベルで障害が生じても皮弁壊死など手術の失敗に繋がる。その中で、たとえば遊離皮弁血管吻合部の血栓など広域循環障害は、術者の肉眼で確認することができ、それに応じた対処が可能である。ところが臨床の場で微小循環レベルの障害は失敗の原因を推測することしかできない。それゆえ皮弁微小循環で起こりうる病態生理や薬剤反応などについては、基礎実験で検証を重ねることが必須である。その際にはできるだけ臨床に近い状況をシミュレーションできる実験モデルが望ましい。

B 微小循環の生体計測

皮弁の実験で古典的に頻用されるのは、動物に作成した皮弁の壊死・生着面積の割合でその微小循環状態を評価する方法である。皮弁生着面積の割合が増加すれば微小循環状態が改善されていると判断する。

微小循環血流の生体計測として普及しているのはキセノンクリアランス[1]、蛍光色素拡散法[2,3]、プレシスモグラフィー[4]、経皮的酸素分圧[5]、サーモグラフィー[6]、マイクロスフェアー[7]、レーザードップラー[3,8]など組織血流を反映するパラメータを間接的に計測する方法である。これら間接的計測はtraditional research methodsと呼ばれ[9]、簡便であるが、それだけで微小循環に起こる事象の詳細やメカニズムを研究することは困難である。

これに対しmodern microcirculation techniquesと

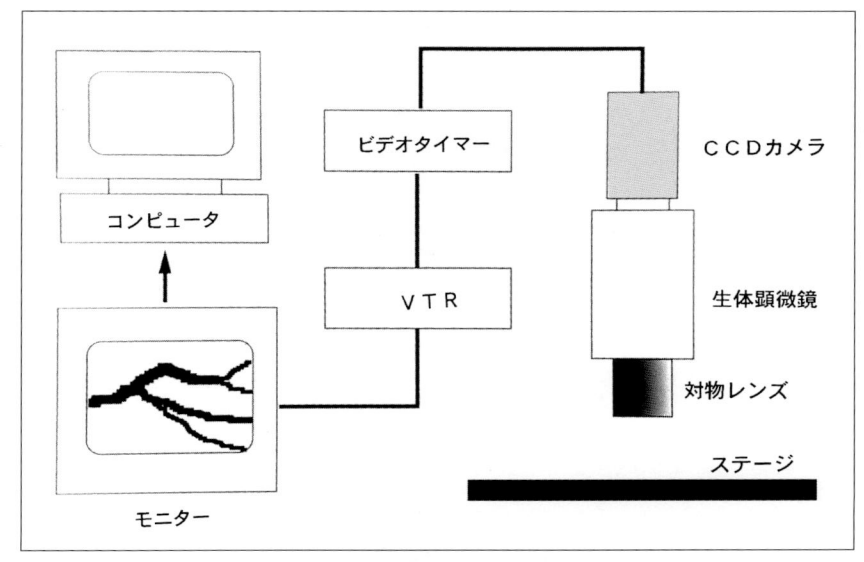

図6・1 生体顕微鏡ビデオシステムの概要
生体顕微鏡下の対象をCCDカメラで撮像し，ビデオタイマー，VTRを通して微小循環画像をモニター上に可視化する。おもに録画像を使って種々の処理・解析を行う。

呼ばれるのは，微小循環を直接可視化し，定量的解析を可能にするものである[9]。多くは生体顕微鏡法を利用する（図6・1）。急性実験のみ可能な実験モデルと慢性実験モデルがある。

1. 急性実験モデル

外科的に臓器・組織を露出させる方法で，ハムスターの頬袋（cheek pouch），ラット腸間膜などがある。ラット精巣挙筋（cremaster muscle）は single pedicle の island flap として挙上できるので形成外科領域の微小循環研究に頻用される。

2. 慢性実験モデル

透明窓（transparent chamber）をあらかじめ手術によって特定の身体部位に装着し，その内部に再生あるいは既存する組織の微小循環血管網を観察する方法が一般的である。装着後同一血管網を繰り返し研究対象とすることができる。ウサギ耳介透明窓法（rabbit ear chamber）や skinfold chamber 法（後述）がある。

C 測定と解析

Traditional methods により把握されるのはほとんど組織全体の血流量のみであるが，modern techniques では以下のごとく多岐に渡る詳細な解析が微小循環の各 segment（細動静脈，毛細血管など）ごとに可能である。

1. 血管構築

a．血管径
可視化された微小血管像を直接計測するのがもっとも簡便である。画像解析ソフトを用いると便利である。

b．血管密度
単位面積あたりの血管の総長または投影された血管像が占める面積を示す。コンピュータ画像処理・解析で測定することができる[10)11)]（図6・2）。

c．機能的毛細血管密度（functional capillary density）
赤血球が実際に流れている微小血管の血管長密度を指す。虚血再灌流障害後の微小循環機能を評価するための指標として最近しばしば用いられる。

d．分岐構造
血管系の分岐の程度，パターン，複雑さは血管構築を表現する重要な因子であり，いくつかの定量化が試みられている[12)～15)]。

2. 血行動態・血行力学

a．血流速度
Dual slit または dual window と呼ばれる原理を利用して計測する[16)]（図6・3）。

b．血管運動（vasomotion）
その生理的意義は完全には解明されておらず，しばしば研究の対象となっている[17)18)]。

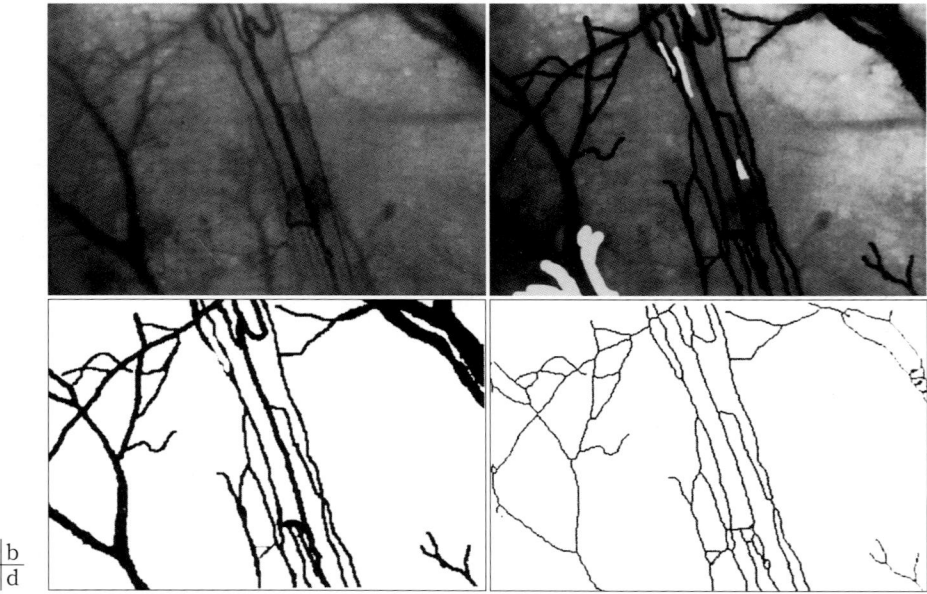

(a) 録画像からデジタル化した微小循環画像。
(b) 血管部分をトレースして，閾値を設定する。
(c) 血管は黒，血管以外の組織部分は白となる二値化画像を作成する。
(d) 二値化画像を細線化（skeltonize）する。二値化画像または細線化画像の平均グレー値濃度から血管面積密度および血管長密度を算出できる。

図 6・2　コンピュータ画像処理を利用した血管密度の解析

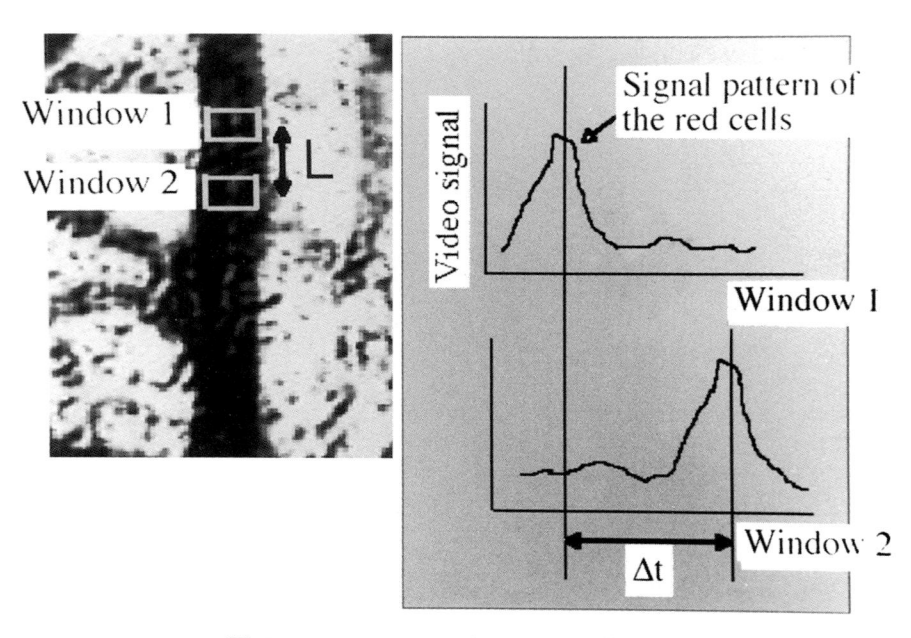

図 6・3　Dual window 法による血流速度計測

ビデオモニターの微小血管上に window を二つ設定し，window 1 で捉えた赤血球または plasma pocket などのマーカーによる特徴的なビデオ信号が window 2 で捉えられるまでの時間差（Δt）を計測する。Window 間の距離を L とすると赤血球速度（v）は，$v = L/\Delta t$ で求めることができる。

c．微小循環内圧

Micro-occlusion 法[19]と micro-pipette 法[20]がある。

3．血管新生

創傷治癒や腫瘍などの血管新生過程を種々パラメータを用いて定量する[11)21)]。

4．血管透過性

血管内に蛍光物質（FITC など）を投与し，間質への蛍光トレーサーの拡散を蛍光生体顕微鏡で観察，定量す

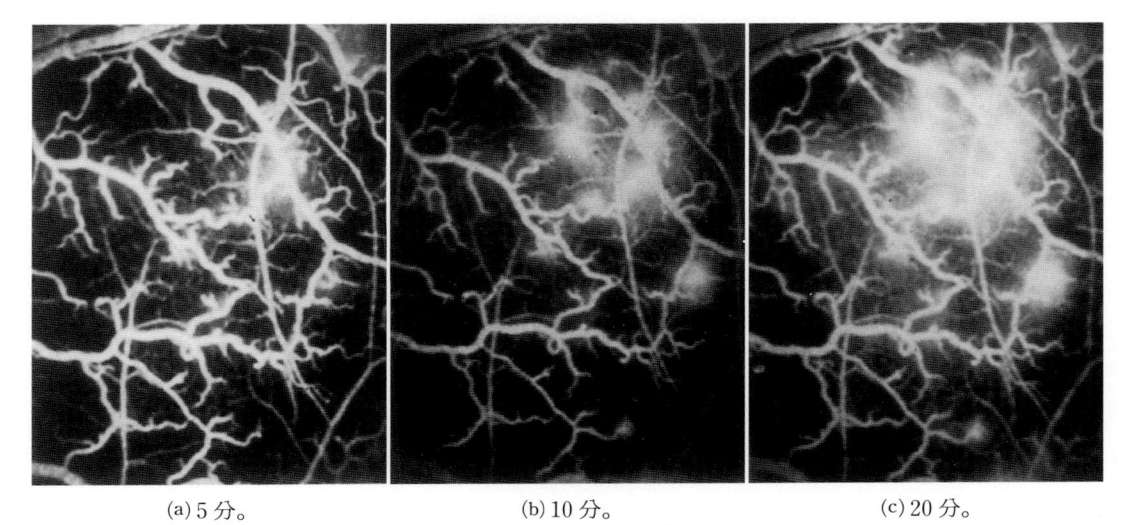

(a) 5 分。　　　　　　　　　(b) 10 分。　　　　　　　　　(c) 20 分。
図 6・4　ハムスター頬袋による血管透過性の解析
FITC-デキストランを静注後ヒスタミンを局所投与した。血管内の蛍光が時間とともに血管外に透過し，間質に拡散する。間質部分のグレー値濃度を経時的に計測することで透過性を定量することができる。

る[22]（図 6・4）。

5．酸素分圧

筆者らは生体に注入した蛍光物質（Pd-porphyrin）の酸素依存性消光現象を検出して，微小血管内および組織の酸素分圧を計測するシステムを開発している[23]。

6．白血球動態

白血球に選択的に取り込まれる acridine orange または rhodamine G を静脈内注入し，蛍光生体顕微鏡で白血球を可視化する。

D 皮弁微小循環における最近のトピック

虚血再灌流障害がここ数年もっとも頻繁に研究対象とされている。また，障害を薬剤投与などでいかに克服するかの研究は時代を問わず広く行われている。

1．虚血再灌流障害

a．急性実験

ラットまたはマウス精巣挙筋の栄養血管を一定時間遮断した後解除することで虚血再灌流障害を惹起し，急性期の微小循環反応が解析されている[24)〜26)]。

虚血再灌流後には灌流される毛細血管の数，すなわち機能的毛細血管密度が減少し，細静脈における白血球の rolling, sticking, transmigration が増加する。再灌流後早期（10〜30 分）に細動脈が収縮するがそれ以降は拡張する。

b．慢性実験

マウスまたはハムスターの skinfold chamber が用いられる[9)27)〜29)]。観察窓部位の皮膚を直接圧迫して虚血を誘発する方法（pressure-induced ischemia）と観察窓周囲の皮膚をリング状に圧迫して観察窓内への血流を途絶する方法（tourniquet-induced ischemia）がある。後者は観察部位の組織を直接外力に曝さないため，再建外科の臨床的状況を適切にシミュレーションするモデルとされている。

共通の所見は，機能的毛細血管密度の減少，白血球/内皮細胞の相互作用亢進，血管拡張，高分子透過性の亢進などである。

2．治療的アプローチ

皮弁を虚血再灌流障害から保護・救済するための方策は，微小循環血流状態に作用するものと白血球・内皮細胞の相互作用に関連する事象に影響するものに大別される。

a．微小循環血流の促進

血管のような管内に液体が流れる場合，その流れが層流と仮定すると，つぎの Hagen-Poiseille の法則が成り立つ。

$$V = \Delta P r^4 \pi / 8 l \mu$$

V：流量，ΔP：圧勾配，r：管の半径，l：管の長さ，μ：液の粘稠度

多くの血行改善剤は血管拡張作用により分子の r を大きくするか，血小板凝集抑制や赤血球変形能改善作用により分母の μ を小さくすることにより流量 V を増大さ

数多くの薬剤についての実験が報告されているが，現在臨床で適用が認められ，有効性が確認されている代表はプロスタグランジン E_1（PGE_1）である。ほかの新薬の有用性を検証する際の比較対象の標準としても用いられる[30][31]。

血流量の増加は皮弁末梢まで血液が行き渡りやすくするという以外に，剪断応力（shear stress）など血行力学的応力の変化をもたらす。剪断応力の増加は内皮細胞の接着分子発現などの機能を修飾し[32]，結果的に白血球の内皮細胞への接着を抑制する[33]。

b．白血球・内皮細胞の活性化とそれに伴う反応の抑制

虚血再灌流では白血球が内皮細胞に接着し，それに続き障害を惹起する一連の反応が起こる。そのいずれかの段階をブロックすることで障害を抑制する。

Intercelular adhesion molecule-1（ICAM-1）[34][35]，Platelet endothelial cell adhesion molecule-1（PECAM-1）[26]などの接着分子に対する抗体を投与し内皮・白血球の接着を阻害する実験が報告されている。皮弁に温熱刺激（hyperthermic preconditioning または local stress conditioning）を加えておくと虚血再灌流障害に耐性ができることが知られている。このメカニズムに関しても，heat-shock protein の発現に伴って，ICAM-1 発現が抑制されることが示されている[36]。

Superoxide dismutase（SOD）で活性酸素を分解したり[37]，chemical mediator である leukotrien を阻害する方法[38]も検討されている。

E 新しい実験モデル

これまで述べたように微小循環の分野では循環を可視化する手法が進歩に大きく貢献しているが，形成外科の領域では旧来より現在に至るまで皮弁の生着・壊死面積の割合で評価する方法が頻用されている。これは皮弁内で起こるさまざまな生理現象を明らかにすることなく，皮弁壊死という最終的な肉眼所見のみで微小循環状態をおおまかに類推する方法であるといえる。本来，皮弁生着の拡大を目指すのであれば，その壊死・生着の境界の微小循環で何が起こるのかを見ることができる実験モデルが望まれる。

筆者らはマウス背部皮膚血管解剖の詳細な調査に基づいて新しい皮弁（dorsal bipedicle island flap）を提唱した[39]。この新皮弁に生体顕微鏡法による微小循環研究の技術を適用することにより微小循環可視化皮弁モデルを開発しているので，ここに紹介する[40][41]。

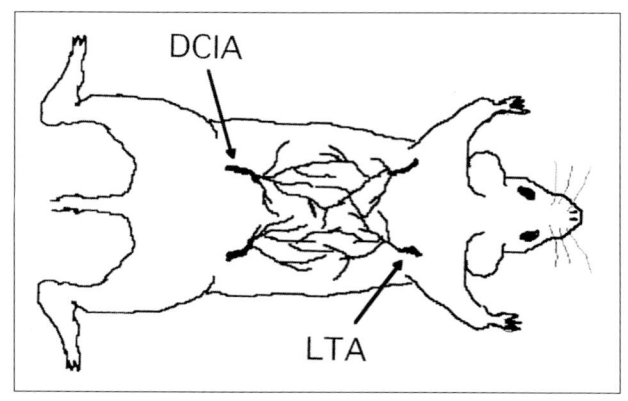

図 6・5 マウス背部皮膚の血管解剖
大部分のマウスでは頭側の外側胸壁動脈（lateral thoracic artery：LTA）と尾側の深腸骨回旋動脈（deep circumflex iliac artery：DCIA）から分岐する血管網で背部皮膚全体が養われる。

1．Dorsal bipedicle island flap の開発

a．マウス背部の血管解剖

ほとんどの場合（92.5％）マウス背部皮膚は頭側の外側胸壁動脈（lateral thoracic artery：LTA）と尾側の深腸骨回旋動脈（deep circumflex iliac artery：DCIA）から分岐する血管網で養われる。それぞれの血管領域は互いに吻合している（図6・5）。

b．Dorsal bipedicle island flap

両側 DCIA を茎としてマウス背部全体に bipedicle island flap を作成する。茎の DCIA を一定時間クランプした後に解除することで，虚血再灌流障害の有用な実験モデルになることを確認した（図6・6）。

2．新しい mouse skinfold chamber

a．新しい小型 skinfold chamber の試作

従来の skinfold chamber は大きすぎ，chamber を装着した状態で手術操作を行うには適していなかった。筆者らは背部に皮弁を作成できるように小型の chamber を設計試作した（図6・7）。

b．Skinfold chamber の装着と観察

図6・8 に示すようにマウス背部に skinfold chamber を装着する。生体顕微鏡下で透過光によって chamber 内の微小循環を可視化して観察，解析ができる。

3．微小循環可視化皮弁モデル

a．皮弁の挙上

Skinfold chamber を装着した背部皮膚に dorsal bipedicle island flap を作成する。Chamber 内の微小循

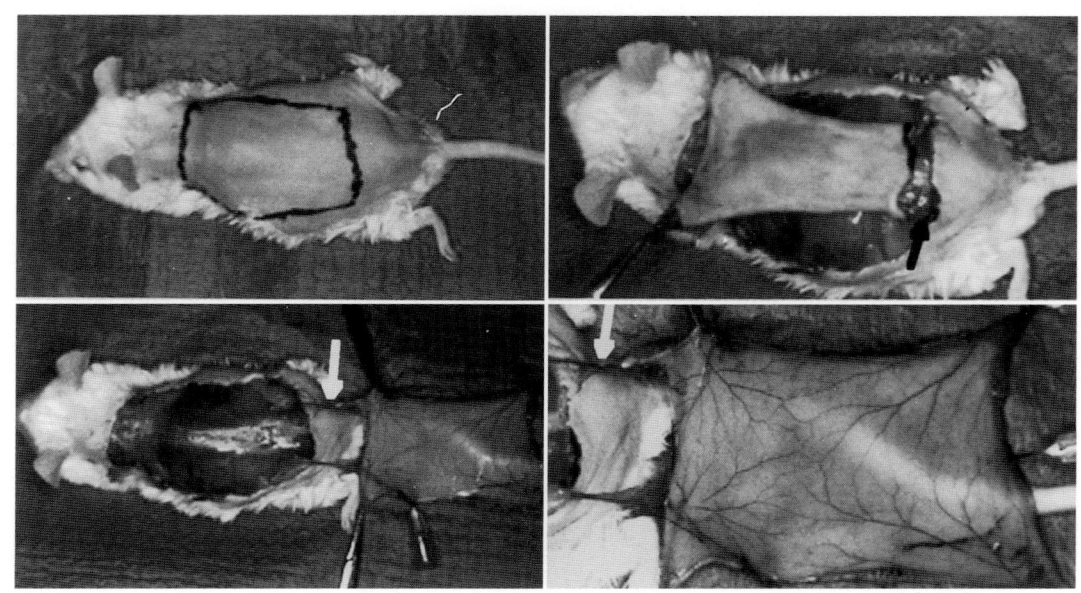

(a) 皮弁のデザイン。
(b) 全周に皮切を加える。
(c) 両側のDCIAを茎としたbipedicle island flapとする。矢印：DCIA
(d) 皮弁の接写像。元の位置に皮弁を縫着するとほぼ100%生着する。DCIAを一定時間クランプした後に解除することで虚血再灌流障害を起こし，種々程度の皮弁壊死を惹起できる。

図6・6　Dorsal bipedicle island flapの挙上

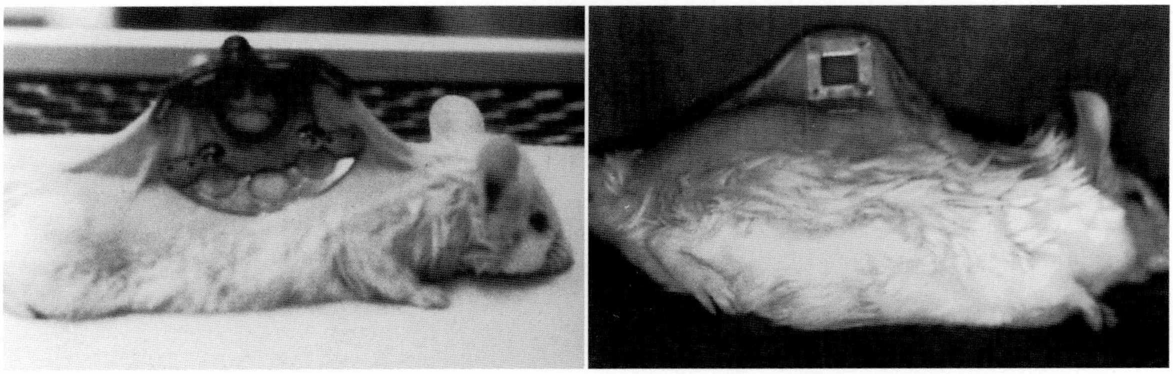

(a) 従来のchamberで背部の皮膚全体を巻き込む大きさである。
(b) われわれが設計した小型skinfold chamber。観察窓は正方形で一辺7 mmである。

図6・7　マウスskinfold chamber

環は皮弁の微小循環を可視化したobservation windowとなる。

b．Chamber内微小循環に壊死・生存の両領域を創成

皮弁微小循環の病態生理研究のためにはchamber内に壊死と生存の両方が存在することが理想である。Chamber内に部分壊死を作り出すため茎のDCIAを一定時間クランプした後に解除する。適当な虚血時間を設定すれば虚血再灌流障害の結果として微小血管の一部が壊死に陥ると期待される（図6・9）。さまざまな虚血時間で検討した結果，5〜7時間（平均5.49±0.82時間）でchamber内の20〜80％の微小血管に壊死を起こしうることが判明した。

4．微小循環可視化皮弁モデルで得られる情報

この新しい実験モデルによって，皮弁が虚血再灌流障害に曝された後の微小循環変化を長期間観察可能となった。とくに最終的に微小循環血流が再開する領域（生存）と再開しない領域（壊死）の両方を作り出して，その境界が明瞭になっていく過程を追跡することができる。

虚血再灌流後の微小循環血管構築の変化は以下のように要約できる（図6・10）。

a．壊死が生じない場合

虚血時間が短い場合にはchamber内に壊死が生じない。しかし，有意な変化として血管拡張と機能的毛細血管密度の増加が見られる。この形態変化は皮弁のdelay

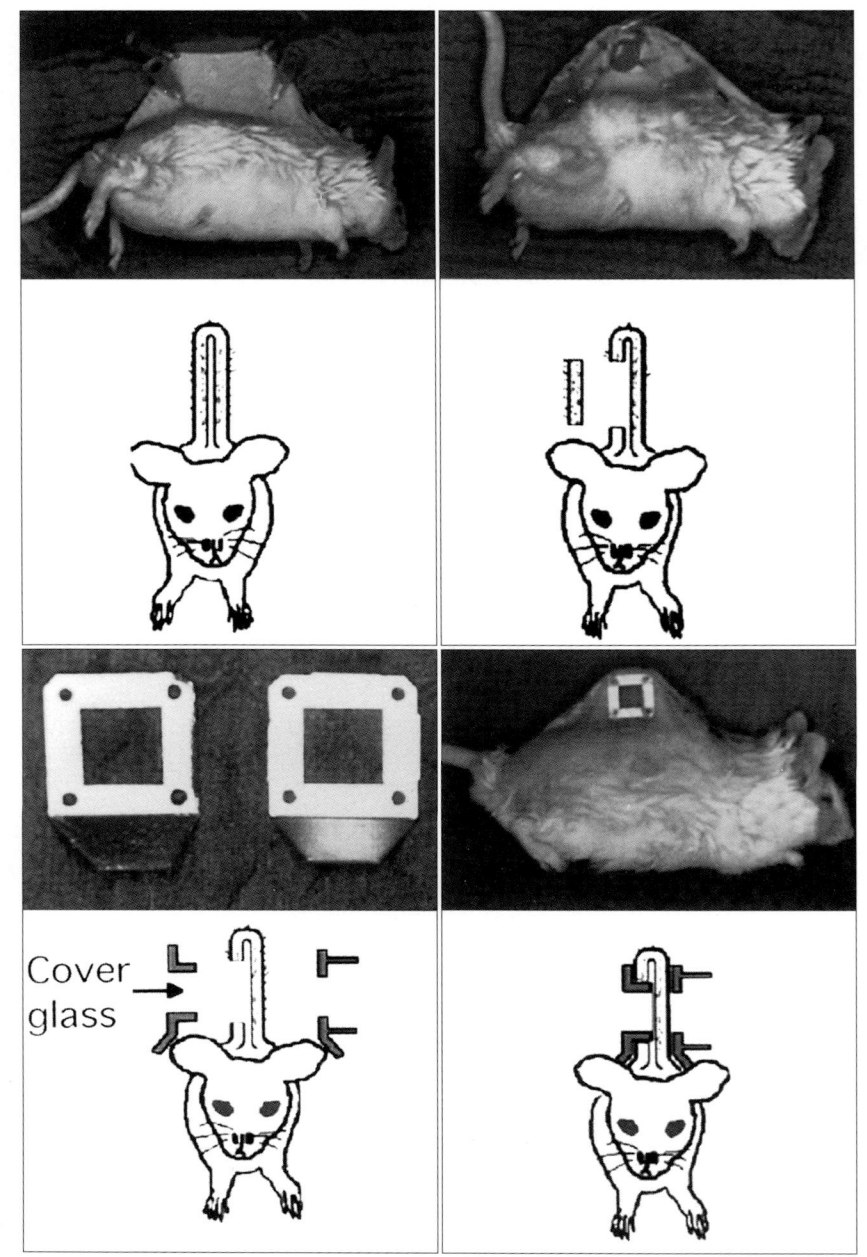

(a) マウス背部をつまんで引っ張り上げ注射針で固定し，皮膚のひだ（skinfold）を作る。
(b) 片側の皮膚を切除し，反対側の血管網を含む皮膚を温存する。
(c) 両側から skinfold を chamber で挟み込む。
(d) 血管網にカバーグラスが密着するように固定する。

図 6・8　Skinfold chamber の装着法

効果における微小循環構築リモデリングを可視化したものと考えられる（図 6・10-a, b）。

b．部分壊死を生じる場合

再灌流の当初，chamber の遠位部に血流が再開しない（no reflow）部分が生じ，ときに出血を見る。再灌流 3〜5 日目には no reflow 部位の多くの血管像は消失し，再開部分の血管は拡張する。この時期に壊死と生存の境界が徐々に明瞭になってくる。この過程で盛んな血管新生が観察される（図 6・10-c）。

c．全領域が壊死となる場合

長時間の虚血を行った場合である。再灌流の初期から著明な出血を見る。急激な内皮細胞のダメージの結果と思われる。最終的にすべての血管が消失する（図 6・10-d）。

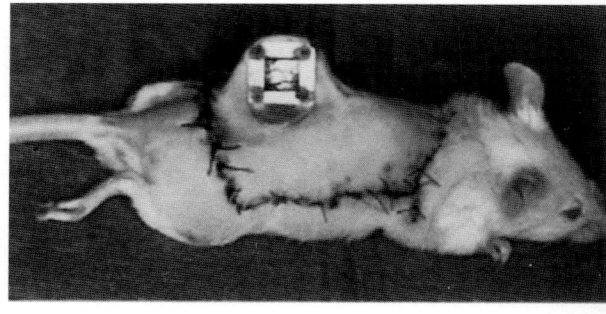

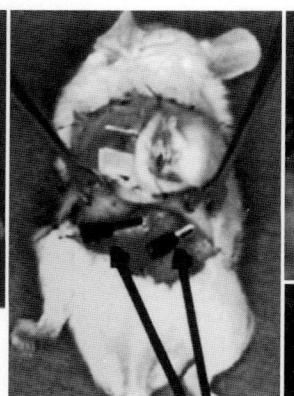

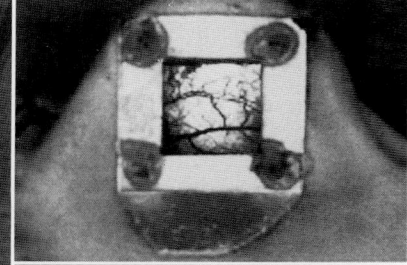

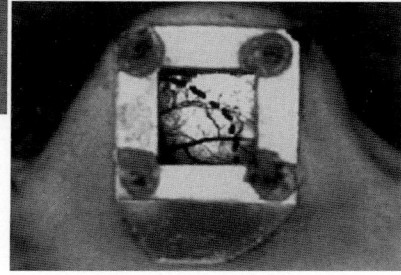

(a) Skinfold chamber を装着したマウスの背部に dorsal bipedicle island flap を挙上して，元の位置に皮弁を縫着する。
(b) DCIA を一定時間クランプした後に解除し，皮弁全体を虚血再灌流に曝露する。
矢印：血管クリップ
(c) 適当な虚血時間を設定すれば，虚血再灌流障害の結果として遠位部の微小血管（下図の点線より右上側）が壊死に陥ると期待される。

図 6・9　微小循環可視化皮弁モデル

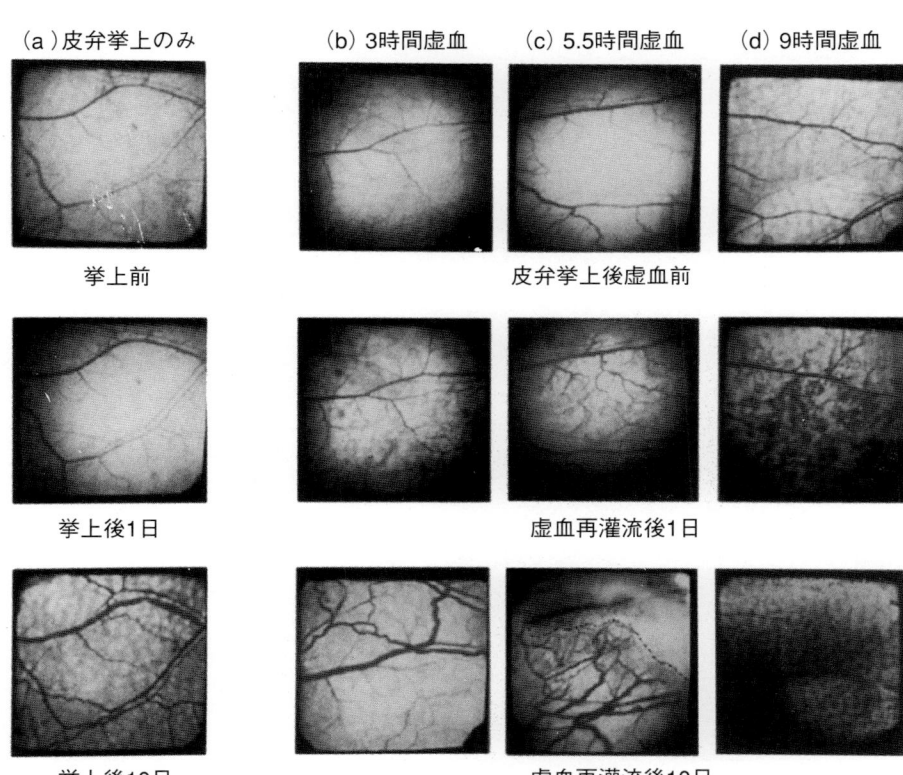

(a) 皮弁挙上のみ　　(b) 3時間虚血　　(c) 5.5時間虚血　　(d) 9時間虚血

挙上前　　　　　　　　　　　　皮弁挙上後虚血前

挙上後1日　　　　　　　　　　虚血再灌流後1日

挙上後10日　　　　　　　　　虚血再灌流後10日

(a) 皮弁を挙上しただけでクランプによる虚血を行わないもの，または(b)虚血時間が短い（3時間）ものでは chamber 内に壊死（血管の消失）が起こらない。10日目には血管拡張と機能的毛細血管密度の増加が見られる。
(c) 中程度の虚血時間（5.5時間）では再灌流後1日には chamber の遠位部に血流が再開しない (no reflow) 部分が生じ，ときに出血を見る。10日目には壊死と生存の境界（点線）が明瞭になる。境界領域では血管新生が起こる。
(d) 虚血時間が長い（9時間）場合。再灌流後1日で著明な出血を見る。10日目までにはすべての血管が消失する

図 6・10　虚血再灌流後の微小循環血管構築の変化

再灌流後3日

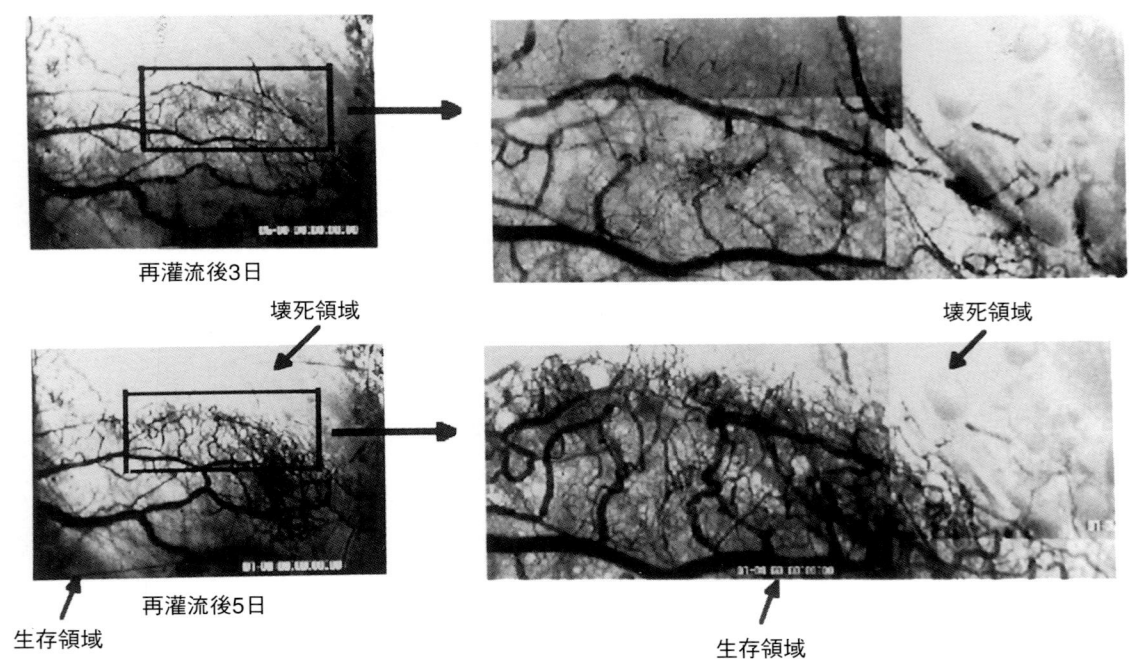

壊死領域

再灌流後5日

生存領域

壊死領域

生存領域

図 6・11　生存・壊死境界領域での血管新生
左は観察窓の全体像。右は四角で囲った部分の強拡大像。再灌流後3日には遠位部（右上側）の血管が消失し，徐々に生存・壊死の境界が生じてくる。再灌流後3〜5日で境界領域に血管新生が見られ，境界が明瞭になっていく。

F 微小循環可視化皮弁モデルの有用性と可能性

　過去何十年にもわたって，実験的皮弁を使った多くの研究では肉眼的な壊死・生着の割合だけを論じていたが，本実験モデルは皮弁内の微小循環そのものを可視化し，定量的解析を可能にした。虚血の誘発も皮弁全体を養う血管茎を遮断して global ischemia を起こす方法であり，従来の skinfold chamber で行われている組織を圧迫する方法に比べ，はるかに臨床的状況に近いものである。

　皮弁の生着領域を拡大させるためには，生着・壊死の境界で起こる現象を掌握することが不可欠である。本モデルではその境界での微小循環応答を経時的に観察することができる。境界が明瞭化する過程でその領域において種々程度の血管新生が観察される（図6・11）。このモデルは in vivo で血管新生を誘発できる実験モデルと見ることもでき，血管新生メカニズム解明にも有用である。

（市岡　滋）

文　献

1) Hendel, P.M., Lilien, D.L., Buncke, H.J. : A study of the pharmacologic control of blood flow to delayed skin flaps using xenon washout. Part II. Plast. Reconstr. Surg., 71 : 399-407, 1983.
2) Galla, T.J., Anton-Lamprecht, I., Kieser, M., et al. : Comparative analysis of tissue fluorescence as related to capillary perfusion in random pattern skin flaps. Br. J. Plast. Surg., 45 : 578-585, 1992.
3) Larrabee, W.F. Jr., Sutton, G.D., Holloway, A. Jr., et al. : Laser Doppler velocimetry and fluorescein dye in the prediction of skin flap viability. A comparison. Arch Otolaryngol., 109 : 454-456, 1983.
4) Webster, M.H., Patterson, J. : The photo-electric plethysmograph as a monitor of microvascular anastomoses. Br. J. Plast. Surg., 29 : 182-185, 1976.
5) Keller, H.P., Lanz, U. : Objective control of replanted fingers by transcutaneous partial O_2 (PO_2) measurement. Microsurgery, 5 : 85-89, 1984.
6) Khouri, R.K., Shaw, W.W. : Monitoring of free flaps with surface-temperature recordings : is it reliable? Plast. Reconstr. Surg., 89 : 495-499 ; discussion 500-492, 1992.
7) Hjortdal, V.E., Hansen, E.S., Henriksen, T.B., et al. : The microcirculation of myocutaneous island flaps in pigs studied with radioactive blood volume tracers and microspheres of different sizes. Plast. Reconstr. Surg., 89 : 116-122 ; discussion 123-114, 1992.
8) Menger, M.D., Barker, J.H., Messmer, K. : Capillary blood perfusion during postischemic reperfusion in striated muscle. Plast. Reconstr. Surg., 89 : 1104-1114, 1992.
9) Menger, M.D., Vollmar, B. : In vivo analysis of microvascular reperfusion injury in striated muscle and skin. Microsurgery, 15 : 383-389, 1994.

10) Rieder, M.J., O'Drobinak, D.M., Greene, A.S. : A computerized method for determination of microvascular density. Microvasc. Res., 49 : 180-189, 1995.
11) Ichioka, S., Shibata, M., Kosaki, K., et al. : In vivo measurement of morphometric and hemodynamic changes in the microcirculation during angiogenesis under chronic alpha 1-adrenergic blocker treatment. Microvasc. Res., 55 : 165-174, 1998.
12) Hori, K., Suzuki, M., Tanda, S., et al. : In vivo analysis of tumor vascularization in the rat. Jpn. J. Cancer Res., 81 : 279-288, 1990.
13) Yanagi, K., Ohshima, N. : Angiogenic vascular growth in the rat peritoneal disseminated tumor model. Microvasc. Res., 51 : 15-28, 1996.
14) Vico, P.G., Cartilier, L.H. : A new approach to the study of skin vascularization. Plast. Reconstr. Surg., 92 : 463-468, 1993.
15) Matsuo, T., Okeda, R., Takahashi, M., et al. : Characterization of bifurcating structures of blood vessels using fractal dimensions. Forma, 5 : 19-27, 1990.
16) Intaglietta, M., Silverman, N.R., Tompkins, W.R. : Capillary flow velocity measurements in vivo and in situ by television methods. Microvasc. Res., 10 : 165-179, 1975.
17) Ohkubo, C., Xu, S. : Acute effects of static magnetic fields on cutaneous microcirculation in rabbits. In Vivo, 11 : 221-225, 1997.
18) Verbeuren, T.J., Vallez, M.O., Lavielle, G., et al. : Activation of thromboxane receptors and the induction of vasomotion in the hamster cheek pouch microcirculation. Br. J. Pharmacol., 122 : 859-866, 1997.
19) Hori, K., Suzuki, M., Abe, I., et al. : A micro-occlusion technique for measurement of the microvascular pressure in tumor and subcutis. Gann, 74 : 122-127, 1983.
20) Intaglietta, M. : Pressure measurements in the microcirculation with active and passive transducers. Microvasc. Res., 5 : 317-323, 1973.
21) Zawicki, D.F., Jain, R.K., Schmid-Schoenbein, G.W., et al. : Dynamics of Neovascularization in normal tissue. Microvasc. Res., 21 : 27-47, 1981.
22) Kamiya, A., Shibata, M., Sohirad, M. : Macromolecular permeability and hydraulic conductivity through large pores across a single venular capillary. edited by Hirakawa, S., Roth, C., AA, S., et al., Veins : Their Functional Role in the Circulation, pp. 23-32, Springer-Verlag, Tokyo, 1993.
23) Shibata, M., Ichioka, S., Ando, J., et al. : Microvascular and interstitial PO(2) measurements in rat skeletal muscle by phosphorescence quenching. J. Appl. Physiol., 91 : 321-327, 2001.
24) Pemberton, M., Anderson, G., Barker, J. : In vivo microscopy of microcirculatory injury in skeletal muscle following ischemia/reperfusion. Microsurgery, 15 : 374-382, 1994.
25) Liu, X., Peter, F.W., Barker, J.H., et al. : Leukocyte-endothelium interaction in arterioles after ischemia and reperfusion. J. Surg. Res., 87 : 77-84, 1999.
26) Turegun, M., Gudemez, E., Newman, P., et al. : Blockade of platelet endothelial cell adhesion molecule-1 (PECAM-1) protects against ischemia-reperfusion injury in muscle flaps at microcirculatory level. Plast. Reconstr. Surg., 104 : 1033-1040, 1999.
27) Lehr, H.A., Leunig, M., Menger, M.D., et al. : Dorsal skinfold chamber technique for intravital microscopy in nude mice. Am. J. Pathol., 143 : 1055-1062, 1993.
28) Friesenecker, B., Tsai, A.G., Instaglietta, M. : Capillary perfusion during ischemia-reperfusion in subcutaneous connective tissue and skin muscle. Am. J. Physiol., 267 : H 2204-2212, 1994.
29) Nolte, D., Menger, M.D., Messmer, K. : Microcirculatory models of ischaemia-reperfusion in skin and striated muscle. Int. J. Microcirc. Clin. Exp., 15 (Suppl. 1) : 9-16, 1995.
30) Ichioka, S., Nakatsuka, T., Sato, Y., et al. : Amrinone, a selective phosphodiesterase III inhibitor, improves microcirculation and flap survival : a comparative study with prostaglandin E_1. J. Surg. Res., 75 : 42-48, 1998.
31) Orii, R., Sugawara, Y., Hayashida, M., et al. : Effects of amrinone on ischaemia-reperfusion injury in cirrhotic patients undergoing hepatectomy : a comparative study with prostaglandin E_1. Br. J. Anaesth., 85 : 389-395, 2000.
32) Ando, J., Tsuboi, H., Korenaga, R., et al. : Shear stress inhibits adhesion of cultured mouse endothelial cells to lymphocytes by downregulating VCAM-1 expression. Am. J. Physiol., 267 : C 679-687, 1994.
33) Granger, D.N. : Mechanisms underlying the microvascular responses to ischemia-reperfusion. 7 th World Congress for Microcirculation, Sydney, Australia, 2001.
34) Nolte, D., Hecht, R., Schmid, P., et al. : Role of Mac-1 and ICAM-1 in ischemia-reperfusion injury in a microcirculation model of BALB/C mice. Am. J. Physiol., 267 : H 1320-1328, 1994.
35) Tosa, Y., Lee, W.P., Kollias, N., et al. : Monoclonal antibody to intercellular adhesion molecule 1 protects skin flaps against ischemia-reperfusion injury : an experimental study in rats. Plast. Reconstr. Surg., 101 : 1586-1594 ; discussion 1595-1586, 1998.
36) Rucker, M., Schafer, T., Roesken, F., et al. : Reduction of inflammatory response in composite flap transfer by local stress conditioning-induced heat-shock protein 32. Surgery, 129 : 292-301, 2001.
37) Becker, M., Menger, M.D., Lehr, H.A. : Heparin-released superoxide dismutase inhibits postischemic leukocyte adhesion to venular endothelium. Am. J. Physiol., 267 : H 925-930, 1994.
38) Lehr, H.A., Guhlmann, A., Nolte, D., et al. : Leukotrienes as mediators in ischemia-reperfusion injury in a microcirculation model in the hamster. J. Clin. Invest., 87 : 2036-2041, 1991.
39) Minh, T., Ichioka, S., Harii, K., et al. : The dorsal bipedicle island flap-A new flap model in the mouse.

Scand. J. Plast. Reconstr. Hand Surg., in press.
40) Ichioka, S., Nakatsuka, T., Shibata, M., et al. : Visualizing the skin flap microcirculation in ischemia-reperfusion. 7 th World Congress for Microcirculation, Sideny, Australia, 2001.
41) Ichioka, S., Minh, T., Shibata, M., et al. : In vivo model for visualizing flap microcirculation of ischemia-reperfusion. Microsurgery (in press).

I 皮弁の基礎
7 人工血管による組織移植の試み

SUMMARY

小口径人工血管による組織移植はすでに Naas, Traaholt, 菅野らが皮弁を用いた実験モデルで報告している。しかしながら，人工血管の抗血栓性，皮弁の血流量などの問題から，良好な結果とはいい難かった。そこで筆者らは，より高度の抗血栓性を有する合成高分子材料製人工血管を用い，また，移植用皮弁モデルに新たな工夫を加えて皮弁生着の向上を図った。

実験は雑種成犬を用いて下腿に移植用皮弁モデルを作成し，以下のごとく行った。

(1) 予備実験：①単に皮弁を挙上した場合の血流量および生着の検索，②A-V シャント併設移植用皮弁の血流量と生着の検索。

(2) 本実験：予備実験で作成した皮弁モデルを用い，小口径人工血管（HEMA-St ブロックコポリマー，長さ 10 cm, 内径 1.5 mm）を動静脈おのおのに interposition した遊離皮弁移植の試み。

結果として，予備実験では皮弁に A-V シャントを併設することにより，単なる皮弁モデルの場合より皮弁への arterial inflow および venous outflow が急増した。従来より血流量低下は小口径人工血管に血栓形成を来しやすい状態を招くといわれているが，これらの結果は，その状態を改善し，本実験における皮弁移植の生着率を従来の成績から向上させるものであった。

はじめに

小口径人工血管による組織移植は 1977 年に Naas, Traaholt[1]，ついで 1982 年に菅谷ら[2,3]が，いずれも犬の実験モデルで皮弁を用いて報告している。しかしながら，皮弁の血流量が挙上後，浮腫などにより低下するため，きわめて血栓形成を来しやすい状態となること，また，低圧，非拍動性の静脈側での人工血管内に血栓が形成されやすいことなどの理由から，必ずしも良好な結果とはいい難く，より高度の抗血栓性を有する小口径人工血管の開発が望まれた。

筆者らはこれらの点を改善すべく，小口径人工血管に抗血栓性合成高分子材料である HEMA-St ブロックコポリマーを用い，また，皮弁モデルに新たな工夫を加えて皮弁生着の向上を図った。人工血管による組織移植の試みとして，現在までの実験経過の概要を述べてみたい。

A 材料と方法

1. 予備実験

菅谷らも指摘しているように，挙上後の皮弁の血流量低下は人工血管の血栓形成を招く大きな原因の一つである。そこで筆者らは，まず予備実験として皮弁の血流量増大を図る目的で，皮弁遠位側に A-V シャントを作成した実験モデルで，血流量の経時的変化と生着の検索を行った。

a. 単なる移植用皮弁の血流量および生着の検索

実験動物として体重 10～15 kg の雑種成犬 10 頭を用いた。ペントバルビタール 25 mg/kg で静脈麻酔し，挿管後，調節呼吸下に血圧，体温をモニターしながら，下腿に伏在動静脈を血管茎とする約 5×5 cm の島状皮弁を挙上した（図 7・1, 7・2）。

この際，伏在動静脈から大腿動静脈を鼠径靱帯近くまで連続的に剝離し，大腿動静脈を伏在動静脈分岐部より末梢で，またその他の分枝もすべて分岐部にて結紮した。したがって，本皮弁の血管茎には伏在動静脈より大腿動静脈までが含まれることになる（図 7・3）。

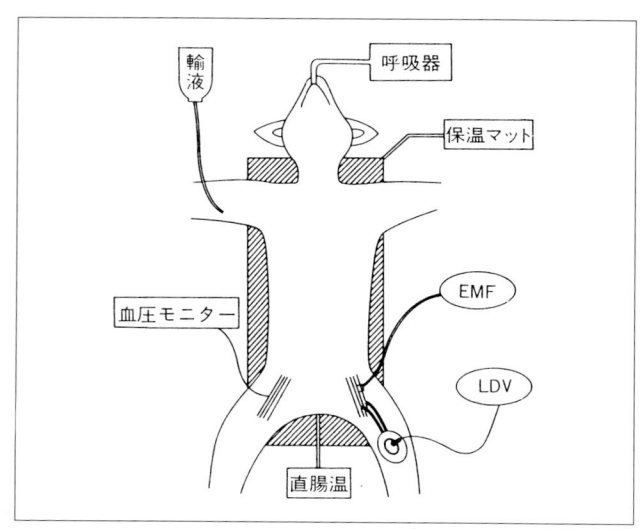

図 7・1　実験モデル
EMF：電磁血流計，LDV：レーザードップラー血流計

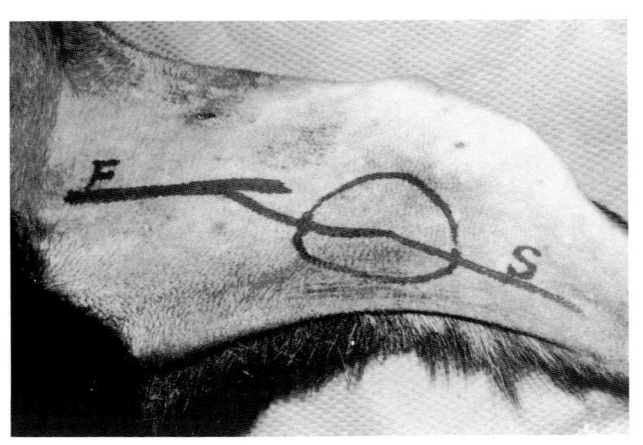

図 7・2　皮弁のデザイン
F：大腿動脈，S：伏在動脈

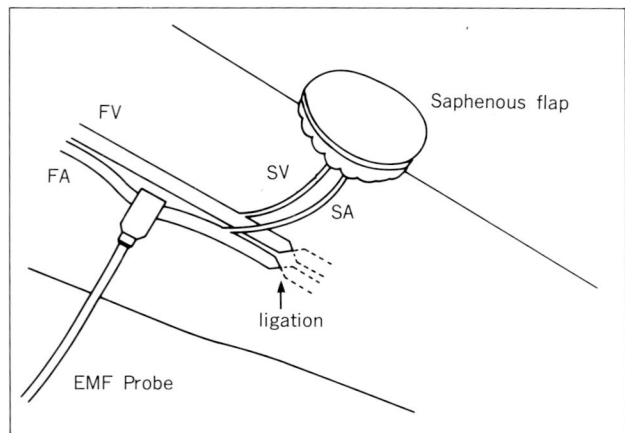

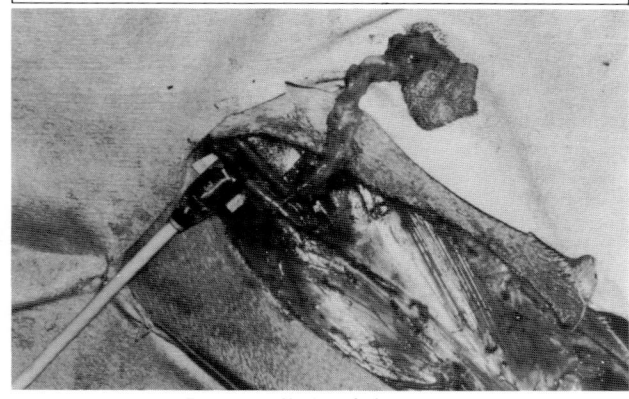

図 7・3　移植用皮弁モデル
SA：伏在動脈，SV：伏在静脈
FA：大腿動脈，FV：大腿静脈

皮弁を再び元の位置に縫合し，24時間ごとに皮弁の色調を観察するとともに，皮島および軸動静脈の血流量を測定した。

b．A-V シャント併設移植用皮弁の血流量と生着の検索

雑種成犬9頭を用い，予備実験aと同様に約 5×5 cm の皮弁を挙上し，軸動静脈間の遠位端に自家静脈移植によるA-Vシャントを作成した。その後，再び元の位置に縫合し，皮島および軸動静脈の血流量を測定した（図7・4）。

血流量は，実験①，②とも皮島についてはレーザードップラー血流計（Perimed社，Periflux）を，また，軸動静脈には電磁血流計（日本光電社，MVF-2100）を使用し（図7・1），挙上前，1時間後，1，4，7，14日目に測定した。

2．本実験

雑種成犬12頭を用い，予備実験で作成した皮弁モデルにて人工血管による遊離皮弁移植を行った。

使用した小口径人工血管は，抗血栓性合成高分子材料である 2-ヒドロキシエチルメタクリレート（HEMA）とスチレン（St）のブロックコポリマーをポリウレタン表面にコーティングしたもので，長さは 10 cm，内径は 1.5 mm（外径 2.1 mm）である。

皮弁挙上後，予備実験②のごとく A-V シャントを作成し，ついで軸動静脈にそれぞれ人工血管を吻合した（図7・5）。ただし，これは微小血管吻合の手技によらず，各軸血管の血管壁に切開を加えて人工血管を挿入し，絹糸にて結紮固定する方法で行った（図7・6）。挙上皮弁は，とくに人工血管挿入部で血管茎が屈曲しないように注意し，再び元の位置に縫合した。術後は皮弁の色調を観察するとともに，レーザードップラー血流計で血流の有無を確認した。

また，術後は抗生物質のみで，抗凝固剤，血栓溶解剤などの投与は行っていない。

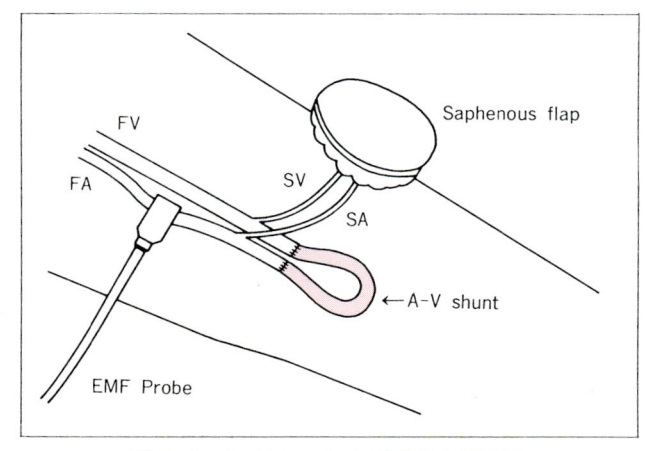

図7・4　A-Vシャント併設皮弁モデル

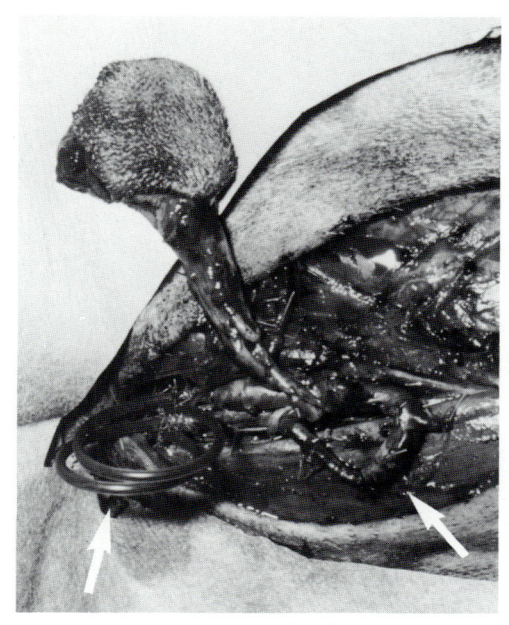

図7・5　術中写真
人工血管（左矢印），A-Vシャント（右矢印）

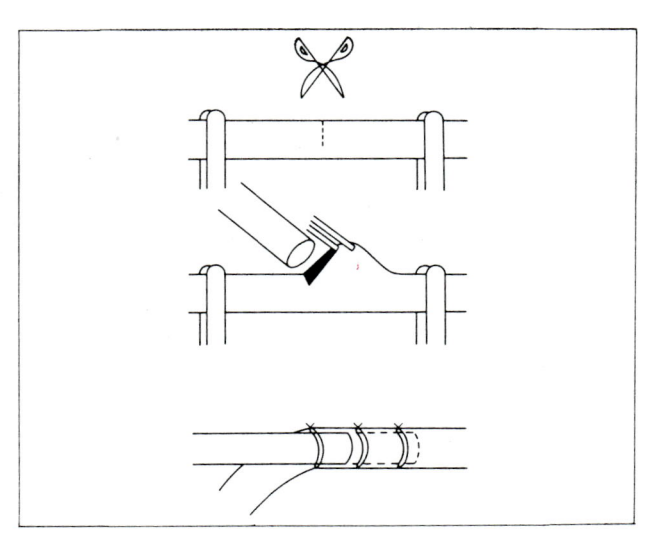

図7・6　人工血管挿入法
（片岡一則，岡野光夫：生体適合ポリマー，pp.27-30，共立出版，東京，1988．より引用）

B 結果

1．予備実験

a．単なる移植用皮弁の結果

10例中，途中犬が死亡したもの2例，縫合不全により創が哆開したもの2例で，ほかは完全に生着した。軸動静脈の血流量は挙上前，それぞれ 46.7±25.8 ml/min, 48.2±22.4 ml/min と固体差が大きいが，いずれも挙上後早期より著しく減少した（図7・7）。肉眼的にも動脈の拍動は減弱，血管壁の緊張も低下した。以後，皮島部分の血流量は徐々に増加したが，軸動静脈では低値を持続した。

b．A-Vシャント併設移植用皮弁の結果

9例中7例は生着し，ほかは壊死となった。皮島表面の血流量は挙上後一時減少したが，その後徐々に増加した。これに対し，軸動静脈ではともに血流量はシャント後急増し，その後比較的一定した値を保つが，7日，14日目と漸減傾向を示した。しかしながら，14日目においても動脈側で 252.5±183.6 ml/min，静脈側で 92.5±98.8 ml/min と，実験①に比べ高値を示した（図7・8）。

また，シャント前後の血圧についてはほとんど変化なく，最大 ±10 mmHg の範囲に留まった。

2．本実験

12例中8例は壊死となり，ほかの4例は完全に生着した（図7・9）。レーザードップラー血流計でも良好な血流が観察されたが（図7・10），移植人工血管については，いずれも3週間後には動静脈側とも血栓形成により閉塞していた（図7・11）。また，皮弁には術後数日間は比較的著明な浮腫とうっ血が認められた。

壊死となった8例については，すべて血栓形成により人工血管が閉塞していた。

C 考察

人工血管による組織移植の研究は，1977年 Naas ら[1]が主としてヘパリン化ポリエチレンチューブを用いて，犬の下腹壁動静脈を血管茎とする島状皮弁の生着実験を行ったのが最初の報告といわれる。ついで1982年，菅谷ら[2,3]が同様にヘパリン化親水性材料を用いた人工血管による遊離皮弁移植に関して，抗血栓性薬剤投与の影響を含めて報告している。その中でとくに抗血栓性の人工血管および薬剤の改良，移植皮弁の血流量の改善などに

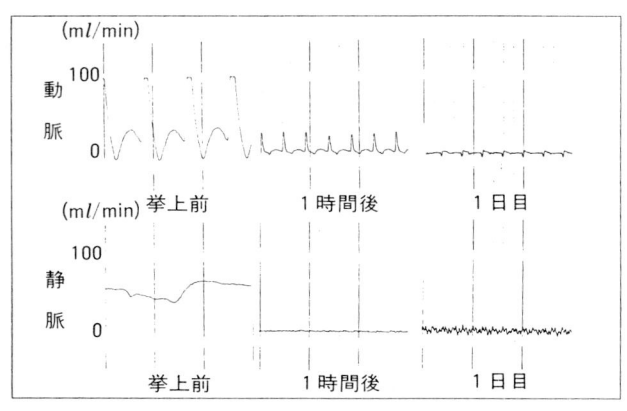

図 7・7　軸動静脈の血流量変動

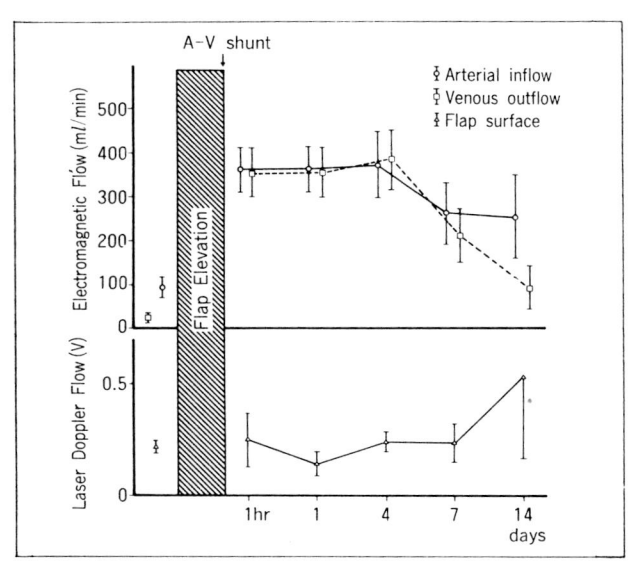

図 7・8　A-Vシャント併設皮弁の血流量変動

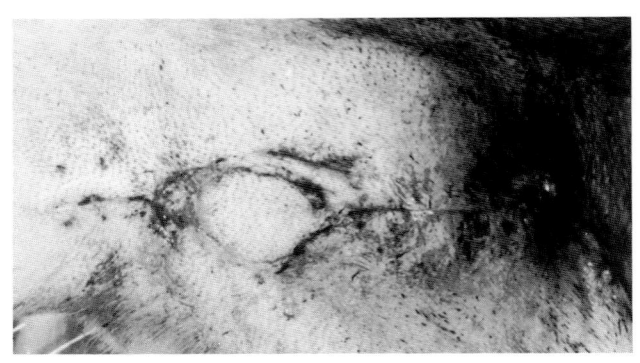

図 7・9　術後 2 週間目の状態

よる血栓形成の防止が，本研究進展への鍵であることが指摘された．筆者らもこのような歴史的経緯を踏まえ，小口径人工血管の開発とともに，移植皮弁の血流状態の改善を目的とした実験モデルの作成に主眼を置き，本研究を進めてきた．

岡野らは人工血管表面の抗血栓性材料を，その作用メカニズムから図 7・12 のように分類している[4]．現在，動脈系の優れた人工血管として臨床応用されている延伸ポリテトラフルオロエチレン（Gore Tex®）は，このうち偽内膜形成型の代表的な材料であるが，初期に血栓膜を生じるため，静脈系や 4 mm 以下の小口径人工血管での応用には限界があるとされている[5][6]．

これに対し，筆者らが用いている人工血管は，岡野らにより開発された抗血栓性合成高分子材料製で，血栓形成抑制型に属し，その表面特性により血小板の粘着，凝集を抑制するものである．すなわち，親水性モノマーである 2-ヒドロキシエチルメタクリレート（HEMA）と疎水性モノマーのスチレン（St）とをモル比 6：4 で共重合させ，それにより得られるミクロ層分離構造（ラメラ構造）が血小板の粘着と同時に形態変化，活性化を抑制し，血栓形成反応を阻止する（図 7・13，7・14）．したがって，小口径でもきわめて優れた抗血栓性を発揮する．家兎を用いた in vivo での評価で内径 1.5 mm，長さ 20 cm のもので $20±2.0$ 日[7]，また内径 1.5 mm，長さ 30 cm のもので血流量 2.5 ml/min のもとに $340±34.6$ min という開存期間を得ている[8]．

一方，移植用皮弁モデルとして筆者らが用いた皮弁は，Banis ら[9]の報告した saphenous flap とはやや異なるものである．これは Awward[10] らが報告しているごとく，saphenous flap 挙上後の saphenous artery の血流量は $4.36±1.09$ ml/min と小さく，また，血管径も 1.0～2.0 mm と細い．そこで，血管茎を大腿動静脈まで延長することにより，人工血管の挿入および電磁血流計による血流量測定を容易にできるように工夫した．

皮弁生着のための期間については諸家により多少異なるが[17]〜[19]，筆者らは少なくとも挙上後 1～2 週間の人工血管の開存が必要と考え，予備実験としてこの間の皮弁の血行動態を検索した．すでに axial pattern flap 挙上後の血行動態に関しては諸家の報告があるが[11]〜[14]，とくに Awward らは saphenous flap 挙上後の同 artery の血流量が局所温度の低下により減少するとし[15]，また，Nyström らは saphenous artery の血流量が同皮弁挙上により，1.8 ml/min（50～75％減）まで低下すると報告している[16]．

筆者らの実験結果はこれらのデータをほぼ裏づけるものであり，皮弁挙上後の血流量は著しく減少した．したがって，人工血管の開存は血栓形成により，きわめて困難な状態となることが示唆された．

このような場合，A-Vシャントを併設することにより人工血管の開存率を向上させることは，静脈バイパス術などの際にも行われているが[6]，筆者らも皮弁の軸動静脈の血流量を増加させる目的で皮弁の遠位側に A-Vシャントを作成し，その効果を検討するとともに，実際

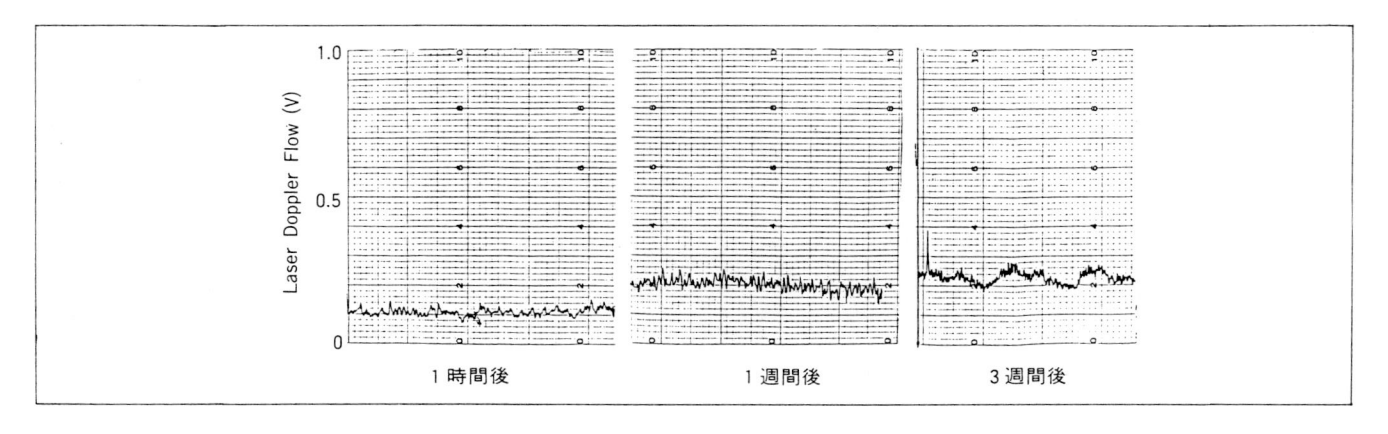

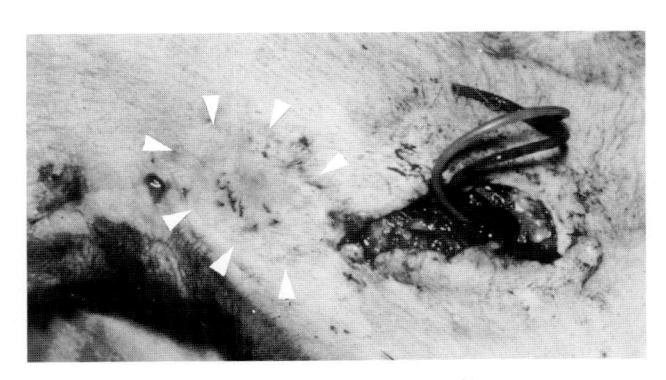

図 7・11 術後 3 週間目の状態
人工血管は閉塞しているが，皮弁は完全に生着している（矢印）。

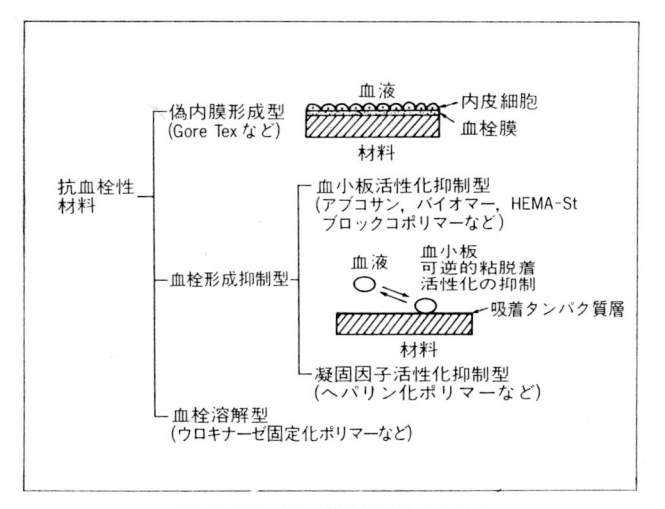

図 7・12 抗血栓性材料の分類
(岡野光夫，片岡一則：抗血栓性材料の分子設計．化学の領域増刊，135：57-70，1982．より引用)

の皮弁移植へ応用した。

A-Vシャント回路併設例では皮弁挙上後，軸動静脈の血流量は著明に増加し，以後，漸減するものの，14日目に至るまで単に挙上した場合に比べ増加した状態を持続した。これは岡野らの人工血管が 25〜27 cm/sec（15〜18 ml/min）の血流量で20±2.0日間開存していたことを考えれば，十分皮弁生着までの開存を期待できる値であった。

また，シャントにより，低圧で非拍動性の静脈系に動脈系の拍動を付加しうる点でも，人工血管の血栓による閉塞防止には有利と思われる。しかし，その反面，
①自家静脈移植を要するため手術手技が煩雑になる
②吻合部位が増す分，血栓形成の機会が高まる[20]
などの欠点も否定できない。菅谷らは抗血栓性薬剤を使用せず，軸動静脈の両側に人工血管を用いた場合では，15例中生着したものはなかったと報告している。したがって，筆者らの考案した方法は未だ検討を要する点も少なくないが，菅谷らの成績と比較しても皮弁生着率は向上しており，小口径人工血管による皮弁移植の可能性を拡大しうる一つの優れた方法と考えている。

このように，人工血管による遊離皮弁移植は，いかに血栓形成を回避するかが重要課題であるが，単に抗血栓性人工血管の改良だけが解決へのアプローチとはいい難いであろう。たとえば，血栓形成の原因として人工血管と移植床血管との機械的不適合（compliance mismatch）[21]，あるいは吻合法などに起因する吻合部での渦流発生なども見逃せない問題である。事実，筆者らの用いた人工血管はポリウレタン製であるため，移植床血管との直接の縫合は困難であり，ある程度の弾性は有するものの，挿入部位での屈曲や密着性の悪さから，血栓が生じやすい状態にあるといえる。したがって，人工血管による組織移植には抗血栓性，生体血管との吻合法，吻合部の形状，コンプライアンスなどさまざまな観点からの改良が必要である。

本稿はわれわれが本研究に取り組んで以来，数年に渡って報告してきた内容のうち比較的初期の研究成果をまとめたものであるが，それ以後，人工血管の抗血栓性，形状，実験モデルなどに少しずつ改良を加えてきた[22〜24]。詳細はそれぞれの文献を参照されたい。

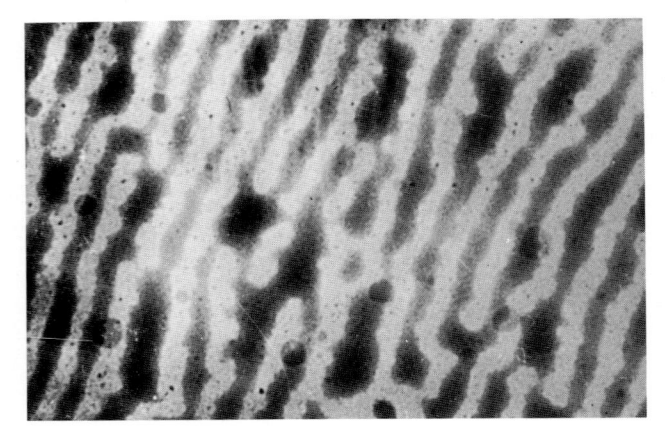

図 7・13 HEMA-St ブロックコポリマーのラメラ型ミクロ層分離構造
黒い部分が HEMA，白い部分が St
(Okano, T., Aoyagi, T., Kataoka, K., et al. : Hydrophilic-hydrophobic microdomain surfaces having an ability to suppress platelet aggregation and their in vitro antithrombogenicity. J. Biomed. Mater. Res., 20：919-927, 1986. より引用)

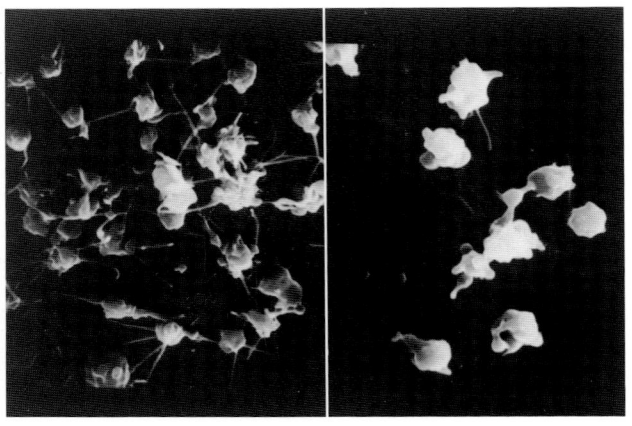

図 7・14 血小板粘着形態に及ぼすミクロ層分離構造の効果
ポリスチレン表面では偽足形成が著明であるのに対し(左)，モル比 6：4 の HEMA—St ブロックポリマー表面では形態変化が少ない(右)。

まとめ

成犬の saphenous flap を用いて，皮弁挙上後の血行動態の検索を行うとともに，小口径人工血管による遊離皮弁移植を行い，以下の結論を得た。

①HEMA-St ブロックコポリマーは小口径人工血管としての優れた抗血栓性を示す。

②皮弁挙上後，軸動静脈の血流量減少により人工血管内はきわめて血栓を生じやすい状態となる。

③軸動静脈間の A-V シャント作成は，人工血管の血流量（血流速度）を増加しうるため，血栓形成回避に有効な方法である。

④人工血管の抗血栓性や物性の向上，移植床血管との吻合法の改良などにより，小口径人工血管による組織移植は，今後さらに進展の余地があるものと思われた。　　　　　　　　　　（本田隆司，野﨑幹弘）

文　献

1) Naas, R., Traaholt, L. : Reimplantation of isolated skin flaps with cirulation maintained through artificial heparinized shunts. Scand. J. Plast. Reconstr. Surg., 11：23-25, 1977.
2) 菅谷良男, 伊藤政嗣, 塩谷信幸ほか：人工血管による遊離皮弁移植の試み. 形成外科, 25：67-77, 1982.
3) 菅谷良男：人工血管による遊離皮弁移植に関する基礎的研究. 北里医学, 12：141-155, 1982.
4) 岡野光夫, 片岡一則：抗血栓性材料の分子設計. 化学の領域（増刊），135：57-70, 1982.
5) 片岡一則, 岡野光夫：生体適合性ポリマー, pp. 27-30, 共立出版, 東京, 1988.
6) 井島　宏, 斉藤　大, 村井　正ほか：人工血管の現状と問題点. 人工臓器, 19：1060-1063, 1990.
7) Okano, T., Aoyagi, T., Kataoka, K., et al. : Hydrophilic-hydrophobic microdomain surfaces having an ability to suppress platelet aggregation and their in vitro antithrombogenicity. J. Biomed. Mater. Res., 20：919-927, 1986.
8) Nojiri, C., Okano, T., Grainger, D., et al. : Evaluation of nonthrombogenic polymers in a new rabbit A-A shunt model. ASAIO J., 10：596-601, 1987.
9) Banis, J. C., Schwartz, K. S., Acland, R. D. : Electromagnetic flowmetry ; An experimental method for continuous blood flow measurement using a new island flap model. Plast. Reconstr. Surg., 66：534-544, 1980.
10) Awward, A. M., White, R. J., Lowe, G. D. O., et al. : The effect of blood viscosity on blood flow in the experimental saphenous flap model. Br. J. Plast. Surg., 36：383-386, 1983.
11) Fujino, T. : Contribution of the axial and perforator rasculature to circulation in flaps. Plast. Reconstr. Surg., 39：125-137, 1967.
12) Guba, A. M. : Arteriovenous shunting in the pig. Plast. Reconstr. Surg., 65：323-327, 1980.
13) Mckee, N. H., Clarke, H. M., Nigra, C. A. L., et al. : A study of blood flow and pressure in the vessels supplying a free flap. Plast. Reconstr. Surg., 69：68-73, 1982.
14) Sasaki, G. H., Pang, C. Y. : Hemodynamics and viability of acute neurovascular island skin flaps in rats. Plast. Reconstr. Surg., 65：152-158, 1980.
15) Awward, A. M., White, R. J., Webster, M. H. C., et al. : The effect of temperature on blood flow in island and free skin flaps : an experimental study. Br. J. Plast. Surg., 36：373-382, 1983.
16) Nyström, A., Hanel, D. P., Scheker, L., et al. : Free flap circulation and modes of arterial insertion : an experimental study. Microsurgery, 11：265-267, 1990.

17) Acland, R. D.: In Skin Flaps, edited by Grabb, W. C. and Myers, M. B., p. 100, Little, Brown & Co., Boston, 1975.
18) Serafin, D., Shearin, J. C., Georgiade, N. G.: The vascularization of free flaps. Plast. Reconstr. Surg., 60: 233-241, 1977.
19) Tsur, H., Daniller, A., Strauch, B.: Neovascularization of skin flaps; Route and timing. Plast. Reconstr. Surg., 66: 85-93, 1980.
20) Lee, K., Awward, A. M., McGrouther, D. A.: The possibility of vascular delay at the recipient site prior to free flap transfer. Br. J. Plast. Surg., 36: 215-221, 1983.
21) 清野隆吉, 野尻知里, 岡野光夫ほか: 人工血管と抗血栓性; 小口径人工血管を中心に. 人工臓器, 16: 1227-1231, 1987.
22) 寺田伸一, 野崎幹弘, 本田隆司ほか: 小口径人工血管の実験的研究―吻合端形状の改良―. Progress Med., 14: 265-266, 1994.
23) 本田隆司, 野崎幹弘, 寺田伸一ほか: 組織移植のための小口径人工血管の開発と展望. 形成外科, 37: 1215-1221, 1994.
24) 野崎幹弘, 本田隆司, 佐々木健司ほか: 小口径人工血管と組織移植について. Progress Med., 16: 395-397, 1996.

8 皮弁壊死の予防と対策

SUMMARY

皮弁壊死のおもな原因は血行不全である。その他，虚血再灌流メカニズムや血腫により産生される活性酸素による壊死も生じる。

壊死予防のもっとも確実な方法は外科的 delay である。Delay 手技としては bipedicle 法が一番効果的である。Delay により血行が増大し，乱走皮弁が軸走化することが確かめられている。

薬剤による皮弁壊死予防，生着改善法は chemical delay とも呼ばれ，これまでに数多くの報告が行われている。薬剤の作用機序から①血行改善，②代謝改善もしくは虚血馴化，③壊死進行過程の抑制，の3種類に分類される。さらに血行改善薬剤は，交感神経遮断剤，末梢血管拡張剤，血液粘性もしくは凝固能低下剤，およびこれらの複合したものに分けられる。しかし，多くの薬剤は報告により評価がまちまちであり，臨床使用効果が確立されたものはほとんどない。これらの中で血管拡張作用と血小板凝集抑制効果をもつプロスタグランジン E_1 は有効である。一方，虚血再灌流障害に基づく壊死予防には，アロプリノールや SOD などの抗酸化剤の使用が実験的にはきわめて有効である。

薬剤以外の皮弁壊死予防方法としては，冷却がもっとも一般的である。

はじめに

皮弁による皮膚欠損修復は形成外科手術のもっとも基本的手技であるだけに，壊死の予防と対策に関しては従来より大きな関心が払われ，非常に多くの研究報告がなされている。しかし，現在に至るまで，確固たる方法がないのも事実である。

本稿ではまず皮弁の壊死メカニズムを明らかにし，これに基づく壊死の予防と対策について述べる。

A 皮弁壊死のメカニズム

皮弁生着に必須の条件は，血行が保たれていることであることはいうまでもない。血行の維持には一酸化窒素（NO），プロスタサイクリンなどが関与している。乱走皮弁，あるいは軸走皮弁や島状皮弁でも，末梢の乱走部は先端に行くに従って血行が乏しくなる[1]。したがって，無理なデザインで長い皮弁を作ったり，皮弁縫合の際に過度の緊張を加えると虚血性壊死が生じる。虚血の発現要因としてはこのようなレオロジーに基づくもののほか，外科的侵襲によるカテコールアミンの放出や血管障害によるセロトニンやヒスタミンの分泌，エンドセリンの放出，さらには二次的炎症による浮腫なども考えられる。血小板が破壊されて出てくるアラキドン酸カスケードの代謝物であるトロンボキサン A_2（TXA_2）による血小板凝集，血管収縮も関与している。さらに重要な因子は白血球による細静脈の閉塞である[2]。厳密にいえば，皮弁末梢部の壊死は虚血よりもうっ血が先行することが多い。

虚血状態が続くと，局所でのエネルギーの産生が低下し，組織はアシドーシスに傾く。これが直接，あるいは破壊されたライソゾームから放出されたライソゾーム酵素を介して組織障害をもたらし，皮弁が壊死に陥るものと考えられる。二次的に感染が加わると，壊死の進行はさらに早まる。遊離皮弁で血管吻合部が閉塞したり，動脈皮弁で茎が捻れたりして血行が長時間途絶えた場合も，同様に虚血性の壊死に陥る。

しかし，直接組織の壊死をもたらすほど長時間ではない虚血後に再灌流させても，組織障害が生じる。虚血後の再灌流により産生される活性酸素が組織障害の主因であることが明らかにされている。McCord ら[3]は xanthine oxidase を介して，虚血後再灌流により O_2^- が産生される経路を提唱している（図8・1）。すなわち，虚血状態の持続により，ATP が AMP, adenosine, inosine を経て hypoxanthine に変わる。一方，ATP の枯渇のためカルシウムイオンが増加することにより，カルシウム依存性蛋白分解酵素（calpain）が活性化し，xanthine dehydrogenase は xanthine oxidase に変わる。この後，

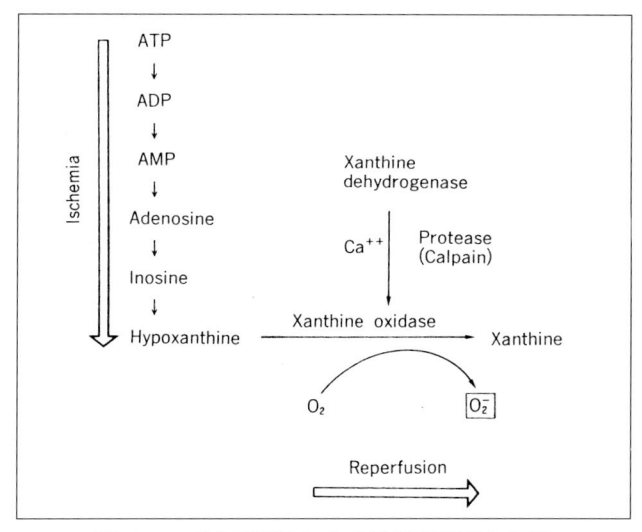

図 8・1　虚血再灌流による活性酸素産生経路
（McCord, J. M., Roy, R. S.：The pathophysiology of superoxide：Roles in inflammation and ischemia. Can. J. Physiol. Pharmacol., 60：1346-1352, 1982. より引用）

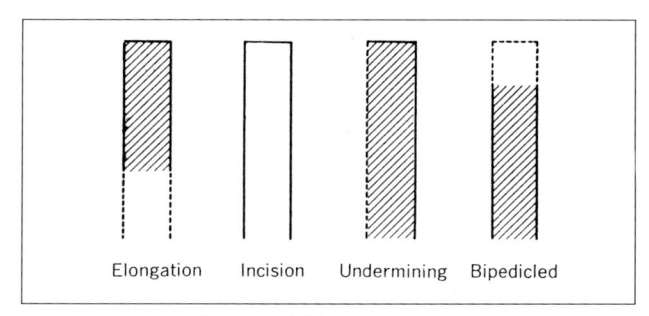

図 8・2　各種の delay 方法
実線は delay 手術時の切開線，斜線は delay 手術時の皮下剝離範囲を示している。また，点線は delay 後の手術時における追加切開線を示している。
（Milton, S. H.：The effects of "delay" on the survival of experomental pedicled skin flaps. Br. J. Plast. Surg., 22：244-252, 1969. より引用）

再灌流により酸素が供給されると hypoxanthine は xanthine oxidase の作用により xanthine に変わるが，このとき同時に代表的活性酸素である superoxide (O_2^-) が産生される。さらに O_2^- から派生して H_2O_2 やヒドロキシラジカル（OH・）が産生され，これら各種の活性酸素により組織障害が生じる。虚血再灌流による活性酸素発生経路として xanthine oxidase 系以外に，アラキドン酸カスケードやミトコンドリアでの電子伝達系を介するものも存在する。

島状皮弁や遊離皮弁の虚血再灌流後の壊死に xanthine oxidase 系により産生される活性酸素が関与していることは，これらの壊死が後に述べるように各種の抗酸化剤により予防されることから，間接的に証明されている。普通の皮弁遠位部でも，虚血再灌流メカニズムが多少は働いていることが考えられる。

また，活性酸素は虚血再灌流メカニズム以外でも産生され，白血球の食作用に際し，有効に働いているとされるが，一部細胞外へ漏れると炎症反応を引き起こすといわれている。このような活性酸素も皮弁壊死をもたらす組織障害の原因となる。さらに，血腫による皮膚壊死も，内圧上昇による循環不全というよりも，活性酸素が原因であるという説[4]がある。

皮弁は上に述べた種々の要素が入り交じった複雑な経路をたどって壊死に陥っていくと考えられ，壊死の予防と対策には，逆にこれらの経路を断ち切ることを考えるべきである。

B 皮弁血行モニタリング

皮弁壊死の最大の原因は血行不全であるとすれば，壊死予防には皮弁内の血行動態の把握が必要である。そのために種々の血行モニタリング法が開発されている。これらの中で，最近の報告で皮弁血行測定に用いられているのはつぎのようなものである。
①レーザードップラー血流計[5]
②熱勾配式血流計[6]
③Dermofluorometer[7]
④電解式水素ガスクリアランス血流計[8]
⑤^{133}Xe ガスクリアランス法[9]

これらのモニタリング法にはそれぞれ一長一短があり，目的に合致したものを使用しなければならない。最初の 2 方法は，精度はそれほど良くないが連続測定が容易であり，遊離皮弁術後の持続モニタリングに適している。Dermofluorometer は侵襲を与えないで，作成した皮弁の生死を予測することが可能であり，後に述べる薬剤使用の指標として有望である。電解式水素ガスクリアランス法は，組織血流の絶対値測定が可能であるが，測定に時間がかかることや，針電極を刺入しなければならないことなどのため，臨床使用にはやや不適であり，おもに研究面で使用されている。^{133}Xe ガスクリアランス法は RI を使用するためさらに面倒であるが，精度はもっとも優れ，もっぱら研究に用いられる。

C 外科的 delay

皮弁壊死予防と生着長の延長方法としてもっとも確実な方法は，外科的 delay である。図 8・2 に挙げるような

表 8・1　皮弁壊死予防，生着改善薬剤（a．血行改善によるもの──1．血管収縮抑制剤）

薬剤		報告者	動物	皮弁の種類	投与時期	投与経路	効果
Phenoxybenzamine	α-ブロッカー	Myers (1968)	ラット	乱走	前	腹腔	＋
		Finseth (1978)	ラット	島状	前～後	腹腔	＋
		Kerrigan (1982)	豚	乱走	後	静注	－
		Monteiro (1986)	ラット	乱走	前～後	経口	＋
		Goshen (1985)	ラット	乱走	後	局注，軟膏	＋
Phentolamine	α-ブロッカー	Jonsson (1975)	ラット	乱走	前～後	腹腔	＋
		Goshen (1985)	ラット	乱走	後	局所，軟膏	＋
Propranolol	β-ブロッカー	Wray (1984)	豚	軸走	前～後	経口	－
Reserpine	NA の枯渇	Jurell (1976)	ラット	乱走	前	腹腔	＋
		Cutting (1978)	ラット	乱走	前	皮下	＋
		Kennedy (1979)	ラット	乱走	前	腹腔	－
		Kerrigan (1982)	豚	乱走	後	静注	－
		Kjartansson (1987)	ラット	乱走	前～後	皮下	＋
α-methyl-P-tyrosine	NA 合成阻害	Jurell (1976)	ラット	乱走	前	腹腔	＋
6-hydroxy-dopamine	交感神経終末破壊	Reinisch (1974)	豚	乱走	前	皮下	＋
		Wray (1984)	豚	軸走	前～後	経口	－
Guanethidine	NA 合成阻害，枯渇	Jurell (1976)	ラット	乱走	前～後	腹腔	＋
		Finseth (1978)	ラット	島状	前～後	腹腔	＋
		Aparts (1980)	兎	乱走	前	局所	＋

種々の delay 方法があるが，もっとも効果的なのは bipedicle 法である[10]。皮弁の幅が細い方がより効果的である[11]。Delay 効果発現のメカニズムとして，これまでにおもにつぎの2つの説が考えられている。すなわち，delay により皮弁の血行が改善されるという説と，皮弁が虚血状態に耐えられるようになるという説である[12]。最近の研究[1][13]では前者の血行改善説の方が有力になっており，delay 手技によって乱走皮弁が軸走化するものと考えられている。血行改善メカニズムとしては，delay 初期にはノルアドレナリンやトロンボキサン，セロトニンなどの血管収縮性の局所ホルモンの枯渇効果が働き，その後は非特異的炎症に基づく血管拡張性物質（たとえばヒスタミンなど）による作用，血管増生因子の作用が考えられる。

Delay 期間としては，臨床的には通常2～3週間とされているが，動物実験結果[1]からはもう少し短くてもよいと思われる。

D 薬剤その他による皮弁壊死予防（chemical delay）

外科的 delay 手技によらず，薬物などの使用により皮弁の生着改善を図ることは chemical delay とも呼ばれ，これまでに非常に数多くの報告が見られる。

Chemical delay は作用機序に基づいて，
　①血行改善
　②代謝改善もしくは虚血馴化
　③壊死進行過程の抑制
の3つに分類することができる。血行改善方法はさらにつぎのように細分される。すなわち，
　ⓐ交感神経を遮断する薬剤を用いる方法
　ⓑ交感神経を介せず，直接末梢血管を拡張させる薬剤を用いる方法
　ⓒ血液の粘性，もしくは凝固能を低下させる方法
　ⓓ複合作用をもった薬剤を用いる方法

これらの作用機序による分類に従って，これまでに報告されたおもな薬剤について，研究に使用した動物，皮弁の種類，薬剤投与時期と経路，投与効果を表にまとめた（表8・1～8・6）。虚血再灌流障害による皮弁壊死予防に関しては別の項で述べる。

これらを見ると，当初有効と報告されながら，後に否定的な報告が追加されているものが多いことに気づく。もっとも，後の報告と最初のものとが実験の方法，使用動物などが異なっていることが多いので，必ずしもその薬剤の効果が全面的に否定されたわけではない。しかし，先の報告をふまえて行われた実験で効果が否定された薬剤の臨床使用は行いづらい。また，動物実験で効果的と判定された薬剤でも，動物により感受性が異なること，副作用の発現も異なることから，そのまま臨床応用が可能というわけではない。

これらの薬剤の臨床使用を行い得る条件として，
　①効果が確実なこと
　②作用機序が明らかであること
　③副作用が少ないこと

表 8・2　皮弁壊死予防，生着改善薬剤（a．血行改善によるもの——2．血管拡張剤）

薬剤		報告者	動物	皮弁の種類	投与時期	投与経路	効果
Dimethylsulfoxide	ヒスタミン様作用（抗酸化作用）	Adamson (1966, 1967)	ラット，ヒト	乱走	後	局所	＋
		Myers (1968)	ラット	乱走	後	局所	－
		Koehnlein (1970)	ラット	乱走	後	局所	－
		Ketchum (1967)	兎	軸走	前	局	＋
Histamine	血管拡張	Dehaan (1961)	兎	乱走	前	局所	＋
		Ketchum (1967)	兎	軸走	前	局所	＋
		Milton (1969)	兎	乱走	前	局所	－
Hydralazine	血管平滑筋弛緩	Finseth (1978)	ラット	乱走	前～後	腹腔	＋
Isoxuprine	血管拡張，β刺激	Finseth (1978)	ラット	島状	前～後	腹腔	＋
		Finseth (1979)	ラット	島状	前～後，後	腹腔	＋
		Finseth (1979)	ヒト	乱走	後	経口	＋
		Sasaki (1980)	ラット	乱走	前，前後，後	腹腔	－
		Zide (1980)	ラット	乱走	前～後	腹腔	＋
		Kerrigan (1982)	豚	乱走	後	筋注	－
		Wray (1984)	豚	乱走	前～後，後	経口	－
		Neligan (1985)	豚	乱走	前～後	筋注	－
Nitroglycerin	動静脈拡張	Rohrich (1984)	ラット，豚	軸走	後	軟膏	＋
		Kaufman (1984)	ラット	乱走	後	軟膏	－
		Nichter (1985)	ラット	乱走	後	ODT，軟膏	－
		Gatti (1986)	ラット	乱走	前～後，後	静注	＋
Ketamine HCl	小動脈拡張	Kaufman (1984)	ラット	乱走	後	筋	＋
Nimodipine	Caイオン流入阻害	Stark (1989)	ラット	乱走	前～後	静注，経口	＋
Piracetam	大脳機能改善剤	Rossillon (1987)	ラット	軸走	後	筋注，経口	＋
Cyclic AMP	血管拡張	Kusumoto (1995)	兎	乱走	後	静注	＋
L-arginine	NO産生	Um (1998)	ラット	乱走	後	腹腔	＋

表 8・3　皮弁壊死予防，生着改善薬剤（a．血行改善によるもの——3．血液粘性・凝固能低下剤）

薬剤		報告者	動物	皮弁の種類	投与時期	投与経路	効果
Pentoxifylline	赤血球変形能改善	Takayanagi (1980)	ラット	乱走	前～後，後	腹腔	＋
		Monteiro (1986)	ラット	乱走	前～後	経口	＋
		Chu (1989)	兎	乱走	前～後	腹腔	－
		Freedman (1989)	ラット	乱走	前～後	腹腔	－
Heparin	抗凝固作用	Myers (1968)	兎	乱走	後	静注	－
		Sawney (1980)	兎	乱走	後	静注	＋
		Wray (1984)	豚	軸走	後	静注	
低分子デキストラン	抗凝固，希釈作用	Grabb (1966)	豚，犬	乱走	後	静注	
		Oneal (1967)	豚	乱走，島状	前～後	静注	－
		Goulian (1967)	兎	軸走，乱走	前	静注	＋，－
		Myers (1968)	兎	乱走	後	静注	＋
		Suzuki (1986)	兎	乱走	後	静注	－
FK 506	白血球機能抑制	Cetinkale (1997)	ラット	乱走	前	筋注	＋

がまず挙げられる．さらに，
　④使用法が簡単なこと
　⑤術後からの治療が可能なこと
　⑥低コストであること
が好ましい．これらの条件の中でもっとも重要なのは，もちろん確実な効果があることである．しかし，臨床例では動物実験のように，一部壊死に陥ることが確実な同じ条件の皮弁を多数作って比較することができず，対照研究が困難なため，効果が客観的に示された報告例は皆無といってよい．したがって，ここではおもに動物実験報告に基づいて，これらの薬剤の臨床応用の可能性について述べる．

1．血行改善薬剤

　交感神経ブロッカー[14)〜19)]については，動物実験結果で効果がまちまちであること，仮に人で有効としても副作用の問題もあり，臨床応用は難しいと思われる．
　血管拡張剤についても，効果が確かなものは少なく，当初着目された isoxuprine[20)21)] もその後の報告[22)23)]では否定的に傾いている．局所での血管拡張を図ると同時に

表 8・4 皮弁壊死予防，生着改善薬剤（a．血行改善によるもの──4．複合作用によるもの）

薬剤		報告者	動物	皮弁の種類	投与時期	投与経路	効果
PGI$_2$	血管拡張，血小板凝集阻害	Emerson (1981)	ラット	乱走	前〜後	腹腔	＋
		Reus (1984)	豚	軸走	後	動注	＋
		Zachary (1986)	豚	軸走	後	動注	＋
Iloprost	PGI$_2$ analogue	Forrest (1991)	豚	乱走	前〜後	静注	＋
		Rajagopal (1995)	ラット	島状	前〜後	皮下	＋
PGE$_1$	血管拡張，血小板凝集阻害	Morain (1983)	兎	島状	後	動注，静注	＋
		Sano (1985)	ラット	乱走	後	軟膏	＋
		Suzuki (1986)	兎	乱走	後	静注	＋
		Suzuki (1986)	ヒト	乱走	後	静注	＋
PGE$_2$	血管拡張，血小板凝集阻害	Silverman (1989)	ラット	島状	前	局所	＋
		Layton (1999)	豚	乱走	前〜後	静注	＋
Indomethacin	PG 合成阻害剤	Sasaki (1981)	ラット	島状	前〜後	皮下	＋
Ibuprofen	PG 合成阻害剤	Sasaki (1981)	ラット	島状	前〜後	皮下	＋
		Nichter (1986)	ラット	乱走	後	腹腔	＋
UK38485	Thromboxane 合成阻害剤	Kay (1986)	ラット	乱走	前〜後, 後	経口	－
		Zachary (1986)	豚	軸走	後	筋注	＋
		Edstrom (1988)	犬	島状	前	静注	＋
OKY-046	Thromboxane 合成阻害剤	Ono (1988)	兎	乱走	前〜後	静注	＋
Chlorpromazine	多様な作用	Toomey (1979)	ラット	乱走	前〜後	腹腔	＋
		Bibi (1986)	ラット	乱走	前〜後	皮下	＋
		Angel (1989)	ラット	乱走	前〜後	皮下	＋
		Hoft (1990)	ラット	乱走	前〜後	皮下	－

表 8・5 皮弁壊死予防，生着改善薬剤（b．局所の代謝改善もしくは虚血馴化によるもの）

薬剤	報告者	動物	皮弁の種類	投与時期	投与経路	効果
O$_2$	Kernahan (1965)	豚	乱走	後	高圧酸素	－
	McFarlane (1966)	ラット	乱走	後	高圧酸素	＋
	Jurell (1973)	ラット	乱走	後	高圧酸素	＋
	Tan (1984)	ラット	島状	後	高圧酸素	＋
	Caffee (1988)	豚	軸走,島状,乱走	後	高圧酸素	－
Steroid	Mendelson (1978)	豚	乱走	後	静注	＋
	Mes (1980)	兎	乱走	前〜後, 後	静注	＋
	Nancarrow (1981)	ラット	島状, 乱走	前〜後	皮下	－
	Nakatsuka (1985)	豚	乱走, 島状	前, 後	筋注	－
Insulin	Ogawa (1982)	ラット	乱走	後	皮内	＋
Allopurinol	Mes (1980)	兎	乱走	前〜後	静注	＋
Fluorocarbon	Ramasastry (1984)	ラット	乱走	前	静注	＋
	Yoshimura (1986)	ラット	乱走	後	静注	－
	Chowdary (1987)	ラット	乱走	前	静注	＋
ATP	Boss (1984)	ラット	島状	後	腹腔	＋
	Cikrit (1984)	ラット	乱走	後	筋注	＋
Fluctose 1, 6 diphosphate	Hecker (1984)	ラット	島状	前	静注	＋
Difluoro methylornithine	Perona (1990)	ラット	軸走	後	腹腔	＋

副作用を軽減する意味で，ニトログリセリン軟膏の局所使用[24]〜[26]はNOの局所投与と考えると興味深いが，評価は一定していない。塩酸ケタミン[25], nimodipine[27], piracetam[28], dibutyryl cyclic AMP[29] など最近報告された薬剤については，まだ評価は下せない。これらの中で今後有望なのはNO産生増加を促す手段と思われる[31]。

血液の粘性，凝固能の低下により局所の血行改善を図る試みも，低分子デキストラン[31]〜[34]やヘパリン[33][35], pentoxifilline[36]〜[39] など多くの報告が見られるが，最近の報告では効果は否定的である。むしろ白血球の機能抑制の方が効果的と思われる[40]。

血行改善薬剤でもっとも期待のもてるのは，血管拡張作用と血小板凝集抑制作用をもつプロスタサイクリン（PGI$_2$）やプロスタグランジンE$_1$（PGE$_1$）など，ある種のプロスタグランジン類であろう。Emerson[41]はPGI$_2$

表 8・6 皮弁壊死予防, 生着改善薬剤 (c. 壊死進行過程の抑制)

薬剤	報告者	動物	皮弁の種類	投与時期	投与経路	効果
SOD	Cikrit (1984)	ラット	乱走	前	静注	−
	Im (1985)	ラット	島状	前	静注	＋
	Suzuki (1989)	ラット	乱走	前	静注	＋
	Suzuki (1991)	ラット	乱走	前	静注	＋
	Suzuki (1991)	ラット	乱走	後	局所	＋
Allopurinol	Mes (1980)	兎	乱走	前〜後	静注	＋
	Im (1985)	ラット	島状	前	静注	＋
	Suzuki (1991)	ラット	乱走	後	静注	−
Deferoxamine	Angel (1986)	ラット	乱走	前〜後	静注	＋
Ellagic acid	Ashoori (1994)	ラット	乱走	後	局所	＋

をラット皮弁に用い,有効性を報告している。また,Reusら[42]は豚の軸走皮弁に対する有効性を報告している。PGE$_1$については Morain ら[43]が家兎腹部の島状皮弁での生着改善効果を報告しており,その後筆者ら[44]は点滴静注によって家兎の背部の乱走皮弁遠位部における血行増大効果と壊死救済効果を報告している。さらに,臨床例での使用でも有効性を認めた[45]。臨床例では,手術後皮弁の色調不良に気づいた時点より,PGE$_1$ の投与を開始する。投与量は体重1kgあたり1μgとし,乳酸加リンゲル液などに溶解し,3時間以上かけて,ゆっくり点滴静注する。血管痛が見られる場合,さらに点滴速度を遅くする。点滴開始早期には,血圧の降下に注意しなければならない。点滴静注は,皮弁の生死が確定するまで,12時間ごとに繰り返す。

プロスタグランジン類には,血管収縮,血小板凝集促進に働くトロンボキサン A$_2$ (TXA$_2$) があり,生体内で血小板から分泌されている。この作用を抑制するため,プロスタグランジン生合成阻害剤であるインドメサシンやイブプロフェンなどの投与報告[46]も見られる。しかし,プロスタグランジン類全体の生合成を抑制するこれら薬剤よりも,TXA$_2$ 合成を選択的に阻害する薬剤[47]〜[49]に今後の期待がかけられる。

メジャートランキライザーである chlorpromazin には多様な薬理作用があり,複合してラット皮弁生着改善に働くことが報告されている[50]が,臨床応用の可能性については今後の問題である。

最近注目を浴びているのは血管増生因子の投与[51],あるいはその遺伝子投与[52]である。今後の発展が期待される。

2. 代謝改善もしくは虚血馴化薬剤

動物実験での高圧酸素の使用については,動物種により結果はまちまちである。臨床的にも一時用いられたこともあったが,客観的効果が得られなかったため,現在ではほとんど使用されていないようである。ステロイドの使用についても,最近の報告では否定的である。代用血液も報告により結果はまちまちであり,評価は一定しない。インスリン投与により局所のエネルギー代謝を改善する試み[53]は興味深いが,臨床応用には低血糖の副作用が問題となろう。ATP[54][55]あるいは嫌気的糖分解過程での中間産物である fluctose 1, 6 diphosphate[56] の投与は,今後期待できるかもしれない。

3. 壊死進行過程の抑制

皮弁壊死過程に活性酸素が関与しているとすれば,抗酸化剤が壊死予防に有効と考えられる。Im ら[57]は O_2^- の分解消去剤である superoxide dismutase (SOD) の静注によるラット島状皮弁遠位部の乱走領域の壊死救済を報告している。かれらは同時に xanthine oxidase の阻害剤であるアロプリノールの投与効果も報告しており,島状皮弁遠位部の壊死には虚血再灌流メカニズムが関与していることが示唆される。

一方,乱走皮弁では,Cikrit ら[55]はラットを使用した実験で SOD 静注の無効を報告している。これに対し筆者ら[58]は,半減期を延長した liposomal SOD (L-SOD) を使用し,ラット乱走皮弁でも SOD の有効性を報告している。筆者ら[59]は別の実験で,ラット乱走皮弁に対しては,xanthine oxidase 系における活性酸素産生阻害剤であるアロプリノールや E-64c の無効性を報告しており,乱走皮弁遠位部の活性酸素産生には虚血再灌流メカニズムの関与する割合は少なく,炎症や血腫など種々の要因が複合していると考えている。虚血再灌流メカニズムでは活性酸素は一時に大量に産生されるので,半減期の短い SOD の一期的投与で有効であるが,種々の要因から活性酸素が産生される乱走皮弁には持続的な投与が好ましいと思われる。この観点から,ラット皮弁に対し,SODを含有する外用剤の ODT による局所投与が試みられている[60]。本法は皮弁作成後からの投与開始で有効性が得

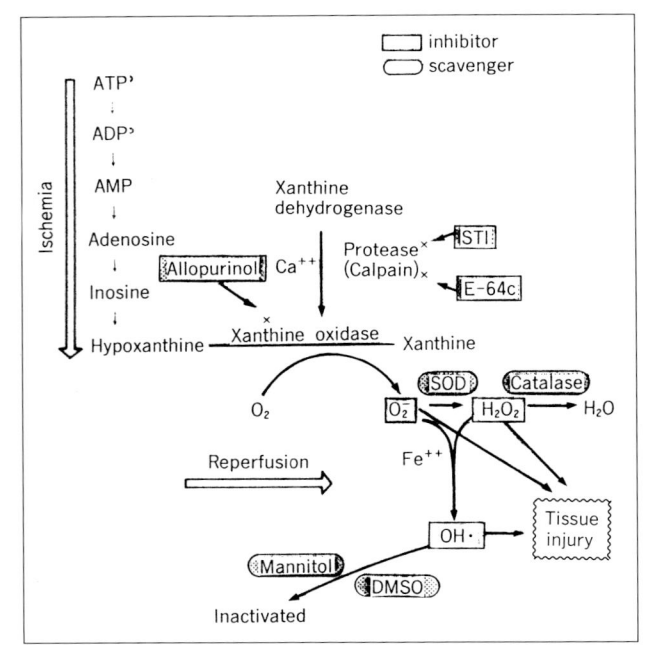

図 8・3 各種抗酸化剤による虚血再灌流後の活性酸素産生抑制および分解消去メカニズム

(Bulkley, G. B.: Free radical-mediated reperfusion injury ; A selective review. Br. J. Cancer, 55 (Suppl.) : 66-73, 1987. より引用改変)

られているので，臨床応用に期待がかけられる．ただし，現状では皮弁生着延長効果はわずかなので，カタラーゼなどほかの抗酸化剤との併用も考えていく必要があろう．Ashoori ら[61]は植物由来抗酸化剤である ellagic acid の局所投与による皮弁生着改善を報告している．

アロプリノールの使用については，最初は局所の代謝改善剤として，Mes ら[62]によって報告されている．彼らは家兎背部皮弁の壊死救済にアロプリノールの大量投与が有効と述べているが，報告を詳しくみると正常に生着する領域が延長したわけではなく，境界領域が延長しただけなので，本当に有効なのかどうか定かではない．筆者らの実験報告[59]でも対照と比べ皮弁生着は多少延長したものの，統計学的有意差は得ていない．しかし，ほかの薬剤との併用で補助効果はあるかもしれない．

先に述べた島状皮弁遠位部の壊死救済に関するアロプリノールの効果については，虚血再灌流障害予防と同様に，今後臨床応用面での研究が進められよう．

かつて血管拡張剤として使用報告の見られる dimethylsulfoxide[63]も抗酸化作用が認められており，こちらの観点から見直されるかもしれない．Deferoxamine[64]も皮弁生着延長効果が認められており，さらに血腫後の皮弁壊死救済にも有効であったと報告[65]されている．血腫による皮弁壊死に活性酸素が作用しているとすれば，このような抗酸化剤の投与が今後臨床面でも考慮されるべきであろう．

E 薬剤による虚血再灌流障害予防

動物実験における虚血再灌流障害による皮弁壊死予防には，抗酸化剤がきわめて有効である．抗酸化剤には活性酸素の産生そのものを阻害するものと，産生されたものを分解消去するものがあるが（図 8・3），いずれも効果的であることが報告されている．ただし，虚血再灌流メカニズムでは，活性酸素は一度に大量に産生されるため，SOD[66]~[68]やマニトール[69]のような消去剤よりも，アロプリノール[59][70]や epoxysuccinyl derivatives (E64c)[59][71]のようなブロッカーの方が効率的である．SOD を使用するならば，全身投与よりも，再灌流直前に皮弁の動脈内に直接注入する方が効果が高い．NO については虚血再灌流障害を促進するという報告[76]と予防に働くという報告[77]に分かれている．

虚血再灌流障害は皮膚に限らず，筋肉にも起こりうることで[72]，筋皮弁や切断指肢再接着[73][74]手術時にも問題となる．白血球の内皮細胞への接着，凝集も再灌流障害後の皮弁壊死進行に関与していると考えられ，白血球接着因子阻害剤の有効性が報告されている[75]．

虚血再灌流障害予防のためのこれらの薬剤の臨床使用については，今後の研究課題である．

F その他の皮弁壊死予防手段

皮弁壊死予防方法として臨床的にしばしば行われているのは冷却であろう．組織に必要なエネルギーを減らし，虚血耐性を高めることと，酵素活性を下げることにより壊死進行を遅らせることの 2 通りのメカニズムが考えられる．Kiehn ら[78]の家兎の皮弁を用いた実験では，20°C 以下の冷却で有効と報告されている．臨床的には，冷却する方法として皮弁直上と思われる部位に，ドレッシングの上から氷囊をあてる方法が用いられているが，確実に皮弁が冷却されているかを，ときどきチェックする必要がある．

皮弁虚血性壊死進行前のうっ血状態にはヒル (medicinal leech) の使用も有効である[79]．

湿潤状態に保持することにより壊死を防ぐ試みは，Sasaki ら[80]のポリウレタンフィルムを用いたラッピングや，McGrath[81]のクリーム基剤の塗布では有効性が報告されている．しかし，Kaufman ら[82]のポリエチレンフィルムを用いた実験では否定されている．これらの実験結果からは結論を出せないが，臨床的に組織の乾燥は

良くないことはたしかであり，皮弁の積極的生着延長効果の有無は別として，raw surface 部があれば湿潤状態に保つよう心がけるべきであろう。

実験報告では，脱血し貧血状態にすることにより皮弁生着が延長したという報告[83)～85)]や，皮弁作成の数週間前より低蛋白食を食べさせ，低蛋白血にして皮弁生着延長が得られたという報告[86)]がある。これをただちに臨床応用するわけにはいかないが，Gatti ら[85)]の報告では31%程度のヘマトクリット値でも，正常の44%と比べラット背部皮弁の生着改善が認められており，皮弁手術の場合，術後多少の貧血は補正しない方がかえって好都合かもしれない。

(鈴木茂彦)

文献

1) Suzuki, S., Isshiki, N., Ogawa, Y., et al.: The minimal requirement of circulation for survival of undelayed and delayed flaps in rats. Plast. Reconstr. Surg., 78: 221-226, 1986.
2) Ashoori, F., Suzuki, S., Zhou, J. H., et al.: Possible contribution of mastocytosis, apoptosis, and hydrolysis in pathophysiology of randomized skin flaps in humans and guinea pigs. Plast. Reconstr. Surg., 98: 491-501, 1996.
3) McCord, J. M., Roy, R. S.: The pathophysiology of superoxide; Roles in inflammation and ischemia. Can. J. Physiol. Pharmacol., 60: 1346-1352, 1982.
4) Angel, M. F., Narayanan, K., Swartz, W. M., et al.: The etiologic role of free radicals in hematoma-induced flap necrosis. Plast. Reconstr. Surg., 77: 795-801, 1986.
5) Bruce-Chwatt, A. J.: Free flap monitoring using a microcomputer linked to a laser doppler flowmeter. Br. J. Plast. Surg., 39: 229-238, 1986.
6) 大塚守正, 鈴木茂彦, 石川浩三ほか：家兎耳介を用いた切断指モデルによる各種血流測定法の比較検討. 日手外会誌, 4: 249-252, 1987.
7) Thomson, J. G., Kerrigan, C. L.: Dermofluorometry; Thresholds for predicting flap survival. Plast. Reconstr. Surg., 83: 859-864, 1989.
8) Suzuki, S., Isshiki, N., Ogawa, Y., et al.: Measurement of cutaneous blood flow by clearance of hydrogen gas generated by electrolysis. Ann. Plast. Surg., 15: 183-189, 1985.
9) Snelling, C. F. T., Poomee, A., Sutherland, J. B., et al.: Timing of distant flap pedicle division using xenon 133 clearance. Ann. Plast. Surg., 5: 205-211, 1979.
10) Milton, S. H.: The effects of "delay" on the survival of experimental pedicled skin flaps. Br. J. Plast. Surg., 22: 244-252, 1969.
11) Suzuki, S., Isshiki, N., Otsuka, M., et al.: Experimental study on "Delay" phenomenon as related to flap width and ischemia. Br. J. Plast. Surg., 41: 389-394, 1988.
12) 鈴木茂彦, 一色信彦：Delay メカニズムについての文献的考察. 形成外科, 32: 87-94, 1989.
13) Pang, C. Y., Forrest, C. R., Neligan, P. C., et al.: Augumentation of blood flow in delayed random skin flaps in the pig; Effect of length of delay period and angiogenesis. Plast. Reconstr. Surg., 78: 68-74, 1986.
14) Myers, M. B., Cherry, G.: Enhancement of survival in devascularized pedicles by the use of phenoxybenzamine. Plast. Reconstr. Surg., 41: 254-260, 1968.
15) Reinisch, J. F.: The pathology of skin flap circulation. The delay phenomenon. Plast. Reconstr. Surg., 54: 585-598, 1974.
16) Jonsson, C. E., Jurell, G., Nylen, B., et al.: Effect of phentolamine and propranolol on the survival of experimental skin flaps. Scand. J. Plast. Reconstr. Surg., 9: 98-100, 1975.
17) Jurell, G., Jonsson, C. E.: Increased survival of experimental skin flaps in rats following treatment with antiadrenergic drugs. Scand. J. Plast. Reconstr. Surg., 10: 169-172, 1976.
18) Cutting, C. B., Robson, M. C., Koss, N.: Denervation supersensitivity and the delay phenomenon. Plast. Reconstr. Surg., 61: 881-887, 1978.
19) Kennedy, T. J., Pistone, G., Miller, S. H.: The effects of reserpine on microcirculatory flow in rat flaps. Plast. Reconstr. Surg., 63: 101-110, 1979.
20) Finseth, F., Adelberg, M. G.: Prevention of skin flap necrosis by a course of treatment with vasodilator drugs. Plast. Reconstr. Surg., 61: 738-743, 1978.
21) Finseth, F.: Clinical salvage of three failing skin flaps by treatment with a vasodilator drug. Plast. Reconstr. Surg., 63: 304-308, 1979.
22) Sasaki, A., Harii, K.: Lack of effect of isoxuprine on experimental random flaps in the rat. Plast. Reconstr. Surg., 66: 105-108, 1980.
23) Kerrigan, C. L., Daniel, R. K.: Pharmacologic treatment of the failing skin flap. Plast. Reconstr. Surg., 70: 541-548, 1982.
24) Rohrich, R. J., Cherry, G. W., Spira, M.: Enhancement of skin-flap survival using nitroglycerin ointment. Plast. Reconstr. Surg., 73: 943-948, 1984.
25) Kaufman, T., Levin, A. M., Eichenlaub, E. H., et al.: The effect of IM ketamine HCl and 2% topical nitroglycerin cream on the survival of experimental flaps. Chir. Plast., 8: 45-49, 1984.
26) Nichter, L. S., Sobieski, M. W., Edgerton, M. T.: Efficacy of topical nitroglycerin for random-pattern skin-flap salvage. Plast. Reconstr. Surg., 75: 847-852, 1985.
27) Stark, G. B., Dorer, A., Jeager, K., et al.: The influence of the calcium channel blocker nimodipine on flap survival. Ann. Plast. Surg., 23: 306-309, 1989.
28) Rossillon, D., Vanwyck, R., Bayet, B., et al.: The action of piracetam in ischaemic flaps. Br. J. Plast. Surg., 40: 459-466, 1987.
29) Kusumoto, K., Isshiki, N., Suzuki, S., et al.: Increase in length of experimental skin flaps that survive with

dibutyryl cyclic AMP. Scandinavian J. Plast. Reconstr. Surg. Hand Surg., 29：111-116, 1995.
30) Um, S. C., Suzuki, S., Toyokuni, S., et al.：Involvement of nitric oxide in survival of random pattern skin flap. Plast. Reconstr. Surg., 101：785-792, 1998.
31) Grabb, W. G., Oneal, R. M.：The effect of low molecular weight dextran on the survival of experimental skin flaps. Plast. Reconstr. Surg., 37：406-409, 1966.
32) Oneal, R. M., Knode, R. E., Grabb, W. C., et al.：The effect of low molecular weight dextran of the survival of skin flaps in pigs vascularized either by a single artery and vein or by a subdermal plexus. Plast. Reconstr. Surg., 40：595-598, 1967.
33) Myers, M. B., Cherry, G.：Causes of necrosis in pedicle flaps. Plast. Reconstr. Surg., 42：43-50, 1968.
34) 鈴木茂彦，一色信彦，林　修ほか：低分子デキストランのウサギ皮弁血流におよぼす効果；電解式水素ガスクリアランス法によるモニタリング．日形会誌，6：907-912, 1986．
35) Sawhney, C. P.：The role of heparin in restoring the blood supply in ischaemic skin flaps；An experimental study in rabbits. Br. J. Plast. Surg., 33：430-433, 1980.
36) Takayanagi, S., Ogawa, Y.：Effects of pentoxifylline on flap survival. Plast. Reconstr. Surg., 65：763-767, 1980.
37) Monteiro, D. T., Santamore, W. P., Nemir, P.：The influence of pentoxifylline on skin-flap survival. Plast. Reconstr. Surg., 77：277-281, 1986.
38) Chu, B. C., Deshmukh, N.：The lack of effect of pentoxifylline on random skin flap survival. Plast. Reconstr. Surg., 83：315-318, 1989.
39) Freedman, A. M., Hyde, G. L., Luce, E. A.：Failure of pentoxifylline to enhance skin flap survival in the rat. Ann. Plast. Surg., 23：31-34, 1989.
40) Cetinkale, O., Sengul, R., Bilgic, L., et al.：Involvement of neutrophils in ischemic injury. 1. Biochemical and histological investigation of the effect of FK 506 on dorsal skin flaps in rats. Ann. Plast. Surg., 39：505-515, 1997.
41) Emerson, D. J. M., Sykes, P. J.：The effect of prostacyclin on experimental random pattern flaps in the rat. Br. J. Plast. Surg., 34：264-266, 1981.
42) Reus, W. F., Murphy, R. C., Heggers, J. P., et al.：Effect of intraarterial prostacyclin on survival of skin flaps in the pig；Biphasic response. Ann. Plast. Surg., 13：29-33, 1984.
43) Morain, W. D., Pettit, R. J., Rothkopf, D. M., et al.．Augmentation of surviving flap area by intraarterial vasodilators administered through implantable pumps. Ann. Plast. Surg., 11：46-52, 1983.
44) Suzuki, S., Isshiki, N., Ogawa, Y., et al.：Effect of intravenous prostaglandin E_1 on the experimental flaps. Ann. Plast. Surg., 19：49-53, 1987.
45) 鈴木茂彦，一色信彦，小川　豊ほか：皮弁壊死救済を目的としたプロスタグランジン E_1 の臨床使用経験．日形会誌，6：933-940, 1986．

46) Sasaki, G., Pang, C. Y.：Experimental evidence for involvement of prostaglandins in viability of acute skin flaps：Effects on viability and mode of action. Plast. Reconstr. Surg., 67：335-340, 1981.
47) Zachary, L. S., Heggers, J. P., Robson, M. C., et al.：Combined prostacyclin and thromboxane synthetase inhibitor UK 38485 in flap survival. Ann. Plast. Surg., 17：112-115, 1986.
48) Edstrom, L. E., Balkovich, M., Slotman, G.：Effect of ischemic skin flap elevation on tissue and plasma thromboxane A_2 and prostacyclin production；Modification by thromboxane synthetase inhibition. Ann. Plast. Surg., 20：106-111, 1988.
49) 小野一郎，大浦武彦，村住昌彦ほか：Thromboxane 合成酵素阻害剤（OKY-046）の皮弁の延長効果についての研究．日形会誌，8：741-751, 1988．
50) Toomy, J. M., Conoyer, J. M., Ogura, J. H.：Vasodilating agents in augmentation of skin flap survival. Otolaryngol. Head Neck Surg., 87：757-762, 1972.
51) Padubidri, A., Browne, E.：Effect of vascular endothelial growth factor (VEGF) on survival of random extension of axual pattern skin flaps in the rat. Ann. Plast. Surg., 37：604-611, 1996.
52) Taub, P. J., Marmur, J. D., Zhang, W. X., et al.：Locally administered vascular endothelial growth factor cDNA increases survival of ischemic experimental skin flaps. Plast. Reconstr. Surg., 102：2033-2039, 1998.
53) 小川　豊，鈴木茂彦，楠本健司ほか：Prostaglandin E_1, 低分子デキストラン，pentoxifylline, isoxuprine およびインスリンの皮弁生着に対する効果に関する実験的研究．日形会誌，2：318-327, 1982．
54) Boss, W. K., Fusi, S., Chaudry, I. H., et al.：Improved skin flap survival with adenosine triphosphate-magnesium chloride. Surg. Forum, 35：576-578, 1984.
55) Cikrit, D., Billmire, D., Lopez, R. M., et al.：Beneficial effect of exogenous adenosine triphosphate on skin flap viability. Surg. Forum, 35：578-579, 1984.
56) Heckler, F. R., Markov, A. K., Jones, E. W. J.：Metabolic support of ischemic skin flaps with fructose 1, 6 diphosphate. Surg. Forum, 35：580-582, 1984.
57) Im, M. J., Manson, P. N., Bulkley, G. B., et al.：Effects of superoxide dismutase and allopurinol on the survival of acute island skin flaps. Ann. Surg., 201：357-359, 1985.
58) Suzuki, S., Miyachi, Y., Niwa, Y., et al.：Significance of reactive oxygen species in distal flap necrosis. Br. J. Plast. Surg., 42：559-564, 1989.
59) Suzuki, S., Yoshioka, N., Isshiki, N., et al.：Involvement of reactive oxygen species in postischemic flap necrosis and its prevention by antioxidants. Br. J. Plast. Surg., 44：130-134, 1991.
60) Suzuki, S., Matsushita, Y., Isshiki, N., et al.：Salvage of distal flap necrosis by topical superoxide dismutase. Ann. Plast. Surg., 27：253-257, 1991.
61) Ashoori, F., Suzuki, S., Zhou, J., et al.：Involvement of lipid peroxidation in necrosis of skin flaps and its

suppression by ellagic acid. Plast. Reconstr. Surg., 94：1027-1037, 1994.
62) Mess, L. G.：Improving flap survival by sustaining cell metabolism within ischemic cells ; A study using rabbits. Plast. Reconstr. Surg., 65：56-65, 1980.
63) Adamson, J. E., Horton, C. E., Crawford, H. H., et al.：The effects of dimethyl sulfoxide on the experimental pedicle flap ; A preliminary report. Plast. Reconstr. Surg., 37：105-110, 1966.
64) Angel, M. F., Narayanan, K., Swartz, W. M., et al.：Deferoxamine increases skin flap survival ; additional evidence of free radical involvement in ischemic flap surgery. Br. J. Plast. Surg., 39：469-472, 1986.
65) Angel, M. F., Haddad, J., Abramson, M.：A free radical scavenger reduces hematoma-induced flap necrosis in Fischer rats. J. Otolaryngol. Head Neck Surg., 96：96-98, 1987.
66) Manson, P. N., Anthenelli, R. M., Im, M. J., et al.：The role of oxygen-free radicals in ischmic tissue injury in island skin flaps. Ann. Surg., 198：87-90, 1983.
67) Manson, P. N., Narayan, K. K., Im, M. J., et al.：Improved survival in free skin flap transfers in rats. Surgery, 99：211-215, 1986.
68) Sagi, A., Ferder, M., Levens, D., et al.：Improved survival of island flaps after prolonged ischemia by perfusion with superoxide dismutase. Plast. Reconstr. Surg., 77：639-642, 1986.
69) Narayan, K. K., Im, M. J., Manson, P. N., et al.：Mechanism and prevention of ischemia/reperfusion injury in island skin flaps. Surg. Forum, 36：593-595, 1985.
70) Im, M. J., Shen, W. H., Pak, C. J., et al.：Effect of allopurinol on the survival of hyperemic island skin flaps. Plast. Reconstr. Surg., 73：276-278, 1984.
71) 鈴木茂彦，吉岡伸高，宮地良樹ほか：Epoxysuccinyl derivative (E-64c) による島状皮弁モデルにおける虚血再灌流障害予防効果について. 形成外科, 32：1225-1230, 1989.
72) 鈴木茂彦：活性酸素；その形成外科における意義について. 形成外科, 32：1079-1085, 1989.
73) 鈴木茂彦，吉岡伸高，一色信彦ほか：切断肢モデルを用いた筋肉の虚血再灌流障害予防に関する実験的研究. 日手会誌, 6：170-173, 1989.
74) 鈴木茂彦，吉岡伸高，一色信彦ほか：筋肉，皮膚の虚血再灌流障害と組織内 SOD 活性値について. 日手会誌, 7：212-215, 1990.
75) Stotland, M. A., Kerrigan, C. L.：E- and L-selectin adhesion molecules in musculocutaneous flap reperfusion injury. Plast. Reconstr. Surg., 99：2010-2020, 1997.
76) Knox, L. K., Stewart, A. G., Hayward, P. G., et al.：Nitric oxide synthase inhibitors improve skin flap survival in the rat. Microsurgery, 15：708-711, 1994.
77) Cordeiro, P. G., Mastorakos, D. P., Hu, Q-Y. et al.：The protective effect of L-arginine on ischemia-reperfusion injury in rat skin flaps. Plast. Reconstr. Surg., 100：1227-1233, 1997.
78) Kiehn, C. L., Desprez, J. D.：Effects of local hypothermia on pedicle flap tissue. Plast. Reconstr. Surg., 25：349-370, 1960.
79) Dabb, R. W., Malone, J. M.：The use of medicinal leeches in the salvage of flaps with venous congestion. Ann. Plast. Surg., 29：250-256, 1992.
80) Sasaki, A., Fukuda, O., Soeda, S.：Attempts to increase the surviving length in skin flaps by a moist environment. Plast. Reconstr. Surg., 64：526-531, 1979.
81) McGrath, M. H.：How topical dressing salvage "questionable" flaps ; Experimental study. Plast. Reconstr. Surg., 67：653-659, 1981.
82) Kaufman, T., Angel, M. F., Eichenlaub, E. H., et al.：The salutary effects of the beds on the survival of experimental flaps. Ann. Plast. Surg., 14：64-73, 1985.
83) Earle, A. S., Fratianne, R. B., Nunez, F. D.：The relationship of hematocrit levels to skin flap survival in the dog. Plast. Reconstr. Surg., 54：341-344, 1974.
84) Nielsen, R. W., Parkin, J. L.：Skin flap survival ; Influence of infection, anemia, and tubing. Arch. Otolaryngol., 102：727-728, 1976.
85) Gatti, J. E., LaLossa, D., Neff, S. R., et al.：Altered skin flap survival and fluorescein kinetics with hemodilution. Surgery, 92：200-205, 1982.
86) Ruberg, R. T., Falcone, R. E.：Effect of protein depletion on the surviving length in experimental skin flaps. Plast. Reconstr. Surg., 61：581-588, 1978.

II 皮弁の臨床①

9 菱形皮弁の変法
10 瘢痕皮弁
11 逆行性皮弁
12 Venous flap とその臨床
13 MVP flap と prefabricated flap
14 Expanded flap の free flap への応用
15 Thin flap の概念と薄層拡大広背筋皮弁
16 Thinning flap：腹直筋皮弁
17 遊離皮弁の新しい展開
18 Free groin flap
19 内視鏡による皮弁採取法

II 皮弁の臨床①

9 菱形皮弁の変法

SUMMARY

　菱形皮弁としては，Limberg flap, Dufourmentel flap をはじめとした各種のものが考案され，さらに，菱形皮膚欠損の両側に菱形皮弁を作図する rhomboid-to-W plasty, double Z-plasty などもよく知られている。

　菱形皮弁による方法を用いる場合，上記の代表的な皮弁の作図法をそのまま用いると，dog ear の形成が著しかったりするために，実際にはそれぞれの術者の好みにより，また経験によって，各自独自の方法（変法）を用いている人が多いのではないかと思われる。

　欠損部を菱形皮弁で被覆する場合，欠損部の先端の角度，欠損部周辺の皮膚の緊張状態などに応じて，それぞれの欠損部の修復に適した菱形皮弁の作図を行うべきと思われる。筆者はここ数年来，従来の菱形皮弁とは違った菱形皮弁変法として flexible rhombic flap を用いて，良好な結果を得ている。Flexible rhombic flap の特徴は，以下のごとくである。

①菱形皮膚欠損周辺部の皮膚の緊張度に応じて，皮弁の形を変えることが可能である。
②菱形皮膚欠損部の先端の角度によらず，dog ear の少ない修復が可能である。
③ほかの代表的な菱形皮弁法よりも応用範囲が広い。

　本稿では，以上の特徴をもった flexible rhombic flap を中心に，菱形皮弁による修復法における注意，ほかの代表的な皮弁との比較を行い，代表的な症例を供覧した。

はじめに

　局所皮弁の一種である菱形皮弁による形成術は，形成外科領域で広く用いられている基本的手技で，その歴史は古く，比較的小さな組織欠損を修復する場合に，遊離植皮を併用しない方法として利用価値が高い[1]~[3]。「菱形」皮弁という名がついているが，皮弁の形は当然ながら完全な菱形をしているわけではない。皮膚欠損部を菱形に見立てて，その欠損部に隣接した部分に三角形の皮膚切開を伸ばして菱形に近い有茎皮弁とし，Z形成術の形で皮弁を組織欠損部に移動するものである。

　菱形皮弁の代表的なものとして，Limberg flap, Dufourmentel flap があり[1][2]，いずれもその術式を考案した人の名前をつけて呼ばれている。そのほかにも各種の菱形皮弁が考案されているが，いずれも「菱形の皮膚欠損の菱形の一辺を菱形皮弁の一辺とする有茎皮弁」という原理は同じで，皮弁の作図にあたって有茎皮弁の茎の幅，三角弁の先端の角度の取り方などが少しずつ異なっているにすぎない[4][5]。

　また，皮膚欠損部の両側に菱形皮弁を作成する方法として，rhomboid-to-W flap と double Z-plasty がよく知られている[6][7]。

　本稿では，菱形皮弁について，菱形皮弁の変法としての flexible rhombic flap を中心に[8]，菱形皮弁の作図法，菱形皮弁を用いる手術の基本的な考え方などについて述べてみたい。

A 概　念

　菱形皮弁による修復術というのは欠損部を菱形に，すなわち菱形欠損に見立てて修復するものである。菱形欠損というと，成書ではたいていの場合はその先端の角度が60度になっているが，実際の手術では菱形欠損の先端の角度は必ずしも60度ではなく，60度以下のことも60度以上のこともある。後述するごとくの理由で，それらの欠損部をすべて一律に Limberg flap ないし Dufourmentel flap など一つ覚えの方法で修復しても，良い結果は得られない。菱形皮弁による手術で，菱形欠損部のおかれた位置・先端の角度，菱形欠損周囲の皮膚の緊張程度などによって，菱形皮弁の形を変えることが必要である。

菱形皮弁の変法として，これから述べようとする flexible rhombic flap は，「菱形欠損の形，菱形欠損部周囲の状況（解剖学的な位置関係，皮膚の緊張度など）に，flexible に対応して作図ができる菱形皮弁 (rhombic flap)」という意味合いで命名したものである。

B 代表的な菱形皮弁

菱形皮弁には多くのものが報告されているが，代表的なものは図9・1のごとくである。Limberg flap を応用した方法として，2-flap Limberg plasty, 3-flap Limberg plasty, 4-flap Limberg plasty などがあり，利用価値が高い。これらの皮弁については成書などを参照されたい[1)9)10]。

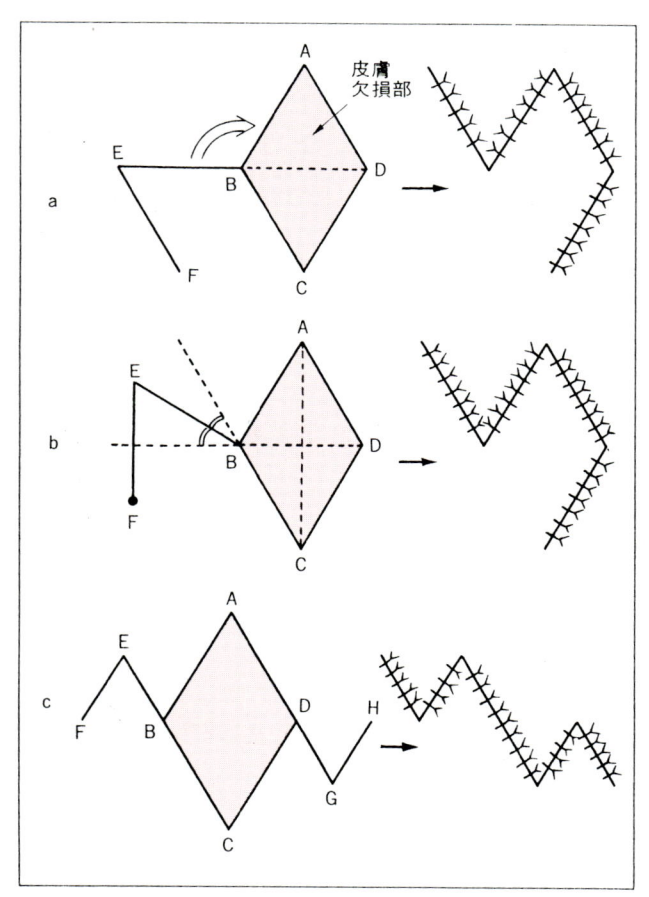

(a) Limberg flap。点 D, B, E は直線上にある。EF と BC は平行。
(b) Dufourmentel flap。線 BE が線 CB 線 DB となす角を二等分する線である。EF と AC は平行。
(c) Rhomboid-to-W flap。点 C, B, E は直線上にある (CE＝CA)。EF の線は適当に引く。反対側も同様にして点 G, H を決める。

図 9・1 各種の菱形皮弁

（梁井 皎：局所皮弁と幾何学的皮弁．臨床外科，44：1207-1214，1989．より引用）

C Flexible rhombic flap の原理と作図

図9・2にその作図法を示した。すなわち，ABCD を菱形の欠損とする時，線 CD を軸とした点 B の対称点を G とする。点 E は CD の延長線上の点で，点 F は線 CD を軸とした点 A の対称点である。AD＝ED＝FD で，弧 EF は点 D を中心とする円弧上に位置する。

局所皮弁の先端 X は，点 E から点 F までの弧上に選択範囲があり，皮膚欠損部周囲，とくに欠損部を挟んで，皮弁と反対側の部分 (area S) の緊張によって決められる。まず，手術中に点 B の部分を皮膚欠損部に軽く advance して，無理なく欠損部側に移動できる点 B′ を決める。つぎに，∠CB′A≒∠CDX となるような点 X を決める。その際，厳密に∠CB′A および∠CDX を測定する必要はなく，だいたいの見当でその角度を決めればよい。また，area S の部分に眼瞼，口唇などの free margin がある場合には，それらの部位に変形を来さない程度に，点 B を控えめに advance する必要がある。つぎに点 X から点 G に向けて線を引き，XY＝XD となる点 Y を決める。当然ながら，点 X が E から F の方向へ移動するにしたがって，菱形皮弁の先端の角度∠DXY は大きくなる。すなわち，area S の部分の皮膚に余裕があるほど点 B′ は菱形欠損部の中央に寄り，その結果，点 X

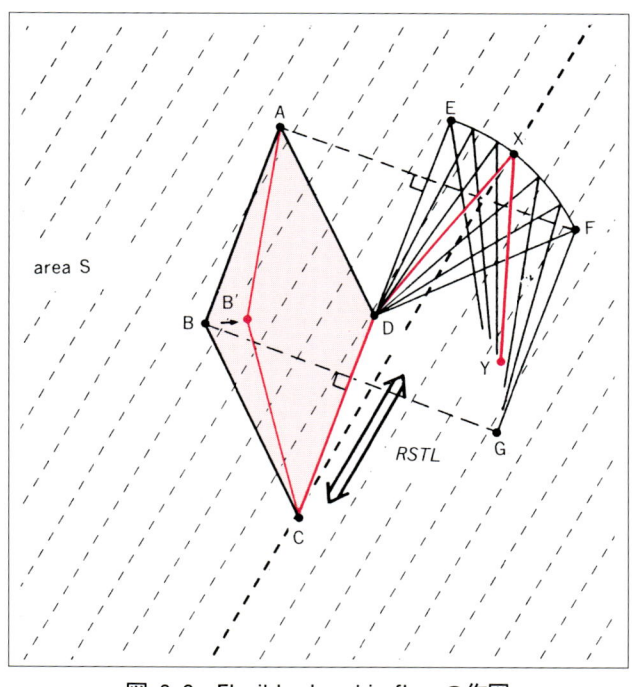

図 9・2 Flexible rhombic flap の作図
点線は RSTL を示す。

(Yanai, A., Ueda, K., Takato, T.：Flexible rhombic flap. Plast. Reconstr. Surg., 78：228-232, 1986. より引用)

は点Eに近づき，一方 area S の緊張が強い場合，点X は点Fに近づくことになる．点Bの位置をまったく advance できない場合は，点Xは点Fに一致し，∠CBA＝∠CDX となる．

なお，先端の角度が60度の菱形欠損の場合，菱形皮弁の先端Xを点Fに置くと，その局所皮弁はまさしく Limberg flap と同一になり，また，先端Xを弧 EF の中央に置くと，Dufourmentel flap と非常に似た形になる（皮弁の先端の角度は多少異なる）．

D ラバー・フォームを用いたモデルによる各種菱形皮弁の比較

Flexible rhombic flap の利点は，手術時の状況に応じて臨機応変な作図ができるのが特徴であるが，点Xを弧 EF の中央にとったものについて，Limberg flap, Dufourmentel flap と比較してみた．

菱形欠損部の先端の角度が60度より小さい45度のものでは，Limberg flap, Dufourmentel flap ともに，皮

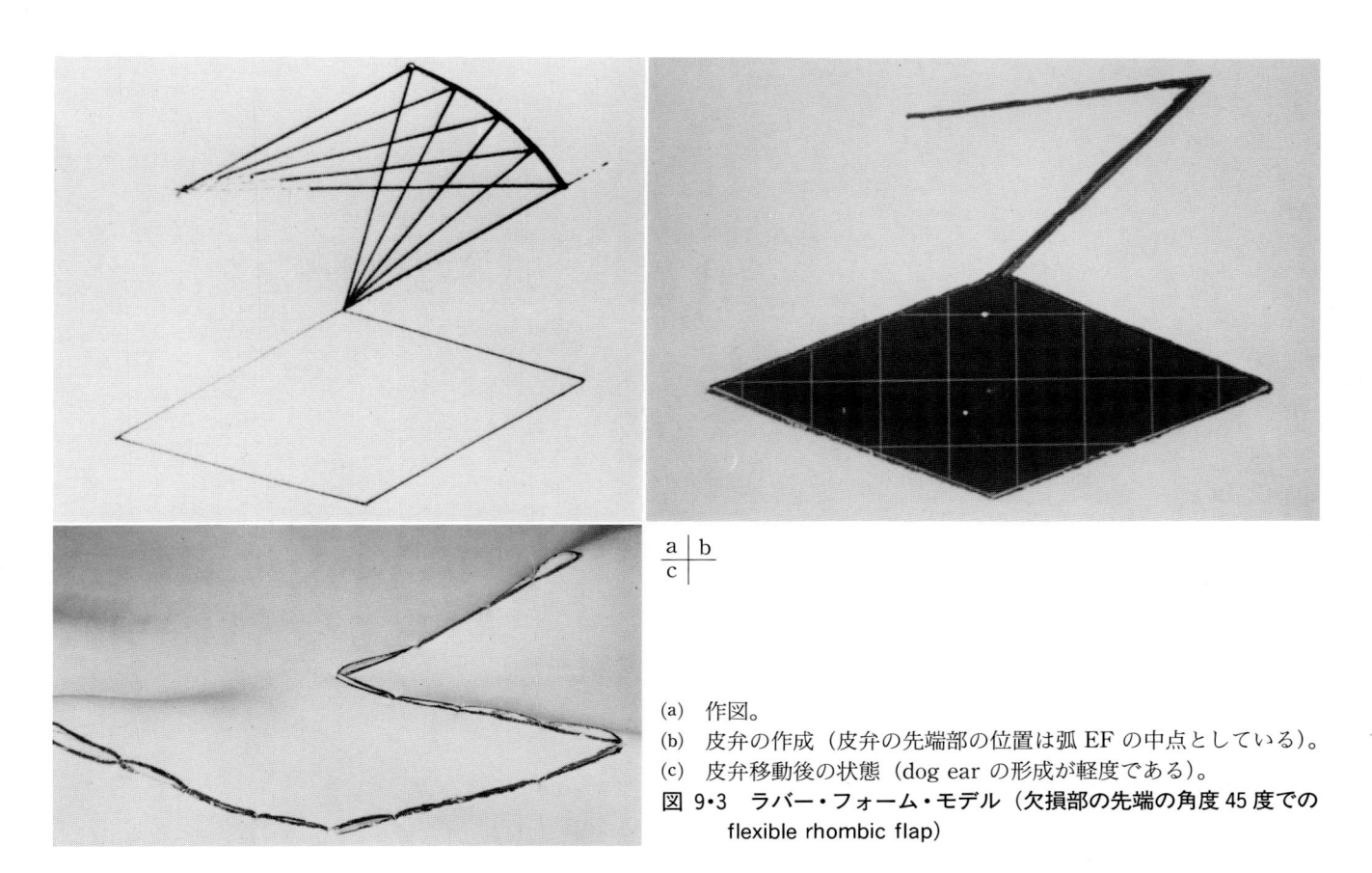

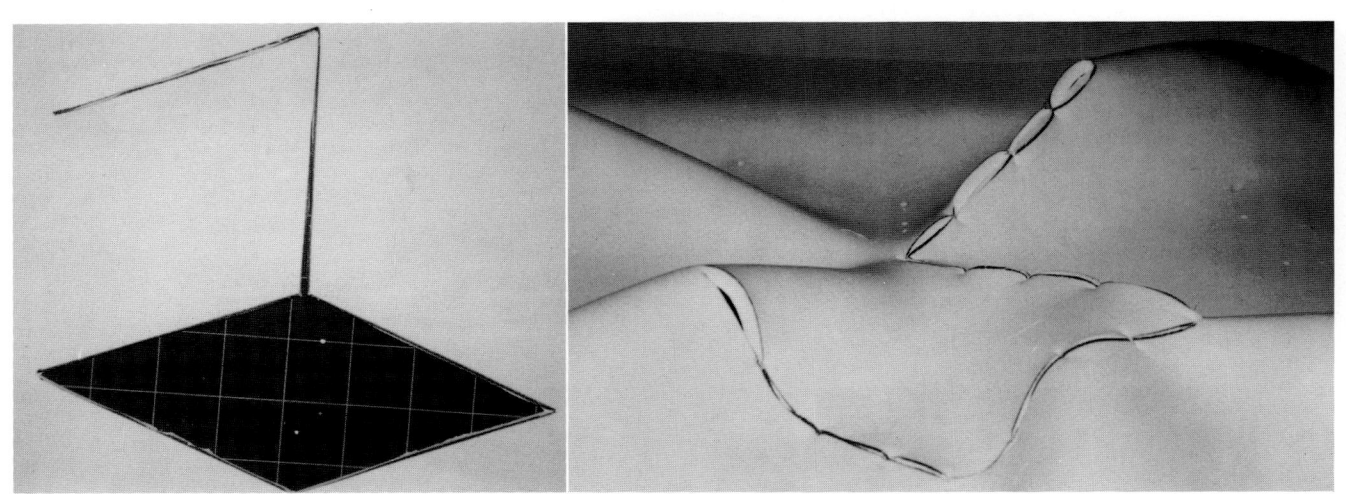

a	b
c	

(a) 作図．
(b) 皮弁の作成（皮弁の先端部の位置は弧 EF の中点としている）．
(c) 皮弁移動後の状態（dog ear の形成が軽度である）．

図 9・3 ラバー・フォーム・モデル（欠損部の先端の角度 45 度での flexible rhombic flap）

(a) 作図． (b) 皮弁移動後の状態（dog ear の形成が著しい）．
図 9・4 Limberg flap（欠損部の角度 45 度）

弁の角度が大きすぎて，dog ear の形成が著しかった（図 9・3～9・5）。また，60 度より大きい 65 度の菱形皮弁でも，Limberg flap, Dufourmentel flap ともに，dog ear の形成が著しかった（図 9・6～9・8）。

菱形皮弁の作図において大切なのは，
①菱形欠損部を血行の良い皮弁で被うことができること
②Dog ear の形成ができるだけ少ないこと

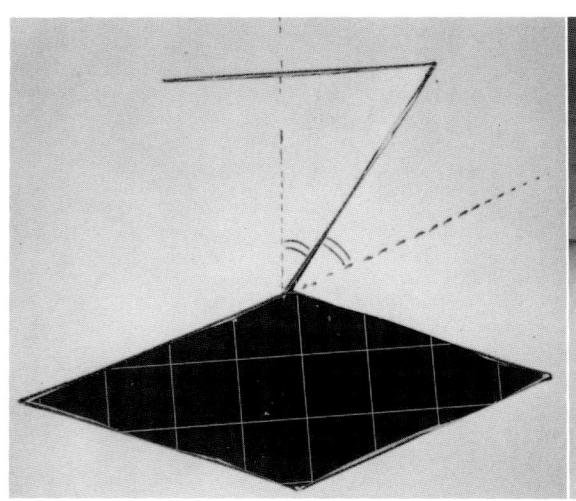

(a) 作図（皮弁先端部の位置を弧 EF の中点としている）。

(b) 皮弁移動後の状態（dog ear の形成が著しい）。

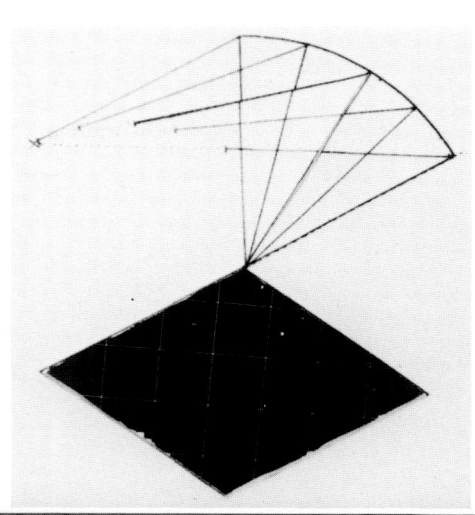

図 9・5　Dufourmentel flap（欠損部の角度 45 度）

(a) 作図（皮弁先端部の位置を弧 EF の中点としている）。
(b) 皮弁移動後の状態。
(c) ガラス板をのせると，ラバー・フォームは重ならずに平らになり，dog ear が少ないことを示している。

図 9・6　Flexible rhombic flap（欠損部の角度 65 度）
(Yanai, A., Ueda, K., Takato, T.：Flexible rhombic flap. Plast. Reconstr. Surg.,78：228-232,1986. より引用)

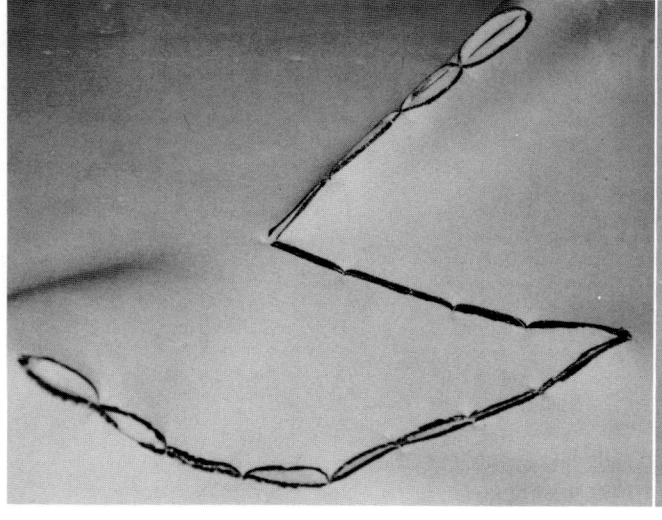

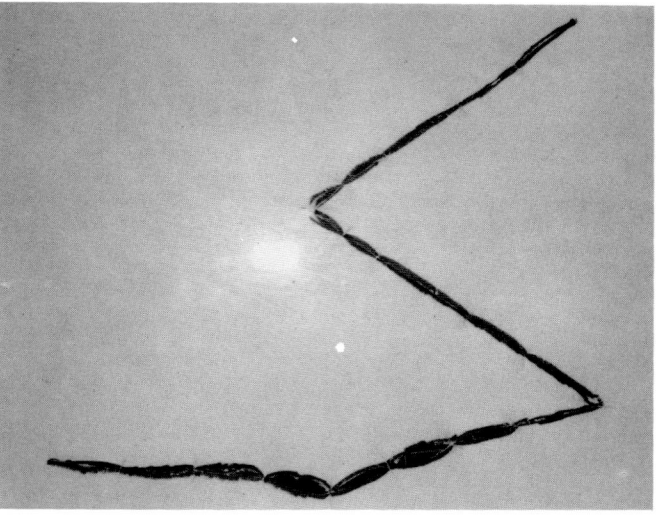

である．上記に述べたラバー・フォームを用いたモデルによる比較は，flexible rhombic flap の中の典型的な1例と，ほかの菱形皮弁とについて行ったものにすぎないので，必ずしも flexible rhombic flap とほかの皮弁との正確な比較にはなっていない．しかし，これまで述べたようにほかの代表的な皮弁に比較して，flexible rhombic flap はより理論的な基盤をもった作図法であり，従来の代表的な皮弁と比べて，菱形皮弁による手術で満たすべき上記2つの条件をより十分に満たしている．

E 症例

以下に flexible rhombic flap を用いた代表的な症例を供覧する．

【症例1】 25歳，女（図9・9）

右鼻翼下部に数年前から腫瘤が出現し，増大傾向が見られ，手術の目的で当科を受診した．この症例では area S（上口唇部）に比較的皮膚の余裕があり，赤唇部が変形しない程度に寄せて，flexible rhombic flap による手術を行った．

【症例2】 76歳，男（図9・10）

右鼻翼部に皮膚腫瘤があり，数年前から増大傾向が見られた．皮膚腫瘤は鼻翼上部に位置し，直径約8mmであった．鼻翼の変形を避けるために，菱形皮弁による形成術を施行した．この症例では菱形欠損としないで，先端部は切除せずに残した．そして，皮弁移動後に皮弁先端部をトリミングして，皮膚欠損部を補った．

【症例3】 45歳，男（図9・11）

生検の結果，乳癌であることが判明し，一期的再建を

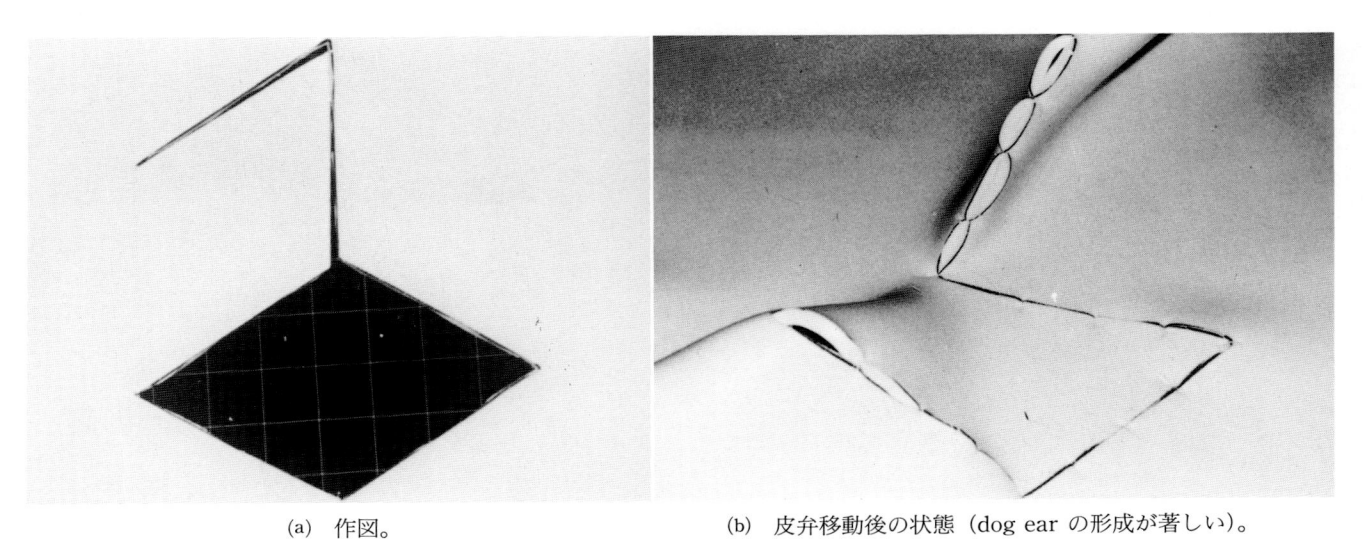

(a) 作図． (b) 皮弁移動後の状態（dog ear の形成が著しい）．

図 9・7 Limberg flap（欠損部の角度65度）
(Yanai, A., Ueda, K., Takato, T.：Flexible rhombic flap. Plast. Reconstr. Surg., 78：228-232, 1986. より引用)

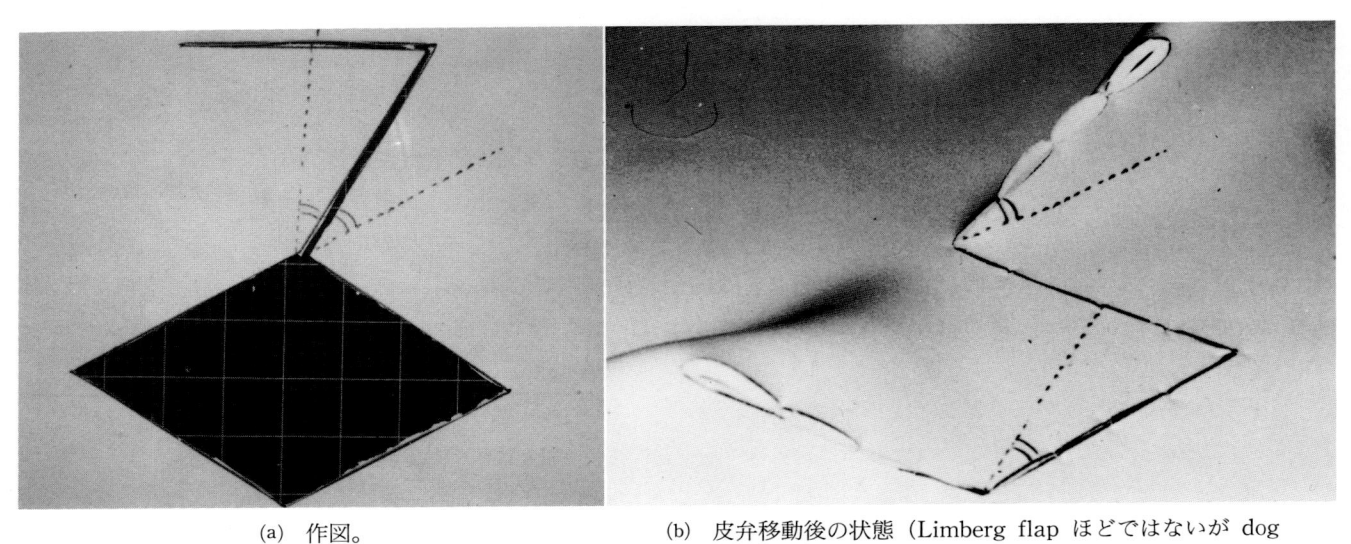

(a) 作図． (b) 皮弁移動後の状態（Limberg flap ほどではないが dog ear の形成が著しい）．

図 9・8 Dufourmentel flap（欠損部の角度65度）
(Yanai, A., Ueda, K., Takato, T.：Flexible rhombic flap. Plast. Reconstr. Surg., 78：228-232, 1986. より引用)

84　II．皮弁の臨床①

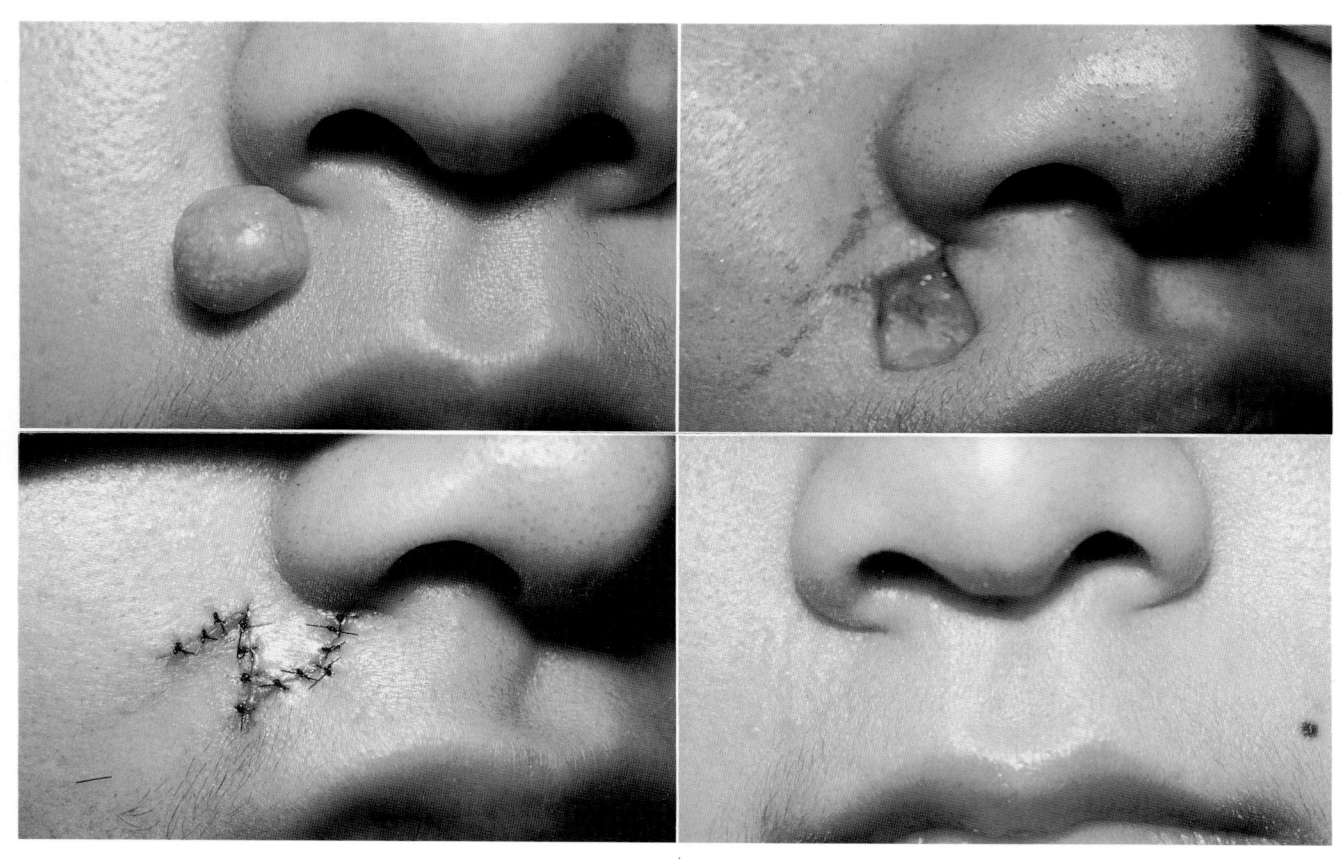

(a) 術前の状態。	(b) 腫瘍摘出後の組織欠損に対して，flexible rhombic flap を作図した状態。
(c) 皮弁の移動，縫合直後の状態。	(d) 術後4カ月の状態。

図 9・9　症例1：25歳，女

行った．皮膚は大きめに切除し，側胸部に皮弁の一辺を波状にした flexible rhombic flap を作成した．皮弁の挙上の層は，皮弁内に筋膜を少し含めるくらいとした．術後経過は順調であった．皮弁の一辺を波状にした理由はいくつかあるが，その点に関する記述については別の機会にゆずる．

F 考　察

菱形皮弁による手術時の注意点

Flexible rhombic flap に限らず，どのようなタイプの菱形皮弁を用いるにしても，実際の手術で注意すべき点は，以下の通りである．

①菱形皮弁手術後の瘢痕をできるだけ RSTL（relaxed skin tension line，ほぼ皺の走行に一致）に沿うようにする．

②組織欠損部を菱形に見立てて，必ずしも菱形に作図した部分をすべて切除して欠損部とする必要はない．

また前述したことと重複するが，

③菱形欠損部を血行の良い皮弁で被うことができること．

④Dog ear の形成ができるだけ少ないこと．

菱形皮弁による手術では，縫合線が比較的複雑になるため，当然ながら，すべての縫合線を RSTL に沿うようにすることはできない．RSTL に一致させる必要性がもっとも大きいのは，皮弁縫合時にもっとも緊張のかかる皮弁採取部の縫合線の部分である．RSTL に皮弁採取部の縫合線を一致させる方法については，これまでにも多く報告されている[5)8)11)~13)]．なお，flexible rhombic flap では，皮弁採取後の縫合線の方向は，図9・2においてほぼ CX，すなわち菱形皮弁の頂点と皮弁基部（菱形欠損の基部）を結んだ方向になる．しかし，皮弁採取後の縫合線の方向は，実際には皮膚欠損部周囲の皮膚の緊張度の関係で，実際には上記に述べた方向とはややずれることが多く，一つの基準と考えるくらいがよい．

つぎに菱形欠損部の想定と実際の欠損部の作成であるが，円形の腫瘍切除などでは，たとえ菱形欠損と想定しても実際の腫瘍切除時には菱形欠損としないで，先端部

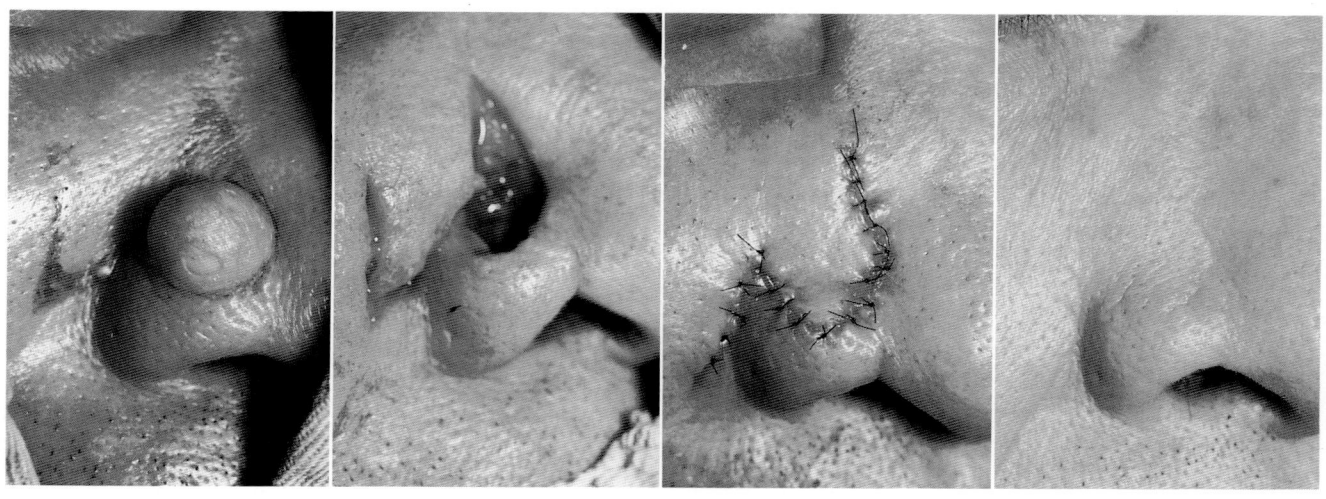

(a) 右鼻翼部の腫瘍切除範囲と皮弁の作成（皮弁の先端部はトリミングを予定）。
(b) 腫瘍切除と皮弁の挙上。
(c) 皮弁の縫着。
(d) 術後4カ月の状態。

図 9・10　症例2：76歳，男
（梁井　皎：局所皮弁と幾何学的皮弁．臨床外科，44：1207-1214, 1989. より引用）

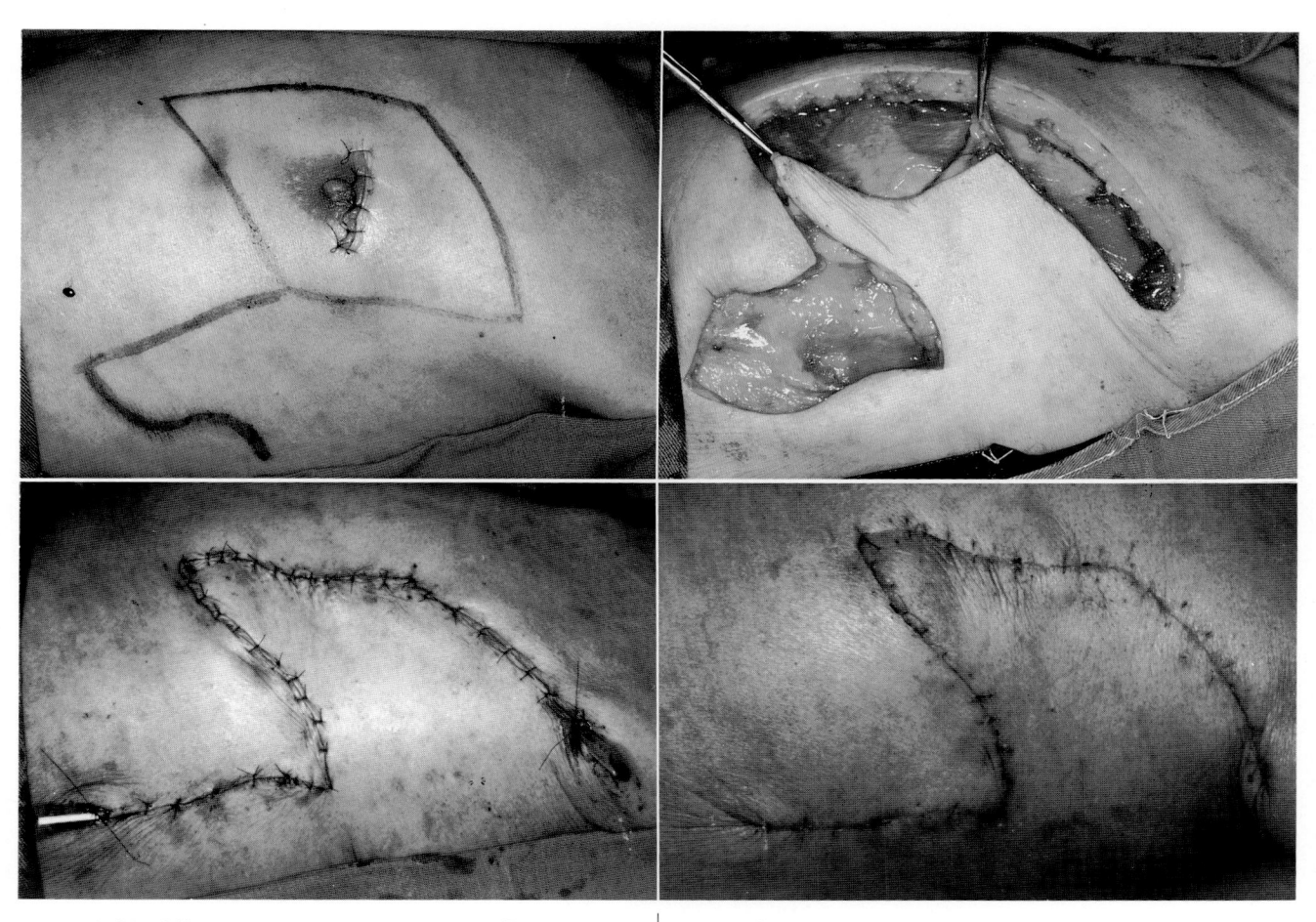

(a) 乳癌切除範囲と flexible rhombic flap の作図。
(b) 腫瘍切除後の皮弁の移動。
(c) 皮弁を移動，縫合後の状態。
(d) 術後約1カ月の状態。

図 9・11　症例3：45歳，男
（梁井　皎：局所皮弁と幾何学的皮弁．臨床外科，44：1207-1214, 1989. より引用）

は丸く残しておく方がよい。そして，菱形皮弁は作図通りの皮切で挙上し，組織欠損部に移動時に皮弁の先端部をトリミングする（図9・10, 9・12）。このようにすると，切除する必要のない菱形欠損部先端の健常皮膚を利用することができ，また皮弁の先端部をトリミングすることができるので，皮弁先端部壊死を防ぐことができる。皮

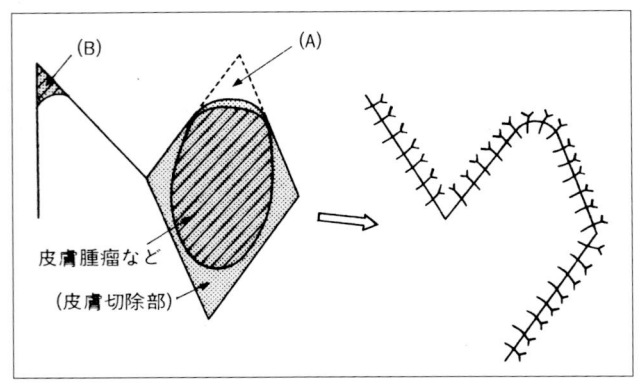

図 9・12 適切な組織欠損部の作成と皮弁のトリミング
組織欠損部の先端部(A)には，できるだけ健常皮膚を残し，皮弁移動後に必要に応じて皮弁の先端部(B)をトリミングして縫着する．

弁先端部のトリミングは皮弁移動後に行うが，予想以上に皮弁先端部のトリミング範囲は小さいことが多い．

なお，Schrudde の slide-swing plasty として報告されているものも，以上の注意点に着目して考案されたものではないかと思われる[14]．

また，rhomboid-to-W flap と double Z-plasty に関して，図9・2において flexible rhombic flap の概念を導入して考察してみる．菱形欠損を2枚の菱形皮弁で被う場合，点B′を菱形欠損の中央部とみなすことができ，∠CB′A は180度となる．したがって，∠CDX も180度となるため，点Xは点Eに一致する．そして，rhomboid-to-W flap でも double Z-plasty でも ∠CDE は180度となる．実際に，rhomboid-to-W flap にしても double Z-plasty にしても，その原法ではそのようになっている．皮弁の先端部の角度については，両方法ともその角度についての明確な決め方はないが，flexible rhombic flap の概念を導入するならば，XY の方向はそれぞれの原法よりもやや小さ目にして，XY はせめて菱形欠損の対角線 AC に平行に引くくらいがよいと思われる．皮弁の長さ CE に関しては，rhomboid-to-W flap では CE＝CA とし，また Double Z-plasty では DE＝DA としており，すでにいろいろと議論のあったところである．筆者自身は，CE を CA よりもやや長めとしている．

以上，菱形皮弁の変法としての flexible rhombic flap について述べたが，flexible rhombic flap では，菱形皮弁の欠損部の状態，欠損部周囲の状況に応じて臨機応変に作図することができるため，良好な結果を得ることができる．さらに，菱形皮弁の先端部の角度を成書によく見るような60度とした場合には，結果的には Limberg flap，および Dufourmentel flap の作図をも包括する作図法となっている．

手前味噌になるが，従来の皮弁が個々の術者の思いつきによって作図されたきらいがあるのに対して，flexible rhombic flap は菱形皮弁に関して理論的な基盤を備えた方法であるため，この機会に多くの形成外科医の方々に理解して頂き，利用して頂ければ幸いである．

（梁井　皎）

文　献

1) Limberg, A. A.：Design of local flaps. Modern Trends in Plastic Surgery, edited by T. Gibson, London, Butterworth, 1966.
2) Dufourmentel, C.：An L shaped flap for lozenge shaped defects. Principle-Technique-Application. Transactions of the Third International Congress of Plastic Surgery, pp. 772-773, Excerpta Medica, Amsterdam, 1964.
3) 梁井　皎：局所皮弁と幾何学的皮弁．臨床外科，44：1207-1214，1989．
4) 尾郷　賢，大野宣孝，竹内ひろみ：ペーパーモデルによる局所皮弁の研究—そのII：Limberg flap と Dufourmentel flap の比較および新しい flap の紹介—．形成外科，23：634-640，1980．
5) Borges, A. F.：The rhombic flap. Plast. Reconstr. Surg., 67：458-466, 1981.
6) Becker, H.：The rhomboid-to-W technique for excision of some skin lesion and closure. Plast. Reconstr. Surg., 64：444-447, 1979.
7) Cuono, C. B.：Double Z-plasty repair of large and small rhombic defect ; the double-Z rhomboid. Plast. Reconstr. Surg., 71：658-666, 1983.
8) Yanai, A., Ueda, K., Takato, T.：Flexible rhombic flap. Plast. Reconstr. Surg., 78：228-232, 1986.
9) 中島竜夫：皮膚小欠損に用いる諸法．新外科学大系．第29B巻，pp. 43-61，中山書店，東京，1987．
10) 加曽利要介，尾郷　賢，久保田潤一郎ほか：Four-flap Limberg plasty．日形会誌，10：894-899，1990．
11) 中島竜夫，加藤　一，榊原章洋：有茎皮弁づくりのコツ．臨床外科，42：167-175，1987．
12) Katoh, H., Nakajima, T.：Double Z rhomboid plasty ; Our improved method in design. Plast. Reconstr. Surg., 74：817-822, 1984.
13) Borges. A. F.：Choosing the correct Limberg flap. Plast. Reconstr. Surg., 62：542-545, 1974.
14) Schrudde, J., Petrovici, V.：The use of slide-swing plasty in closing skin-defects ; A clinical study based on 1308 cases. Plast. Reconstr. Surg., 67：467-481, 1981.

II 皮弁の臨床①

10 瘢痕皮弁

SUMMARY

瘢痕部位あるいは植皮部位を皮弁として挙上し，各種の再建に利用する試みについて述べた。本皮弁の適応は，広範囲熱傷患者の再建において，採皮部となりうる健常皮膚がきわめて不足している場合や，再建に利用したい皮弁が瘢痕部位に位置している場合に限られるが，本皮弁なくしては再建手術が不可能な症例も散見されるようになった。これはひとえに熱傷治療の急速な進歩によるものであり，形成再建外科医もこれに遅れることなく対応するためにこのような方法が開発された。実際に瘢痕皮弁の概念が果たした役割は大きく，これを筋皮弁のみならず，筋膜皮弁，遊離皮弁あるいは遠隔皮弁などに応用することで，多くの困難な手術を可能としたことは紛れもない事実である。

本稿では，実際の症例を供覧しつつ，本皮弁の variation を示し，その適応についても言及した。本皮弁の正しい活用によって，多くの再建困難症例が救われることを期待する。

はじめに

広範囲熱傷の救命率向上に伴い，再建手術に有用な健常皮膚を有する採皮部の不足する症例に対処せざるをえなくなったこと，そして一方で筋皮弁をはじめとする解剖学的に安定した血行を有する各種皮弁の開発をみたことにより，瘢痕部あるいは植皮部を安全な皮弁として挙上できるようになったことから「瘢痕皮弁」が考案された[3]。

筆者の施設では過去20年間に種々の瘢痕皮弁を経験し，従来法では再建困難とされた多数の広範囲熱傷症例を救うことができたので，その詳細について言及する。

A 概 念

健常皮膚のみで構成される皮弁以外は，すべて瘢痕皮弁といえるが，狭義にはその大部分が瘢痕皮膚によって覆われた皮弁についてのみ瘢痕皮弁の名称がふさわしいと考える。言い換えれば，利用したい皮弁の挙上可能部位の大部分が瘢痕であっても，その皮弁の挙上の方法を選択することで壊死させることなく再建手術に供することができれば，その皮弁を瘢痕皮弁と称すべきである。

B 解剖と術前評価

皮膚の損傷の深さによって，瘢痕の性状，深さも異なるので，一口に瘢痕といっても一様ではありえない。また，DDBより深い熱傷局面には通常，遊離植皮が施されるが，この場合も真皮上になされた場合，脂肪上になされた場合，あるいは筋膜上になされた場合など，種々の深さの瘢痕が考えられるので，利用したい瘢痕部位の術前評価によって皮弁の種類の選択がなされる。

たとえば，表皮の残る瘢痕であれば，定型的な形態の皮弁，すなわち皮下脂肪層の一部を含む皮弁，それも random pattern flap として挙上しうる。真皮の一部あるいは皮下脂肪層まで達する瘢痕であれば，同じ大きさの random pattern flap を作成しても，部分壊死の可能性が高くなる。したがって，axial pattern flap，筋膜皮弁あるいは筋皮弁として挙上した方が安全である。さらに，筋膜上切除を施行された局面では，筋皮弁としてしか安全には挙上できない。このように，受傷時の創の深さ，受傷後の手術侵襲の深さ，すなわちどの層までデブリードマンされたかの情報を十分に把握してから，瘢痕皮弁の種類を選択しなくてはならない。

C 皮弁形態の選択

術前の皮弁デザインは，前述したように瘢痕の深さによって異なるものの，表皮から真皮までの創による瘢痕では，あらゆる形態の皮弁が，健常皮膚の場合とほとんど同じサイズで挙上できると考えられる。また，真皮より脂肪層までの創による瘢痕では，axial vessel を有する皮弁，random pattern の筋膜皮弁であれば，かなり健

常皮弁に近い領域が皮弁として挙上しうるし，筋皮弁を用いれば健常皮弁と遜色のない大きさに挙上できよう。筋膜上切除を施行された部位では，当然パッチ植皮や網状植皮が施行されているが，これを皮弁として用いるには，筋皮弁がもっとも適当である。しかも，筋体を越える領域の瘢痕は血流が不安定であり，生着の保証は乏しい。

いずれにせよ，瘢痕皮弁は再建法としてやむをえず用いる方法であることを念頭に置いて，皮弁の選択をしなくてはならないので，とくに筋皮弁として用いる時は，筋を犠牲にしないほかの皮弁がないか十分に検討してからこれを選択すべきである。

表10・1に瘢痕皮弁の分類をまとめた。

D 部位別の有用な瘢痕皮弁

瘢痕皮弁は，あくまでも瘢痕拘縮の再建や熱傷潰瘍の被覆に用いるものであるが，露出部，とくに顔面，頸部，手の再建には，その瘢痕ゆえに適さない。したがって，再建部位もおのずから限定されるので，以下に再建部位別に有用な瘢痕皮弁を列挙する。

1．腋窩部

腋窩部の深達性瘢痕による拘縮解除に，皮弁の有効性は大きい。これに対して，背部よりの瘢痕筋膜皮弁はきわめて有用である。皮弁の血行は肩甲回旋動脈の分枝で一部栄養されているが，末梢は random section といえる。

瘢痕が深達性の場合は，広背筋皮弁としてこれを用いることも可能であるが，bulky である欠点を有する。

表 10・1 瘢痕皮弁の分類

```
1．瘢痕の状態による分類
  (a) 瘢痕皮弁（狭義）
        scar flap (scarred flap)
  (b) 部分的瘢痕皮弁
        partial scar flap
  (c) 植皮瘢痕皮弁
        skin grafted scar flap
2．血管解剖学的分類
  (a) Random scar flap
  (b) Axial scar flap
  (c) Fasciocutaneous scar flap
  (d) Septocutaneous scar flap
  (e) Musculocutaneous scar flap
3．移植法による分類
  (a) Regional scar flap
  (b) Distant scar flap
  (c) Free scar flap
```

いずれも皮弁採取部の一期的縫縮が望ましいが，不可能ならばパッチ植皮か網状植皮による被覆もやむをえない。

2．鼠径部

小児の広範囲熱傷において，鼠径部の屈曲拘縮の解除に，大腿部外側に作成する瘢痕筋膜皮弁がしばしば有用である。デザインはほぼ大腿筋膜張筋（TFL）筋皮弁と同様でよいが，瘢痕が深達性の時は筋皮弁とすることもやむをえない。しかし，小児であれば，筋皮弁は避けるべきで，可能であれば筋膜皮弁や穿通枝皮弁として挙上すべきである。

3．四　肢

四肢の骨露出を伴う熱傷潰瘍の被覆に，瘢痕皮弁としての遠隔皮弁はきわめて有用である。使用可能な皮弁としては，上肢に対する広背筋瘢痕皮弁，TFL 瘢痕皮弁，下肢における cross-leg 腓腹部瘢痕皮弁などがある。

また，遊離皮弁として腹直筋瘢痕皮弁，広背筋瘢痕皮弁などが使用可能である。

E 術後管理

術後の管理は通常の皮弁を用いた手術とまったく変わらない。ただし，瘢痕であるため，術後血流が不良である時，皮弁全体がびらん面を形成することがあるが，全層壊死に陥らない限りは再び瘢痕化して生着することが多いので，pin prick test で出血させて，良好な色調の出血があることで皮弁生着の可能性を推測する。なお，瘢痕皮弁の術後の色調はピンク色であれば生着が保証されるが，紫色であれば表皮壊死もしくは全層壊死の危険性が高い。これは通常の皮弁の場合と同様である。

F 症　例

【症例1】 40歳，男

焼身自殺企図による 62％ BSA の熱傷後，右腋窩部の瘢痕拘縮に形成術を施行した（図10・1-a）。同側背部に 19×8 cm の瘢痕筋膜皮弁を作成，肩甲皮弁を双葉状に付着させて，皮弁採取部の raw surface を最小限にすることと，皮弁の rotation を円滑にした（図10・1-b）。術後3年を経過し，再拘縮もなく満足すべき結果を得た（図10・1-c）。

【症例2】 35歳，男

労災事故による 85％ BSA の熱傷後，両腋窩部の瘢痕

拘縮を訴えた。拘縮解除に必要な十分な量と厚さの健常皮膚の採皮部はなく，両側広背筋瘢痕皮弁による再建を試みた。皮弁は島状とし，皮弁採取部には頭皮からのパッチ植皮を行った（図10・2-a）。両側とも皮弁は完全生着し，術後5年経過して拘縮の再発もなく，特記すべき機能障害も見られない（図10・2-b）。

【症例3】 49歳，女

自殺企図にて灯油をかぶり衣服に点火して全身に84.5%BSAの熱傷を受傷した。救命救急センターにて救命目的の人工真皮ならびに自家網状植皮が3回施行された後，高度の頸部瘢痕拘縮に対する治療を行った（図10・3-a）。右背部の網状植皮部に微小血管束付加 occipito-cervico-dorsal (OCD) 皮弁[1]をデザインし，可能な限り thinning して頸部に移植した。皮弁の大きさは長さ37 cm，幅14 cmで狭茎部の皮膚は4×4 cmであった（図10・3-b）。付加血管束には，瘢痕皮弁であり血行的に健常

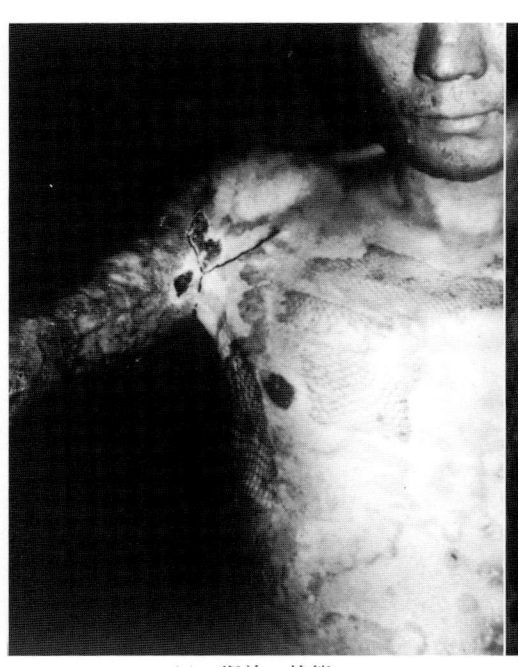

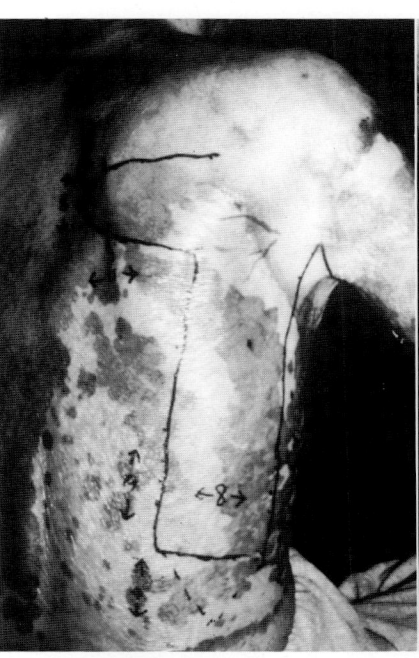

(a) 術前の状態。　　(b) 瘢痕筋膜皮弁のデザインを示す。　　(c) 術後3年の状態。

図 10・1　症例1：40歳，男

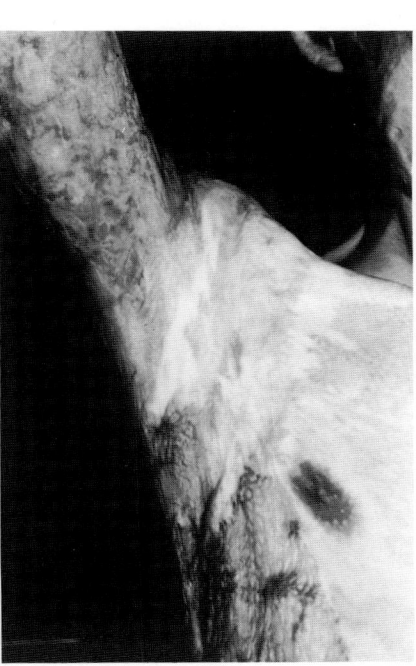

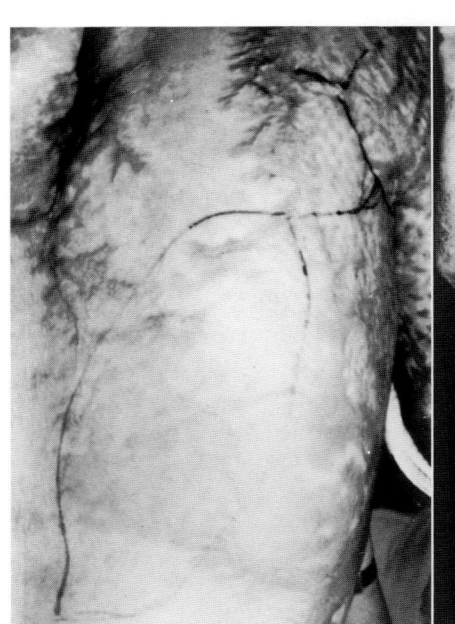

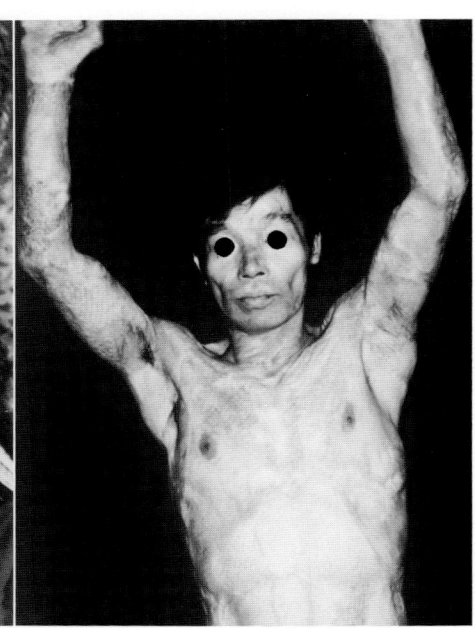

(a) 右広背筋瘢痕皮弁のデザインを示す。　　(b) 術後5年の状態。両腋窩部ともに広背筋瘢痕皮弁を用いて形成したが，筋は萎縮し，拘縮の再発もない。

図 10・2　症例2：35歳，男

皮膚の皮弁より不利であると考え，右肩甲回旋動静脈と第7肋間穿通枝動静脈の2本を用い，それぞれを左顔面動静脈と頸横動静脈に吻合した。皮弁は完全生着した。さらに1カ月後，右鼠径部に限られた健常皮膚を用いて遊離鼠径皮弁を下口唇部に移植し，拘縮はほぼ解除された（図10・3-c, d）。なお，この瘢痕皮弁は概念的には皮膚茎部が筋膜皮弁，肩甲回旋動静脈吻合部と肋間穿通枝吻合部の周囲が axial pattern flap と解釈できる。

【症例4】 22歳，男

ガソリン引火による両下肢ほぼ全域の DDB ないしは DB。右踵骨踵骨腱の露出に対して，対側肢腓腹部の網状植皮後の瘢痕部位に逆行性瘢痕筋膜皮弁をデザインした（図10・4-a）。この皮弁は，茎基部に腓骨動脈からの穿通枝を含む Donski-Fogdestam[2] の方法により作成された。この瘢痕皮弁を cross-leg 法によって患部へ移植し，17日目に切離した。皮弁は完全に生着し，術後3年を経過して再拘縮も見られない（図10・4-b, c）。

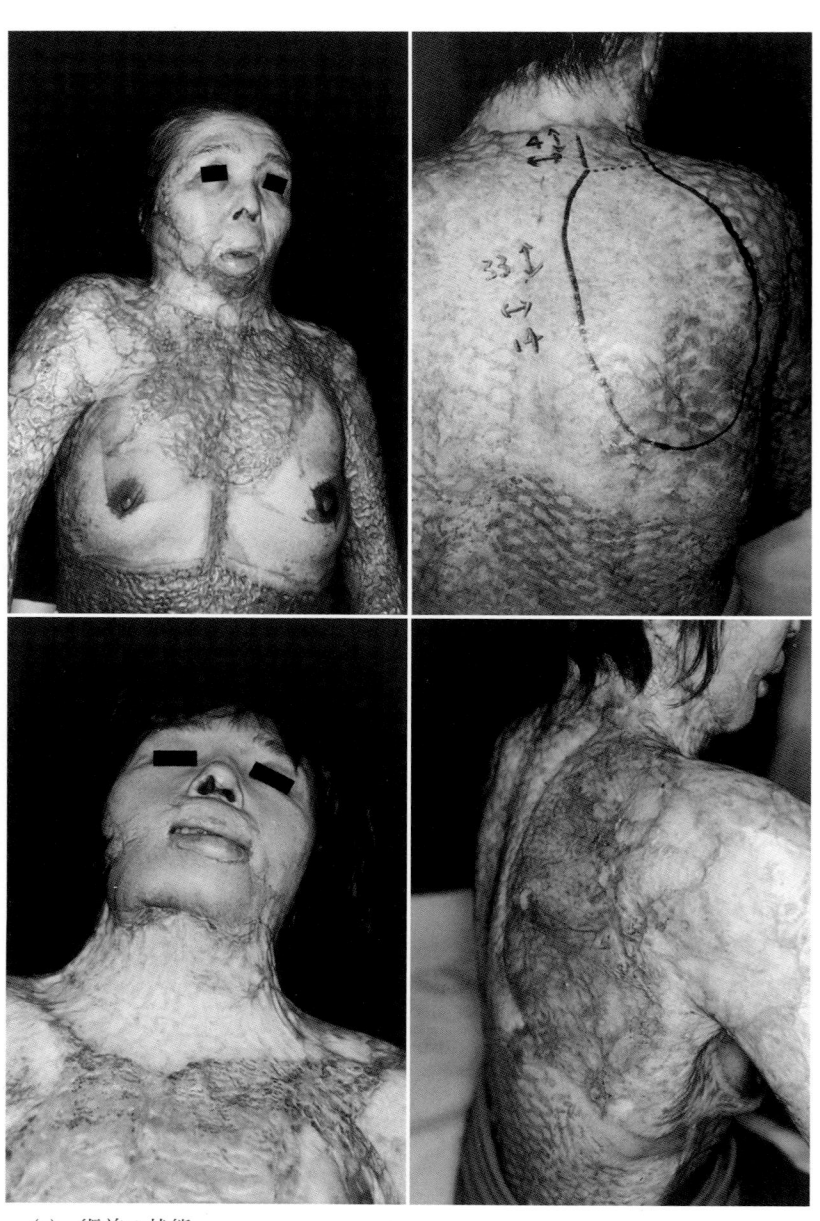

a | b
c | d

(a) 術前の状態。
(b) 皮弁の術前デザインを示す。付加血管束は右肩甲回旋動静脈と背部第7肋間穿通動静脈であった。
(c) 微小血管束付加瘢痕 OCD 皮弁と遊離鼠径皮弁移植後半年の状態。
(d) 皮弁採取部の状態。比較的浅い熱傷を受けた下肢からの網状植皮によって被覆された。

図10・3 症例3：49歳，女

G 結　果

われわれの施設でこれまでに施行した瘢痕皮弁のうち，皮弁の50％以上の領域をDDBないしDB後の瘢痕あるいは植皮部が占めるものは以下の通りである。すなわち，広背筋皮弁12例，広背筋筋膜皮弁（scapular flap）7例，TFL筋皮弁3例，TFL筋膜皮弁3例，大胸筋皮弁3例，腓腹部逆行性皮弁2例，逆行性浅側頭動脈皮弁1例，遊離腹直筋皮弁1例，そして耳前部に作成したsecondary vascularized flap 4例[3]である。これらの皮弁の結果は広背筋皮弁の1例，逆行性浅側頭動脈皮弁の1例で末梢部小範囲壊死を生じたが，ほかの全皮弁においてほぼ完全生着を見た。

a	b
c	

(a) 術前の状態と対側肢腓腹部にデザインされた瘢痕皮弁を示す。
(b) cross-leg法による瘢痕皮弁の移植。
(c) 術後6カ月の状態を示す。

図 10・4　症例4：22歳，男

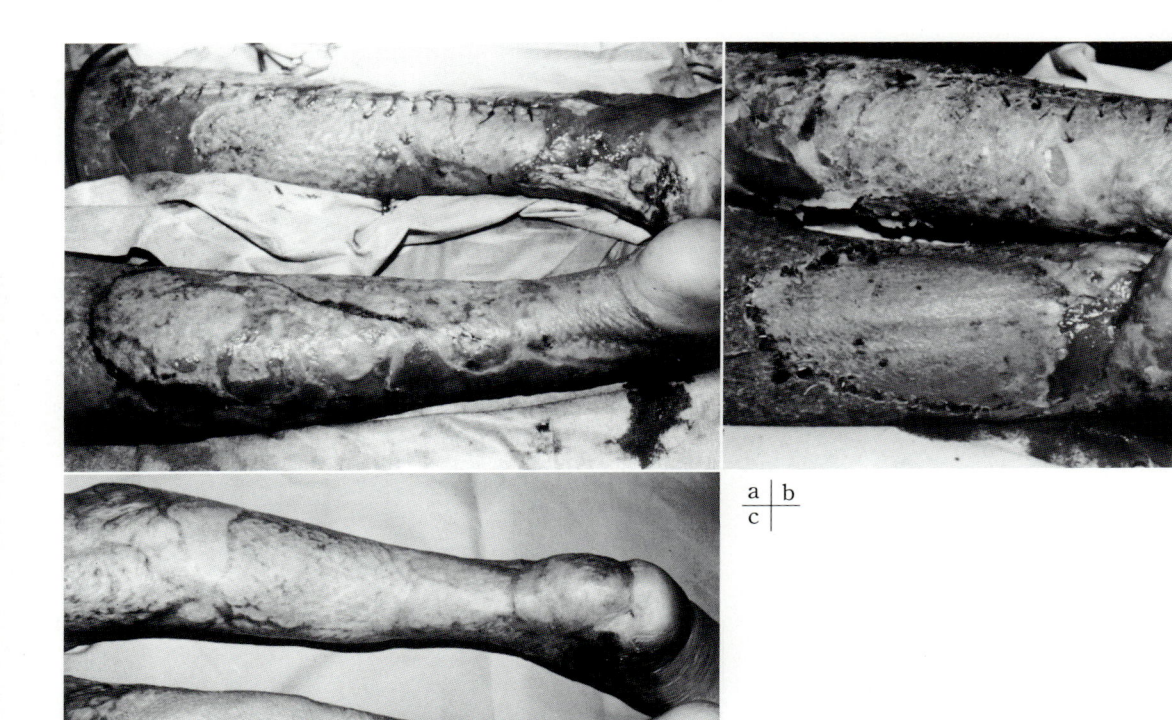

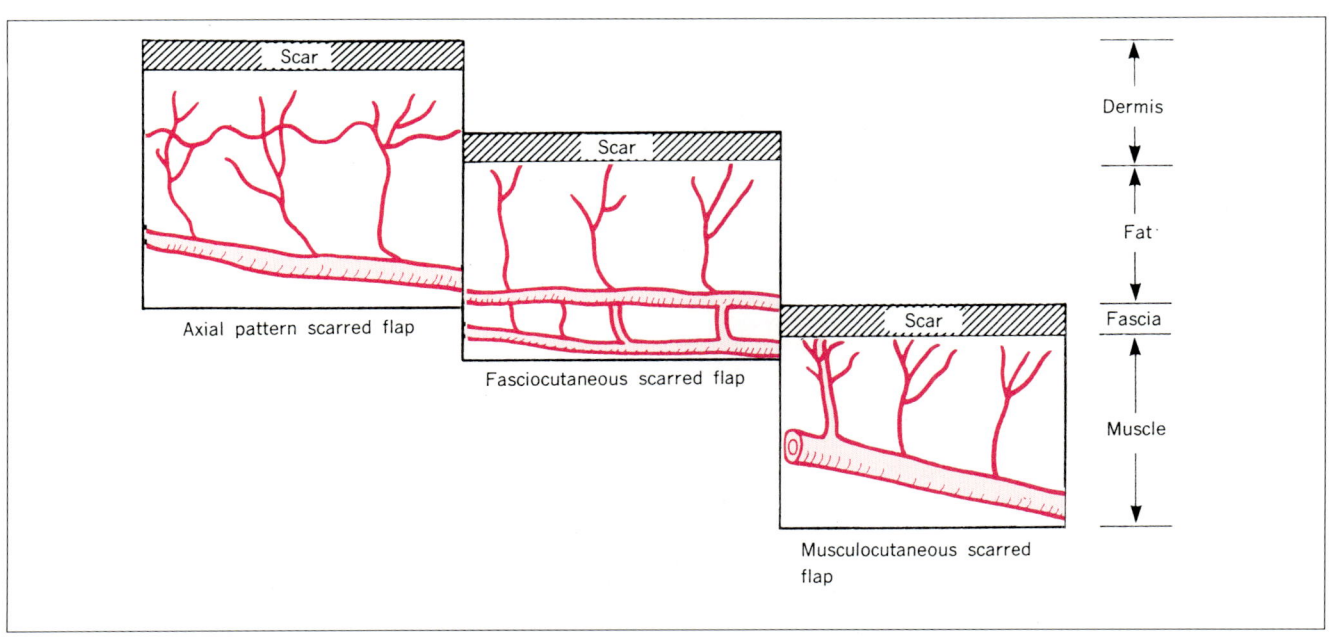

図 10・5　組織損傷の深さと作成可能な瘢痕皮弁の関係

H 考　察

　瘢痕部位を皮弁として再建手術に利用するという概念を最初に提唱したのは文入ら[4]であり，当初の瘢痕皮弁は筋皮弁として挙上された。これは筋皮弁の栄養血管，すなわち musculocutaneous system が，筋肉内から皮膚へ垂直方向に穿通枝を出すことにより，たとえ瘢痕が介在しても安定性のある皮弁の挙上が可能との発想によるものであった。その後，筋膜皮弁の概念が確立し，これを瘢痕皮弁に適用する論文も出された[3)5]）。

　しかるに，筋皮弁と筋膜皮弁いずれを選択するかについては，あくまでも瘢痕がいずれの層に存在するかによる。すなわち，皮膚あるいは脂肪組織の上層部までの欠損による瘢痕であれば筋膜皮弁の適用も可能であろうが，筋膜上切除あるいは筋の一部までもデブリードマンされた層での瘢痕あるいは植皮部であれば，筋皮弁以外に安全に皮弁として生着せしめる手段はないであろう（図10・5）。

　つぎに，瘢痕組織をもって瘢痕拘縮を解除するという一見矛盾した理念がある。これについては，瘢痕拘縮を解除した後に生じる組織欠損を瘢痕を表面に有する組織で充填するという論理で対応する。移植した瘢痕が再拘縮を生じないかという疑問もあるが，現在までに筆者の経験した限りではそのようなことはない。しかし，関節を屈曲した時に，移植した皮弁の bulkiness がたるみとなって修正を要した例はある。したがって，成熟した瘢痕を皮弁として用いる限り，再拘縮の可能性は少ないと思われる。ましてや，網状植皮またはパッチ植皮された部位に作成した瘢痕皮弁は，関節部分に植皮したのと同じことになるので，再拘縮の確率は植皮とほぼ同等と考えている。

　とはいえ，瘢痕皮弁は関節部位の拘縮形成に用いるよりは，症例4で示したような植皮床の血行の不良な組織欠損に用いるのが最適である。これらの症例では，広範囲瘢痕による植皮や皮弁の採取部の不足がなくても，瘢痕皮弁を用いることで，健常皮膚への侵襲を最小限にできる利点がある。

　瘢痕皮弁の生着可能域を術前にどう判断するかについては，きわめて至難であるといわざるをえない。それは，前述してきたように，瘢痕の深さ，存在する層などによってケースバイケースであるからである。したがって，受傷時の深さ，その後の経過，デブリードマンの深さなどを参考にして判断するしかないと思われる。少なくとも，瘢痕皮弁においては，健常皮膚による皮弁よりは生着域が小さいと考えるのが当然である。したがって，たとえば症例3で示したような thinning を施さざるをえない部位に再建に瘢痕皮弁を用いる場合は，可能な限り複数の支配血管を付加した方が安全に皮弁生着を得ることができる。

　最後に，瘢痕皮弁は必要に迫られて用いるべき皮弁であって，濫用は厳に慎まなくてはならないし，十分な皮弁の知識を有する形成外科医にあってはじめて再建の一つの材料となることを強調したい。　　　　　（百束比古）

文　献

1) Hyakusoku, H., Pennington, D. G., Gao, J-H. : Microvascular augmentation of the super-thin occipito-cervico-dorsal flap. Br. J. Plast. Surg., 47 : 465-469, 1994.
2) Donski, P. K., Fogdestam, I. : Distally based fasciocutaneous flap from the sural region. Scand. J. Plast. Reconstr. Surg., 17 : 191-196, 1983.
3) Hyakusoku, H., Okubo, M., Suenobu, J., et al. : Use of scarred flaps and secondary flaps for reconstructive surgery of extensive burns. Burns, 12 : 470-474, 1986.
4) 文入正敏，石井和博，百束比古ほか：瘢痕皮弁；とくに musculocutaneous system を含む瘢痕皮弁について．形成外科，24 : 470-475, 1981.
5) Tolhurst, D. E., Haseker, B., Zeeman, R. J. : The developement of the fasciocutaneous flap and its clinical application. Plast. Reconstr. Surg., 71 : 597-603, 1983.

II 皮弁の臨床①

11 逆行性皮弁

SUMMARY

新しい皮弁の概念の一つとして逆行性島状皮弁がある。これは血管茎の動脈の中を動脈血が，静脈の中を静脈血が，生理的状態とは逆の方向に流れる皮弁をいう。臨床的には前腕皮弁，後骨間皮弁，指皮弁，peroneal flap，大伏在皮弁，足背皮弁，内側足底皮弁などに利用されている。逆行性島状皮弁は血管茎を遠位におくため，皮弁を近位より遠位に移動できるので，とくに四肢においてはその利用価値が高い。しかし，静脈は逆流防止の静脈弁をもつため，皮弁の静脈還流が問題となる。その静脈還流は弁を迂回する伴行静脈間の交通枝，および弁のバイパスによりなされ，一部では弁の機能不全により静脈弁を逆流していると考えられる。Perforatorやseptocutaneous arteryによる皮弁は逆行性島状皮弁としても利用可能であり，今後もさらに新しい皮弁が報告されるであろう。

はじめに

近年遊離皮弁，筋皮弁，筋膜皮弁など次々に新しい皮弁の概念が発表されてきたが，その一つに逆行性島状皮弁がある。この皮弁は近位より遠位に移植できるというユニークな特徴をもつと同時に，静脈内を血液が逆流するかという大きな問題を提起した。本稿では逆行性島状皮弁の静脈還流の研究および臨床経験について述べる。

A 概　念

逆行性島状皮弁は血管茎を皮弁の遠位にもつため，血管茎の動脈の中を動脈血が，また静脈の中を静脈血が，生理的状態とは逆の方向に流れる皮弁をいう。したがって，単に茎が遠位にあり，逆流のないDistally-based flap，あるいは動脈内を静脈血が，静脈内を動脈血が流れる皮弁とも区別する。Distally-based flapが逆行性島状皮弁と同義語で使用されている文献[1]もあるので，注意を要する。また，動脈は逆行性であるが，静脈は吻合して順行性としている報告もある[2]。

Reverse-flow island flapはBostwickら[3]が1976年reverse flow temporal artery flapとして報告したのが初めと思われる。その後，さまざまな皮弁が逆行性島状皮弁として報告されてきた（表11・1）。この皮弁でたいへん興味のあることは，静脈還流がどのようにしてなされるかという点である。これについてもいくつかの研究が報告されている[14]〜[18]。

B 静脈還流について

静脈は逆流を防止する静脈弁をもつため，逆行性島状皮弁の一番の関心は静脈還流である。臨床的には皮弁のうっ血もなく，静脈の拡張も認めない前腕皮弁から，静脈が数珠状に膨らむperonal flap，皮弁のうっ血が起こりやすい後骨間皮弁など，さまざまなものがある。

静脈還流についてはつぎの3つの仮説が考えられる。
①利用する部位に静脈弁が存在しない。

表 11・1 逆行性島状皮弁の種類

(1) 上　肢
　① Radial forearm flap
　② Ulnar forearm flap[4]
　③ Posterior interosseous flap
　④ Dorsal metacarpal flap[5]
　⑤ Digital flap[6]
(2) 下　肢
　① Peroneal flap
　② Lateral supramalleolar flap[7]
　③ Dorsalis pedis flap
　④ Medial plantar flap
　⑤ Saphenous flap
　⑥ Anterior tibial flap[8]〜[10]
　⑦ Posterior tibial flap[11][12]
(3) 頭頸部
　Temporal artery flap
(4) 体　幹
　Latissimus dorsi M-C flap[13]

②伴行静脈は2本あり，その間に交通枝があり，静脈弁を迂回し逆流する。
③静脈弁が機能不全になり，弁を逆流する。

われわれの研究によれば[17)18)]，四肢のすべての伴行静脈において静脈弁は存在した。その弁間距離は2～3cmであり，皮弁の血管茎には必ず含まれるであろう。また，頭部の静脈である浅側頭静脈には静脈弁は存在しなかった。伴行静脈間にはかなり多くの交通枝が存在し，また弁を飛び越える枝がある（図11・1）。したがって，静脈弁を避けて，あみだくじのようにして逆流すると考えられる。しかし，すべての枝が弁を迂回するような都合の良い位置にあるわけではなく，大部分の例では迂回しきれない弁が存在する（図11・2）。一方，新鮮切断肢を使用した実験では，90～100 cm H_2O の圧で静脈弁を逆流する現象が観察された（図11・3，11・4）。

われわれは逆行性島状皮弁における静脈還流は伴行静脈間の交通枝および弁を飛び越える枝によりなされるが，一部では静脈弁を逆流していると考える。そして，静脈弁の逆流のメカニズムとして，静脈圧の上昇（表11・2），剥離による静脈の脱神経，移動による静脈弁の開閉軸の変化（図11・5），血管茎の緊張がなくなることによると推定している。Linら[14)]は前腕皮弁において調べ，弁を迂回するように，伴行静脈間の交通枝 "cross pattern" と弁を飛び越える "bypass pattern" によりなされると述べているが，われわれの研究によれば，必ずしも都合の良い位置にあるわけではない。Timmons[15)]は前腕部の静脈弁の周辺に局所麻酔を行い，造影剤注入により弁の逆流を示し，静脈弁の逆流は静脈弁の脱神経，静脈圧の上昇，下流に静脈血が満たされていることによると述べ

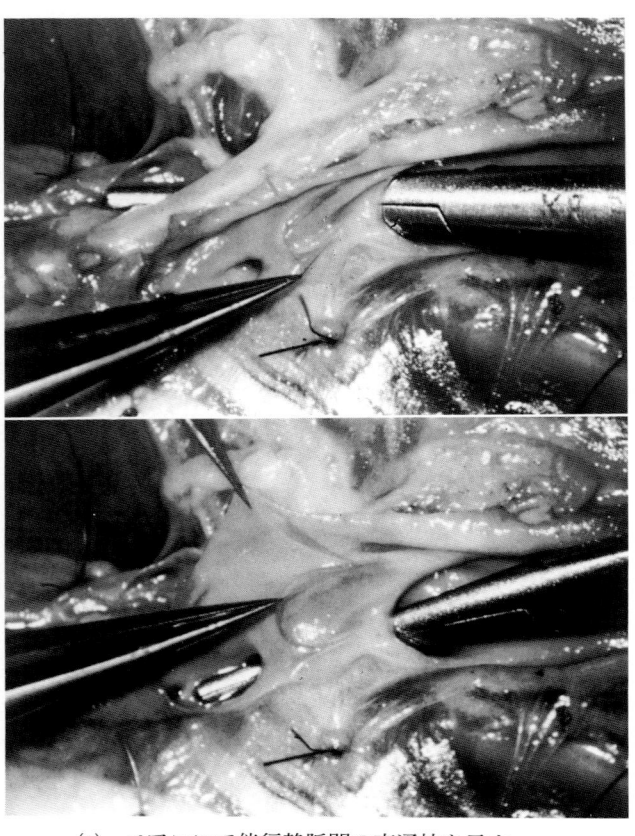

(a) ペアンにて伴行静脈間の交通枝を示す。
(b) 静脈弁のバイパスを示す。

図 11・1　後脛骨静脈の静脈弁を迂回する交通枝とバイパス
鑷子でつまんでいるのが静脈弁である。

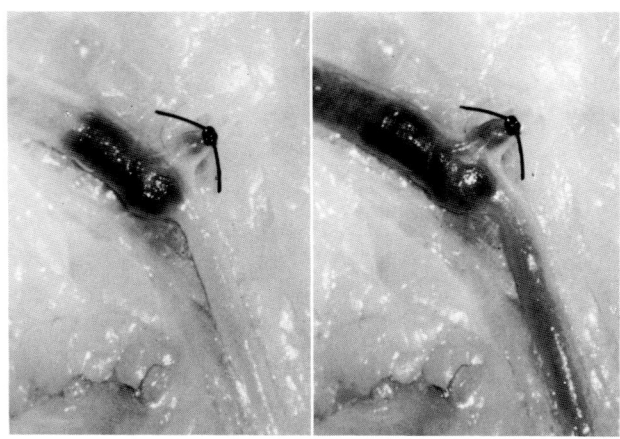

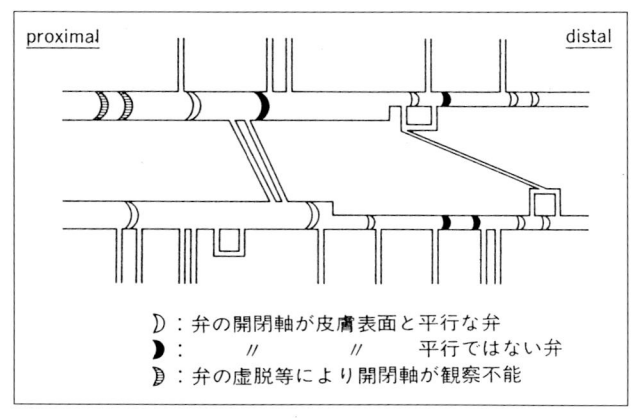

図 11・2　橈骨静脈における弁の位置および交通枝

(a) 低圧における色素の注入は弁により阻止される。
(b) 持続的に中程度の圧を加えると，逆流が見られる。

図 11・3　大伏在静脈の静脈弁における逆流

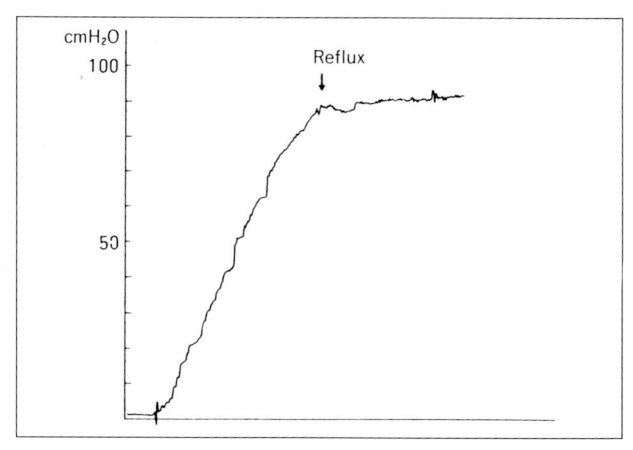

図 11・4　尺骨静脈における逆流圧の測定

ている。しかし，われわれの前腕の切断肢における造影剤注入においては逆流は認められず，彼の実験では局所麻酔注入による静脈弁の変形のための機能不全も否定できないと考える。佐藤ら[16]は下肢の静脈弁の研究より，逆流を許す弱い静脈弁と逆流できない強い静脈弁があり，強い弁の場合には静脈還流障害を生じ，皮弁が壊死することもあると報告し，うっ血が疑われる場合は静脈吻合を勧めている。また，強い弁を破壊するのも1つの方法であろう[19]。最近では血管壁の栄養血管が拡張し，静脈還流に関与しているとの報告もある。いずれにしろ複数の要因が関与していると思われる[20]。

表 11・2 逆行性皮弁の静脈圧

年齢	性	皮弁	血管茎の長さ	圧	結果
21歳	男	前腕皮弁	30 cm	30 mmHg	生着
17	女	前腕皮弁	40	40	生着
48	女	前腕皮弁	45	45	生着
38	女	腓骨皮弁	6	69	生着
33	女	腓骨皮弁	8	70	生着
39	女	腓骨皮弁	3	49	生着
40	男	腓骨皮弁	7	45	生着
6	男	前脛骨皮弁	6	62	生着
40	男	前脛骨皮弁	12	41	部分壊死
58	男	前脛骨皮弁	—	57	完全壊死

前脛骨皮弁は佐藤のタイプⅡ。

C 術前の評価

血管の変異，損傷を評価する。たとえば前腕皮弁ではAllenテストを行い，peroneal flap では腓骨動脈が足へのmain artery でないことを確認する。足背動脈が触診できる症例でも前脛骨動脈が欠損して腓骨動脈から血流が流入する変異もある。不明の時は血管造影が必要となる。動脈のback flow を得るためには，動脈の遠位でほかの動脈との吻合あるいは交通枝が必要であるが，血管造影で確認することは困難なことが多いので，pivot point 部に損傷がある場合は慎重に判断する。

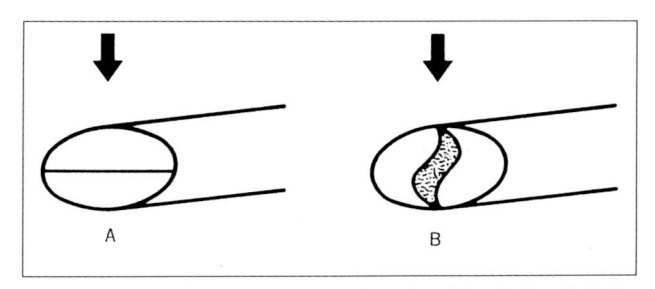

図 11・5 周囲の組織圧に対する静脈弁の軸の方向と弁機能
A：軸に垂直な圧は弁機能を助ける。
B：軸に平行な圧は弁機能を障害する。

D 手 技

おもな逆行性島状皮弁について述べる。

1. 前腕皮弁[21)22)]

橈骨動脈を軸に前腕部中1/3に作図する。橈骨動脈は前腕遠位1/3は筋膜直下に存在するが，近位2/3は腕橈骨筋に被われるので，腕橈骨筋と橈骨手根屈筋の筋間膜を損傷しないよう，皮弁に含めて筋膜下に皮弁を作成する。Pivot point は snuff box までたどることができ，PIP関節まで覆うことが可能である。この皮弁は作成が容易であり，非常に安全な皮弁である。

2. 後骨間皮弁[23)24)]

皮弁は尺側手根伸筋と総指伸筋の筋間を，体表解剖学的には上腕骨外側上顆と尺骨頭を結ぶ線を軸として作図する。後骨間神経は温存する。伴行静脈は細くうっ血しやすいので，動静脈を含めて幅広く茎を作成することがコツである。また，手関節部で後骨間動脈は前骨間動脈と交通枝をもつので，pivot point は手関節部とする。手背部，指間部を被覆できる。

3. Peroneal flap[25)26)]

腓骨動脈は腓骨の裏側で深部を走行するため，腹臥位の方が血管の剝離がしやすい。術前にドップラー血流計で皮枝の位置を確認しておき，それを中心に皮弁を作図する。Pivot point は外果より6 cm ぐらい近位までたどることができるが，遠位に行くほど剝離が困難になる。皮弁は筋膜下で剝離し，皮枝をたどって腓骨動脈に至る。皮枝は近位ではしばしば筋間でなく筋肉を貫通し，近位に向かって斜めに走行することがあり，剝離が煩雑になる。また，まれに近位の皮枝は後脛骨動脈より分岐することがあり，術式を変更しなければならないこともある。腓骨動静脈は深部を走行していて，血管の剝離，結紮操作が困難なことが多いので，止血クリップを使用すると血管の操作が容易であり，早い。皮弁の移植の際，腓骨動脈と皮枝の部位でkinking（折れ曲り）が起こりやすいので，血管茎は皮下トンネルを通さず，直視下に皮下に埋没する。脛骨前面に移植する場合は，骨間を通すと距離が短くなる。この皮弁は脛骨前面，足関節，踵部を被覆できるが，足背までは届きにくい。

4. 伏在皮弁[27)]

術前にドップラー血流計で下行膝動脈の縫工筋前縁で

の皮枝を確認しておく。通常，膝より10cm近位に存在する。この皮枝を含めて大腿中央部まで利用でき，幅は7cmまでは縫縮できる。皮弁は近位より筋膜下に剥離し，下行膝動静脈は縫工筋の下面を走行するので，縫工筋を切断またはよけて血管の同定，剥離を進める（図11・6）。皮弁はかなり厚いが，さらにボリュームがほしい場合は縫工筋を含めることができる。Pivot point は膝の高さとする。膝窩部に移植する場合は，鵞足による血管茎の圧迫に注意する。膝，下腿上1/3を被覆できる。

5．足背皮弁[28]

足背動脈を軸に伸筋支帯上縁まで作図できる。深足底動脈の分岐点を pivot point として移植するが，太い第一背側中足動脈があれば，これをたどって pivot point をさらに遠位に置くことができる[29]。短母指伸筋は皮弁と血管の間を交叉するため，切断する。長母指伸筋が露出

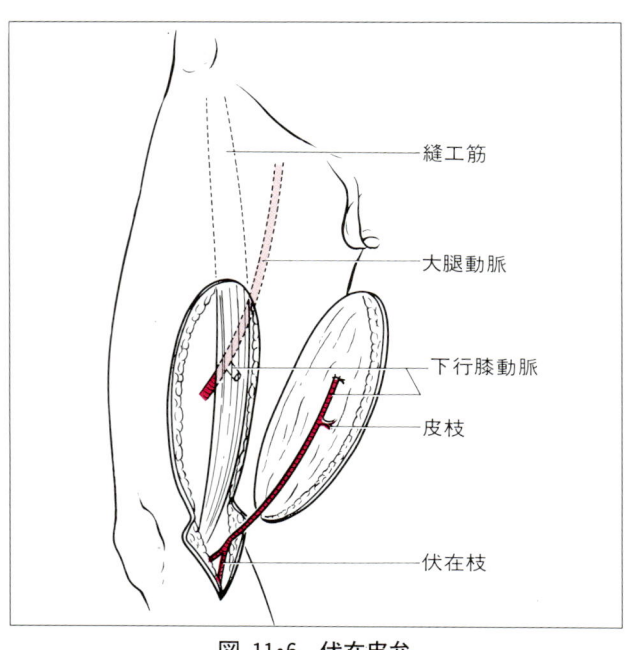

図 11・6　伏在皮弁
縫工筋下面で，下行膝動脈を切断して，下行膝動脈とその皮枝を皮弁に取り込み伏在枝へと剥離を進める。

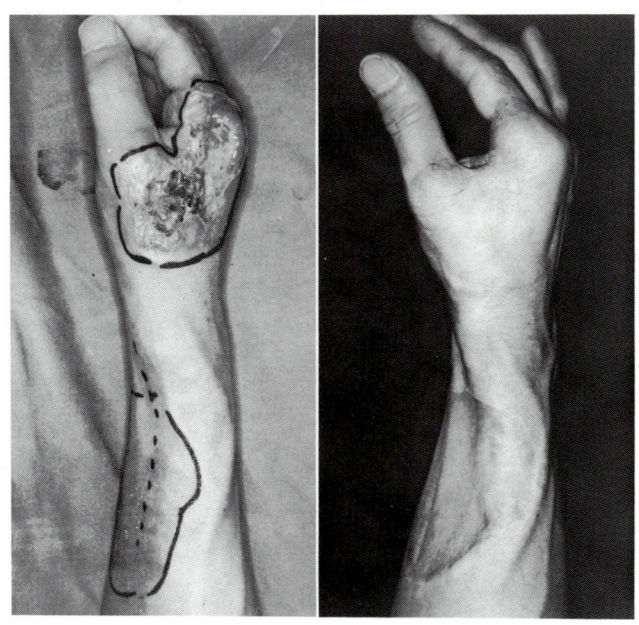

(a) 手背部の損傷。被覆範囲と皮弁の作図。
(b) 術後5年。移植した皮弁と皮弁採取部。
図 11・7　症例1：65歳，男，前腕皮弁

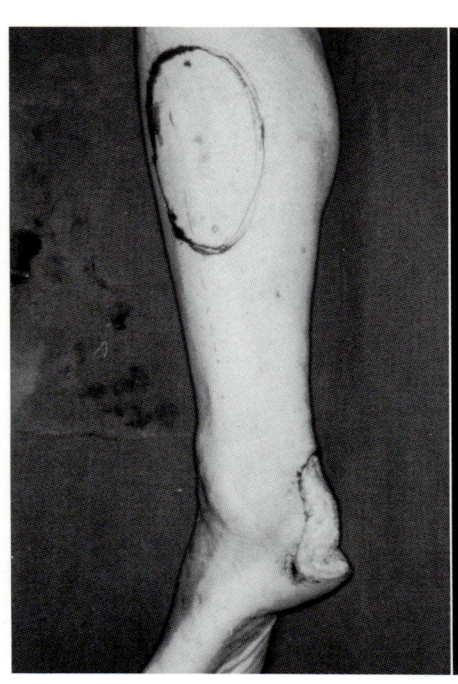

(a) 踵の欠損部と皮弁の作図。皮枝は1本のみ利用。
(b) 作成した皮弁。血管茎の長さは腓骨動脈5cm，皮枝5cmである。
(c) 術後1年。
図 11・8　症例2：73歳，男，Peroneal flap

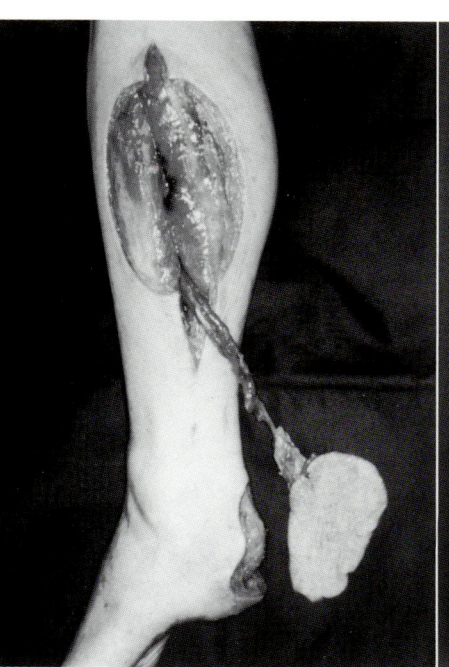

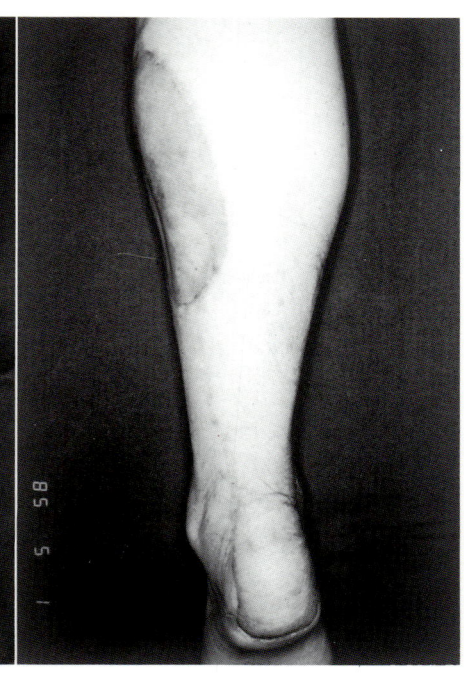

しやすいため，筋膜で覆った後に植皮をする。

6．内側足底皮弁[30)～32)]

皮弁は母指外転筋と短母指屈筋の間を軸として，土踏まずの位置に作図する。足底筋膜下で剝離し，内側足底動脈を含めて作成する。内側足底神経は温存する。足趾を除く足底前足部を覆うことができる。また内側足底動脈を近位に向かって剝離し，外側足底動脈の分岐部の近位で後脛骨動脈を結紮し，さらに外側足底動脈を遠位に剝離し長い血管茎を作成し，前足部に移動することもできる[33)]。

E 術後管理

皮弁のうっ血に注意する。うっ血が進行する場合，静脈吻合を行って，順行性の静脈還流路を確保する。

F 症　例

【症例 1】　65 歳，男，前腕皮弁

ヒートプレスにて手背に受傷。8×6 cm の皮弁を第一指間部から手背部に移植する。術後うっ血もなく，完全に生着した。Defatting もしていないが，皮弁は手背によくなじんでおり，拘縮も認められない（図 11・7）。

【症例 2】　73 歳，男，peroneal flap

踵部の悪性黒色腫で，腫瘍切除後の欠損に 10×8 cm，血管茎 10 cm（逆行性の血管茎は 5 cm）の皮弁を移植した。皮弁は完全に生着した（図 11・8）。

【症例 3】　27 歳，男，伏在皮弁

交通事故により右下腿切断。切断端の潰瘍を 20×7 cm の伏在皮弁で被覆し，皮弁移植部は縫縮した。皮弁は完全に生着し，義足の装着が可能となった（図 11・9）。

【症例 4】　45 歳，女，内側足底皮弁

足底前足部の潰瘍と有痛性瘢痕。潰瘍を含めて瘢痕を切除し，4×3 cm の内側足底皮弁を移植した。皮弁は完全に生着し，歩行障害もほとんど消失し，皮弁は荷重に十分耐えている（図 11・10）。

G 考　察

1．適　応

四肢遠位部の皮弁移植に際しては，局所皮弁，abdominal flap，cross leg flap，遊離皮弁が利用されることが多かった。逆行性島状皮弁は皮弁を近位部より遠位部に移動できるため，このような部位に良い適応となり，またマイクロサージャリーを要しないので，どこでも利用できる。

2．禁　忌

血管茎の pivot point となる部位での組織損傷が疑われる場合は禁忌となる。また，全身性の血管障害をもつ患者では慎重に行う。

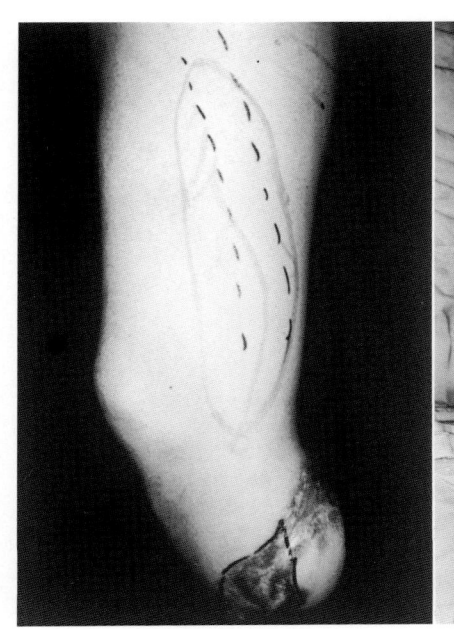

(a) 切断端の潰瘍と皮弁の作図。　　(b) 作成した皮弁。　　(c) 皮弁は完全に生着し，義肢の装着が可能となった。

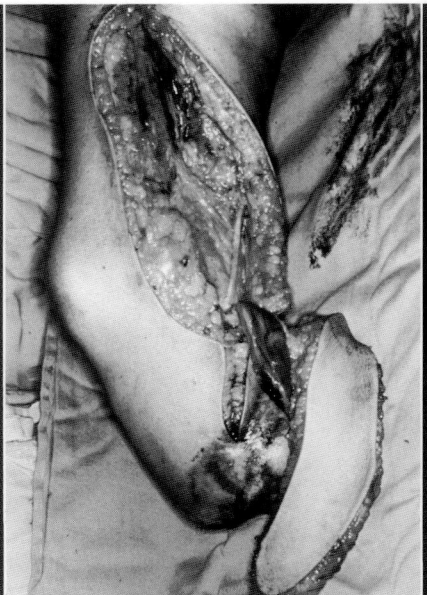

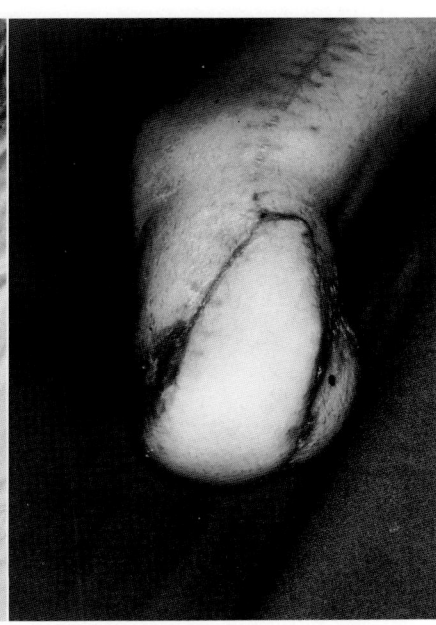

図 11・9　症例 3：27 歳，男，伏在皮弁

3. 合併症

現在までに逆行性島状皮弁を90例行った（表11・3）。完全生着76例，部分壊死9例，完全壊死5例である。後骨間皮弁の壊死が目立つがテクニカルエラーで，血管茎を細くしすぎたためであり，血管茎を動静脈を含めて幅広く作成すれば安全であり，利用価値の高い皮弁である。われわれの前脛骨皮弁はWee[8]（佐藤のタイプⅡ）の皮弁であり，3例行ったがうっ血が強く，1例は部分壊死，1例は完全壊死を示し，安全な皮弁とはいい難く，われわれはその後使用していない。Peroneal flapの壊死例は静脈還流ではなく，腓骨による血管茎の圧迫である。

4. 手技上の問題点

血管茎を180度回転して移植することが多いので，pivot pointでの折れ曲りに注意する。長い血管茎を皮下を通す場合は捻れ，折れ曲りに注意する。とくにperoneal flapでは注意する。皮弁のうっ血の原因は，
① その皮弁に固有のもの
② 皮弁作成中の静脈の粗雑な操作
③ 皮弁の移動によるもの

が考えられる。①として後骨間皮弁とWee（佐藤のタイプⅡ）の前脛骨皮弁があるが，前者では茎部を幅広く取ることにより防ぐことができるが，後者では信頼性に問題があると考える。静脈還流の観点からは，血管茎の長さが皮弁生着の成績に影響を及ぼすとも考えられるが，われわれのperoneal flapの症例では血管茎の長さと皮弁生着との間には相関はなかった[26]。また，前腕皮弁あるいはperoneal flapでは，逆行性と順行性とで作成できる皮弁の大きさに差はないと考える[18)34]。

H 展 望

逆行性島状皮弁は前腕皮弁を皮切りに，いろいろな皮弁が報告され，利用されてきた。一方，perforatorあるいはseptocutaneous arteryを利用した皮弁は逆行性島

表 11・3 逆行性島状皮弁

皮 弁	症例数	生着	部分壊死	完全壊死
上 肢	40			
Radial forearm flap	21	20	1	0
Posterior interosseous flap	18	14	1	3
Digital flap	1	1	0	0
下 肢	49			
Peroneal flap	28	25	2	1
Saphenous flap	8	6	2	0
Dorsalis pedis flap	4	3	1	0
Lateral supramalleolar flap	3	2	1	0
Anterior tibial flap（type Ⅱ）	3	1	1	1
Medial plantar flap	2	2	0	0
Posterior tibial flap	1	1	0	0
頭 部	1			
Superficial temporal flap	1	1	0	0
合計	90	76	9	5

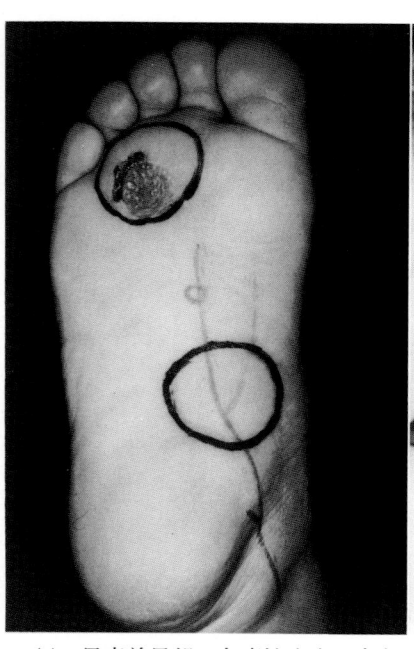

(a) 足底前足部の有痛性瘢痕と皮弁の作図。　(b) 作成した皮弁の裏面と採取部。　(c) 術後歩行障害も消失し，体重負荷にも耐えている。

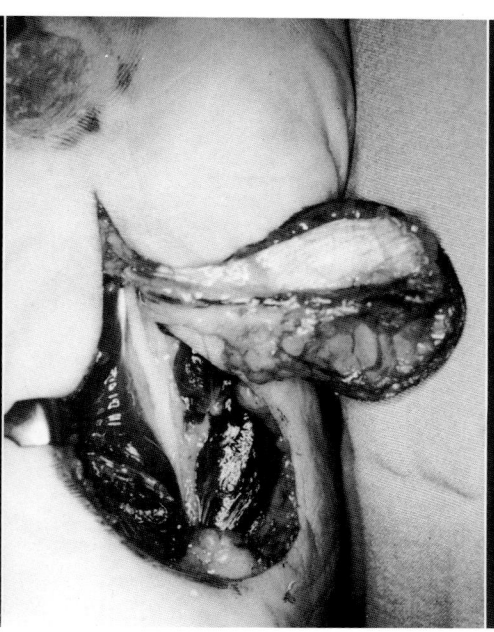

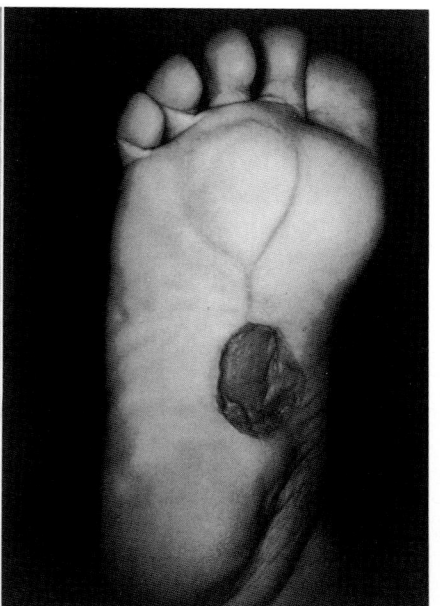

図 11・10　症例4：45歳，女，内側足底皮弁

状皮弁としても利用可能なので，今後さらに増えると思われる．また，静脈の発達の悪いものは，皮静脈を含めて静脈吻合を追加すれば，利用できる皮弁はさらに多くなるであろう． （鳥居修平）

文 献

1) Costa, H., Soutar, D. S.：The distally based island posterior interosseous flap. Br. J. Plast. Surg., 41：221-227, 1988.
2) Biemer, E., Stock, W.：Total thumb reconstruction; a one-stage reconstruction using an osteo-cutaneous forearm flap. Br. J. Plast. Surg., 36：52-55, 1983.
3) Bostwick, J., Briedis, J., Jurkiewicz, M. J.：The reverse flow temporal artery island flap. Clin. Plast. Surg., 3：441-445, 1976.
4) Glasson, D. W., Lovie, M. J.：The ulnar island flap in hand and forearm reconstruction. Br. J. Plast. Surg., 41：349-353, 1988.
5) Maruyama, Y.：The reverse dorsal metacarpal flap. Br. J. Plast. Surg., 43：24-27, 1990.
6) Kojima, T., Tsuchida, Y., Hirase, Y., et al.：Reverse vascular pedicle digital island flap. Br. J. Plast. Surg., 43：290-295, 1990.
7) Masquelet, A. C., Beverige, J., Romana, C., et al.：The lateral supramalleolar flap. Plast. Reconstr. Surg., 81：74-81, 1988.
8) Wee, J. T. K.：Reconstruction of the lower leg and foot with the reverse-pedicled anterior tibial flap; preliminary report of a new fasciocutaneous flap. Br. J. Plast. Surg., 39：327-337, 1986.
9) Morrison, W. A., Shen, T. Y.：Anterior tibial artery flap; anatomy and case report. Br. J. Plast. Surg., 40：230-235, 1987.
10) Satoh, K., Yoshikawa, A., Hayashi, M.：Reverse-flow anterior tibial flap type III. Br. J. Plast. Surg., 41：624-627, 1988.
11) Hong, G., Steffens, K., Wang, F. B.：Reconstruction of the lower leg and foot with the reverse pedicled posterior tibial fasciocutaneous flap. Br. J. Plast. Surg., 42：512-516, 1989.
12) Liu, K., Li, Z., Lin, Y., et al.：The reverse-flow posterior tibial artery island flap：anatomical study and 72 clinical cases. Plast. Reconstr. Surg., 86：312-318, 1990.
13) Bostwick, J.III., Scheflan, M., Nahai, F., et al.：The "reverse" latissimus dorsi muscle and musculocutaneous flap; anatomical and clinical considerations. Plast. Reconstr. Surg., 65：395-399, 1980.
14) Lin, S., Lai, C., Chiu, C.：Venous drainage in the reverse forearm flap. Plast. Reconstr. Surg., 74, 508-512, 1984.
15) Timmons, M. J.：William Harvey revisited; Reverse flow through the valves of forearm veins. Lancet, August, 18：394-395, 1984.
16) 佐藤兼重，岡部勝行，清水祐紀ほか：逆行性 peroneal flap の静脈還流に対する解剖学的一考察．日形会誌，6：33-41, 1986．
17) 森　竜太郎：逆行性島状皮弁に関連した四肢深部静脈の研究．日整会誌，61：325-335, 1987．
18) Torii, T., Namiki, Y., Mori, Y.：Reverse-flow island flap; Clinical report and venous drainage. Plast. Reconstr. Surg., 79：600-609, 1987.
19) Pederson, W. C., Eades, E., Occhialini, A., et al.：The distally-based radial forearm free flap with valvulotomy of the cephalic vein; a preliminaly report. Br. J. Plast. Surg., 43：140-144, 1990.
20) Imanishi, N., Nakajima, H., Fukuzumi, S., et al.：Venous drainage of the distally based lesser saphenous-sural veno-neuroadipofascial pedicled fasciocutaneous flap：A radiographic perfusion study. Plast. Reconstr. Surg., 103：494-498, 1999.
21) Timmons, M. J.：The vascular basis of the radial forearm flap. Plast. Reconstr. Surg., 77：80-92, 1986.
22) 鳥居修平，森　竜太郎：逆行性前腕島状皮弁による手の再建．形成外科，28：7-13, 1985．
23) Penteado, C. V., Masquelet, A. C., Chevrl, J. P.：The anatomic basis of the fascio-cutaneous flap of the posterior interosseous artery. Surg. Radiol. Anat., 8：209-215, 1986.
24) 並木保憲，鳥居修平，林　祐司ほか：Posterior interosseous flap. 形成外科，29：610-613, 1986．
25) 吉村光生，井村慎一，島村浩二ほか：Peroneal flap による四肢再建．形成外科，27：396-405, 1984．
26) Torii, S., Namiki, Y., Hayashi, Y., et al.：Revers-flow peroneal flap for the reconstruction of leg and foot. Eur. J. Plast. Surg., 11：26-31, 1988.
27) Torii, S., Hayashi, Y., Hasegawa, M., et al.：Reverse flow saphenous island flap in the patient with below-knee amputation. Br. J. Plast. Surg., 42：517-520, 1989.
28) Ishikawa, K., Isshiki, N., Suzuki, S., et al.：Distally based dorsalis pedis island flap for coverage of the distal portion of the foot. Br. J. Plast. Surg., 40：521-525, 1987.
29) Earley, M. J., Milner, R. H.：A distally based first web flap in the foot. Br. J. Plast. Surg., 42：507-511, 1989.
30) 鈴木茂彦，野瀬謙介，小川　豊ほか：逆行性血行に基づいた島状短趾屈筋皮弁による足底前方荷重部の再建例．形成外科，28：562-566, 1985．
31) Amarante, J.：A distally based median plantar flap. Ann. Plast. Surg., 20：468-470, 1988.
32) 川上重彦，岡田忠彦，石倉直敬ほか：Distally based medial plantar flap を用いた足底部前1/3の再建．日形会誌，7：718, 1987．
33) Oberlin, C., Vascocellos, Z. A., Touam, C.：Medial plantar flap based distally on the lateral plantar artery to cover a forefoot. Plast. Peconstr. Surg., 106：874-877, 2000.
34) Khashaba, A. A., McGregor, I. A.：Haemodynamics of the radial forearm flap. Br. J. Plast. Surg., 39：441-450, 1986.

12 Venous flap とその臨床

SUMMARY

静脈系を利用した皮弁は，①挙上が容易である，②動脈を犠牲にしない，③長い血管茎が取りやすく，吻合が容易である，などの点で，再建外科には非常に魅力的である．本稿では橈骨前腕皮弁の採取部に用いたものを述べたが，動脈血を流入させたタイプのものでは，かなり大きく厚い皮弁をほぼ確実に生着させることが可能となってきた．

はじめに

皮弁は血行を有したまま移植されるものであり，植皮に対して存在する概念である．有茎でしかありえないものであったが，マイクロサージャリーの発展に伴って，血管吻合によってどこにでも移植できる遊離皮弁が登場した．当然，動脈と静脈を備えた生理的な循環動態のものであったが，近年になって静脈系を利用した"非生理的"ともいえる皮弁が登場してきた[1)〜3)]．挙上がきわめて容易という点で再建外科には魅力的なもので，今後の展開が期待されるところである．

A 分 類

議論を進めるには分類が重要なこととなるが，まだ定義として確立されたものはなく，皮弁内にある静脈系を利用したものを総称して，仮に静脈皮弁としておく．概念的には大きく分けて図12・1のような分類が可能である．この際，すべてを遊離として考えた方が話を進めやすいので，いずれも遊離皮弁として述べる．

血管茎の数によって複数の茎を有しているものと，単一の茎よりなるものとが存在することになる．まず複数の茎としては，

①皮弁内の静脈をともに動脈に吻合したもの（以下A-A皮弁と称する）
②皮弁内の静脈をともに静脈に吻合したもの（以下V-V皮弁と称する）
③皮弁内の静脈の一方を動脈に，一方を静脈に吻合したもの（以下A-V皮弁と称する）

の3種に分けてよいであろう．

また，単一の茎のものとしては，

①皮弁内の静脈に動脈を吻合したもの（以下A皮弁と称する）
②皮弁内の静脈に静脈を吻合したもの（以下V皮弁と称する）

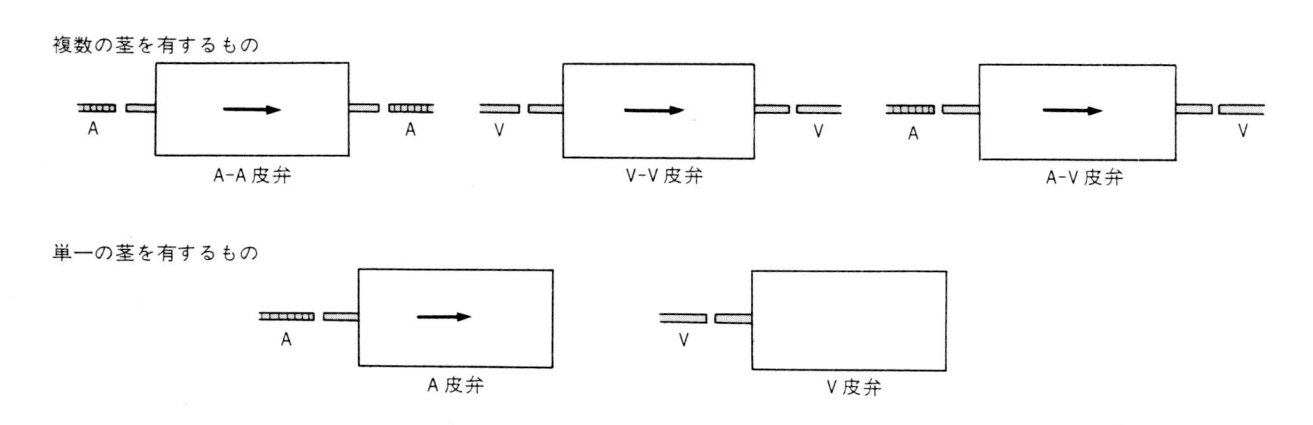

図 12・1　静脈皮弁の分類

が考えられる。もちろん，これらを血管の位置や吻合の数によってさらに細分化することもできるが，今回はそれらを棚上げし，上記の5種の分類に沿って述べることとする。この5種の皮弁のうち，動物実験や臨床例において生着が示されているのは，複数の茎を有するものではA-A皮弁，V-V皮弁，A-V皮弁の3種類すべてであり，単一の茎を有するものでは，A皮弁は生着が報告されておらず，V皮弁の報告のみである。

生着した皮弁の大きさもさまざまであり，一般にあまり大きなものの報告は少ない。まだ新しい分野でもあり，生着しうる皮弁の大きさについても，断言することはできないが，A-A皮弁はあまり大きいものがなく，また生着が確かなものとはいい難い面もあり，主として手指の小欠損に用いられている。われわれの経験も，手指の血行再建を兼ねての皮膚の小欠損の修復に用いたもののみである。V-V皮弁も，あまり大きな皮弁の生着は報告されていないようである。当初は，やはり手指の小欠損などに用いられていたが，徐々にやや大きめなものも報告され出したようである。しかし，完全生着にはやや不安がつきまとうとする者もある。生着の機序については当初，静脈内の脈圧が重要視されたが，その後より脈圧の低い部位での生着例や，有茎ながら単一の茎の皮弁（V皮弁）の生着などから，脈圧のみではないことを示唆しているようである[4]。まだ，今後のより詳細な機序解明を待たねばならないであろう。

A-V皮弁も，その生着機序について明らかになったとはいい難い。少なくとも経皮的な酸素分圧や，組織内の酸素分圧などの報告では，通常の皮弁とはまったく異なっているようである。われわれは1981年にラットを用いた実験でA-V型の皮弁が生着することを初めて示したものの，その後のラット腹部を用いた実験ではA-A皮弁やV-V皮弁はすべて壊死であったので，現在でも静脈皮弁の中ではA-V型がもっとも安全で，かつ大きな皮弁を生着させうる可能性をもつものと考えている[5]。問題となるのは，A-V型でもその循環動態によって種々の亜型が考えられるのに，どのような形がもっとも生着の可能性が高いのかが不明な点である。

単一の茎を有する皮弁では，V皮弁に相当するThatteら[4]の臨床における成功例が衝撃的であった。以前にはまったく考え及ばなかった形態でもあり，またかなり大きな皮弁の生着例が含まれていたからである。しかし，ヘパリンを使用しなかったための壊死例や，遊離の場合の危険性が今後の課題でもあろう。われわれはまだ経験がないので省略するが，静脈皮弁の生着機序を検討するのにはもっとも適した形態かもしれない。

B 症　例

上述したように，皮膚内の静脈系をいろいろな形で利用したものを，すべて静脈皮弁としている。静脈皮弁は今後の可能性を秘めているともいえるが，やはり非生理的なものであり，その生着が通常の皮弁よりも不確実な点が，どうしても問題となってしまう。生着を確実なものとし，実用的なものとするためには，皮弁採取部の選択，静脈の含め方のデザイン，循環動態の設定の仕方などについて症例を集積し，それらの結果を解析してゆかなければならない。

また，通常の皮弁と異なって，移植される部位によっても生着に差異が生じているようである。一般に四肢では生着が良いとされているが，その理由も確定されたものはなく，静脈の脈圧が高いこと，静脈弁の存在やその分布と機能なども関与するとされている程度である。さらに，皮下脂肪の厚さや，その中における血管網の立体的な構築も関与の可能性があろう。これらのことについても，今後，試行錯誤を重ねながら徐々に明らかにされてくるものと考えている。

とはいうものの，あまり不確実なことを臨床面で行うわけにいかず，数年前に爪の遊離移植にA-V型の皮弁をこわごわと用いたところ，幸いにして良好な結果を得ることができた[6]。しかし，大きなボリュームの静脈皮弁の使用には慎重にならざるをえなかった。ところが，ほかの施設から比較的良好な結果が報告されるようになったのをみて，いくつかの条件をつけながら臨床例を実施してみたいと考えるようになった。その条件とは，

①比較的大きな皮弁を目指す
②とりあえずは前腕皮弁などの採取部の修復に用いる
③できればA-Vシャントによる弊害を防ぎ，A-Vシャントの閉塞を二次的にも必要としないこと
④皮弁の採取部はなるべく縫合閉鎖できること
などである。

さて，皮弁の循環動態であるが，A-A皮弁では大きなものはまず無理と考えている。また，V-V皮弁でも可能性はあるのかもしれないが，やはり"駆動力"としての動脈血の流入のあるA-V型の方が，大きくて厚い皮弁を生着させうる可能性をもつのではないかと推測して，とりあえずこれを行うこととした。大伏在静脈系を用いるとしても，なるべく下腿や膝部ではなく，大腿内側などの目立たない部位から採取するとすれば，かなり厚いものとなり，比較的薄い皮弁のみが報告されているV-V皮弁では，生着に心許ない感が拭いきれなかったためで

もある。

　以下に最近の症例での失敗例を含めた経験を示しながら，われわれの考え方の変遷と現在のものを述べる。

【症例1】 49歳，男（図12・2）

　舌癌で舌と口腔底を含めての切除後の欠損に対して，左前腕より橈側遊離前腕皮弁の移植による再建を行った。この皮弁の採取部に対して，左大腿内側より大伏在静脈を中心とするようにデザインした17×8.5cm大の皮弁を，大伏在静脈と周辺の皮静脈を含めて挙上，採取した。挙上は筋膜上で行っており，皮切以外はほぼ電気メスを用いて容易に挙上できた。なお，本皮弁の採取部分は一次的に縫合閉鎖している。A-Vシャントを防ぐために，皮弁内に立ち上がる非常に細い分枝の存在を確認し，これが動脈との吻合側に含まれるようにした部位で，大伏在静脈を途中で結紮した。前腕の遠位側で橈骨動脈と大伏在静脈を，近位側においては大伏在静脈と橈側皮静脈との吻合を行った。さらに，近位側においては，2本の皮静脈どうしの吻合も行った。クリップの解除後，皮弁は非常にゆっくりとではあったが，徐々に紅色を呈するようになった。しかし，この時点でも静脈はいずれも開存はしているものの，あまり流量があるようには見えなかった。

　術後は浮腫を呈し，かなり強い時期があったものの，遠位側の一部が壊死となったのみで，ほぼ90％近い生着を見た。遠位側の壊死となった部分は術後早期に強い浮腫を示し，またうっ血気味に見えた部位であった。これはラットのA-V皮弁の実験でも同じ傾向が認められており，動脈血の流入のみが優位な部位のためであると考えている。6カ月後には浮腫もまったくなく，また途中で結紮しているためか，A-Vシャントもとくに生じてはいない。

【症例2】 38歳，男（図12・3）

　舌癌で舌と口腔底の切除後の欠損に対して，左前腕より12×7cm大の橈側前腕皮弁の移植による再建を行った。この皮弁の採取部に対して，左大腿内側より大伏在静脈を中心とするようにデザインした13×8cm大の皮弁を挙上した。皮下脂肪が非常に厚く，約5cmの厚さの皮弁となった。皮下の静脈は非常に細いものばかりで，吻合に適しそうな静脈は見つからず，結局，大伏在静脈のみを茎とすることになった。やはり大伏在静脈をほぼ中央部で結紮したうえで，前腕の遠位側で橈骨動脈と大伏在静脈を，近位側では大伏在静脈と橈側皮静脈との吻合を行った。クリップの解除後しばらくは蒼白であったが，やがて遠位側より淡紅色となり，それが徐々に近位側へ向かうのが観察されている。

　手術終了直後にはピンプリックにて比較的良好な出血が認められている。数日後には水疱が発生してきたが，ピンプリックではやや暗赤色ながら出血を認めている。

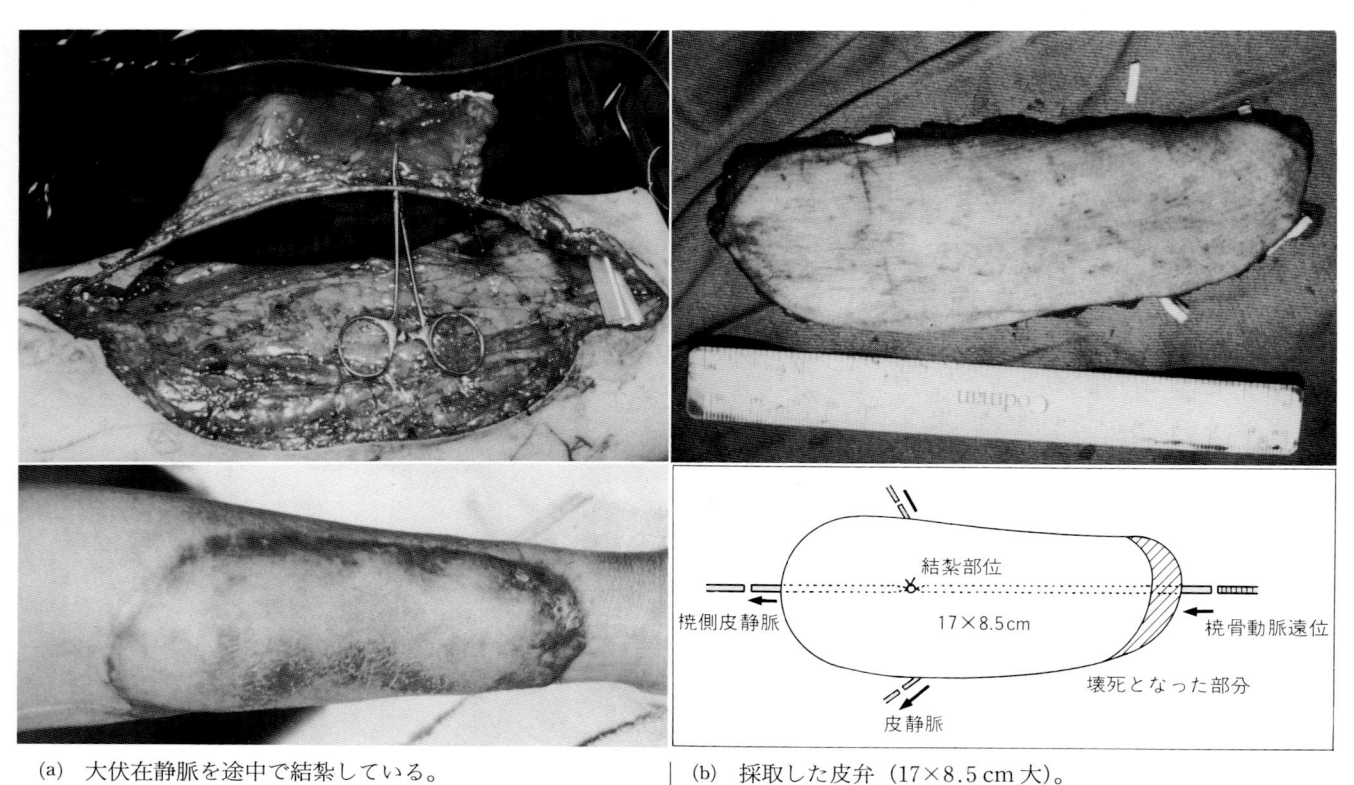

(a) 大伏在静脈を途中で結紮している。	(b) 採取した皮弁（17×8.5cm大）。
(c) 術後6カ月。遠位側は瘢痕治癒している。	(d) シェーマ。

図 12・2　症例1：49歳，男

やがて全体が水疱状となってきたが，出血があるので新生血管の進入による生着を期待したものの，斑点状に壊死部分を生じ，結局は40％近い壊死となった。皮膚が壊死となった部分は脂肪が露出したままとなったが，乾燥したままで溶け出すことはなく，やがて肉芽組織となり，表皮が完成している。

本症例は1本の静脈を途中で結紮し，半側を動脈として使用し，残り半側を流出静脈にしたもので，きわめて特殊な循環動態になったと考えられる。かなりの部分が壊死となったので評価としては低くなるであろうが，昔の皮弁を知る者にとっては，こんな循環動態のものでも生着部分があることの方がむしろ信じられないことでもあった。5cm近い厚さの皮弁で，その最深部に位置する静脈から流れ込む動脈血でも，皮弁の組織をどうにか生存させうることは，出血を認めたり，水疱が発生したことからも，最小限の循環らしきものが存在していたと考えてよいであろう。完全生着するかもしれないと期待した時期もあったが，徐々に黒色となる部分が現われ，これが拡大してゆくことになった。

本皮弁では静脈の流出障害があるものと想定していたが，時間の経過とともに皮弁周囲の新生血管からの流出が始まることによって，徐々に改善されるのではないかと期待したが，壊死部分は増大するばかりであった。壊死が比較的遅れて出現したこと，および壊死部分が点在したのは，静脈吻合部が閉塞した可能性もなくはないが，むしろ動脈化された静脈から流出路となる静脈への経路が厚い皮弁内で徐々に皮下の短絡する血流の方が優位になっていったためではないかと推測している。

この皮弁の経験から，静脈を途中で結紮して動脈側と静脈側を無理に分けるよりも，動脈は動脈として再建し，それと離れた部位で別途に静脈系をやりくりして再建するのがよいのではないか，また島状皮弁の一種であることから，流出静脈の再建が重要なのではないかと考えるようになった。

【症例3】 55歳，男（図12・4）

口腔底の癌の切除後の再建に左側の橈側前腕皮弁を用いた。この皮弁の採取部に対して，大伏在静脈を中心とするように，下腿内側上部に11×8cm大の皮弁をデザインした。多数の分岐した静脈もあらかじめマークしておき，できるだけ温存して挙上した。この症例では術前のAllenテストから橈骨動脈の再建が望ましいと考えられたので，前の2症例とは異なり，大伏在静脈を血流に対して順行性となるようにして動脈再建とした。細い皮静脈2本を橈側前腕皮弁の採取部周囲の静脈と吻合した。クリップ解除後に皮弁は徐々に赤色調を呈してきた。また，吻合した静脈は皮弁側より周辺へ流出していることが確認できた。

その後の経過は良好で，やや浮腫が強かった時期や，

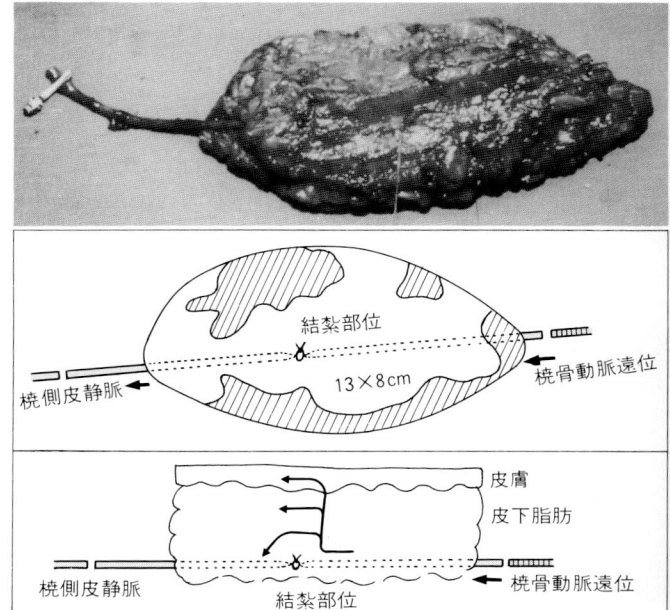

(a) 採取した皮弁。ほぼ中央部で大伏在静脈を結紮している。	(b) 術後11日。水疱が発生しているが，出血は認める。
(c) 1本の静脈を動脈側と静脈側に分けた。しかし，広範な部分壊死となった。	(d) 術後約3週。斑点状の壊死部分。周辺部が必ずしも生着していない。
(e) 斑点状の壊死は，深層のシャント量が増加したためと推測している。	

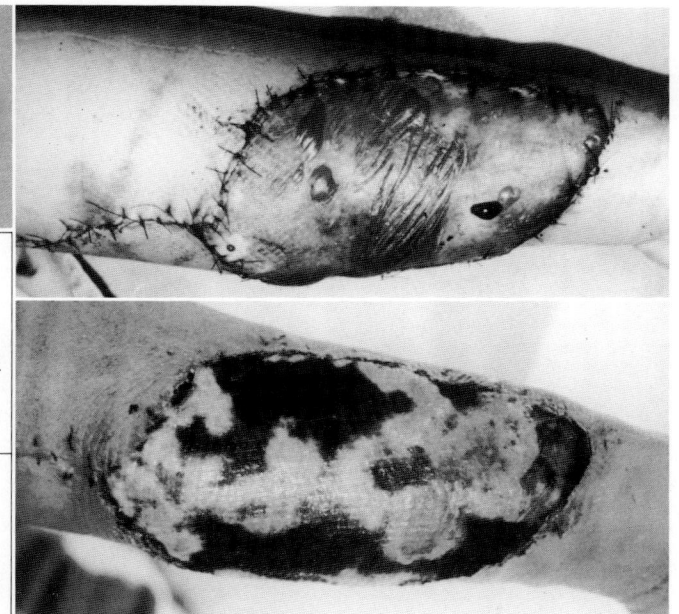

図12・3 症例2：38歳，男

暗赤色調を呈した部分があったのみで，全領域とも良好な生着を示した。皮下組織も柔らかく触知でき，壊死となったり石灰化したと思われる部分は存在しなかった。左手にはとくに異常はなく冷感などもなく，再建した橈骨動脈は触知可能で，Allenテストの結果も良好である。また，A-Vシャントと思われるものも認められていない。

　本皮弁の生着が良好であったことから，循環動態としてはflow throughタイプでA-Vシャントとなってしまう形よりも，大伏在静脈を動脈再建に使用し，皮弁内への流入路としては静脈の本幹より立ち上がる細い分枝に頼り，流出路としてはほかの細い静脈を使うようにデザインすればよいと考えるようになった。

　本症例は関連病院での手術だったので安全を期し，静脈系がよく観察できる下腿内側よりの採取とした。しかし，下腿では皮弁採取部を縫合閉鎖しづらいのが欠点となる。本例でも植皮を行っているが，男性でもあり，ズボンで隠れるから行いえたともいえる。仮に女性であれば，橈側前腕皮弁の採取部よりも，下腿の採取部の方が目立ってしまうことになろう。やはり採取部としては大腿内側がもっとも望ましいと考えられる。しかし，大腿内側では大伏在静脈以外の静脈が，ごく細いもののみしか見当たらないことが多い。そこで行ったのがつぎの症例である。

【症例4】 72歳，女（図12・5）

　眼球の腫瘍で，以前に眼球摘出を受けている。眼瞼は残存しているものの，全体として陥凹が目立つこと，および義眼床としては狭すぎるために，右側の橈側前腕皮弁を用いての義眼床再建を行った。この皮弁の採取部に対し，左側の大腿内側に8〜5×8 cm大の皮弁を大伏在静脈を中心としてデザインした。女性でもあり，かなり皮下脂肪が厚かったので，橈側前腕皮弁よりもやや大きめとしている。挙上時，皮下には吻合可能な静脈は見当たらず，結局図12・5に示すように大伏在静脈に合流する細い静脈と，筋間よりの穿通枝を大腿静脈近くまで剝離したもののみとなった。合流する静脈を大伏在静脈より切り離して反転し，これと穿通枝の静脈を流出路として使用することとした。大伏在静脈は順行性に配して橈骨動脈の再建に使用し，2本の静脈は反転してから，周囲の皮下静脈との吻合を行った。クリップ解除後に皮弁は徐々に赤色調を呈し，吻合した流出静脈にも，ゆっくりではあったが順行性の流れが認められた。

　術後にはかなり強い浮腫と赤色調を呈し，一部は赤黒く見える部分もあり，この部位は壊死になるのではないかと思われた。しかし，いずれの部分も壊死を生ずることはなく，結局は完全生着を示した。本例でもA-Vシャントによる弊害はとくに認められていない。また，Allenテストも良好で，再建された橈骨動脈は開存している。

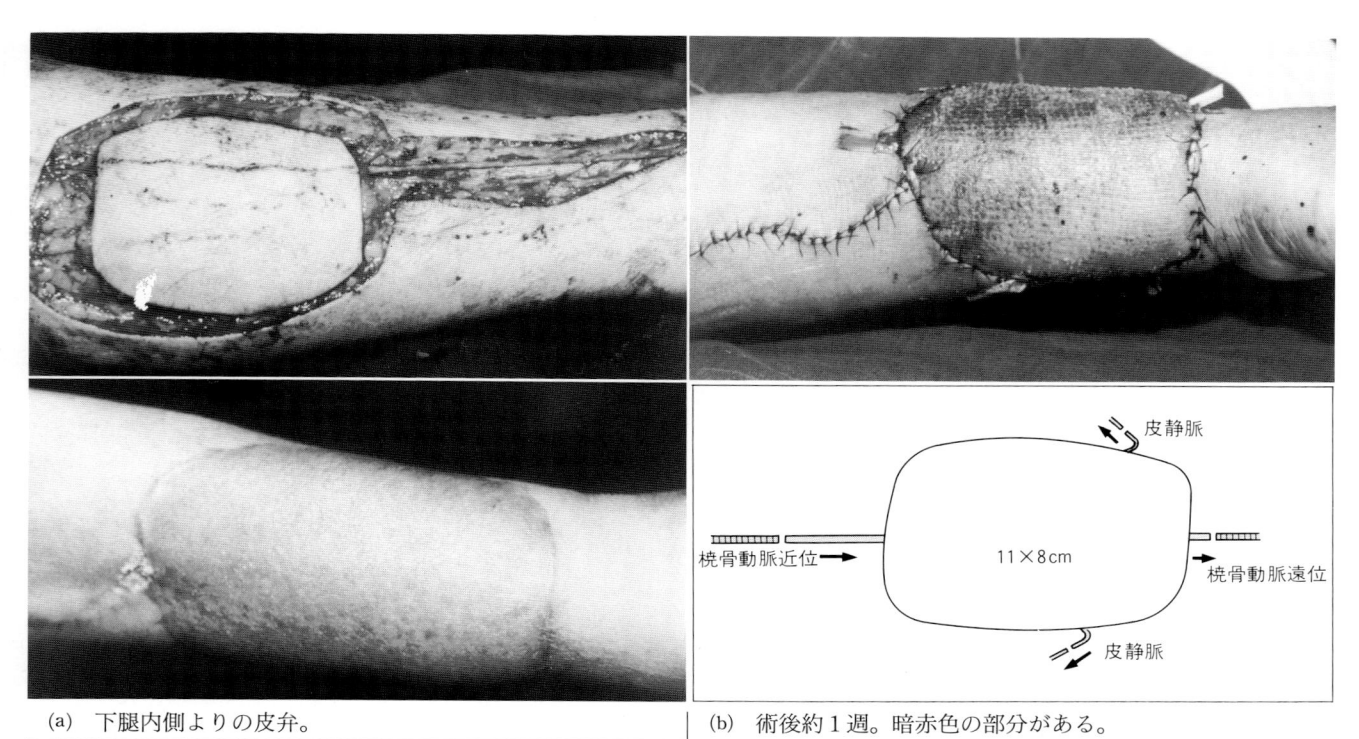

(a) 下腿内側よりの皮弁。
(b) 術後約1週。暗赤色の部分がある。
(c) 術後約1.5ヵ月。完全生着を示した。
(d) シェーマ。

図 12・4　症例3：55歳，男

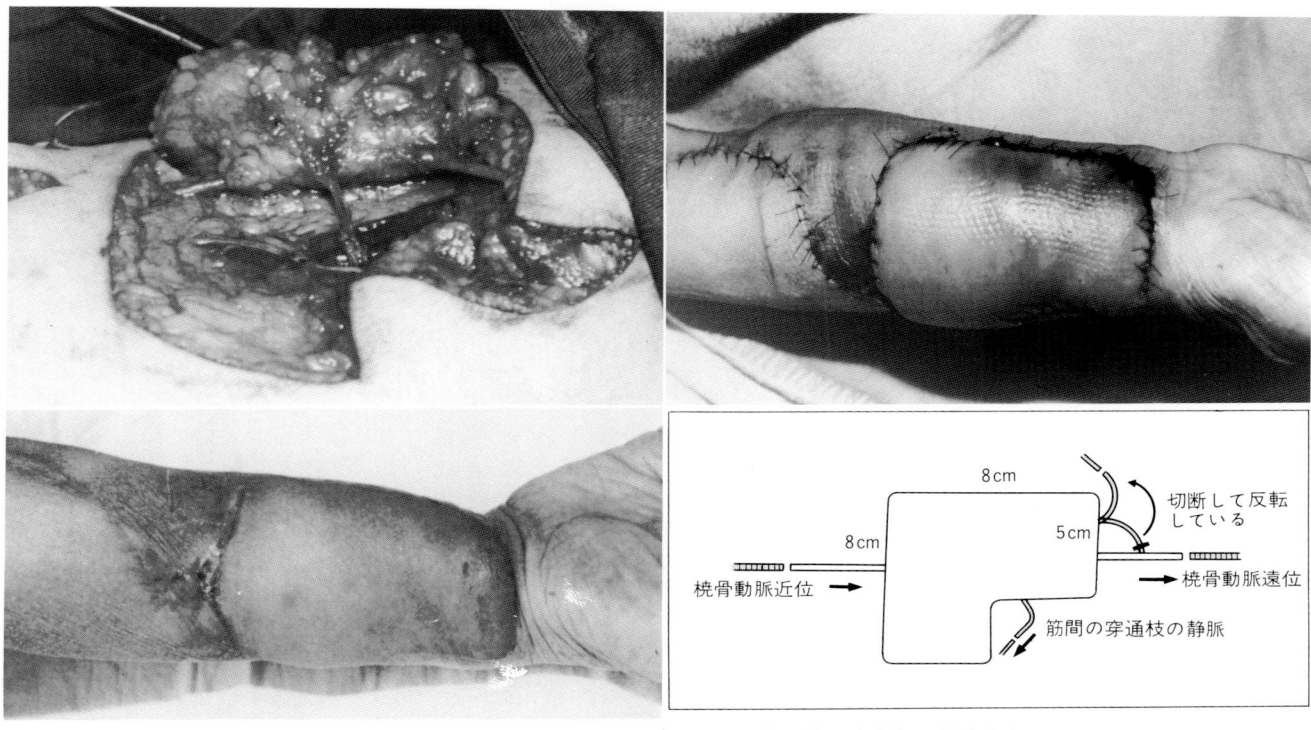

(a) 皮弁挙上時。筋間の穿通枝を示す。
(b) 術後1週。暗赤色の部分もある。
(c) 術後約2カ月。完全生着を示した。
(d) シェーマ。

図 12・5 症例4：72歳，女

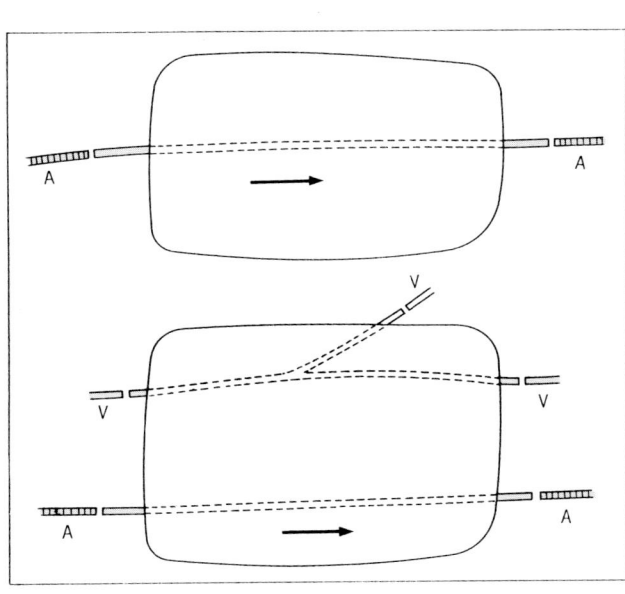

(上) Flow through type A-V 皮弁。
(下) 複数の静脈を利用した A-V 皮弁。大きな皮弁を生着させうる可能性がある。

図 12・6 A-V 皮弁の亜型

C 考 察

まだまだ少数例の経験のみなのに加えて，方法も模索しているところなので，結論めいたことはいい難い。しかし，目的を橈側前腕皮弁の採取部の再建に限定して考えるならば，静脈皮弁の血行動態に関しては症例3，4のような形で，また採取部位と基本的な血管茎のデザインに関しても症例3，4でよいのではないかと考えている（図12・6）。すなわち，その目指すところである，

①皮弁が安定して生着すること
②橈骨動脈が再建できるのが望ましいこと
③A-Vシャントは存在するであろうが，流量が微量で二次的なシャント閉塞を要しないこと[7]

などがほぼ達成されているからである。ここに至るまで大伏在静脈を途中で結紮したりしているが，第2例の経験から，静脈皮弁においては動脈血の流入よりも，その流出の方が生着により重要な鍵となっているのではないかと考えている。

本論文ではA-V皮弁を中心としたが，V-V皮弁も大きな可能性を秘めている。やはり島状皮弁の一種でもあるので，もちろん流入がなければ壊死となるが，流入，流出の障害を比較した場合に，流出の方が重要である可能性があろう。V-V皮弁は純粋に静脈血のみによる皮弁であり，その生着について，

①遊離の場合には多数の静脈吻合をするべきとするものがあること[8]
②壊死となった症例では，静脈に血栓が認められたとする報告が多いこと[9]
③有茎の静脈皮弁では，初期にヘパリンを使用してい

ること

④さらにきわめて推測的ながら，V-V皮弁の報告でも吻合が巧みであると思われる術者の方が壊死例が少ないこと[10]

などから，V-V皮弁では静脈が開存していることが必要であるとともに，静脈吻合部がゆっくりとした流れのために血栓を生じやすいのではないか，と考えている。

静脈血のみでなぜ皮弁が生着するのかはまだ解明されていないが，皮膚組織の生存に必要な代謝量がきわめて低いことが関与しているのであろう。V-V皮弁も挙上や吻合の容易さからきわめて魅力的ではあるが，生着する大きさについてはまだ不明とするしかない。また，報告されているのがいずれも比較的薄い皮弁であることから，大腿内側などからの厚い皮弁での生着の可否もまだ判明していない。私見としては，V-V皮弁はA-V皮弁ほどは厚くて大きな皮弁を生着させられないものと考えている。しかし，男性の下腿などからの薄い皮弁での可能性は残されていよう。両皮弁とも研究や工夫の余地が残されており，その役割分担がはっきりしてくるのはまだ先のことになろう。

この後，また意外な方向に進展するのかもしれないが，静脈皮弁の利点である挙上が簡単なこと，主要な動脈を犠牲にしないこと，血管吻合が容易であること，などを考慮するならば，より安全で確実な生着を目指して，さまざまな試みを行ってゆく価値があるものと考えている。生着が確実なものとなるならば，ほかの皮弁の採取部に使用するのではなく，各部の再建に一次的に使用されることになろう[11]。本稿が静脈皮弁の発展の一助になれば幸いである。

（中山凱夫）

文 献

1) Nakayama, Y., Soeda, S, Kasai, Y. : Flaps nourished by arterial inflow through the venous system ; an experimental investigation. Plast. Reconstr. Surg., 67 : 328-334, 1981.
2) Yoshimura, M., Shimada, T., Imura, S., et al. : The venous skin graft method for repairing skin defects of the fingers. Plast. Reconstr. Surg., 79 : 243-248, 1987.
3) Baek, S. M., Weinberg, H., Song, Y., et al. : Experimental studies in the survival of venous island flaps without arterial inflow. Plast. Reconstr. Surg., 75 : 88-95, 1985.
4) Thatte, R. L., Thatte, M. R. : Cephalic venous flap. Br. J. Plast. Surg., 40 : 16-19, 1987.
5) 中山凱夫, 添田周吾：特殊な島状皮弁の生着の可能性について. 形成外科, 29：573-580, 1986.
6) Nakayama, Y., Soeda, S., Iino, T., et al. : Vascularized freenail grafts nourished by arterial inflow from the venous system. Plast. Reconstr. Surg., 85 : 239-245, 1990.
7) 井上五郎, 中村蓼吾, 前田 登ほか：Arterialized venous flapによる第1足趾 wrap-around flap 採取部の被覆. 形成外科, 32：1013-1017, 1989.
8) Tsai, T. M., Matiko, J. D., Breidenbach, W., et al. : Venous flaps in digital revascularisation and replantation. J. Reconstr. Microsurg., 3 : 113, 1987.
9) Amarante, J., Costa, H., Reis, J., et al. : Venous skin flaps : an experimental study and report of two clinical distal island flaps. Br. J. Plast. Surg., 41 : 132-137, 1988.
10) 中島英親：静脈皮弁の検討. 形成外科, 32：11-20, 1989.
11) Koshima, I., Soeda, S., Nakayama, Y., et al. : An arterialised venous flap using the long saphenous vein. Br. J. Plast. Surg., 44 : 23-26, 1991.

II 皮弁の臨床①

13 MVP flap と prefabricated flap

SUMMARY

　人体のいろいろな部位に解剖学的に存在しない血管系を作り，二次的に axial pattern flap を作成し，移植に応用する prefabricated flap のうち，小筋体を用いた muscle vascularized pedicle flap (MVP flap) の実際について述べた。この flap では小筋体を用いることにより，機能障害を残さずに容易に，かつ早期に安全な皮弁を作成できるという特徴をもっている。

　Prefabricated flap では皮弁の選択について，大きさや薄さなどのほかに，色調，質感，また採取術後の瘢痕醜状の軽減をも考慮でき，さらに他臓器との複合皮弁としても利用ができる。また，tissue expander を併用することにより，より効果的な皮弁を作成することが可能となった。さらに現在盛んに研究されるようになった器官形成，再生医学の分野から，これらの臨床応用での手術方法として有用であると考えられる。

　Prefabricated flap の欠点は手術回数が増えるため，組織移植までの期間が長くなることであるが，限りある組織をより実用的，効果的に利用する方法として，MVP flap はたいへん有用である。

　動物実験によるMVP flap の neovascularization について述べるとともに，実際の臨床応用例につき手術方法とともに供覧した。

はじめに

　生体の既存の血管系を利用して新しい血管系で栄養される flap を作成し二次的に移植をする方法は，以前は neovascularized flap または secondary vascularized flap などとも呼ばれていたが，現在では prefabricated flap として分類される flap である。

　この flap の利点は，今まで血管柄付皮弁としての移植が難しかった部位や組織を移植可能とした点であり，これを利用して薄く大きな皮弁を作成したり，骨や関節などの複合皮弁を作成することも可能となった。さらに，移植目的の形状に皮弁を加工したり，また熱傷などで採皮部が限られた場合，有効に皮弁を利用できるという点で優れたものである。

　Prefabricated flap として長い血管茎を有する皮弁を作成する場合，新しい血管系の carrier としては，axial pattern の血管系のある既存の組織ならばどの組織でも利用可能であるが，Shintomi らが報告した MVP flap (muscle vascularized pedicle flap) は carrier として小筋体 (MVP) を利用している[1]。この皮弁は一次手術が簡単で，carrier の血管茎が長く太く，また carrier 採取後の欠損による障害が少ないという利点がある。MVP flap について動物実験より得られた知見について報告するとともに，実際の臨床応用について述べる。

A 概念と解剖

1. 概　念

　Prefabricated flap における carrier と一次手術時の移植部組織との血管新生については，いわゆる創傷治癒機転と同様，局所の細胞障害から血管拡張が始まり，ついで炎症性細胞，線維芽細胞の浸潤が起こってくる。その後，血管網より血管が発芽して直接吻合するか，あるいは血管内皮細胞より吻合血管が形成されると考えられている[2)~4)]。

　MVP flap については，carrier としての MVP に他組織に比べ十分な血液循環が温存されているため，より早い血管新生および吻合が起こることが動物実験で観察された[5)]。この結果，MVP flap では新しい血管系が完成すれば，移植に利用できる健康な axial pattern flap が早期に作成できることが分かった。もちろん，MVP flap の移植までに2回またはそれ以上の手術操作が必要となるため繁雑ではあるが，反面，移植前に皮弁を目的の形状に作成したり，tissue expander (以下 expander) など

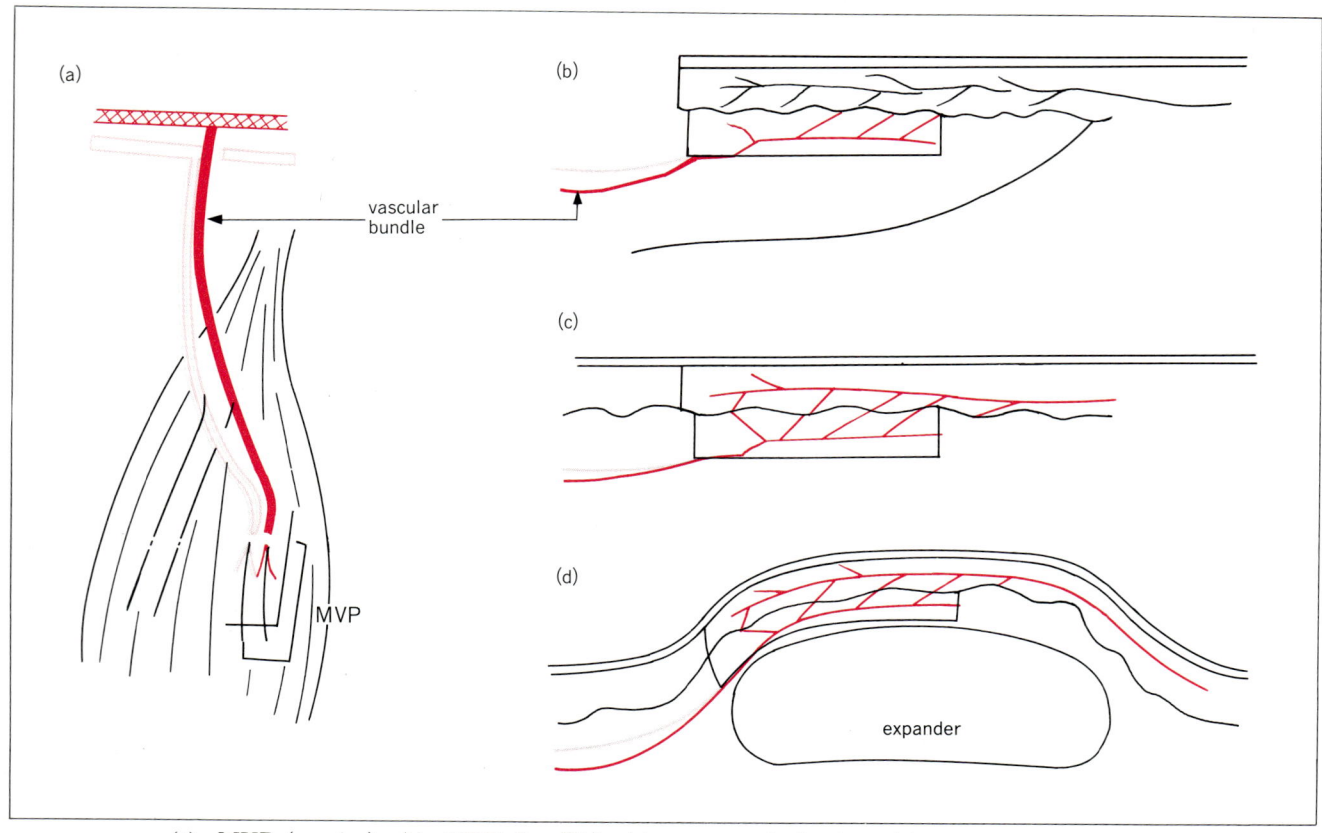

(a) MVP (carrier), (b) MVP flap 作成, (c) neovascularization, (d) expanded MVP flap
図 13・1　MVP flap 作成図および expander 挿入部位

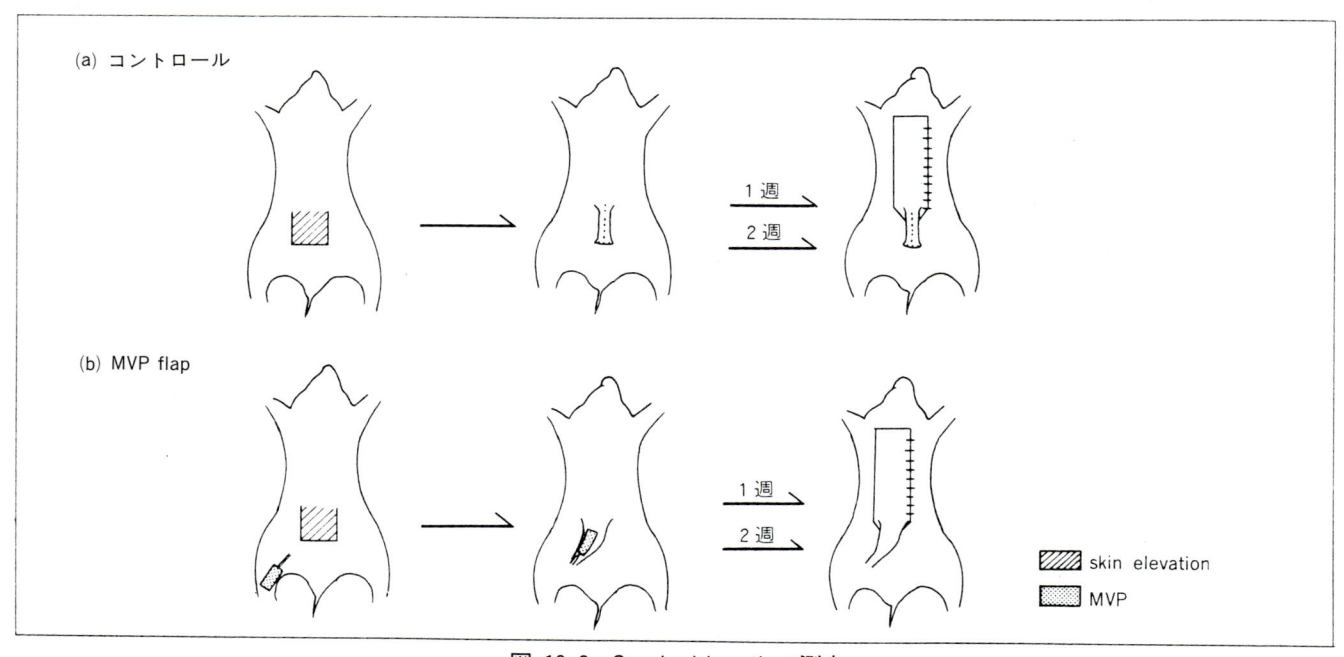

図 13・2　Survival length の測定

が併用できるという合理的な点も有している。

2. 解　剖

　人体の既存血管系の中で，筋肉への血行は多様かつ複雑な形態を示す。Nahai らはこれを主要血行と補助血行の組み合わせで5つの型に分類した[6]。これらのうち，

MVP flap 作成に利用できる筋肉は，二次手術として遊離または有茎移植を目的とするため，血行の安定した長い主要血管茎をもつことが必要となる。そして，小筋体採取後に機能障害を残さない筋肉でなくてはならない。これらの点により，MVP としては広背筋，前鋸筋，大胸筋，腹直筋を利用している。図 13・1 に MVP flap の

シェーマを示す。

B 動物実験における評価

　MVP flap における血管新生の観察および皮弁の評価のために，ラットを用いた実験を行った。皮膚の創傷治癒後の新生血行をコントロールとし，良好な血行を保っている筋体を用いた MVP flap の survival length を測定した。図 13・2-a はコントロールで，下腹部に 3×3 cm の皮弁を挙上し，尾側辺を元の位置に縫合したあと，左右辺を縫合して筒状皮弁を作成した。図 13・2-b は MVP flap で，伏在動静脈を茎とした 1×2 cm の内転筋をコントロールと同様，挙上した皮弁に縫着した。

　結果は，1週目および2週目ともコントロールより MVP flap の方に survival length の延長が観察され，2週目に 2.50±0.55 (mean±S. D.) となった。この結果より，筋体を用いた MVP flap に血管新生がより早く，効果的に起こったと考えられた（図 13・3）。

　図 13・4 は MVP の血管茎より造影剤を注入した microangiogram を示すが，2週目にかけて皮弁側の微小血管が良く描出されるようになり，造影剤の移行量の増大が観察された。

　図 13・5 は墨汁注入標本を示すが，MVP flap の皮弁側血管との吻合については，経時的に新生血管の頻度の増大および血管径の拡大が観察され，さらに図 13・6 に示すごとく，これら新生血管は埋入筋体の筋膜を含めた表面全体にび慢性に散在するのではなく，おもに筋体遠位の筋切断端に多く観察され，この部位において筋体と皮弁は強く結合していた。

　図 13・7 は MVP flap 作成と同時に皮弁下に expander を挿入し，2週間目の MVP flap の microangiogram を示すが，図 13・4-b と比べ明らかな皮弁血管径の拡大および造影剤流入量の増大が観察され，expander による delay 効果が確認された。このことより，expander 挿入が MVP flap 作成に非常に効果的であるということが分かった。

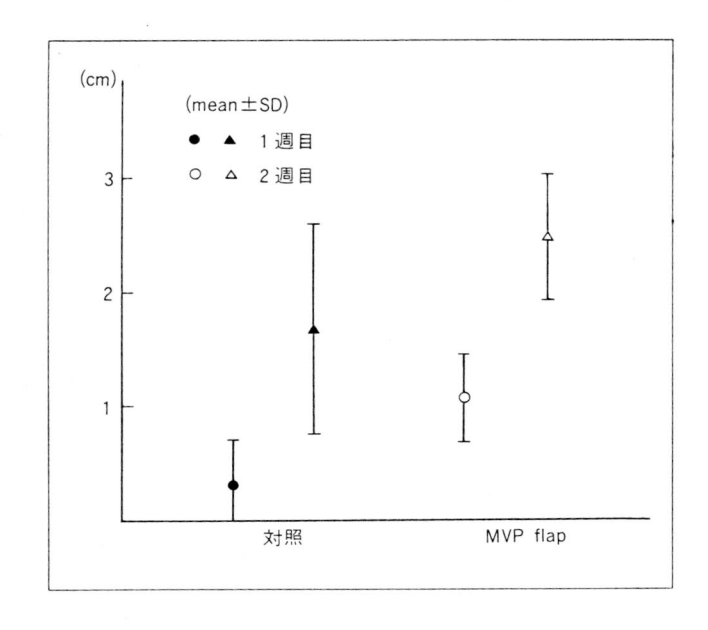

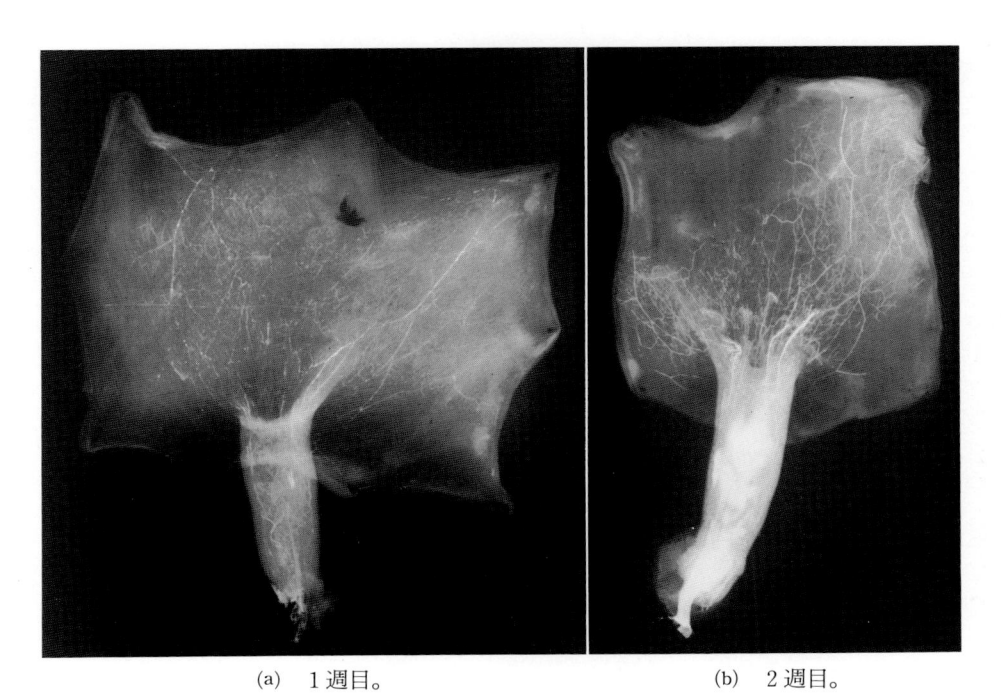

(a) 1週目。　　　(b) 2週目。
図 13・4 Microangiogram
2週目にかけて造影剤の移行量の増加が認められる。

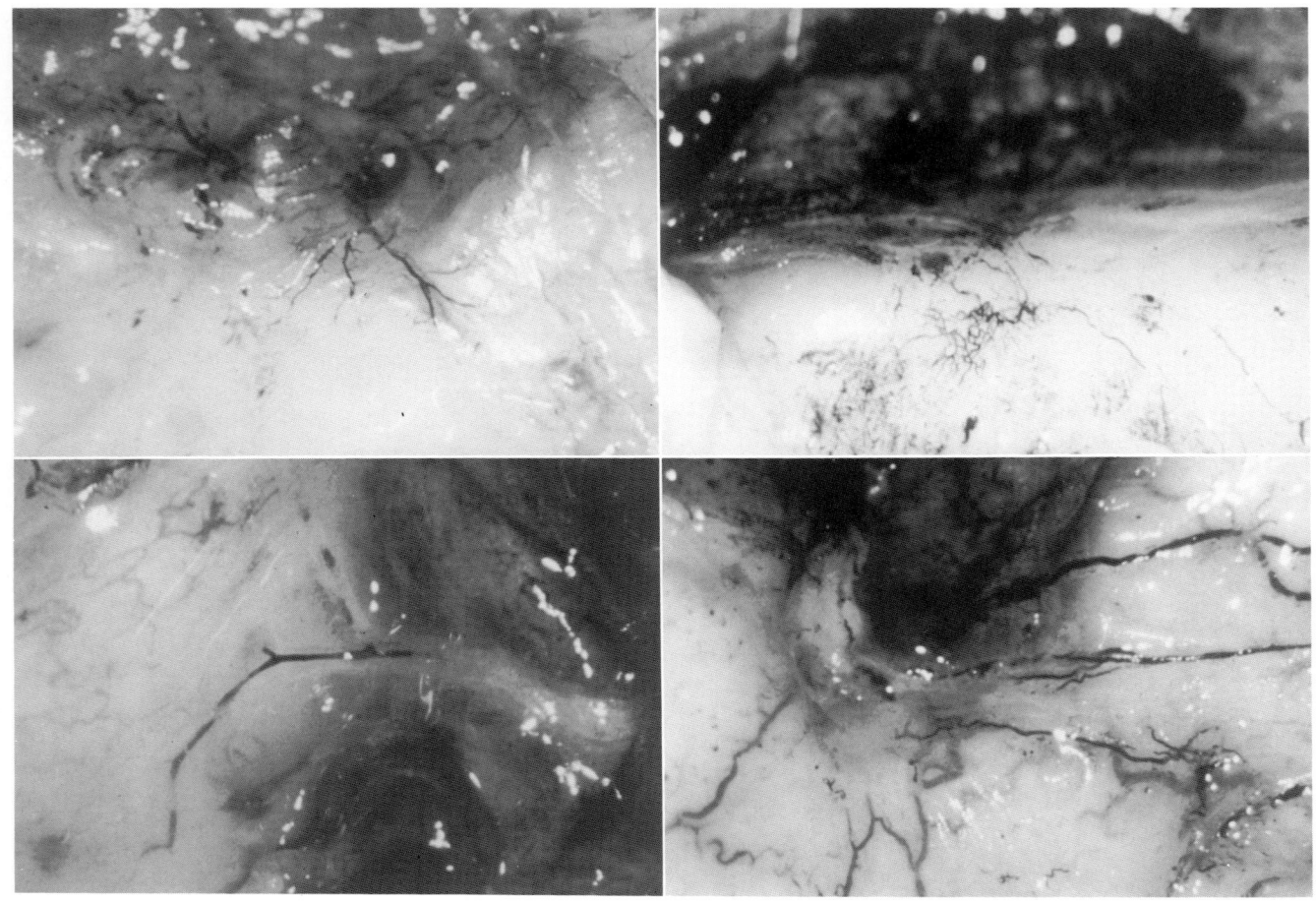

(a) 1週目。黒色部は MVP を示す。
(b) 2週目。1週目と比べ，吻合血管径の増大や頻度の増加を認める。

図 13・5　墨汁注入標本

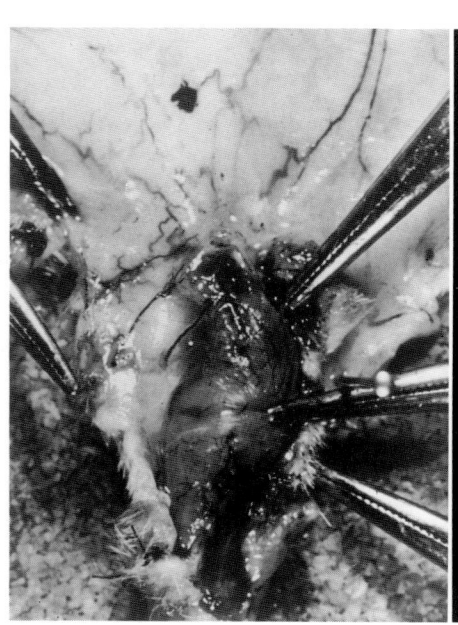

図 13・6　墨汁注入標本（2週目）
吻合血管が MVP の切断端に集まっている状態を示す。

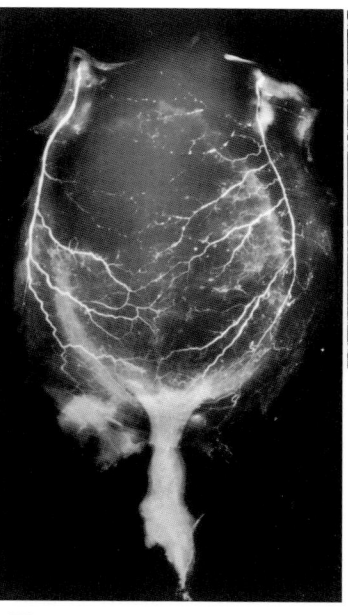

図 13・7　MVP flap と expander の microangiogram（2週目）
2週目の MVP flap に比べ，血管径の増大が観察される。

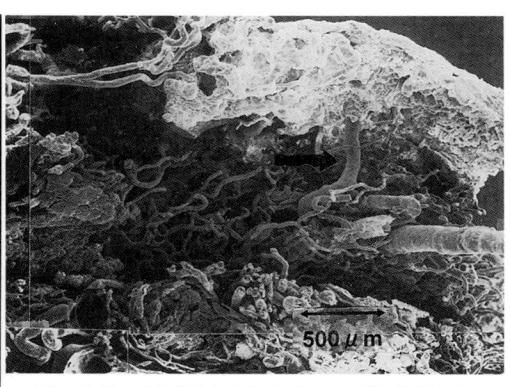

図 13・8　2週目の MVP flap 血管鋳型標本
筋膜内栄養血管付近より皮膚皮下に伸びる太い新生血管を認める（→）。
上方：皮膚，中央：移植筋膜，下方：移植筋体

また血管の鋳型標本の観察から，2週間目には皮下血管網につながる十分な太さを有する新生血管が観察された（図 13・8）。

C 手 技

既存組織をあるがまま利用して移植する通常の flap と異なり，MVP flap は移植部位の形状，目的に応じて，色調，質感の合った組織をどのような形の皮弁として作成するか，また皮弁採取部位の機能障害やその後の醜状を含めて，手術計画を立てることが重要である。さらに，MVP flap 作成よりその移植までの間に数週間を要すること，また場合により delay 操作が必要となること，患者の安静度なども考慮して計画しなくてはならない。

MVP flap 作成に際しては，筋皮弁移植に使用する器具以外は特別必要としないが，皮膚弁をチューブ状にして筋体を固定するような場合，皮膚弁採取部に植皮が必要となることがあるので，遊離植皮術の準備をしておけば安心である。

胸背動静脈，下腹壁動静脈，胸肩峰動静脈には変異が少ないが，術前のドップラー血流計による確認は必要である。MVP flap は二次手術で移植するため，血管縫合を要する場合は，一次手術時に筋肉への主要血管が見つかれば，それ以上近位への剝離は最小限にとどめ，血管縫合部への無用な損傷を避ける。

栄養血管は筋膜内に入り，筋体と平行に走行した後，筋肉内に入る。MVP の作成部位は血管が筋体と平行に走行する部位より，筋体内の血管をドップラー血流計で確認し，これを含んだ筋体を必要な長さで採取する。この際，筋体に付着した筋膜は温存しておく。皮弁は真皮下の脂肪層を薄く残して剝離し，作成された MVP としっかり縫着する。また，死腔を作らないために血管茎は軟部組織で覆い，MVP 下にはドレーンを挿入する。この際，より早く強固な新生血管の吻合を得るため，筋膜側を下にし，筋切断面を移植面に密着させることが重要である。また，筋膜を下にすることは，二次手術でこれを目安にすることにより，MVP flap の挙上を容易にしている。

動物実験の結果から，一次手術後 2 週間で新生血管吻合により MVP 辺縁から 2.5 cm の範囲で血行があり，新生皮弁として利用できると考えているが，実際には 3 週間目に必要とする皮弁より一廻り大きく皮弁を挙上し，辺縁からの出血などを確認したうえで移植手術を行っている。MVP flap の皮弁側への血行は random pattern と考えられる。このため，これ以上の範囲の

MVP flap を作成する場合は delay 操作が必要であり，2 週目より 1 週間間隔で行う。Expander を用いる場合は MVP の血管茎を過度に直接圧迫しない位置で，MVP 下に挿入し，移動しないように固定する。Expander を挿入し膨隆させることは，MVP と移植皮弁との間の死腔を減少させ，血腫を予防することにより組織どうしの密着度を高めるとともに，MVP からの新生血管の吻合をより強固にするものと考えている。この場合は，MVP flap 作成より移植までの期間の目安を 6 週間としている。

MVP flap の血管茎について，以前は二次手術時の剝離を容易にするためシリコンシートなどで包んだが，血管閉塞の原因となることがあり，現在は行っていない。二次手術で移植皮弁を作成する際，目的とする形状や大きさの皮弁を挙上し，MVP に至る。MVP の筋膜を確認した後，ドップラー血流計で筋肉内の血行を確認し，その付近の筋膜の剝離を進め，血管茎を確認する。血管茎は 6 週間程度の経過であれば比較的容易に剝離できるが，瘢痕が固く剝離が難しい場合は瘢痕内に主要血管を含めたまま血管茎とする。Expander を挿入した MVP flap ではカプセルを含めて皮弁を挙上し，そのままカプセルを除去せずに，ほかの皮弁と同様に移植する。

D 術後管理

MVP flap は手術回数が増えるため，術後感染の予防が必要である。体位については，たとえば胸背動静脈を血管茎として広背筋を上腕内側皮下に埋入する場合のように，MVP が関節を越える場合は，血管茎に過度の伸展がかからないようにするため，多少の運動制限が必要となるが，体幹にこれを行う時は必要としない。Delay 操作は局所麻酔下に行うこともできるので，外来通院でも可能である。二次手術後はほかの皮弁移植と同様，術後感染や栄養血管の閉塞に注意する。

E 症 例

【症例 1】 23 歳，女，顔面悪性腫瘍切除後の変形（図 13・9-a）

この場所には色調，質感の合った薄い皮弁が必要であり，また皮弁採取部の醜状を最小限にするため，MVP flap を計画した。図 13・10-a, b のごとく，広背筋より作成した 5×3 cm の MVP を，上腕内側で薄く挙上した皮膚下に縫着した。2 週目に delay 操作として皮膚切開をした後，4 週目に 6.5×16 cm の MVP flap を採取し（図

13・10-c, d)，胸背動静脈を浅側頭動脈および中側頭静脈と吻合し，遊離移植した．皮弁採取部は単純縫合した．その後一部皮弁辺縁の修正を行ったが，整容的にほぼ満足できる状態となっており（図 13・9-b），皮弁採取部の瘢痕も目立たず，最小限の露出となっている．

【症例 2】 56歳，男，外傷性皮膚中足骨欠損（図 13・11-a）

この症例では血行の良好な骨の移植と同時に，皮膚移植を計画した．側胸部のdelay操作をかねた切開線より広背筋に達し，2 cm幅のMVP（LD thin flap）を作成した．ついで，腸骨より採取した3×5 cmの骨片の中央を2.5 cm幅で骨質を削り取り，骨髄を露出した．その後，作成したMVPの側面および断端の切断面を骨髄と密着させ，さらに骨片を皮膚と固定した．図 13・12はシェーマを示す．3週間後MVP-bone flapを遊離移植したが，骨からの良好な出血が観察された．図 13・11-bは術後8カ月の状態を示す．軽度の骨吸収が認められるが，中足骨間の骨癒合がよく認められ，安定した歩行が得られている．

【症例 3】 43歳，男，頸部および胸部の熱傷後瘢痕拘縮（図 13・13-a, b）

この症例では薄く大きな皮弁が必要であり，皮弁採取部の醜状およびdelay効果の目的で，expanderを併用した．より大きな皮弁を作成するため，広背筋を細長く採取してMVPとした．ついで，側腹部の真皮下で広く剝離し，作成したMVPの筋切断面を真皮と縫着，同時に1,000 mlのexpanderをMVP筋膜下に挿入した（図 13・14-a, b）．毎週20％ずつexpanderを拡張させ，5週間後expanderを除去した状態で13×30 cmの薄く大きなMVP flapを採取し，頸部へ移植した（図 13・14-c, d）．皮弁採取部は縫縮した．図 13・15は術中に行ったレーザーフログラムを示すが，中央部から遠位にかけて高血流域が観察され，皮弁断端からの良好な出血と合わせて，MVP flapが健康な皮弁であることが確認された．

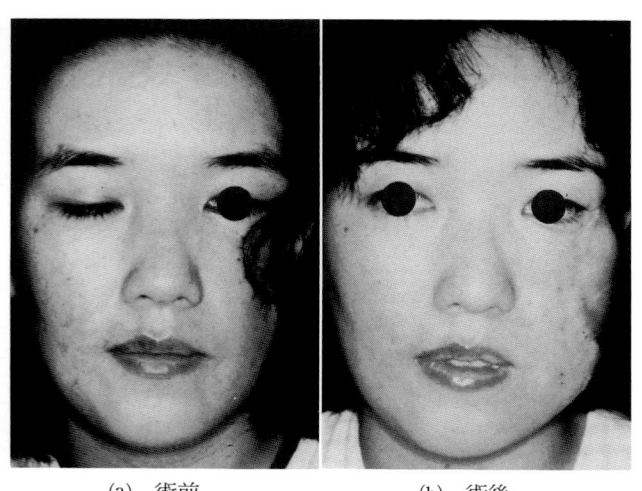

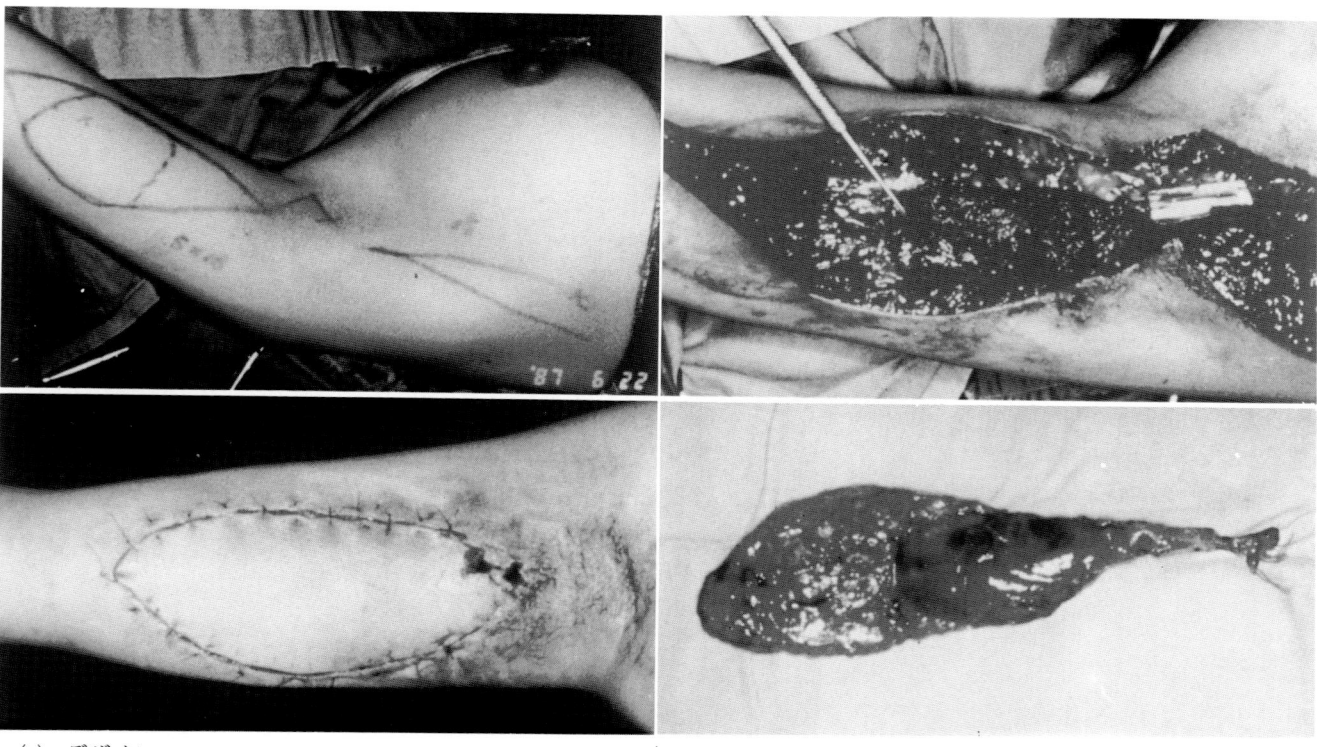

(a) 術前． (b) 術後．
図 13・9 症例 1：23歳，女，悪性腫瘍切除後の変形

(a) デザイン． (b) MVPを示す．
(c) Delay操作後． (d) MVP flap（3週目）．
図 13・10 症例 1

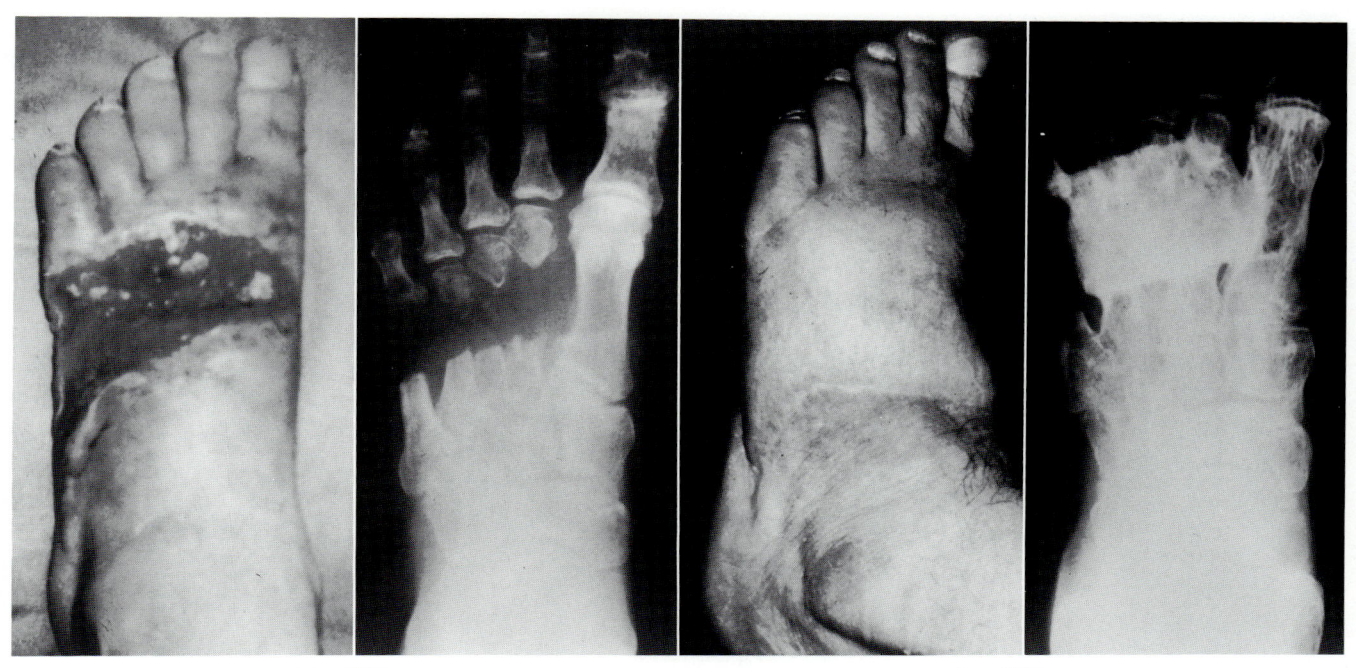

(a) 術前。　　　　　　　　　　　　　　　　　　　　(b) 術後。
図 13・11　症例 2：56 歳，男，外傷性皮膚中足骨欠損

図 13・13-c, d は術後 6 カ月の状態で，一部周辺の瘢痕の修正を要したものの，良好な形態を保っている。

【症例 4】　49 歳，男，顔面および頸部の熱傷瘢痕拘縮
　　　　　（図 13・16-a）

薄く色調の合った皮弁を必要とした症例であり，前鋸筋を利用した MVP flap に expander を併用した。第 6・第 7 肋骨に付着した 3.5×6 cm の前鋸筋を胸背動静脈の筋枝を血管茎として挙上し，側胸部皮膚弁下に筋切断面と縫合した。さらに，筋膜下に 350 ml の expander を挿入し，固定した。6 週間後，図 13・17 のごとく 11×23 cm の薄い皮弁をカプセルを含めて挙上した。血管茎

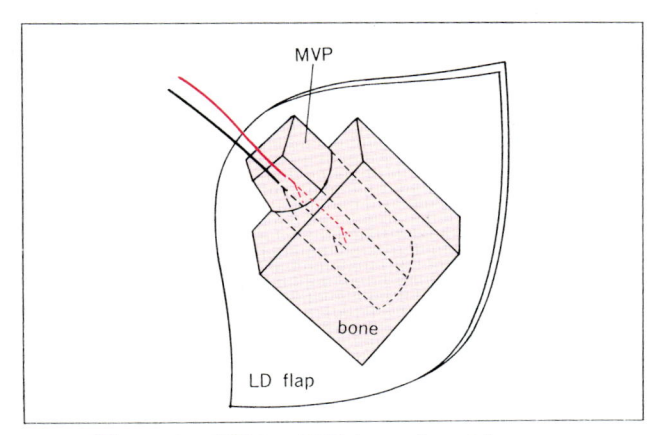

図 13・12　症例 2：MVP bone flap のシェーマ

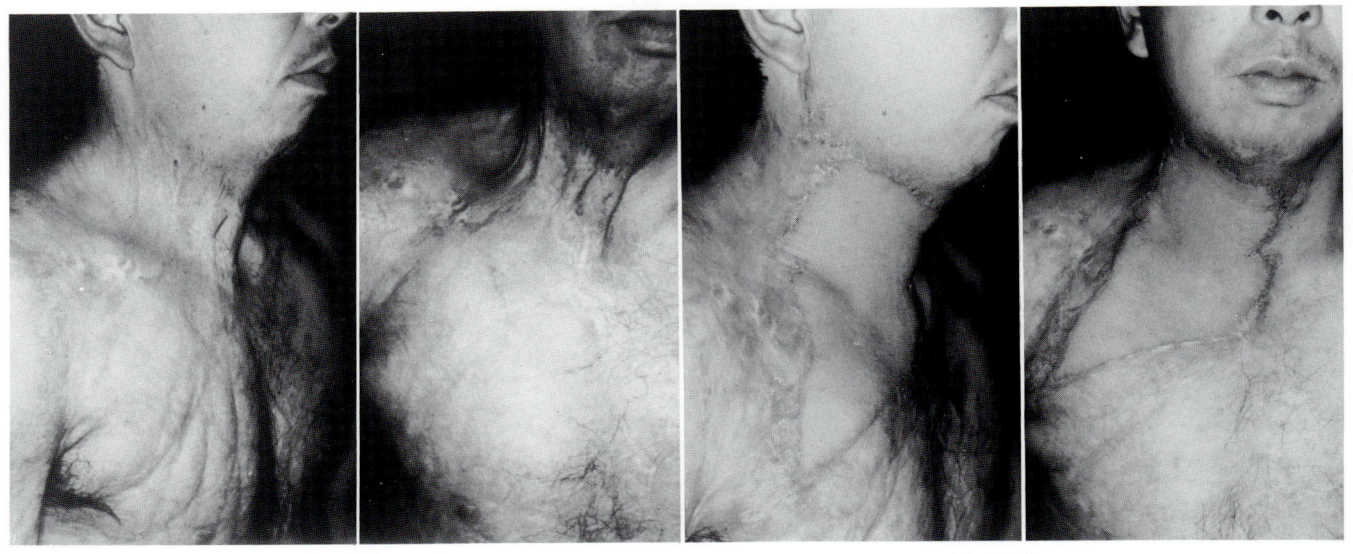

(a) 術前。　　　　　　　　　　　　　　　　　　　　(b) 術後。
図 13・13　症例 3：43 歳，男，頸部および胸部の熱傷後瘢痕拘縮

(a) デザイン。
(b) MVP および expander 挿入を示す。
(c) 6 週間後。
(d) MVP flap。

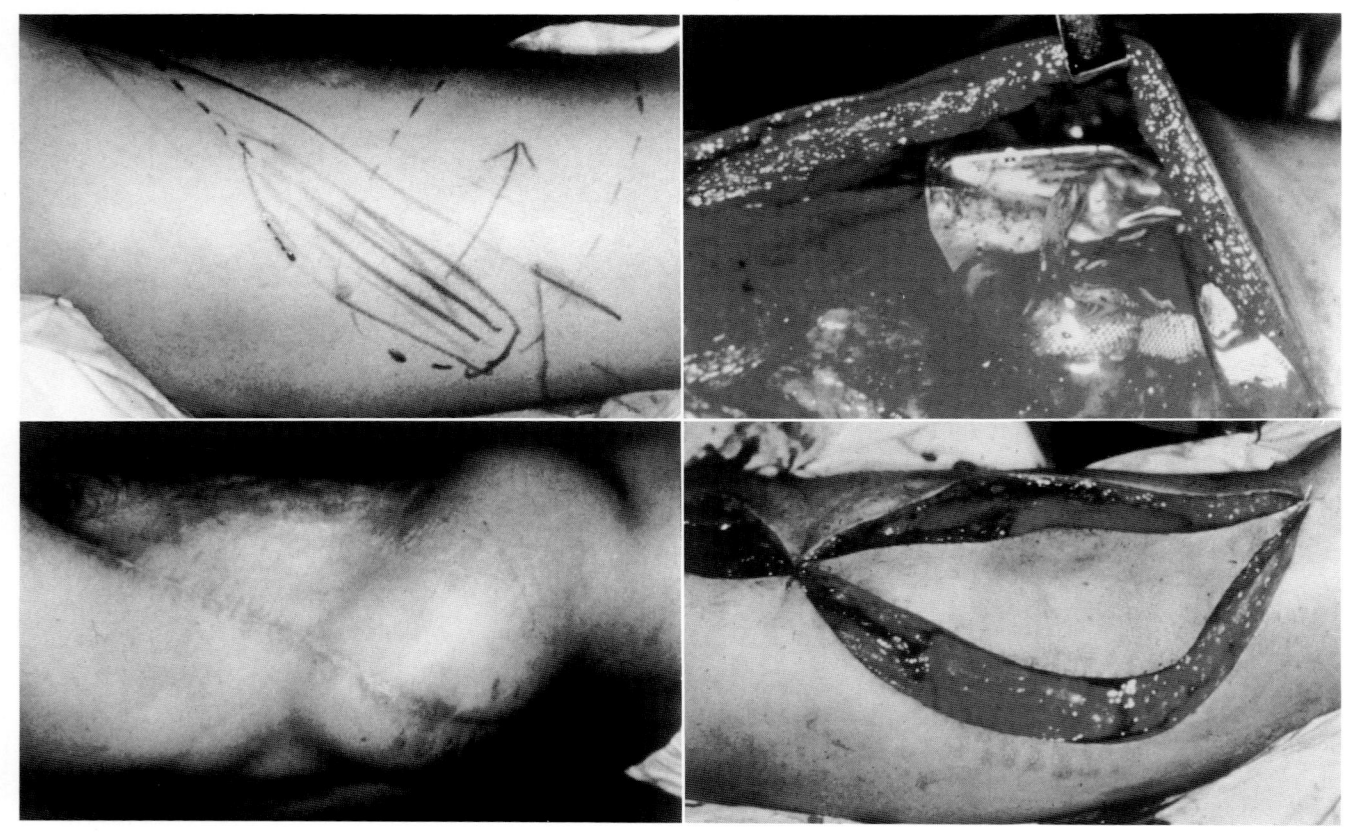

図 13・14　症例 3

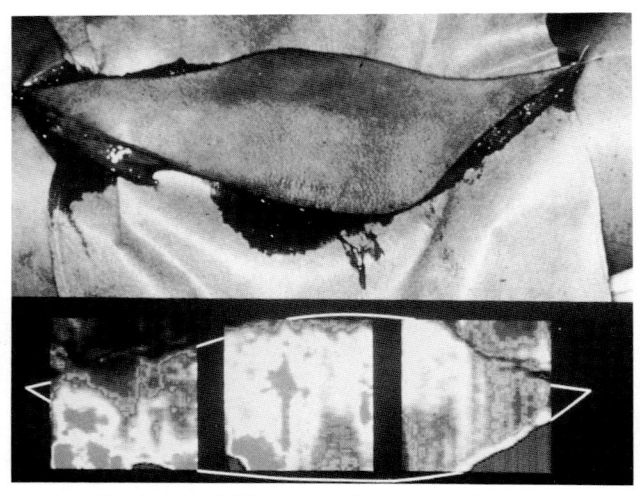

図 13・15　症例 3 のレーザーフローグラム
白色部は血流を認める。中央部までの MVP およびその先端部の良好な血流を認める。

(a) 術前。閉口制限を認める。
(b) 術後。

図 13・16　症例 4：49 歳，男，顔面および頸部の熱傷後瘢痕拘縮

は長さが約 1.5 倍に延長されていたため，胸背動静脈の筋枝のみを顔面動脈および外頸静脈とそれぞれ吻合した。術後，周辺の瘢痕拘縮の修正を必要としているが，閉口も可能となり，下垂も認められていない（図 13・16-b）。

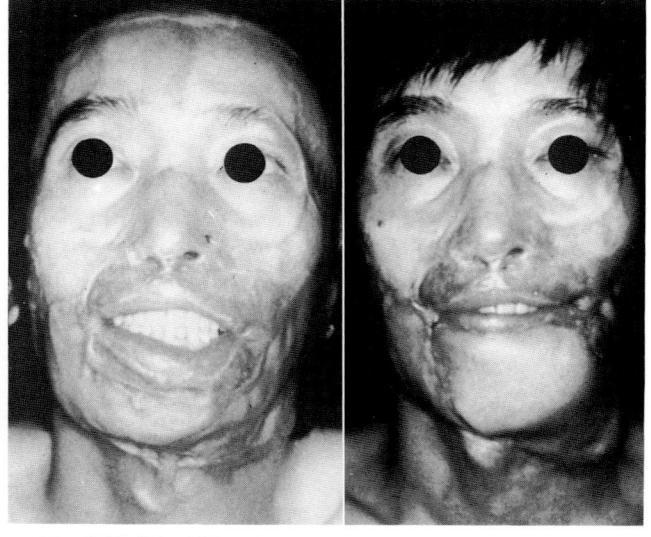

F　考　察

Prefabricated flap では一次手術後，作成皮弁への血管新生および吻合がいつ起こり，どの程度増生するか，

またどれほどの血液循環が行われているかという点に興味がもたれており，このことが臨床応用で健康な皮弁として移植する際に問題となっている。この点について筆者らの行った MVP flap の動物実験では，手術後3日目に MVP より移植皮弁への血流の存在が確認され，経時的に増加することが分かった[5]。また，コントロールと比べ，carrier として筋体を用いた MVP flap の方が健康で survival length が長く，創傷治癒後の血管新生および吻合がより早く起こったと考えられた。

創傷治癒の機序については多くの研究が行われている。本稿ではその詳細は割愛するが，prefabricated flap における血行もこの過程により新生される。吻合を形成した血管系について，carrier 内の主要動脈と移植皮弁内の動脈とが吻合すればこの flap は axial pattern を呈し，より大きな皮弁として利用できると考えているが，実際，数週間程度の経過では毛細血管のレベルで吻合が形成され，flap の血管系は random pattern を構成すると考えている。このため，より早期に，大きく健康な皮弁を作成するためには，delay 操作などの必要性があり，今後，血管増生因子の応用が考えられる[10]。

また，carrier については，採取した長さや大きさに応じて大きな皮弁が作成できることは当然である。ここでは expander による delay 効果[7]に注目し，ラットを用いた実験で図 13・7 のごとく明らかな血管径の拡大が観察され，MVP flap の臨床に応用した。実際に手術を行った際に問題となった点は，MVP の血管茎と expander との位置関係であった。初期は expander の直接圧迫による血管閉塞や炎症による血栓形成の予防のため，MVP およびその血管茎とも expander より隔絶したが，現在では MVP の筋膜直下に挿入している。また，血管茎についても，expander の過度の圧迫がない限り閉塞しないと考えている[8,9]。さらに，expander により主要血管茎の延長も認められ，実際の MVP flap 移植に有用であることが確認された。

現在，表在細血管の研究が進み thin skin flap や perforator flap が開発され，これらにより移植組織の形状や形態をいろいろ選択できるようになってきた。二次手術を要する prefabricated flap については採取組織の侵襲や煩雑さ，感染の危険性などから，気管再建や人工骨などを用いたりする場合に応用される以外は，第一選択の手技としての頻度は少なくなってきている。しかし現在盛んに研究されている器官形成，再生医学の分野では，その臨床応用に際して prifabricated flap は不可欠の手技と考えている[11]～[13]。Neovascularization を利用した flap の carrier としては血管系を有するものであればど

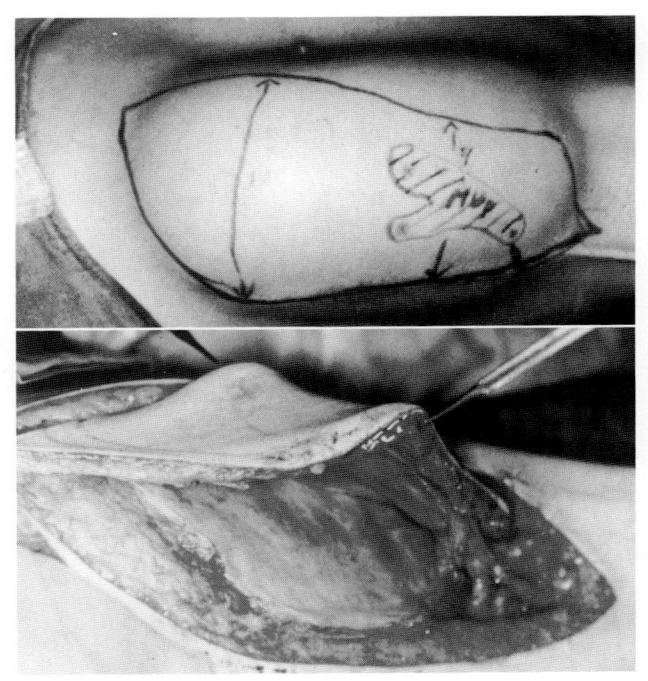

(a) デザイン。
(b) 挙上した expanded-MVP flap および伸展した血管茎を示す。

図 13・17　症例 4

の組織でも可能であるが，長い血管茎を有する筋肉，筋膜，大網などが多く研究されており[14,15]，今後臨床での応用が拡大すると考えられる。　　（長谷川　隆，新冨芳尚）

文　献

1) Shintomi, Y. and Ohura, T.：The use of vascularized pedicle flaps. Plast. Reconstr. Surg., 70：725-735, 1982.
2) McGrath, M. H., Emery, J. M.：The effect of inhibition of angiogenesis in granulation tissue on wound healing and the fibroblast. Ann. Plast. Surg., 15：105-122, 1985.
3) Nishioka, K., Ryan, T. J.：The influence of the epidermis and other tissue on blood vessel growth in the hamster cheek pouch. J. Invest. Dermatol., 58：33-45, 1972.
4) Smahel, J., Ballantyne, D. L., Converse, J. M.：Vascular changes in the suprapannicular skin wound in rats. Br. J. Plast. Surg., 26：287-295, 1973.
5) 長谷川　隆，大浦武彦，井川浩晴ほか：MVP flap；新血管系作製の研究．日形会誌，11：609-618，1991．
6) Mathes, S. J., Nahai, F.：Classification of the vascular anatomy of muscles：experimental and clinical correlation. Plast. Reconstr. Surg., 67：177-187, 1981.
7) Sasaki, G. H., Pang, C. Y.：Pathophysiology of skin flap raised on expanded pig skin. Plast. Reconstr. Surg., 74：59-65, 1984.
8) Stark, G. B., Hong, C., Futrell, J. W.：Rapid enlongation of arteries and veins in rats with a tissue expander. Plast. Reconstr. Surg., 80：570-578, 1987.
9) Homma, K., Ohura, T., Hasegawa, T.：Prefabricated

flaps using tissue expanders : an experimental study in rats. Plast. Reconstr. Surg., 91 : 1098-1107, 1993.
10) Li, Q. F., Reis, E. D., : Accelerated flap prefabrication with vascular endothelial growth factor. J. Reconstr. Microsurg., 16 : 45-49, 2000.
11) Pribaz, J. J., Fine, N., Orgill, D. P. : Flap prefabrication in the head and neck : a 10-year experience. Plast. Reconstr. Surg., 103 : 808-820, 1999.
12) Casabona, F., Martin, I., Muraglia, A. : Prefabricated engineered bone flaps : an experimental model of tissue reconstruction in plastic surgery. Plast. Reconstr. Surg., 101 : 577-581, 1998.
13) Banis, J. C., Churukian, K., : Prefabricated jejunal free-tissue transfer for tracheal reconstruction : an experimental study. Plast. Reconstr. Surg., 98 : 1046-1051, 1996.
14) Zhang, L., Michaels, B. M., Bakshandeh, N., : Prefabricated flap size limitations utilizing an omental carrier. Microsurgery, 15 : 568-570, 1994.
15) Ozgentas, H. E., Shenaq, S., Spira, M. : Prefabrication of a secondary TRAM flap. Plast. Reconstr. Surg., 95 : 441-449, 1995.

II 皮弁の臨床①

14 Expanded flap の free flap への応用

SUMMARY

Tissue expander を挿入して皮弁を伸展させ，遊離移植する expanded free flap は，2回の手術が必要となるが，皮弁の拡大が図れることや皮弁採取部の一次閉鎖を容易にするなどの利点があり，遊離皮弁の選択肢を増やすことの一役をなしてきている。

本法施行に際しては，通常の expansion 法の手技に習熟し合併症を回避することはもちろんのこと，皮弁選択とともに expander 挿入時からの綿密な計画が重要となる。Expanded flap の血行は，delay 効果で良好になるといわれているが，未だ不明な点も多く，とくに静脈系の変化については今後も解明の必要がある。本稿では，expanded free flap の基本手術手技の実際と筆者らの経験を中心に述べた。

はじめに

遊離皮弁採取部の皮下に tissue expander（以下 expander）を挿入し，皮弁を伸展してさまざまな再建に供する expanded free flap は，より質の高い再建に対応するために皮弁の採取部位に処理を行う広義の flap prefabrication[1]の一つであり，1980年代後半より報告されてきた。二期的再建を要する手技であるが，皮弁の拡大を図れることや皮弁採取部の一次閉鎖を容易にするなどの利点があり，遊離皮弁の選択肢を増やすことの一役をなしてきている。本稿では，expanded free flap の基本的手技とわれわれの若干の知見を述べる。

A 適 応

Expanded free flap の利点（表14・1）としては，
①皮弁の拡大が得られる
②皮弁採取部の一次閉鎖が容易になる
③ある程度薄い皮弁を作成できる（図14・1）
などが挙げられる。

皮弁採取部が限られることが多い広範囲熱傷後の顔面・頸部の瘢痕・瘢痕拘縮や広範囲にわたる四肢の瘢痕拘縮の治療などが良い適応となる。本法は，二期的再建となるため，悪性腫瘍切除後欠損の再建には適応しにくい。

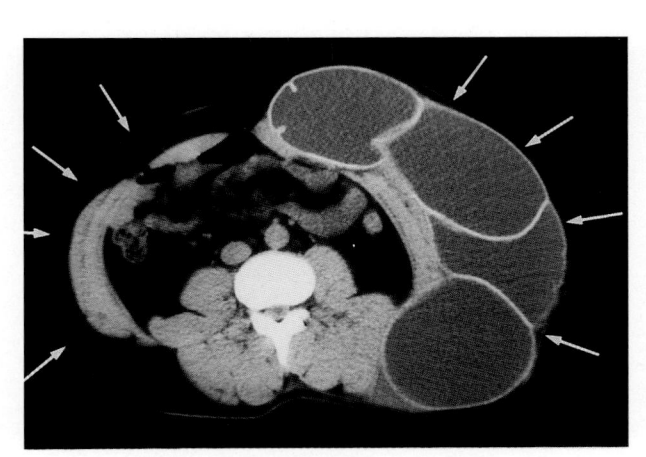

図14・1 Expander を複数個挿入した体幹部の CT 像
Expander 挿入部では，皮下脂肪層の菲薄化が見られる。矢印：体表面

表14・1 Expanded free flap の利点・欠点

利 点	欠 点
1）皮弁を大きく伸展できる	1）2回の手術が必要である
2）採取部の一次縫合が可能となる	2）expander による皮膚伸展期間が必要である
3）皮弁が薄くなる	3）微小血管吻合手技が必要である
4）delay 効果を含む血流増加現象により皮弁の生存域が拡大する	

B 手 技

1. 皮弁下への expander の挿入

Expander 挿入に先立って皮弁の型取り・デザインを行う。再建に必要な組織の型取りは，実際の再建部（欠損予定部）より少し大きめに行う。再建部位のレシピエント血管の位置を確認して皮弁血管茎の位置と方向を型紙の上にマークする。つぎに型紙を皮弁採取部位にのせて，ドナー血管茎の軸方向にマークした血管茎の位置と方向を合わせる。型紙に沿って皮弁をデザインした後，挿入する expander の大きさ，形状，位置を決定する。予定皮弁の遠位部より皮下ポケットを作成するが，皮膚切開の位置，大きさの設定は，2 回目の手術で挙上する皮弁のデザインに影響するため重要である。

できるだけ小切開が良いが，その後の皮下剥離が盲目的になりやすいため，内視鏡補助下の操作やバルーンによる鈍的剥離[2]が有用な方法である。皮下ポケット作成は，皮膚弁では筋膜上，筋膜皮弁では筋膜下，筋皮弁では筋肉の下方を expander の底面よりやや大きい範囲まで剥離を行う。

さらに挿入ポケット作成時における皮弁栄養血管への配慮は重要である。とくに筋間中隔血管や筋皮穿通枝を栄養血管とする皮弁の場合，慎重な剥離操作が必要である。通常は，expander 挿入時には栄養血管は剥離，露出しない。なぜなら expander 除去・遊離皮弁として移植時に血管周囲組織が瘢痕化のため露出しにくく，損傷が危惧されるからである。われわれは，皮弁栄養血管の位置確認にはドップラー聴診器やカラードップラー超音波診断装置を使用している。

躯幹などに容量が大きい expander を挿入した場合，生理食塩水を注入していく inflation 過程でその重みで下方に移動し，実際伸展された部位が計画した皮弁領域より外れてしまうことがある。この防止策には，expander 挿入時にポケット下方に anchor suture を置くなど，expander が移動しない工夫が肝要である。また，inflation の経過中に移動傾向を認めた場合には，テープによる外固定もある程度効果的である。

Reservoir dome は，注射針による皮弁栄養血管やバッグ本体の損傷がないように配慮し，注入時に触知しやすいように浅い層に留置する。最後に expander 挿入部皮下に持続吸引ドレーンを挿入，閉創する。

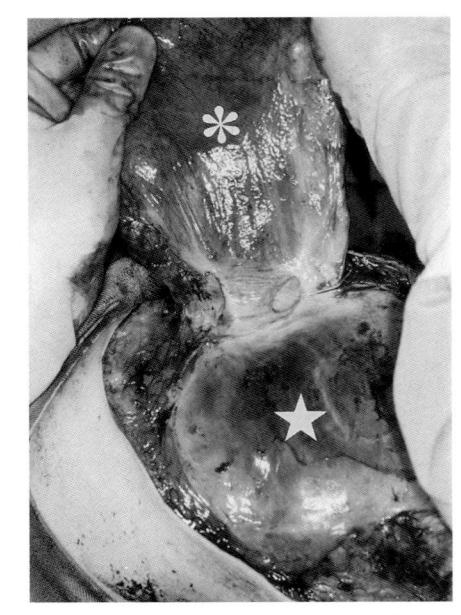

図 14・2 Expanded flap 挙上時
＊：皮弁裏面の被膜，★：expander 底面に形成された被膜

2. 生理食塩水の注入

初回手術より 1～2 週間後に expander に生理食塩水の注入を開始する。皮膚の色調や緊張に注意しながら，容量の 10～20％ を目安に 4～7 日ごとに注入を行う。とくに secondary vascularized flap や perforator flap では注入経過中にドップラー聴診器で，血管茎の拍動音を確認する。2～3 カ月間で full から over inflation にもっていき，2 回目の手術に臨む。

3. 皮弁挙上，移植

デザインした皮弁の挙上範囲を確認し，まず expander を除去するが，前回の手術瘢痕よりアプローチするか，またはそのまま皮弁デザインに沿って切開するかは皮弁と expander の位置関係により判断する。Expander 挿入部分の皮弁挙上は，すでに皮膚が剥離されているので挙上が容易である。Expander に接する切開は，電気メスを用いることで，expander を損傷して生理食塩水が漏れ出ることを防止できる。通常，皮弁裏面に形成されている被膜は切除しない（図 14・2）。被膜により血管茎が分かりにくくなっている場合は，プローベを滅菌したドップラー聴診器で血管茎の走行を調べ，さらに剥離の際には，血管損傷を起こさないように周囲に軟部組織を付着させておく。

皮弁採取部は，若干の皮下剥離を行い，持続吸引ドレーンを挿入し，閉創する。

挙上した expanded flap の再建部位への遊離移植手技

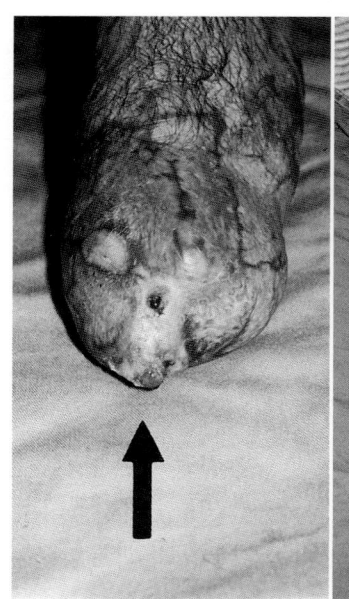

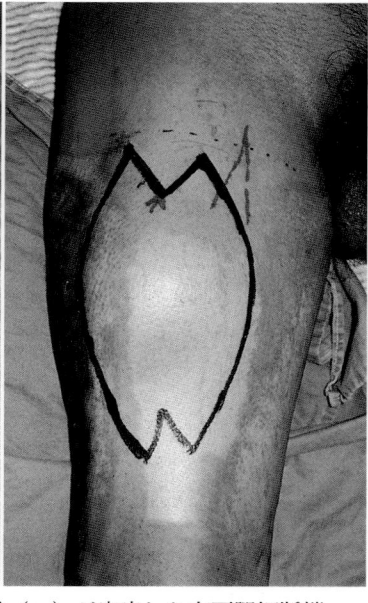

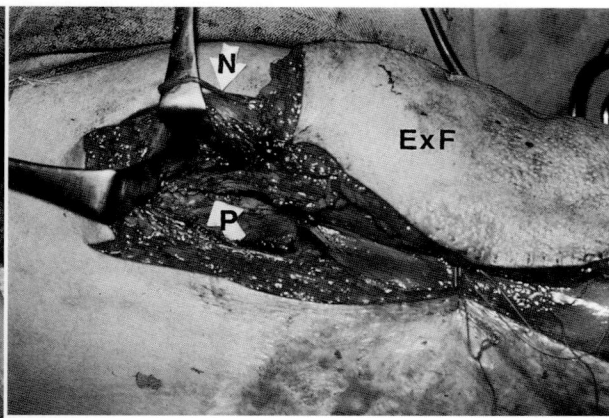

(a) 脛骨（←）が突出した右下腿切断端。
(b) 右大腿前面に挿入した expander 上にデザインした前外側大腿皮弁。
(c) 皮弁挙上時。
　　ExF：Expanded flap，N：外側大腿皮神経，P：外側大腿回旋動静脈下行枝

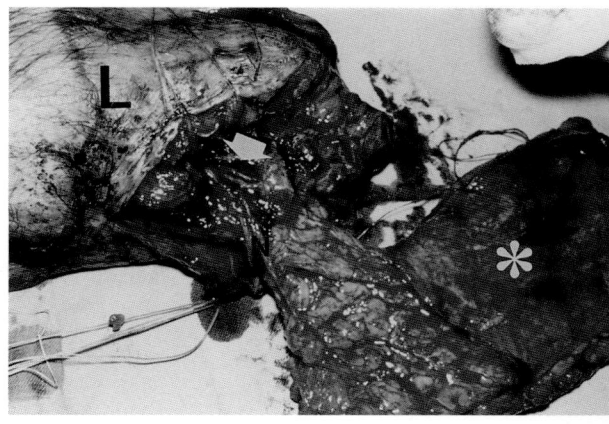

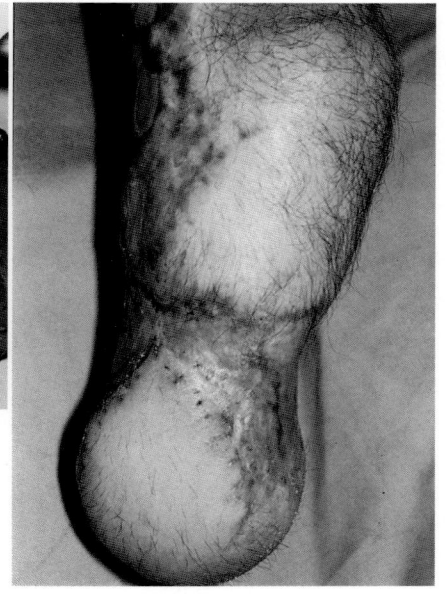

▲(d) 皮弁を右下腿断端に移植した。
　　＊：Expanded flap，←：血管吻合部，L：下腿部
▶(e) 術後。良好な断端が形成されている。
　　　図 14・3　症例：38歳，男

は，微小血管吻合を含めて，通常の遊離皮弁移植と同様である。

C 術後管理

Expander 挿入部の持続吸引ドレーンは，排液量が 10 ml 以下で性状が漿液性になれば抜去する。Expander 挿入中は感染に注意し，生理食塩水注入時の消毒なども厳重に行う。Expander に隣接した血管茎の拍動音は，随時ドップラー聴診器で確認しておく。

皮弁移植後の術後管理は，通常の遊離皮弁移植の場合と同様である。

D 症例

われわれは，過去 14 年間に 19 例の expanded free flap の手術を行った。年齢は，8～54 歳（平均 30.2 歳），対象疾患は，熱傷後瘢痕・瘢痕拘縮 10 例（顔面 2 例，頸部 8 例），下肢の外傷性瘢痕拘縮 4 例，下肢不良切断端 2 例，後頭部難治性潰瘍 1 例，項部血管腫 1 例，上顎腫瘍切除後の頬部変形 1 例であった。

皮弁の内訳は，secondary vascularized free flap とし

たものが9例（47.4％）であり，遊離傍肩甲皮弁3例，遊離広背筋皮弁2例，遊離前大腿外側皮弁2例，遊離腹直筋皮弁1例，遊離外側胸部皮弁1例，遊離鼠径皮弁1例であった。

使用したexpanderの容量は100～1430 mlで，11症例（57.9％）においては，採取部位閉鎖目的にexpanderを複数個（平均3.1個）挿入した。Expander挿入から皮弁挙上までの期間は，平均110日間であった。また挙上した皮弁の大きさは，最大41×28 cmであった。皮弁採取部は17例（89.5％）において一次縫合可能であったが，2例に植皮術を要した。この2症例は，いずれも単数個のexpander挿入症例であった。

Expander拡張期間中に感染や破損などの合併症は認めなかった。遊離移植した皮弁は，16例（84.2％）において良好に生着したが，3例に皮弁の部分壊死を来し，植皮術による創閉鎖を要した。

代表的な症例を供覧する。

【症例】 38歳，男

電撃傷を受傷し，両下腿切断を余儀なくされた。右下腿切断端の形成が不良で，脛骨が露出し，義肢装着が困難であった（図14・3-a）。切断端を短縮しない目的で遊離皮弁移植による断端形成術を計画し，右大腿前外側に300 mlのrectangle typeのexpanderを挿入した。皮膚伸展が得られた時点で，expanded anterolateral thigh flapをsensory flapとして挙上した（図14・3-b, c）。皮弁の外側大腿回旋動静脈を前脛骨動静脈に吻合，外側大腿皮神経を深腓骨神経に縫合して遊離移植した（図14・3-d）。皮弁の生着は良好で，十分な組織量により切断端の延長も図れた（図14・3-e）。知覚の回復も良好であった。皮弁採取部は一次縫合閉鎖可能であった。

E 考 察

遊離皮弁にexpansion法を用いた試みは，Sheneq(1987)の遊離外側上腕皮弁[3]，Leightonら(1988)の遊離肩甲皮弁[4]をはじめとして，わが国でも植木ら[5](1990)が報告している。その後も遊離外側上腕皮弁[3)6)7]，遊離肩甲・傍肩甲皮弁[1)4)6)~14]，遊離前腕皮弁[13)15)16]，遊離頭皮皮弁[17~19]，遊離大腿筋膜張筋皮弁[20]，遊離広背筋皮弁[10)21]など，さまざまな遊離皮弁のexpansionが報告されている。また，secondary vascularized flap[21~27]とのコンビネーションで新たな皮膚領域に再建部位と色感，質感の類似した皮弁を挙上可能となり，遊離皮弁の臨床的展望はさらに拡大した。

自験例においてexpanded free flapは，広範囲熱傷後

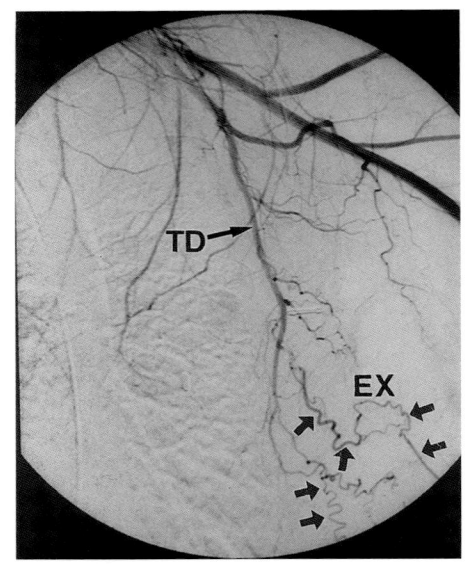

図14・4 広背筋下にexpanderを挿入した症例の血管造影
Expander挿入部（EX）に拡張し蛇行する血管を認める。TD：胸背動脈

の顔面・頸部瘢痕・瘢痕拘縮の再建（10例；52.6％）や下肢の再建（6例；31.6％）に多く用いられている。これらは，大きく薄い皮弁が必要となる部位の再建でありながら，皮弁採取部が部位的ないし量的に限定されていたり，その犠牲を最小限にする必要がある症例であった。結果として2回の手術が必要となり治療期間が長くなるという欠点を考慮しても，十分に満足する結果を得ることができた。

さまざまな遊離皮弁移植による即時再建が施行されている現状では，本法の適応頻度は多くないが，むしろ適応の慎重な選択と綿密な術前計画を行うことで，移植部位のみならず，採取部位にも整容的，機能的に良好な再建が可能な本法の真価が発揮できると考えている。

われわれの経験した3症例において移植皮弁の部分壊死を来した。2例はsecondary vascularized free flapでvascular carrierの接着領域からはずれた部分の皮弁壊死であり，1例は従来の皮弁領域を越えたデザインとなり，皮弁遠位部数cmが壊死となった。

伸展された皮膚軟部組織において血管拡張，血管新生が見られることは，以前より報告されてきた[4)28)~30]（図14・4）。最近では，血管内皮成長因子（VEGF）の関与も指摘されている[31]。また，delay現象と同じように皮弁内でchock血管が拡張し，血流が越えるangiosomeの数が増加するともいわれ，これが皮弁血行改善，皮弁生存域の拡大に寄与していると報告されている[32)33]。しかしながら，expansionによりどのくらい隣接するangiosomeを越えて皮弁が生存するのかは未だ不明であ

る。

　Russellら[12]は，14例のexpanded scapular flapで3例の大きな皮弁で遠位部のうっ血から部分壊死を来したと報告した。そしてこれらの大きな皮弁では，複数以上のangiosomeをもち，動脈血流は開存したchoke血管を越えて末梢部に到達するものの，静脈血流は弁の存在によって主要血管まで十分に還流されず，そのため，皮弁末梢部は動脈不全よりも静脈うっ血の状態になりやすいと結論づけている。

　つまり，本来の皮弁生存域を著しく越えて挙上した大きなexpanded flapでは，delay効果により皮弁遠位部の動脈血流は良好に保てても，皮弁遠位部から血管茎への静脈還流は障害される可能性があるといえる。Expanded flap内の静脈は，拡張により弁尖解離が起こり，静脈弁不全となっているとする動物実験の報告[34]もあるが，臨床的には皮弁挙上時に皮弁遠位部で皮下静脈を確保して，吻合付加を行うこともうっ血を回避する一つの方法であろう。

　また，De Lorenziら[35]はexpanded scapular flap症例で，round型のexpanderを使用した場合に皮弁末梢部がうっ血になり，壊死を来しやすいことを報告した。皮弁デザイン部位の直下にround型のexpanderを挿入した場合，ドーム状の形態により中心部の皮膚がもっとも圧迫され，とくに外圧の影響を受けやすい静脈が閉塞し，皮弁末梢に相当する部分から血管茎方向への求心性の静脈還流が障害される。その代わりに皮弁末梢に相当する部分は，周囲からのchoke静脈の開存で遠心性の静脈網が確立される。したがって，皮弁を挙上すると皮弁末梢部は求心性静脈障害のみならず，この遠心性の静脈還流も断たれ，皮弁末梢部がうっ血になるとされる。

　その一方で，馬蹄型のexpanderを使用した場合，皮弁中央のみが強く圧迫されることがないので，血管茎方向の求心性の静脈還流を保つことができ，伸展皮膚で皮弁を挙上した場合，皮弁末梢部のうっ血を回避することができると述べている。これは，expanderの位置・形とデザインする皮弁の位置を一考する知見であり，expansionによる皮弁の静脈網の影響に関してさらなる研究により解明されるべきであろう。

（竹内正樹，佐々木健司，野﨑幹弘）

文　献

1) Khouri, R. K., Upton, J., Shaw, W. W. : Principles of flap prefabrication. Clin. Plast. Surg., 19 : 763-781, 1992.
2) Takeuchi, M., Nozaki, M., Sasaki, K., et al. : Endoscopically assisted tissue expander insertion using balloon dissection. Br. J. Plast. Surg., 51 : 90-95, 1998.
3) Shenaq, S. M. : Pretransfer expansion of sensate lateral arm free flap. Ann. Plast. Surg., 19 : 558-562, 1987.
4) Leighton, W. D., Russell, R. C., Feller, A. M., et al. : Experimental pretransfer expansion of free-flap donor sites : Physiology, histology, and clinical correlation. Plast. Reconstr. Surg., 82 : 76-84, 1988.
5) 植木伊津美，野崎幹弘，戸佐真弓ほか：Expanded free flapの経験．形成外科，33 : 39-47, 1990.
6) Hallock, G. G. : Color duplex imaging for identifying perforators prior to pretransfer expansion of fasciocutaneous free flaps. Ann. Plast. Surg., 32 : 595-601, 1994.
7) Hallock, G. G. : Preexpansion of free flap donor sites used in reconstruction after burn injury. J. Burn Care Rehabil., 16 : 646-653, 1995.
8) Laitung, J. K. G., Batchelor, A. G. : Successful preexpansion of a free scapular flap. Ann. Plast. Surg., 25 : 205-207, 1990.
9) Maghari, A., Forootan, K. S., Fathi, M., et al. : Free transfer of expanded parascapular latissimus dorsi, and expander "capsule" flap for coverage of large lower-extremity soft-tissue defect. Plast. Reconstr. Surg., 106 : 402-405, 2000.
10) Mayou, B. J., Gault, D. T., Crock, J. G. : Tissue expanded free flaps. Br. J. Plast. Surg., 45 : 413-417, 1992.
11) Moghari, A., Emami, A., Sheen, R., et al. : Lower limb reconstruction in children using expanded free flaps. Br. J. Plast. Surg., 42 : 649-652, 1989.
12) Russel, R. C., Khouri, R. K., Upton, J., et al : The expanded scapular flap. Plast. Reconstr. Surg., 96 : 884-895, 1995.
13) Santanelli, F., Grippaudo, F. R., Ziccardi, P., et al. : The role of pre-expanded free flaps in revision of burn scarring. Burns, 23 : 620-625, 1997.
14) 竹内正樹，野崎幹弘，佐々木健司ほか：Expanded free flapによる再建：適応と限界．形成外科，44 : 793-799, 2001.
15) Celikoz, B., Sengerzer, M., Guler, M. M., et al. : Reconstruction of anterior neck contractures with sensate expanded radial forearm free flap. Burns, 22 : 320-323, 1996.
16) Masser, M. R. : The preexpanded radial free flap. Plast. Reconstr. Surg., 86 : 295-301, 1990.
17) Cooper, R. L., Brown, D. : Pretransfer tissue expansion of a scalp free flap for burn alopecia reconstruction in a child : a case report. J. Reconstr. Microsurg., 6 : 339-343, 1990.
18) Kakubuchi, M., Asada, Y., Kobayashi, S. : Expanded free scalp flap. Br. J. Plast. Surg., 49 : 468-470, 1996.
19) Yamamoto, Y., Yokoyama, T., Minakawa, H., et al. : Use of the expanded skin flap in esthetic reconstruction of postburn deformity. J. Burn Care Rehabil., 17 : 397-401, 1996.

20) Horch, R. E., Meyer-Marcotty, M., Stark, G. B.: Preexpansion of the tensor fasciae latae for free-flap transfer. Plast. Reconstr. Surg., 102: 1188-1192, 1998.
21) Furukawa, H., Yamamoto, Y., Kimura, C., et al.: Clinical application of expanded free flaps based on primary or secondary vascularization. Plast. Reconstr. Surg., 102: 1532-1536, 1998.
22) Igawa, H., Minakawa, H., Sugihara, T., et al.: Cheek reconsturuction with expanded prefabricated musuclocutaneous free flap: case report. Br. J. Plast. Surg., 48: 569-571, 1995.
23) Khouri, R. K., Ozbek, M. R., Hruza, G. J., et al.: Facial reconstruction with prefabricated induced expanded (PIE) supraclavicular skin flaps. Plast. Reconstr. Surg., 95: 1007-1015, 1995.
24) Pribaz, J. J., Fine, N., Orgill, D. P.: Flap Prefabrication in the head and neck: a 10-year experience. Plast. Reconstr. Surg., 103: 808-820, 1999.
25) Satoh, K., Shigehara, T.: Clinical trial of prefabricated secondary hypogastricflap pedicled on the deep inferior epigastric vessel with or without a tissue expander in three patients. Plast. Reconstr. Surg., 96: 905-911, 1995.
26) 竹内正樹, 野崎幹弘, 仲沢弘明ほか: エキスパンダー法を用いた頚部瘢痕拘縮形成術の経験. 日形会誌, 12: 806-815, 1992.
27) 竹内正樹, 野崎幹弘, 桜井裕之ほか: Expanded secondary vascularized flap の血行と臨床. 形成外科, 39: 1033-1041, 1996.
28) Cherry, G. W., Austad, E., Pasyk, K., et al.: Increased survival and vascularity of ramdom-pattern skin flaps elevated in controlled, expanded skin. Plast. Reconstr. Surg., 90: 680-685, 1983.
29) Pasyk, K. A., Argenta, L. C., Austad, E. D.: Histopathology of human expanded tissue. Clin. Plast. Surg., 14: 435-445, 1987.
30) 竹内正樹, 野崎幹弘: ティシュエキスパンダーによる伸展組織の血管形態変化. 日形会誌, 13: 121-129, 1993.
31) Lantieri, L. A., Martin-Garcia, N., Wechsler, J., et al.: Vascular endothelial growth factor expression in expanded tissue: a possible mechanism of angiogenesis in tissue expansion. Plast. Reconstr. Surg., 101: 392-398, 1998.
32) Callegari, P. R., Taylor, G. I., Caddy, C. M., et al.: An anatomic review of the delay phenomenon: I. Experimental studies. Plast. Reconstr. Surg., 89: 397-407, 1992.
33) Taylor, G. I., Corlett, R. J., Caddy, C. M., et al.: An anatomic review of the delay phenomenon: II. Clinical applications. Plast. Reconstr. Surg., 89: 408-416, 1992.
34) Mutaf, M.: Venous changes in expanded skin: a microangiographic and histological study in rabbits. Ann. Plast. Surg., 37: 75-83, 1996.
35) De Lorenzi, F., van der Hulst, P. R. W. J., Boeckx, W. D.: Horseshoe expanded scapular free flap shows no venous congestion. Br. J. Plast. Surg., 54: 604-609, 2001.

II 皮弁の臨床①

15 Thin flap の概念と薄層拡大広背筋皮弁

SUMMARY

近年，種々多彩な皮弁が開発され，再建外科は被覆するというレベルではほとんど不可能ということがなくなった。再建は今やまさに再建の質が問われる時代となった。それは取りも直さず，皮弁の質（quality of flap）の高品質化への要求にほかならない。

われわれは，皮弁というものは宿命的にある一定の厚さをもつという従来の概念を克服して，controllable で，かつ全層植皮にも相当するような薄い皮弁を開発した。

われわれの臨床知見によれば，皮膚は皮下血管網（subdermal plexus）のみで，相当程度の範囲を皮弁として挙上することができる。そこで，われわれは皮下脂肪層をほとんど付着しない薄い皮弁を薄層皮弁（thin flap）と名づけ，一つの新しい皮弁の概念とした。

薄層皮弁は axial pattern の形態をとってこそ臨床的にも有用性を増すが，皮下血管網には主軸性（axiality）がないので，何らかの方法で主軸化（axialization）する必要があった。そこでわれわれは，皮下血管網—musculocutaneous perforator—筋肉血行系という基本的には筋皮弁の血行機序を利用して，薄層皮弁を主軸化する方法を考案した。筋肉の主軸血管に沿って極力縮小した筋体にて筋皮弁を作成し，それに薄層皮弁を拡大付着させる方法であり，薄層拡大筋皮弁（thin extended musculocutaneous flap）と名づけた。

使用する筋肉の条件としては，①筋肉内の血管走行が観察しやすく，筋体の縮小が容易であること，②musculocutaneous perforator が連鎖状に穿通し，広範な皮弁が挙上できること，③筋肉の血管茎が長く皮弁として扱いやすいこと，④皮弁採取部の犠牲が少なく，処理が容易であること，などが挙げられる。

以上の諸条件を考慮して，われわれは広背筋を選択，薄層拡大広背筋皮弁（thin extended latissimus dorsi m-c flap）を考案し，頭頸部・手・足・陰茎再建などに利用し，良好な結果を得ることができた。

はじめに

筋肉で筋肉上の皮膚を栄養させ，皮弁として挙上することができるとした，いわゆる筋皮弁の概念の確立は，再建外科を飛躍的に発展させる大きな転機となった。それは再建手段の数量的なバックアップのみならず，血管茎が太く，長くて確実であるということから，有茎，遊離を問わず皮弁移行を容易にし，皮弁生着の成績向上に貢献した。

さらには，われわれの提唱した，筋皮弁の筋体と皮膚領域の比率を意図的に大きくするという拡大筋皮弁（extended musculocutaneous flap）の概念[1)2)]の導入は，筋皮弁のもつ有用性をさらに増強させた。皮膚領域を極限まで拡大することで，今までにない大きな皮弁が可能となり，また筋体を極限まで縮小することで，機能的・整容的損失を軽減できるようになった。

また，筋皮弁に bipedicled flap の概念を導入した連合筋皮弁はさらに巨大な皮弁を挙上可能とし，もはやあらゆる部位，あらゆる場合において，再建に必要とされるすべての大きさの皮弁を，われわれは入手できるようになった。さて，こうして被覆するという意味での再建がほとんど可能となると，再建外科はいよいよその再建の質が真に問われるつぎなる時代に入ってきたといえよう。

皮弁の選択にあたってはその色調，質感，量感，知覚の獲得性などを十分に考慮し評価すべきであるが，中でもとくに皮弁が必然的にもつある一定の厚さ（bulkiness）は，しばしば整容的あるいは機能的にも評価を損ねる大きな原因となった。顔面，手，足，関節屈曲側などの再建では，既存の皮弁の多くは bulky であり，数回にわたる defatting を必要とした。そこで，われわれは皮弁の厚さが調節可能で，ときには全層植皮の厚さにも匹敵できるような皮弁の開発こそ必要と考えた。

われわれの考案した方法は2種で，一つは極小量の広背筋皮弁に薄層化した皮弁を拡大付着させる薄層拡大広背筋皮弁（thin extended latissimus dorsi musculocutaneous flap[3)4)]）であり，もう一つは胸背動静脈前鋸筋枝が筋膜上で形成する血管網を，側胸部皮膚の皮下血管網直下に移植して新しい主軸血管を作り，二次的に薄層皮弁を作成する prefabricated thin flap[4)] である。ここでは前者について述べる。

A 概　念

われわれは皮膚血行を新しい血行概念[5)]で整理する中で，皮下血管網（subdermal plexus）を一つの独立した皮膚血行系として捉えた。そこで，従来の cutaneous flap を，皮下脂肪層を切除して極限にまで薄くした場合の皮弁としての可能性を追求した。方法としては，全層植皮採取の際，段階的に thinning を行い，皮弁としての生着域を検討した。その結果，皮下脂肪層を含まなくとも皮下血管網が温存できれば，皮膚は皮弁として相当の範囲まで生着しうることが分かった。

そこで，われわれはこの皮下血管網に依存する全層植皮に近似した皮弁を薄層皮弁（thin cutaneous flap or thin flap）と名づけ，新しい皮弁の概念とした。薄層皮弁は局所的に挙上するのは容易ではあるが，臨床的には遠隔部へ移行できなければ，その利用価値は少ないわけであるから，これをいかに主軸を有する皮弁として作成するかが問題となった。そこでわれわれは，皮下血管網へ流入する血管系の1つとして musculocutaneous perforator（以下 m-c perforator）に着目し，拡大筋皮弁の原理で薄層皮弁を拡大付着させる薄層拡大筋皮弁（thin extended musculocutaneous flap）の概念を考案し，もっとも理想的な筋肉として広背筋を選択した。

薄層拡大筋皮弁の概念は2つの観点からとらえることができる。一つは薄層皮弁としての，もう一つは拡大筋皮弁としてのそれである。前者は前述したように，薄層皮弁が血行上依拠する皮下血管網に主軸血管を連結付加させる方法として最小限の筋皮弁を利用する，というとらえ方である。後者は拡大筋皮弁の概念が先にあり，その拡大皮膚領域を薄層化（thinning）して用いる，というとらえ方である。血行上は，いずれも皮下血管網への流入路として m-c perforator を用い，筋肉血行系（muscular vascular system）を主軸血管として用いる点で同じであるが（同一の皮弁であるから当然のことではあるが），概念としては異なるものである。われわれがこの皮弁で意図するところは，第一義的には thin flap の概念で

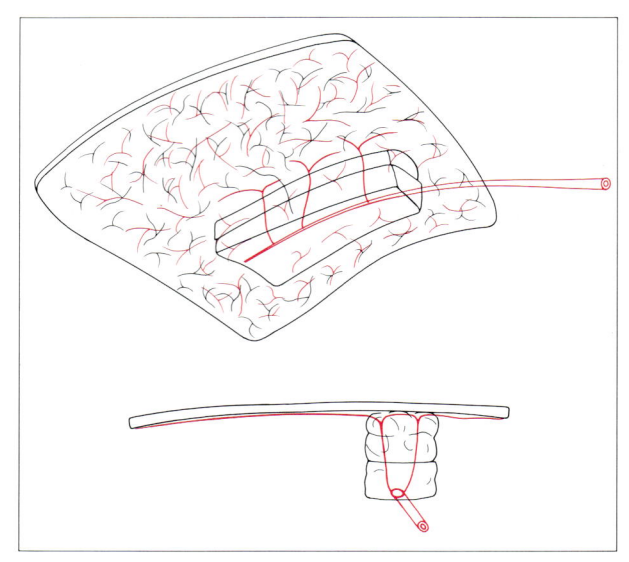

図15・1　薄層拡大広背筋皮弁（thin extended latissimus dorsi m-c flap）の模式図

あり，その血管系確保の便法としての拡大筋皮弁である。拡大筋皮弁の一部を thinning して用いるというのは，臨床的には有用ではあるが，発想的には本来この皮弁の開発のコンセプトには沿わないものである。

薄層拡大広背筋皮弁においては，広背筋は m-c perforator の血行路としての意味しかもたないわけであるから，筋体はできるだけ小さければ小さいほど，皮弁の利用目的にかなうことになる。筆者が薄層皮弁の運び手（carrier）として広背筋を選んだ理由もそこにあるのであり，つまり carrier としての筋肉は筋肉内の血管走行が解剖学的に単純明解で変異が少なく，かつ手術時に直接血管を観察，確認でき，筋体の縮小がしやすく，また筋肉自体が本来的に薄く，皮弁移行の障害になりにくいことなどが好ましい条件となる。広背筋はこの点でよく条件を満たしており，かつまた長い血管茎を有し，頭頸部領域に有茎で到達可能であるなど，多くの利点を合わせもっている。

B 解　剖

薄層拡大広背筋皮弁は，構造的には広背筋の一部に皮下血管網のみを温存した全層植皮に近似した，きわめて薄い皮弁を拡大付着させた，いわゆる拡大広背筋皮弁の亜型[2)]の構造をもつ（図15・1）。その皮弁の血行機序は胸背動静脈―同筋枝―m-c perforator―皮下血管網となり，基本的には筋皮弁の血行機序と同じであるが，最小限の m-c perforator で最大限の皮下血管網を栄養させようとするところに特徴がある。したがって，この皮弁においては広背筋は，もっとも効率的に m-c perforator

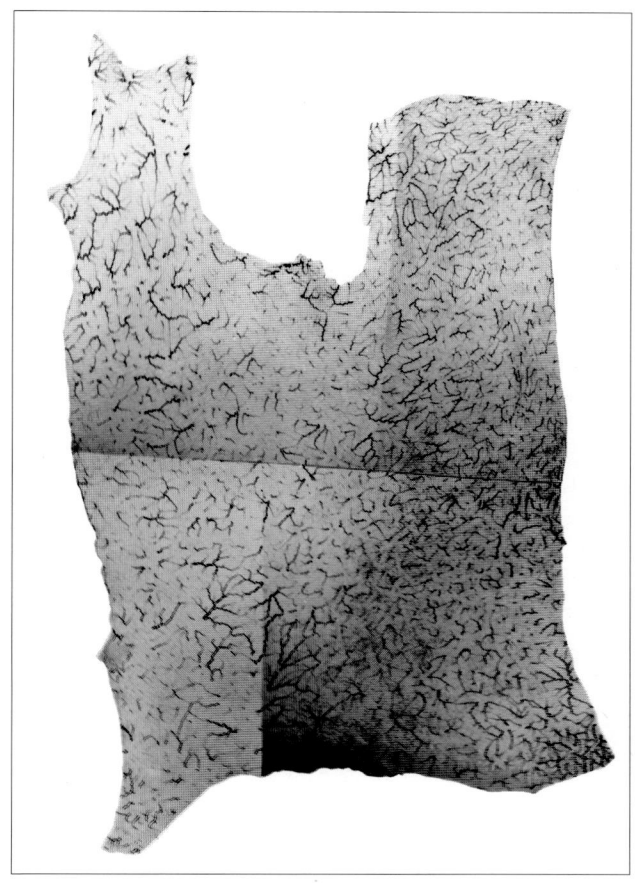

図 15・2 ヒト軀幹胸腹部左半側の皮下血管網の血管造影

を穿通する部位を最小量，皮弁として挙上するのが理想的となる。

　われわれの行った新鮮屍体全身注入法による血管造影によれば，広背筋の m-c perforator の主たるものは胸背動脈下行枝，横枝と後肋間動脈背側皮枝上に沿った三角形のライン上に位置していた。したがって，広背筋を血管茎として用いるためには，下行枝，横枝のいずれかを含めた幅 cm の筋体を挙上すればよいことになる。皮下血管網はとくに主軸性 axiality を示す形態を示さないものの，全体には肋間に沿った流れを感じさせ，かつ広背筋上で密度が濃く，広背筋前方および後方（肩甲部）では比較的，相対的に希薄であった（図 15・2）。これは fasciocutaneous plexus の血管密度とちょうど逆となり，たいへん興味深い現象である。

C 手　技

　前項で述べた解剖学的事項を考え合わせると，薄層拡大広背筋皮弁は広背筋を胸背動静脈下行枝あるいは横枝を含むように数 cm 幅で取り，広背筋上に薄層皮弁を拡大付着させるのが合理的となる。しかし，実際には，臨床的な使いやすさから，下行枝を中心に前方に拡大して用いることが多い。

　皮弁のデザインにあたっては，まず胸背動脈下行枝の走行をマークし，それに沿って広背筋を幅 2〜4 cm で描く。つぎに，再建に必要な皮弁の形状をマークした広背筋上に描くが，上下的な位置関係は皮弁に必要な pedicle の長さによって決まってくる。有茎で用い，pedicle が長く必要な時は，筋の末梢側にデザインし，遊離の場合は通常短くなるために近位となる。前後的な位置関係は，言い替えれば皮弁の拡大方向をどのように取るかであるが，皮弁の大きさにもよるが，原則的には筋体部の片側に薄層皮弁がくるようにデザインする。将来，筋体の切除が必要となった時，容易であるからである。血管造影の所見によれば，後方（広背筋上）に拡大する方が血行的には有利のようであるが，実際には皮膚のしなやかさやデザイン上の制約から，前方に拡大することが多い。片側のデザインで可能な皮弁の大きさは薄層拡大部で 10 cm 前後であるから，筋皮弁部を含めても不足する場合は両側に拡大する。この場合，大きさは理論的には約 2 倍となる。

　手術の実際は，拡大広背筋皮弁の挙上に準ずる。まず，拡大皮膚部分を挙上するが，初めは superficial fascia の層で剥離するのがよい。初めから皮下血管網直下を剥離すると血管網損傷を招きやすく，また皮弁移植部の要求に応じて部分的に皮下脂肪を厚くしうる余地を残しておくためである。無作為な固定脂肪層内の剥離は superficial fascia の層に比べ，出血のコントロールがしにくく，得策ではない。

　広背筋の挙上は，筋下面を胸背動静脈下行枝の全長が直接確認できるところでまず剥離し，つぎに胸背動静脈を中枢側へ剥離を進め，通常肩甲下動静脈の起始部まで確認する。血管茎が確保できたならば，広背筋を胸背動静脈下行枝の内側 1 cm のところで離断する。この際，胸背動脈横枝は切断されるが，胸背神経は下行枝を切断して，横枝の温存を図るようにする。筋体側皮膚を切開すると皮弁は島状皮弁として挙上され，つぎに広背筋外側縁の筋肉も血管束近くまで切除し，筋体の幅を縮小する。

　この段階では，拡大広背筋皮弁は通常の cutaneous flap の厚さで挙上されている。つぎに，再建の必要度に応じて剪刀にて皮下脂肪を切除し，thinning を図る。切除を進めていくと皮下血管網が透過できるようになるが，とくに静脈叢の損傷に注意を払いながら皮下脂肪を切除していけば，全層植皮に近似した薄層皮弁として挙上することができる。

　皮弁採取部はできるだけ一次縫縮を旨とするが，不可能な場合は，残存した広背筋を後肋間動脈穿通枝を茎と

した広背筋皮弁とし，V-Y advancement 法で移動し閉創を図る．それでも閉創が困難ならば植皮をするが，多くは dog ear の処理で切除した皮膚で足りる場合が多い．移植床は血管網に富んだ可動脂肪層であり，生着に問題はない．

D 症　例

【症例1】 40歳，女，熱湯による頸部熱傷性瘢痕拘縮

左側頸部中央には網状分層植皮が施行されていたが伸展障害は著しく，下顎部から前胸部にかけても肥厚性瘢痕を呈していた．

手術は瘢痕部を切除し，左側胸側腹部に 15×17 cm 大の薄層拡大広背筋弁を挙上し，有茎にて頸部に移行した．皮弁の筋体の幅は 4 cm，拡大薄層皮弁部は前方 12 cm，後方 1 cm であった．筋体は鎖骨下部に位置し，皮弁採取部には上殿部より分層植皮を行った．皮弁は完全生着した．

術後2カ月，筋体部は軽度膨隆が目立つが，本人は切除を希望しなかった．その後5年を経過しているが患者は来院せず，現在の状態は不明であるが，筋体部は萎縮による改善が予測される（図 15・3）．

【症例2】 20歳，女，右足底部放射線潰瘍，骨髄炎

幼少児期に内果部に放射線照射を受け，右足の成長障害，放射線皮膚炎・潰瘍，骨髄炎を来した．放射線皮膚炎，潰瘍部の皮膚を切除し，骨髄炎を来していた距骨を搔爬した．皮弁のデザインは皮膚欠損部の被覆と同時に，踵骨荷重部は皮弁を二重にして荷重に耐えられるように図った．

左側胸部から 7×11 cm 大の薄層拡大広背筋皮弁を遊離皮弁として採取した．広背筋は胸背動静脈下行枝を中心に幅 3 cm，拡大薄層皮弁は 8 cm 拡大で，うち 4 cm は表皮を剝脱した．皮弁は足背動脈と足背皮静脈に吻合し，皮弁先端部は折り返し，踵骨部に二重に当たるように移植した．

皮弁採取部は残存した広背筋で，後肋間動脈穿通枝を茎とした筋皮弁を挙上し，V-Y advancement にて閉鎖した．皮弁は完全生着し，荷重にも耐え，術後6年の現在も良好な経過となっている（図 15・4）．

E 考　察

再建外科は生命保持のための最低限の機能確保を目的とした時代から，機能にしろ形態にしろ，より正常に近い状態への回復を目指す方向へと移ってきている．

そして，その進歩は，microsurgery, craniofacial surgery といったような新しい手術法の概念の導入もさることながら，"皮弁"の学問的進歩によるところが大きい．皮弁の進歩は，つまるところ皮膚・皮下の脂肪筋膜組織，筋，骨などの血行機序の解明とともにあったといってよい．そして，それらから開発された多種多様な皮弁を駆使することで再建可能な領域は著しく増大し，いいかえれば再建の進歩によって手術治療の適応が大きく拡大してきたといえる．

現在，いわゆる被覆するというレベルでの再建では不可能ということがなくなってくると，再建外科はその再建の質が問われる時代に入った．このことは取りも直さず，再建の手技的な向上もさることながら，皮弁の選択の適合性や皮弁の質（quality of flap）そのものの高品質化が要求されることになる．

われわれは皮弁の利点でもあるが，また欠点ともなる皮弁の厚さを controllable なものとして手中に置けないものかと考えた．そして，つまるところ，全層植皮と変わらないような薄い皮弁を作ることはできないかと考えた．そこで，まず皮下血管網が皮膚血行に果たす役割を確かめ，ほかの皮下脂肪層内の血行にいっさい依存しない皮下血管網直下で挙上する薄い皮弁を試み，それを従来の皮弁のカテゴリーに入らない薄層皮弁（thin flap）という皮弁の新しい一つの概念とした．

問題はその薄層皮弁をいかに主軸化（axialization）し，遊離皮弁としても用いうるものにするかであった．それには皮下血管網への血行の流入の形態を解明する必要があったが，まずはもっとも可能性のあるものとして m-c perforator が考えられた．そこで，m-c perforator を穿通させる筋肉を最小限用いて，つまり最小限の筋皮弁を薄層皮弁に付着させることで主軸化を図る，という薄層拡大筋皮弁の原理を考案した．筋肉の選択にあたっては，主軸となる血管を含んで最小限に減量できる構造がよく，また m-c perforator が血管に沿って連鎖状に穿通していればより面積の広い薄層皮弁を挙上でき，好都合と考えられた．また，皮弁採取部の処理が容易であることも条件となり，これらからわれわれは広背筋を選択した．

広背筋を用いた薄層拡大筋皮弁の利点は，まず血管系の有利さがある．胸背動静脈下行枝を用いた場合，vascular pedicle は筋体外で約 10 cm と長く，さらに筋内走行が単純で長い距離にわたり直接観察できるため，筋体の縮小がきわめて容易となる．また，m-c perforator は血管に沿って連続して穿通しており，面積の広い皮弁が期待できる．薄層皮弁となる所は側胸，側腹の比較的真皮

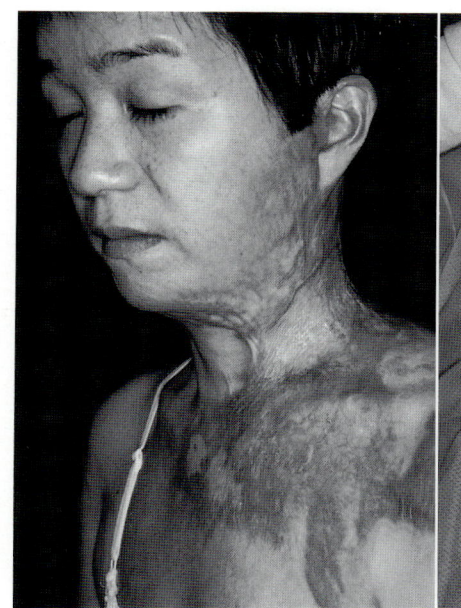

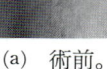

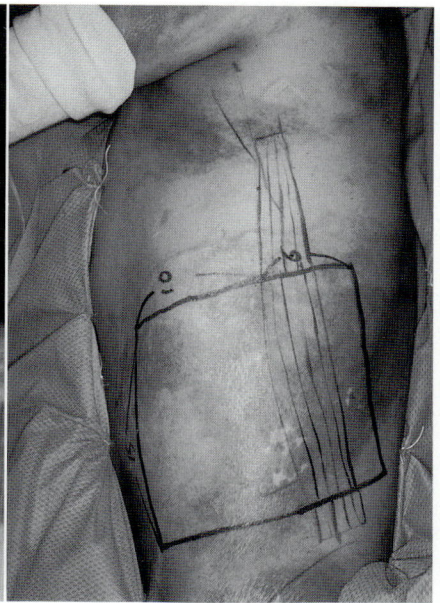

(a) 術前。　　　　　　　　　(b) 有茎薄層拡大広背筋皮弁をデザ　　(c) 皮弁の模式図。皮弁の大きさ
　　　　　　　　　　　　　　　　　インしたところ。　　　　　　　　　は15×17 cm 大，筋体は 4 cm
　　　　　　　　　　　　　　　　　　　　　　　　　　　　　　　　　　幅，薄層皮弁は前方 12 cm，後
　　　　　　　　　　　　　　　　　　　　　　　　　　　　　　　　　　方 1 cm 長。

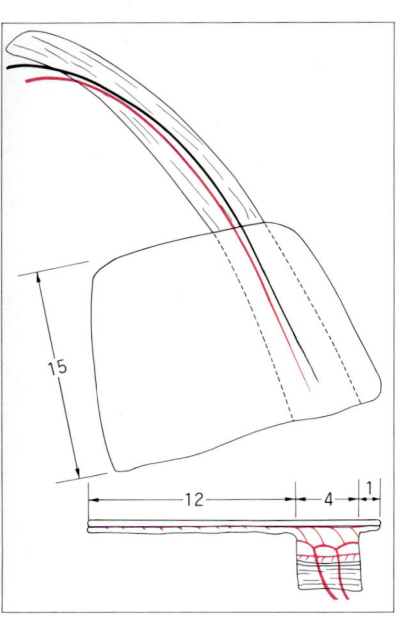

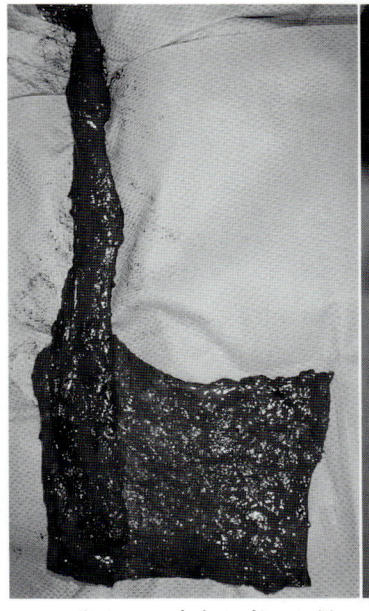

(d) 挙上した皮弁を裏から見　　(e) 術後 2 カ月。
　　たところ。

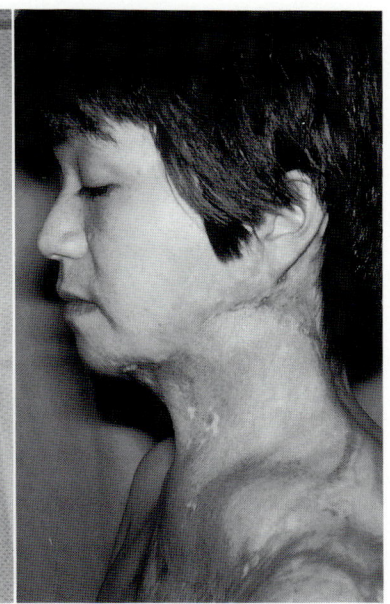

図 15・3　症例 1：40 歳，女，頸部熱傷性瘢痕拘縮

層の薄い所であり，多くの症例で texture match, color match が優れている。また，広背筋の大半と胸背神経が温存できるため，機能的損失が軽微である。皮弁採取部は一次縫縮がしやすく，たとえ植皮となっても生着は容易であり，かつ創部は着衣によって被覆される。

欠点としては，しばしば二次的に筋体の切除が必要となることである。筋体は細く，長期的に見れば萎縮とともにほとんど目立たなくなるのであるが，再建部位が露出部であることが多いため時間的余裕がなく，切除を余儀なくされるのである。切除手術は局所麻酔下に容易に行うことができる。

理論的には m-c perforator を経由する thin flap を挙上することは，皮膚に接するすべての筋肉で可能であるが，挙上できる皮弁の大きさやそれに必要となる最小限の筋体とのバランスなど，その他諸条件によって選択されるものであろう。

筋皮弁を用いて薄層皮弁を挙上する方法以外の thin flap の開発は，すなわち皮下血管網へ流入するほかの血

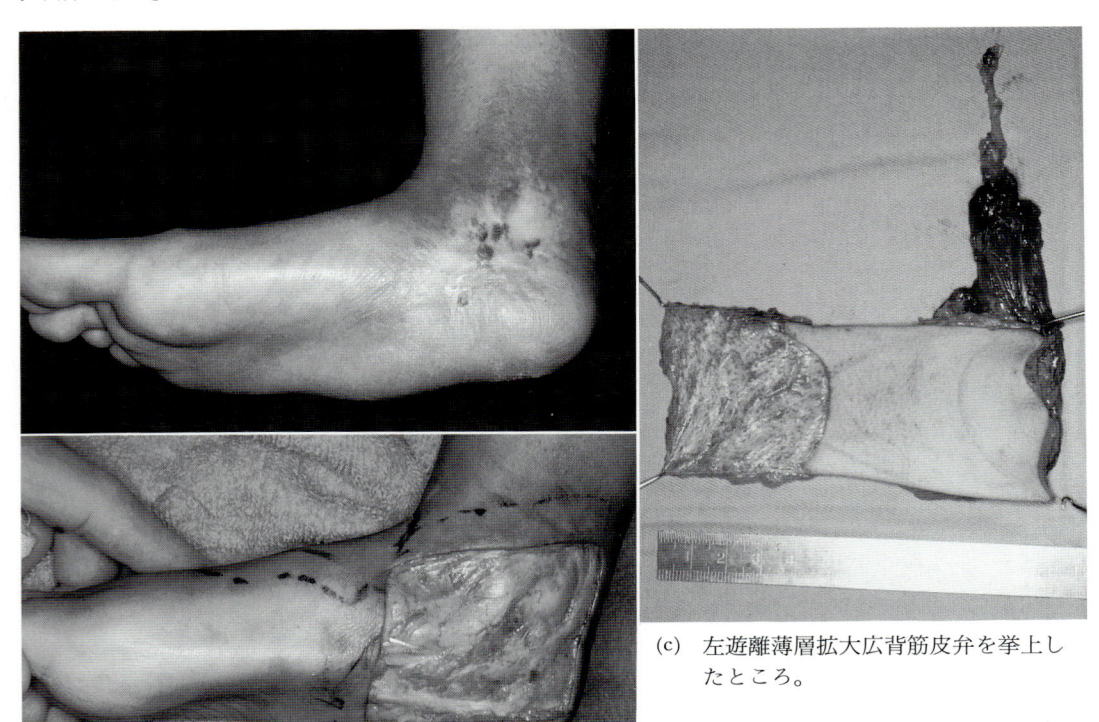

(a) 術前。
(b) 皮膚炎・潰瘍部を切除し，骨髄炎部を掻爬したところ。
(c) 左遊離薄層拡大広背筋皮弁を挙上したところ。
▲(e) 術後6カ月の状態。
◀(d) 皮弁の模式図。皮弁の大きさは7×11 cm，筋体は3 cm幅，薄層拡大皮弁は8 cm長，うち4 cmはdenudeし，折り返し二重にし荷重部にあてた。

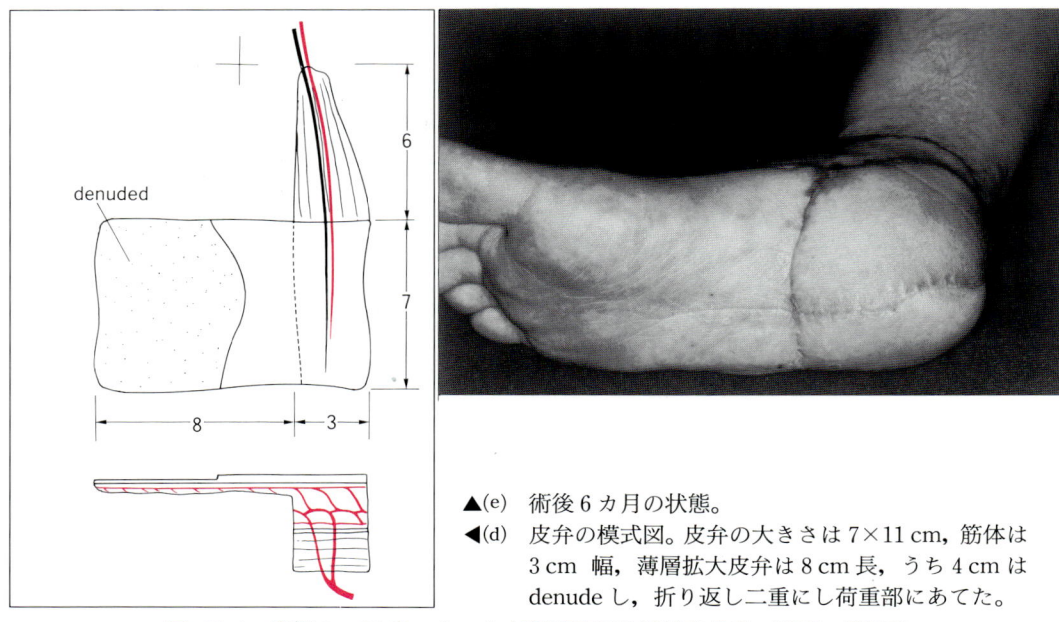

図15・4　症例2：20歳，女，右内踝踵骨部放射線皮膚炎・潰瘍，骨髄炎

行機序を解明することであり，われわれは近年 thin fasciocutaneous flap としての thin scapular flap, thin groin flap を thin septocutaneous flap としての thin forearm flap を開発している[6]。また，それらとは別の視点から secondary flap としての prefabricated thin flap を報告している。現在は subdermal plexus, fasciocutaneous plexus の立体構築を解明すべく研究中であり，その中でまた新しい thin flap の工夫が生まれてくるものと考えている。
(中嶋英雄)

文　献

1) Nakajima, H., Fujino, T.: Island fasciocutaneous flap of dorsal trunk and their application to myocutaneous flap. Keio J. Med., 33：59-82, 1984.

2) 中嶋英雄：有茎拡大広背筋皮弁による顔面頸部の再建．頭頸部再建外科：最近の進歩，波利井清紀編著，pp. 87-96，克誠堂出版，東京，1993．
3) 中嶋英雄，清泉貴志，桑子行正ほか：Thin extended latissimus dorsi m-c flap 日本マイクロサージャーリー学会会誌，2巻，165，1989．
4) Nakajima, H., Kaneko, T., Fujino, T.：Thin extended latissimus dorsi musculocutaneous flap. presented at the 9th Meeting of International Society of Reconstructive Microsurgery, Tokyo, 1988.
5) Nakajima, H., Fujino, T., Adachi, S.：A new concept of vascular supply to the skin and classification of skin flaps according to their vascularization. Ann. Plast. Surg., 16：1-17, 1986.
6) 中嶋英雄，今西宣晶，三鍋俊春ほか：Thin flap の新しい展望；thin scapular flap, thin forearm flap の試み．日本形成外科学会会誌，11巻総72：1991．

16 Thinning flap：腹直筋皮弁

SUMMARY

　遊離腹直筋皮弁は数多くの利点を有しており，頭頸部や四肢あるいは乳房などの再建にきわめて有用であるが，症例や再建部位によっては皮弁の厚さが大きな欠点となることがある．筆者らはこの欠点に対し，筋体採取量を最小限あるいは，筋体を付着させない穿通枝皮弁とし，さらに筋皮弁挙上後に真皮下血管網を損傷しないように皮下脂肪組織を切除することによりきわめて薄い皮弁を作成し，良好な結果を得ている．
　腹直筋皮弁は非常に豊富な真皮下血管網を有しており，そのうえ本筋皮弁の栄養血管である下腹壁動静脈はこの真皮下血管網を介して周囲の血管系と密に吻合している．したがって，腹直筋筋体を越えて挙上された皮弁の部分は真皮下血管網さえ温存されれば，皮下脂肪を切除し，きわめて薄くされても，良好な血行が保たれる．
　本筋皮弁の安全な thinning のためには，皮弁の作図が重要なポイントであるが，臍の周囲の太い筋肉皮膚穿通枝が存在する部位を筋皮弁の基部とし，そこから季肋部の方向へ斜めに作図すればよい．筆者らの経験では，このように作図した場合，きわめて薄くした部分の幅と長さの比で1：2程度までは十分安全であった．
　腹直筋皮弁は多くの利点をもち有用度の非常に高い皮弁であるが，その thinning は形成再建外科領域における本筋皮弁の有用性をさらに高めるものと思われる．

はじめに

　下腹壁動静脈を栄養血管とする遊離腹直筋皮弁は，長く太い血管柄を有することや，大きな皮弁を容易に採取することができるなどの数多くの利点を有しており，頭頸部や四肢あるいは乳房などの各種再建に多用されている[1)~4)]．しかし，本筋皮弁には，

①肥満者では皮弁が非常に厚い
②採取後に腹壁の脆弱性を引き起こす可能性がある

という2つの大きな欠点がある[2)~4)]．後者は血行の担体となる腹直筋筋体の採取量を最小限とし，採取後の腹壁の閉鎖法を工夫することや，筋体を付着させない筋肉皮膚穿通枝皮弁とすること[17)]でかなり改善されると思われる．これに対し，前者の欠点が著明な場合には，再建部位によっては本筋皮弁の移植を断念せざるをえないか，あるいは移植できたとしても整容的には不満足な結果となり，二次的に頻回の脂肪切除術が必要となる．これらの欠点を解消するため，筆者らは筋体採取量を最小限あるいは，筋体を付着させない穿通枝皮弁とし，さらに筋皮弁挙上後に真皮下血管網を損傷しないように，皮下脂肪組織を注意深く切除することにより皮弁の thinning を行い，きわめて良好な結果を得ている．

　腹直筋皮弁は非常に豊富な皮下血管網を有しているため，広範囲な部分をきわめて薄くすることが可能である．このことは形成再建外科領域における本筋皮弁の有用性をさらに高めるものと思われるので，以下に血管解剖，手術手技などを代表的症例とともに紹介する．

A 血管解剖

　腹直筋には上方（頭側）からは上腹壁動静脈が，下方（尾側）からは下腹壁動静脈が流入し，筋体内で互いに密に吻合しているが，遊離腹直筋皮弁の栄養血管柄としては下腹壁動静脈が用いられる．下腹壁動静脈は鼠径靱帯よりやや上方で外腸骨動静脈より派生した後，腹膜前脂肪組織内を走行し，恥骨稜より4～9cm上方で腹直筋外側縁と交叉し，筋体の後面を内側寄りに向きを変えて上行する[5)]．そして，一般に臍より下部で大きく2本に分岐した後，ほぼ弓状線の位置で筋体内に流入する．このように，下腹壁動静脈はその起始部から筋体流入部まで比較的長い距離を有しており，血管径も太いため，微小血管吻合に適する血管柄を随意に作成できる利点がある．
　下腹壁動静脈は多数の筋肉皮膚穿通枝を分枝しており，これらの穿通枝が腹壁前面の広範な皮膚を栄養している．腹直筋皮弁の詳細な血管解剖は Taylor ら[6)7)]，

Boydら[8]により報告されているが，それによると，腹直筋の穿通枝はほぼ筋体全長にわたって多数存在し，それらのうち比較的太い穿通枝は臍部周囲に集中している。筋体を穿通した血管は，臍を中心とした放射状にあたかも車輪のスポークのように走行する。これらの血管は腹壁中を階層構造をなして走行しており，おもに深筋膜直上と真皮直下に存在し，その間の皮下脂肪組織中にはあまり存在しない。真皮直下を走行する血管は真皮下血管網（subdermal plexus）を形成し，深筋膜直上を走行するものは筋膜上血管網を形成している。

　腹直筋からの穿通枝が形成する血管網は，腹壁の周囲に存在するほかの血管系と互いに密に吻合している[7)8)]。すなわち，腹壁の頭側では上腹壁動静脈と，外側では肋間動静脈・腰動静脈と，尾側では浅・深腸骨回旋動静脈および浅腹壁動静脈と，真皮下あるいは深筋膜上の血管網を介して密に吻合している。これら2層の血管網の中では，真皮下血管網の方が深筋膜上の血管網より優勢な血行を有している[7)8)]。したがって，腹直筋皮弁は皮弁の部分を血行の担体となる筋体や筋膜よりかなり大きく採取する，いわゆる拡大筋皮弁として挙上することが可能である。

　腹直筋皮弁の拡大方向としては，縦（垂直）方向，横（水平）方向，斜め方向（臍部周囲から肋骨部へ向かう方向）の3種類あるが，Taylorら[6)7)]は肋間動静脈系との血管吻合がもっとも密度が高いため，斜め方向へ拡大した皮弁がもっとも良好な血流を有するとしている。

　腹直筋筋体を越えて拡大された皮弁の部分は，おもに真皮下血管網により栄養される[7)]。このことは，真皮下血管網を損傷しないようにすれば，かなりの量の皮下脂肪組織を切除しても皮弁の血流が保たれること，すなわち，皮弁の thinning の可能性を示唆している。

◨ 作図と thinning の実際

　Thinning flap 作成のための腹直筋皮弁の作図は，通常のものと大差はない。しかしながら，安全に thinning flap を作成するためには，担体となる筋体から皮弁に流入する血流の強さと方向性を考慮しなければならない。先に血管解剖の項で述べたように，腹直筋からの筋肉皮膚穿通枝の中で比較的太いものは臍部周囲に集中しており，ここから放射状に走行し，腹壁周囲のほかの血管系と吻合している。これらの吻合の中では肋間動脈系のものがもっとも優勢であり，腹直筋皮弁の最良の拡大方向は臍部から斜め上方の方向と考えられる。Thinning flap 作成のためには太い穿通枝を皮弁に確実に取り込む必要

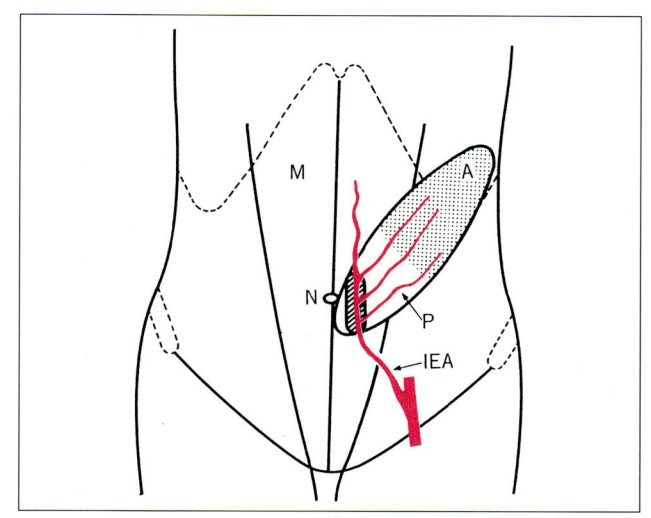

図 16・1　腹直筋皮弁（A）の作図と thinning が可能な範囲
　作図に際して，筋皮弁の基部は臍（N）の近傍とし，筋体の付着は筋肉皮膚穿通枝（P）を2～3本含んだ部分（斜線部）のみとする。腹直筋（M）の外側縁より遠位部（アミ点部）は比較的安全にきわめて薄くすることができる。IEA：下腹壁動脈

があり，臍部周囲を皮弁の基部とし，そこから斜め上方へ作図するのがもっとも安全である（図 16・1）。腹壁瘢痕ヘルニア発生の防止上，採取部を一期的に縫縮することが望ましく，皮弁は通常，紡錘形に作図する。成人では皮弁の最大幅が約 12 cm までは一期的に縫縮可能である。皮弁の長軸方向の目安は，臍と肩甲骨の下角を結んだ線とする。

　腹直筋皮弁の挙上に際しては通常の手技を用いる。すなわち，皮弁の近位部で血管柄の下腹壁動脈を確認した後，遠位部から皮弁の基部方向に向かって外腹斜筋の筋膜上で剥離，挙上していく。腹直筋の外側縁に達したならば，そこから先は穿通枝を損傷しないように注意深く剥離する。皮弁の近位部に含めなければならない太い穿通枝は正中線より2～4 cm ほど外側に存在するので，この部位までは腹直筋前鞘上で剥離していく。筋肉皮膚穿通枝が筋体を貫通している部位が確認できたならば，穿通枝を損傷しないように前鞘を切開する。そして，臍の周囲の太い穿通枝を2，3本程度含んだできるだけ小さい筋体を，皮弁基部に付着させて挙上する（図 16・1）。これは皮弁の近位部をできる限り薄くするためと，最小限の筋体採取により腹壁瘢痕ヘルニアの発生を防止するためである。

　皮弁部分の thinning は筋皮弁を完全に挙上した後に，剪刀を用いて脂肪組織を切除することにより行われる（図 16・2）。この際，真皮下血管網を損傷しないように細心の注意を払わなければならない。この操作は，血管網が

明瞭に見えるように，血管柄を離断せずに，皮弁への血流を保った状態で行う．比較的安全に薄くすることができるのは腹直筋の外側縁より遠位の拡大された皮弁の部分であり，一様に厚さ約5mmのきわめて薄い皮弁にすることができる．しかしながら，腹直筋の外側縁より近位部は，皮下脂肪組織の中に皮弁を栄養する筋肉皮膚穿通枝が存在するため，薄くすることはできない（図16・2）．

腹直筋皮弁を正中線を越えて挙上した場合，この正中線を越えた部分は同様にきわめて薄くすることが可能である．筆者らの経験からは，その限界は反対側の腹直筋の外側縁付近と思われる．

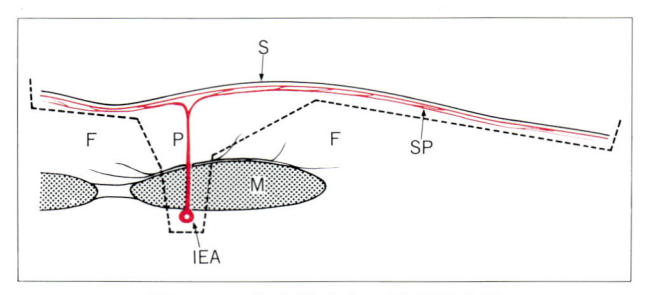

図16・2　腹直筋皮弁の横断模式図
皮下脂肪組織（F）を切除し，点線のようにthinningを行う．
S：皮膚，P：筋肉皮膚穿通枝，M：腹直筋，IEA：下腹壁動脈，SP：真皮下血管網

C 症　例

【症例1】 55歳，女（図16・3）

約30年前に頸部の単純性血管腫の治療のために放射線照射を受け，同部に瘢痕拘縮を来した．手術では，頸部の瘢痕をすべて切除し，拘縮を解除した後，左腹部に11×20cm大の腹直筋皮弁を挙上した．本症例は肥満体であり，挙上した筋皮弁のもっとも厚い部分の厚さは約4cmで，遠位部のもっとも薄い部分でも約2cmであった．この皮弁に対して厚さ5mmまでthinningを行い，左顔面動静脈をレシピエント血管として頸部に移植した．脂肪切除前の筋皮弁の重量は415g，切除後は190gで，薄くした部分の幅と長さの比は1：1.7であった．皮弁は完全生着し，thinningを行った部分は整容的に良好な形態が得られた．

【症例2】 58歳，男（図16・4）

右膝関節部の滑膜肉腫のため，他院整形外科で広範切除を行い，人工骨による再建を受けたが，一部に皮膚壊死と人工骨の露出が認められたため，当科へ紹介された．手術ではデブリードマンを行った後，生じた皮膚欠損部に右腹部より腹直筋皮弁を挙上し，これをthinning flapとして移植した．レシピエント血管は前脛骨動静脈とした．本症例では移植後の脂肪切除手術をまったく必要とせず，大腿から膝にかけて比較的良好な形態が得られている．

D 考　察

1．腹直筋皮弁の血行動態に関する解剖学的考察

腹壁の皮膚が豊富な血行を有することは古くから知られており[9]，各種の有茎皮弁として臨床応用がなされてきた[10]〜[12]．これらの腹部有茎皮弁はいわゆるrandom pattern flapであり，その生着域は限られたものであったが，1970年代半ばにMathesら[13]，Drever[14]により開発された腹直筋皮弁は，腹直筋を血行の担体とするaxial pattern flapとして腹壁の広範囲な皮膚を挙上，移植することが可能となった．

本筋皮弁に関する血管解剖はTaylorら[6]〜[8]により詳細に報告されている．彼らは，腹直筋の筋肉皮膚穿通枝は臍の周囲に比較的太いものが多く，筋肉を貫通した後，臍を中心として放射状に走行すると報告している．これらの穿通枝は皮下に密な血管網（subdermal plexus）を形成しており，これを介して腹壁周辺に存在するほかの血管系と吻合している．これらの血管系としては，肋間動脈，腰動脈，浅・深腸骨回旋動脈，浅腹壁動脈などが知られているが，腹直筋皮弁はこのような密な皮下血管網を有しているために，皮弁の部分が血行の担体となる筋体の範囲を大きく越えた拡大筋皮弁として挙上することが可能である．本筋皮弁は臍を中心として種々の方向に拡大することができるが，Taylorら[7][8]は中でも肋間動脈との吻合がもっとも優勢な皮下血管網を形成しているとし，臍から斜め上方の季肋部方向へ拡大した皮弁を多用している．通常の腹直筋皮弁における筆者らの経験からも，この方向へ拡大した場合の完全生着限界は筋皮弁全体の幅と長さの比が1：4以上と，かなり細長く拡大することが可能である．このことは，臍から斜め上方の季肋部方向へ作図した腹直筋皮弁が非常に確実な血行を有することを示唆している．筆者らは本筋皮弁をthinning flapとする場合も，この方向へ作図した拡大筋皮弁を用いている．

2．Thinningの根拠に関する考察

筋皮弁において拡大された皮弁の部分（担体となる筋体を越えて挙上された部分）は，筋体からの筋肉皮膚穿

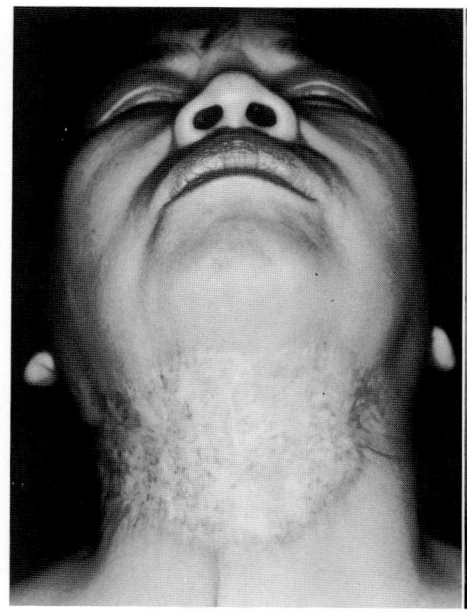

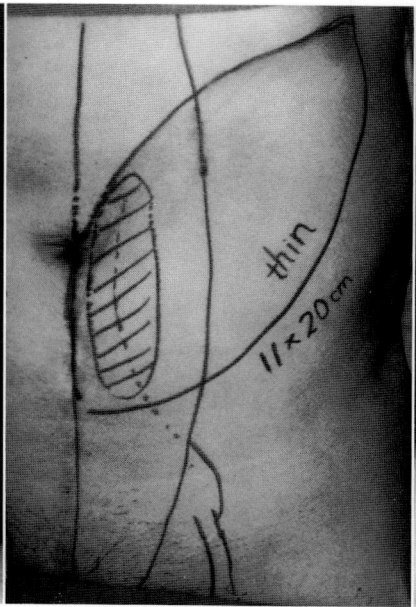

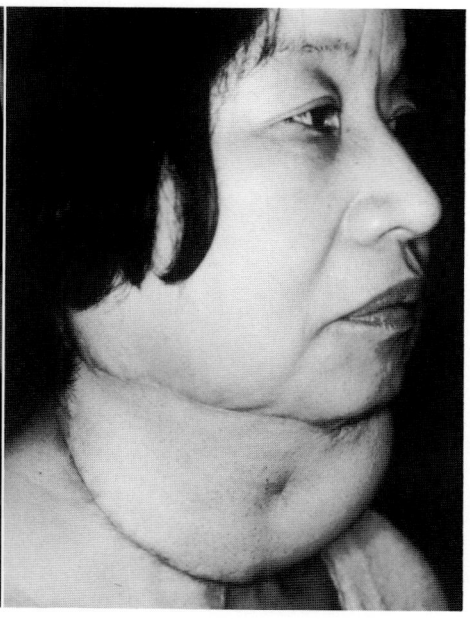

(a) 術前。　(b) 腹直筋皮弁の作図。　(c) 術後6カ月。左側はthinningを行っていない部分で，脂肪切除術を予定している。

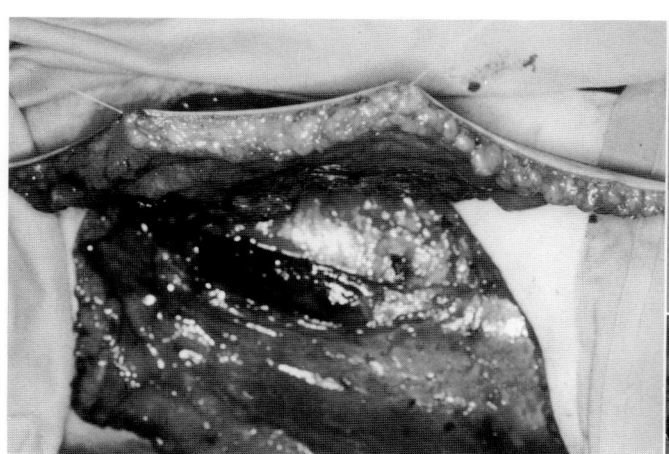

(d) 挙上された筋皮弁。Thinning前の状態。
上(e) Thinning flapの正面像。
下(f) Thinning flapの側面像。

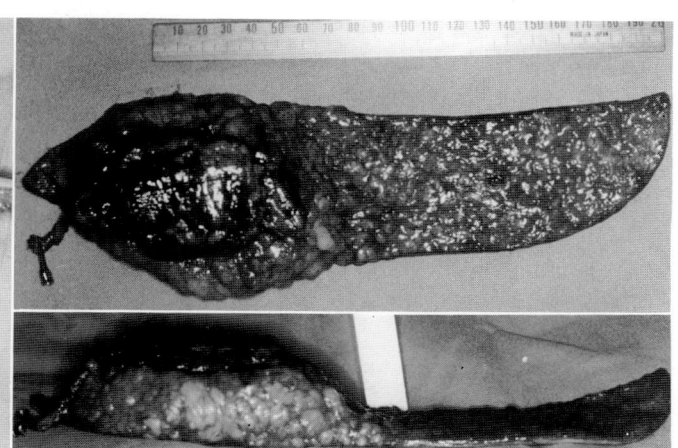

図16・3　症例1：55歳，女，頸部瘢痕拘縮

通血管により栄養される．この穿通血管は筋肉を貫通した後ほぼ垂直に走行し，比較的速やかに真皮下血管網を形成する（図16・2）．したがって，拡大された皮弁部分の皮下脂肪組織中には，皮弁を栄養する重要な血管は走行していないと考えられる．Taylorら[7]は肥満屍体の腹直筋皮弁で血管造影を行い，このことを確認している．また，乳房再建において腹直筋皮弁を水平方向へ拡大したTRAM-flapを移植した場合，皮弁最遠位部の皮膚は生着しているにもかかわらず，その部分の皮下脂肪が広範に壊死に陥っていることをしばしば経験する．これらの事実は，腹直筋皮弁の皮膚および皮下脂肪の血行動態を示唆している．すなわち，拡大された皮弁の部分は皮膚および皮下脂肪ともにおもに真皮下血管網により栄養されていると考えられる．したがって，真皮下血管網さえ温存すれば，皮下脂肪はほとんどすべて切除しても皮膚への血流はかなりの程度保たれると推察され，筆者らはこのことが腹直筋皮弁のthinningが可能であることの根拠と考えている．

3．Thinning flapの血行動態についての考察

皮下脂肪の切除により薄くされた部分は一般的にはrandom pattern flapと考えられるが，皮下血管網の中に存在する比較的太い血管は皮弁の長軸とほぼ平行に走行している．皮弁は臍の周囲から斜め上方へ作図されているので，この血管は下腹壁動脈系と肋間動脈系の吻合血管と思われる．また，この事実はthinning flapの部分

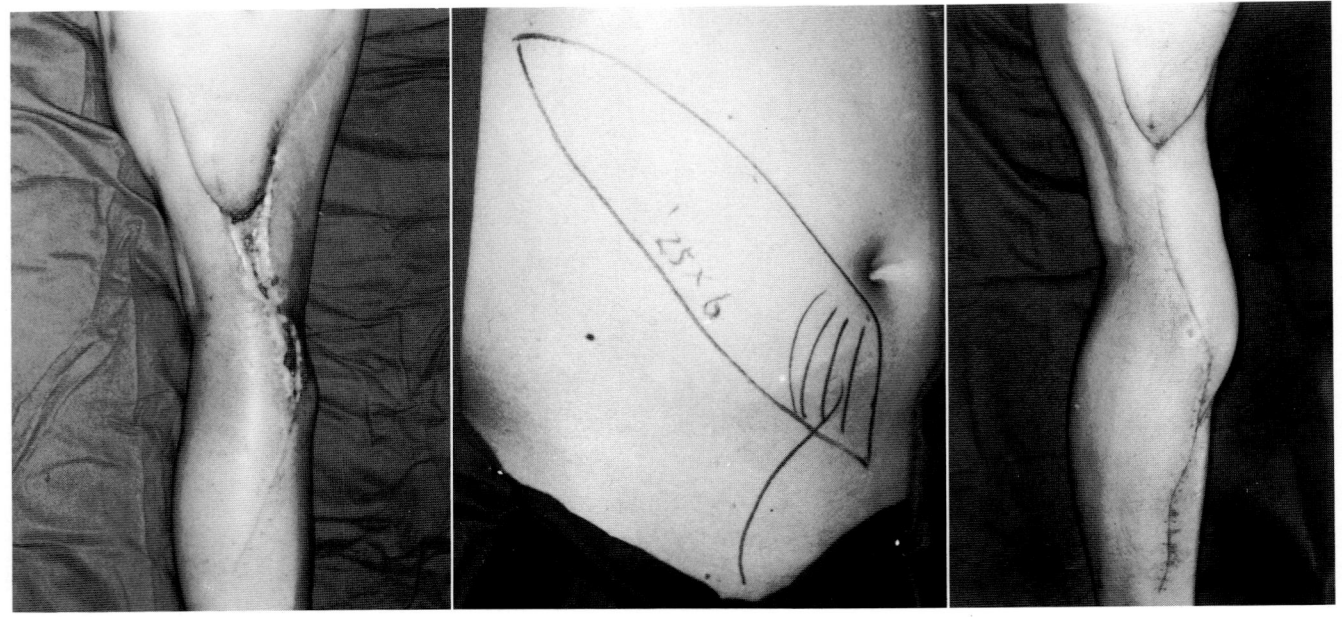

(a) 術前。　　　　　　　　(b) 筋皮弁の作図。　　　　　　(c) 術後3カ月。

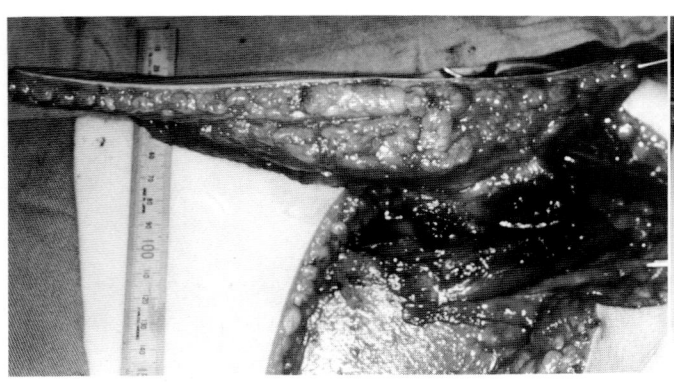

(d) 挙上された筋皮弁。Thinning 前の状態。　　　(e) 挙上された筋皮弁。Thinning 後の状態。

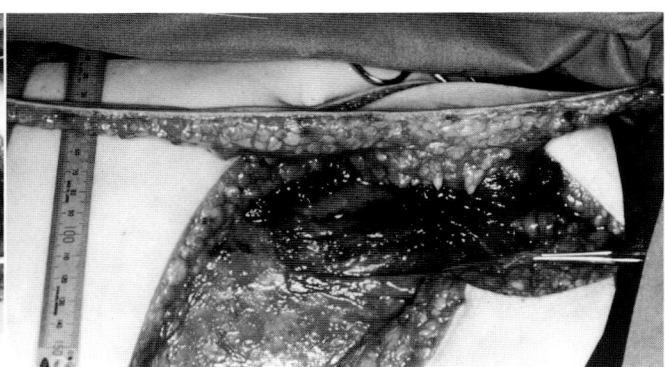

図 16・4　症例2：58歳，男，右膝関節部の皮膚欠損

が一種の axial pattern flap であることを示唆している。Pearl ら[15)16)]は明確な血管を含まない皮弁は random pattern flap であるという今までの概念に対し，このような皮弁も，その皮下血管網の血流が方向性を有しているならば axial pattern flap と考えられる，という新しい概念を報告している。筆者らの経験からも，きわめて薄くされた部分は，幅と長さの比で少なくとも1：2程度までは比較的安全であった。このようにきわめて薄い皮弁が安全であるということから考えると，この部分は random ではなく，axial pattern flap とみなす方が妥当と思われる。

まとめ

近年，マイクロサージャリーを用いた遊離組織移植術は安全性および有用性ともに格段に進歩しており，形成再建外科領域において確固たる地位を占めるに至っている。そして，各種組織欠損の再建に適する皮弁や筋皮弁などの再建材の開発にも目覚ましいものがある。しかし，新しい移植組織の開発には限界があり，また組織欠損部をただ被覆すればよいといういわば量的な再建ではなく，機能的あるいは整容的にも可能な限り正常の状態に近づけるという質的な再建が求められている時代でもあり，今後は thinning などの既存の皮弁の新展開も模索されるべき時代であると考える。

腹直筋皮弁においては，容易に大きな組織の採取が可能で，長く太い血管柄をもつため遊離移植の安全性が高いという利点を有する反面，皮弁の厚さが欠点となる場合がある。筆者らは thinning flap とすることでこの欠点を解消し，より有用度の高い再建材として用いているので紹介した。

(秋月種高，山田　敦)

文　献

1) Pennington, D. G., Lai, M. F., Pelly, A. D.：The rectus

abdominis myocutaneous free flap. Br. J. Plast. Surg., 33：277-282, 1980.
2) 朴 修三，波利井清紀，上田和毅ほか：遊離腹直筋皮弁による下腿再建の経験．日形会誌，6：390-399，1986．
3) 中塚貴志，波利井清紀，小野 勇ほか：遊離腹直筋皮弁を用いた頭頸部癌切除後の再建．日形会誌，6：964-972，1986．
4) Harii, K.：Inferior rectus abdominis flaps. Microsurgical Reconstruction of the Head and Neck, edited by Baker, S. R., pp. 191-210, Churchill Livingstone, New York, 1988.
5) Gray, H.：Gray's Anatomy, 37 th Edition, pp. 600-604, Churchill Livingstone, Edinburgh, 1989.
6) Taylor, G. I., Corlett, R. J., Boyd, J. B.：The extended deep inferior epigastric flap：A clinical technique. Plast. Reconstr. Surg., 72：751-764, 1983.
7) Taylor, G. I., Corlett, R. J., Boyd, J. B.：The versatile deep inferior epigastric (inferior rectus abdominis) flap. Br. J. Plast. Surg., 37：330-350, 1984.
8) Boyd, J. B., Taylor, G. I., Corlett, R.：The vascular territories of the superior epigastric and the deep inferior epigastric systems. Plast. Reconstr. Surg., 73：1-14, 1984.
9) Manchot, C.：Die Hautarterien des Menschlichen Körpers. F. C. W. Vogel, Leipzig, 1889.
10) Webster, J. P.：Thoraco-epigastric tubed pedicles. Surg. Clin. North. Am., 17：145-148, 1937.
11) Shaw, D. T.：One stage tubed abdominal flaps. Surg. Gynecol. Obstet., 83：205-209, 1946.
12) Brown, R. G., Vasconez, L. O., Jurkiewicz, M. J.：Transverse abdominal flaps and the deep epigastric arcade. Plast. Reconstr. Surg., 55：416-421, 1975.
13) Mathes, S. J., Bostwick, J.：A rectus abdominis myocutaneous flap to reconstruct abdominal wall defects. Br. J. Plast. Surg., 30：282-283, 1977.
14) Drever, J. M.：The epigastric island flap. Plast. Reconstr. Surg., 59：343-346, 1977.
15) Pearl, R. M., Johnson, D.：The vascular supply to the skin；an anatomical and physiological reappraisal (Part I). Ann. Plast. Surg., 11：99-105, 1983.
16) Pearl, R. M., Johnson, D.：The vascular supply to the skin；an anatomical and physiological reappraisal (Part II). Ann. Plast. Surg., 11：196-205, 1983.
17) Koshima, I., Moriguchi, T., Soeda, S., et al.：Free thin paraumbilical perforator—based flaps. Ann. Plast. Surg., 29：12-17, 1992.

II 皮弁の臨床①
17 遊離皮弁の新しい展開

SUMMARY

Axial pattern flap は，同時に発達してきた微小血管吻合法と相まって，遊離皮弁という画期的手技へと発展した。1970年代中頃より，体表の骨格筋より皮膚に分布する血行が研究され，筋皮弁・筋弁が，有茎や島状移動ばかりでなく，遊離皮弁として幅広く利用されるようになった。1980年代になると皮膚軟部組織の解剖学的研究がさらに進み，新たに筋膜皮弁が利用されるようになった。いまや身体各部位で皮弁挙上が可能になったといっても過言ではない。

遊離皮弁として今後新しい皮弁が開発される可能性は高いが，そのほかに，従来の皮弁に工夫を加え，目的に応じて使いやすく改良すること（thinning flap，2皮島皮弁，連合皮弁など），また血管の解剖に左右されず，新たに皮弁を作り出すこと（prefabricated flap など）などが今後発展すると考えられる。さらに，近年では皮静脈系を利用した静脈皮弁が，手指の皮膚欠損などの再建を中心に用いられている。このような皮弁は，症例を選択して用いれば有用と考えられる。遊離皮弁の血管吻合に関しては最近，微小血管吻合器が開発され，臨床にも用いられている。これは遊離皮弁をさらに一般化させるうえで大きな進歩といえる。また，動物実験では，免疫抑制剤を用いた骨・関節や皮弁の血管柄付同種移植が行われ，今後，発展の可能性が期待される分野と考えられる。

はじめに

1970年代において，形成外科領域でもっとも進歩した手技の一つに，皮弁の移動法がある。McGregor らによる axial pattern flap と random pattern flap の概念の確立は，臨床的に皮弁の血行形態を明らかにした[1]。Axial pattern flap は同時に発達してきた微小血管吻合法と相まって，遊離皮弁という画期的な手技へと発展し，Daniel ら[2]，Harii ら[3]の臨床応用以後，再建外科領域に多大な貢献をもたらした。さらに1970年代中頃より，おもにアメリカの形成外科医により筋皮弁の開発が進み，体表の骨格筋より皮膚に分布する血行が詳細に研究された[4]〜[6]。筋皮弁，筋弁は，有茎や島状の移動ばかりでなく，遊離皮弁としても幅広く利用されている。1980年代になると皮膚軟部組織の解剖学的研究がさらに進み，新たに筋膜皮弁が利用されるようになった[7][8]。これらを含めると，いまや身体各部位で皮弁挙上が可能になったといっても過言ではない。

遊離皮弁として今後新しい皮弁が開発される可能性は高いが，そのほかに，従来の皮弁に工夫を加え目的に応じて使いやすく改良すること，また血管の解剖に左右されず，新たに皮弁を作り出すことなどが今後展開すると考えられる。前者においては，大きな皮弁が採取可能であるが，比較的厚い腹直筋皮弁や広背筋皮弁において，皮弁を薄くすることが行われている（thinning flap）。後者においては，あらかじめ血管柄を皮弁採取予定部位に移植しておく prefabricated flap が臨床応用されている。また皮静脈系を利用した静脈皮弁が，手指の皮膚欠損などの再建を中心に用いられることもある。さらに，最近は微細な血管柄1本のみで，従来の大径の血管茎で栄養される皮弁と同程度の面積が生着可能な穿通枝皮弁が臨床応用されつつある[9]。

遊離皮弁の血管吻合に関しては最近，微小血管吻合器が開発され，臨床に用いられている。また，動物実験では，免疫抑制剤を用いた骨，関節や皮弁の同種移植が行われている。

本稿ではこのような皮弁の展開について歴史的な考察を含めて述べる。

A 再建に用いられる皮弁

1. 遊離皮弁の発展

遊離皮弁の臨床応用は，再建外科全体に劇的な変革をもたらした。とくに頭頸部，四肢の再建においては，1970年初頭に遊離皮弁が導入されるまでは，tube flap, jump flap, 下腿交叉皮弁など，無理な肢位固定を必要とする皮

弁による再建が主流であった。遊離皮弁の導入は，このような再建法を一変させたといえる[2)3)]。しかし，当初は free groin flap のようないわゆる axial pattern flap の移植が主で，吻合される血管が細い，血管柄が短いなどの手技上の難点が多く，口径差の大きな血管の吻合や端側吻合が必要とされる場合には，今一つ信頼性に欠けるものであった。

2．筋皮弁（musculocutaneous flap）

これに対し，1975年以後における筋皮弁の開発は[4)~6)]，比較的太い血管径と長い血管柄をもつ皮弁を提供することにより，遊離皮弁による再建を一段と信頼性の高いものにした。現在では，体表近くに存在する骨格筋のほとんどにおいてその血行形態が明らかにされ，筋皮弁や筋肉弁の形で用いられている。この中でも広背筋皮弁と腹直筋皮弁は長い柄と太い血管柄を有しているため，もっとも多用されている。

3．筋肉弁（muscle flap）

筋肉弁は筋体そのものを利用するため，優位固有栄養血管を損傷しない限り，反転したり横転したりして欠損部を被覆できる。したがって，欠損の種類によっては筋皮弁を使って行うよりやさしい場合がある。皮膚欠損を伴う場合には，筋肉弁移動と同時にその上を遊離植皮（多くの場合，分層植皮か網状植皮）で被覆するのが一般的である。

4．筋膜皮弁（fasciocutaneous flap）

1981年に Pontén[7)]が報告した筋膜皮弁は，固有筋膜周辺の血管網を筋膜とともに皮弁に含めたものである。しかし，その後研究が進むにつれて筋膜周辺の random な血行だけではなく，筋間中隔を深部血管より穿通して筋膜上に至る筋間中隔血管によって栄養される皮弁，いわゆる septocutaneous flap が開発され，筋膜皮弁の代表的なものとなっている[8)10)~12)]。これらの筋膜皮弁は深部血管を基部にしていわゆる島状皮弁の形で移動することが多いが，遊離皮弁の採取部としても利用価値が高い。Septocutaneous flap としては上腕および前腕の内側・外側筋間中隔，大腿の内側・外側筋間中隔，および下腿における前・後下腿筋間中隔を走行する血管を柄とした皮弁が利用されている。これらの筋膜皮弁は，筋体を犠牲にしないで，比較的薄く大きな皮弁を採取できることが最大の利点である。

このように，今日ではその用途に応じて皮弁の選択範囲が非常に広くなった。また，それとともに皮弁も淘汰され，

①解剖学上，栄養血管の変異が少ないこと
②挙上が容易であること
③皮弁の血行が安定していること
④血管径が十分太いこと
⑤血管柄が十分長く採れること
⑥比較的大きな皮弁が採取可能なこと
⑦皮弁採取部の瘢痕が目立たない位置にあること
⑧皮弁採取後に大きな機能障害を残さないこと
⑨皮弁採取部に疼痛などの障害を生じないこと

などが，採取皮弁の必要条件になったといえる。われわれの施設では現在，遊離皮弁として腹直筋皮弁，広背筋皮弁，肩甲皮弁，前腕皮弁，鼠径皮弁，内・外側上腕皮弁などを多く用いている。これらの皮弁が前記の条件をすべて満たすわけではないが，それぞれそのほかの皮弁に比較して多くの利点を有する皮弁といえる。

5．Fascial flap

Smith[13)]は1980年に free temporoparietal fascial flap（以下 free TPF）を下腿皮膚欠損の再建に用いた。TPF はきわめて薄く，血行に富み，柔軟性があり，gliding-floor として用いられることが多い（図17・1）。この fascial flap の移動と同時に，その上を遊離植皮で被覆することも可能である。さらに，この fascial flap と deep temporal fascia を1つの血管柄で2つの独立した筋膜弁として用いた報告もある[14)]。また，Kim ら[15)]により報告された dorsal thoracic fascia は，肩甲部の三角筋と僧帽筋と広背筋の3筋に囲まれた三角形の領域にある筋膜層である。この筋膜も TPF と同様に用いられる。このような筋膜はたいへん柔軟性に富み，2つ折りにして使用することも可能である。

6．穿通枝皮弁（perforator flap）

穿通枝皮弁は微細な（0.5～0.8 mm）血管茎1本で栄養されるが，これまでに腹直筋穿通枝皮弁，広背筋穿通枝皮弁，殿筋穿通枝皮弁，前外側大腿皮弁（外側広筋穿通枝皮弁），大腿筋膜張筋穿通枝皮弁などが報告されてきた。穿通枝皮弁は従来の皮弁や筋皮弁と異なり，主要な動脈や筋体を犠牲にせず，また穿通枝は全身に多数分布するため皮弁採取部を自由に選択できるという利点を有する[9)]。しかし，穿通枝の走行に解剖学的変異を認める場合もあり，皮弁の挙上に注意が必要である。また，微細な血管吻合技術が必要になる。

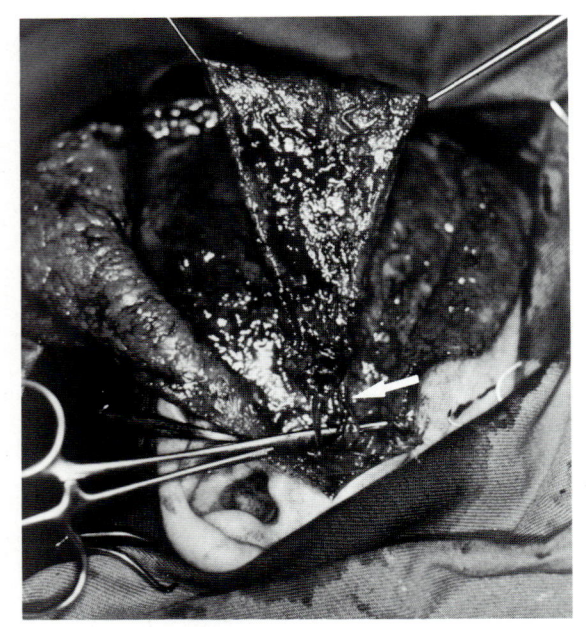

図 17・1　浅側頭動静脈（矢印）を血管柄として挙上された tomporoparietal fascial flap

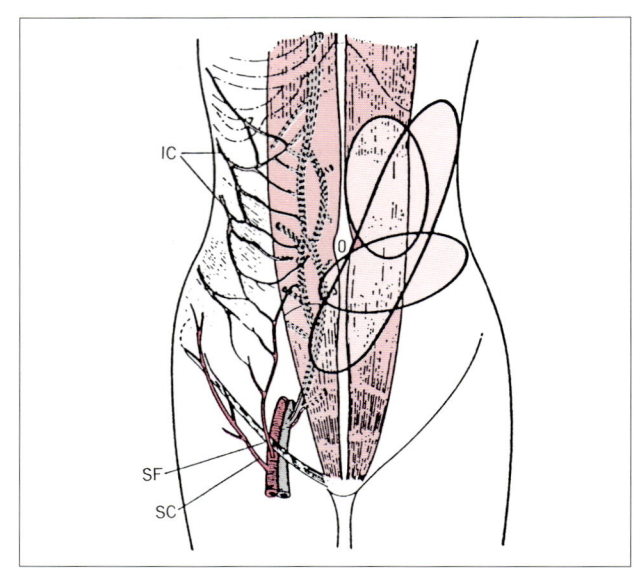

図 17・2　腹直筋皮弁のデザイン
図のごとく種々の方向にデザインできるが，斜め上方では大きな皮弁が挙上できる．
SF：浅腹壁動脈，SC：浅腸骨回旋動脈，IC：肋間動脈外側皮枝
（中塚貴志，波利井清紀，上田和毅ほか：遊離腹直筋皮弁―特に筋体量と皮下脂肪量の調節について．形成外科，34：576，1991．より引用）

7. 骨付皮弁

1974年に Östrup ら[16]は顕微鏡下における血管吻合により，イヌの血管柄付肋骨片を下顎骨に作成した欠損部に移植し，free living bone graft として報告した．さらに，彼らは放射線照射後の下顎の欠損部に同様の血管柄付肋骨移植を行い，移植床の血行条件の悪い場合にも，遊離骨移植に比して良好な成績が得られたことを報告した．以後，血管柄付骨移植は，条件の悪い移植床への骨移植や大きな骨欠損の修復に多用され，その有用性は広く認められている．肋骨，腸骨，腓骨，肩甲骨などが，骨採取部として多用されている．

近年，癌切除後の下顎骨の再建はこの血管柄付骨移植術により格段に進歩し，その形態の改善も著しい．しかし，再建顎に義歯を装着させ，咬合を可能とさせることはいまだ困難である．これに対しては，再建後の移植骨にサファイアなどのインプラントを埋入し，義歯をその上に装着させたり，再建時，移植骨に Branemark に代表されるインプラントをすでに埋入させ，数カ月後にインプラントを露出させて義歯を装着させることが最近行われている．

インプラントの一期的埋入も，血管柄付骨においては可能である．今後は形態ばかりでなく，このような咬合などの機能的再建に重点が置かれると考えられる．このような機能再建は，癌切除後の患者の QOL に大きく貢献するであろう．

B 皮弁への操作

1. 拡大筋皮弁

拡大筋皮弁とは，筋体自体の大きさよりもかなり広範囲に挙上される皮弁を称する[12]．広背筋皮弁においては，この拡大された領域の皮弁が，皮下に存在する fasciocutaneous plexus を温存することで生着するという意見がある[12]．また，腹直筋皮弁においては，腹壁が非常に密な血行形態を有し，筋膜の上下および皮下に血管網を形成している．この血管網を温存して，臍の近くから上外側の斜め方向へ皮弁をデザインすれば，より長い腹直筋皮弁の作成が可能といわれる[17]（図 17・2）．

2. 2皮島筋皮弁

頭頸部領域の癌切除において，粘膜・皮膚両面にわたる全層欠損が生じる場合がある．この2面の欠損を1対の血管吻合により同時再建するため，2皮島遊離筋皮弁が有用である．遊離広背筋皮弁と前鋸筋皮弁を合併させた皮弁が最初に報告されたが[18]，現在では広背筋皮弁，腹直筋皮弁，肩甲皮弁を用いた2皮島筋皮弁が多く用いられる[19〜21]（図 17・3）．

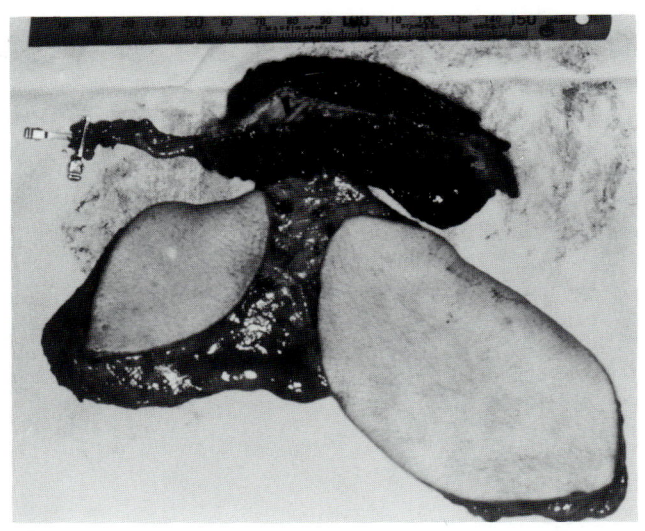

図 17・3　いわゆる scapular flap と parascapular flap の2皮島皮弁（肩甲骨も含む）

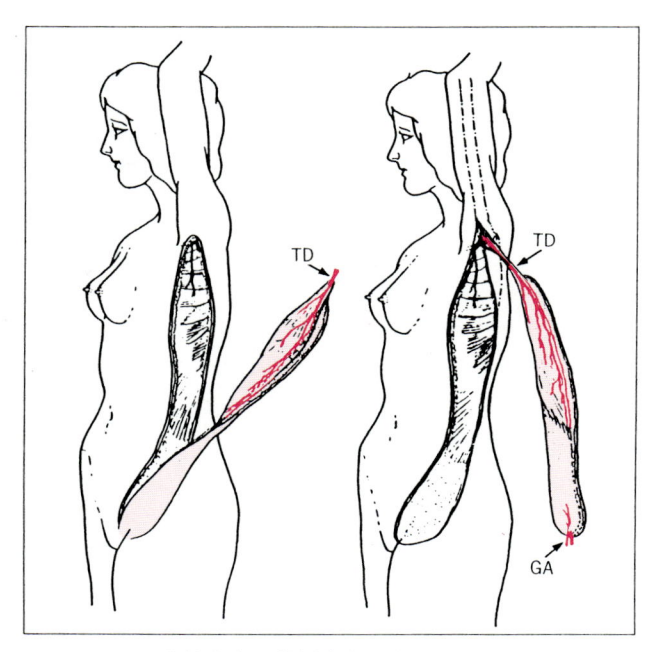

図 17・4　広背筋皮弁と鼠径皮弁による musculocutaneous microvascular free flap
どちらか一方の皮弁を有茎で，他方を遊離皮弁として使用できる。
TD：胸背動静脈，GA：鼠径皮弁の栄養血管
(Harii, K.: Microvascular Tissue Transfer. Igaku-shoin, Tokyo, New York, 1983. より引用)

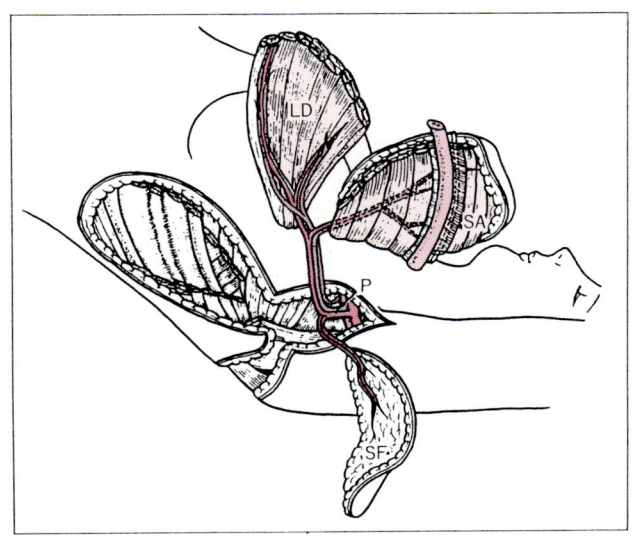

図 17・5　1つの栄養血管で挙上される広背筋弁，肩甲骨皮弁および肋骨付前鋸筋皮弁
P：肩甲下動静脈，LD：広背筋弁，SF：肩甲皮弁，SA：肋骨付前鋸筋皮弁
(Harii, K.: Microvascular Tissue Trasnfer. Igaku-shoin, Tokyo, New York, 1983. より引用)

3．連合皮弁

1981年にHariiら[22]が広背筋皮弁と鼠径皮弁を連続して用い，一方の皮弁は有茎で，他方は移植床の動静脈と血管吻合することで，長く大きな皮弁を作成している。これを myocutaneous and microvascular free flap と称している（図 17・4）。ほかにも広背筋皮弁と腹直筋皮弁との連合皮弁などの報告がある。また，鼠径皮弁や外側大腿皮弁と大腿筋膜などを同時に移植することも行われる。さらに，広背筋弁，肩甲皮弁と肋骨付前鋸筋弁を1つの血管柄（肩甲下動静脈）で移植することも可能である[23]（図 17・5）。このように種々の連合皮弁が報告され，非常に大きな欠損や，皮膚と同時に骨や筋膜での再建を要する場合に利用されている。

4．Thinning flap

これは皮弁が厚すぎる欠点を補う方法である。広背筋皮弁や腹直筋皮弁において，皮下血管網を温存して脂肪除去し，5 mm 前後の薄い皮弁として生着させることが可能である。顔面，頸部，手背や足背などの再建において整容的に優れた結果が得られ，頻回な脂肪除去をしなくてすむという利点がある。肥満者においても，この方法で比較的薄い皮弁が作成可能である（図 17・6，17・7）。

C 皮弁の移植法の進歩

Free flap の移植を行う場合に，皮弁の栄養血管と移植床血管に距離があり，吻合部に過度の緊張が加わることがある。この場合，前腕や足背から表在静脈を採取し，吻合血管の間に静脈移植を行う。また，吻合に適した移植床血管がない場合には，移植床とは異なる部位の血管を使用することが近年行われている。その方法のいくつかを述べる。

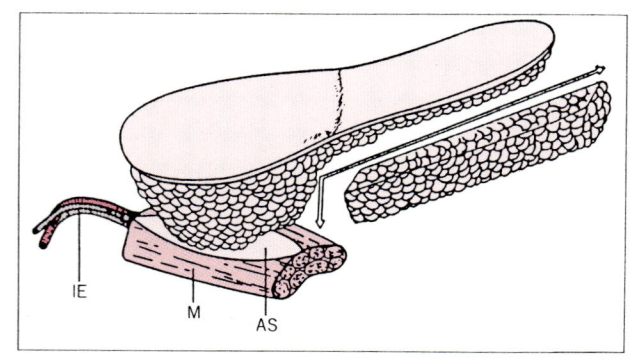

図 17・6 腹直筋皮弁の thinning
穿通枝流入部を除いて，皮弁遠位部の皮下脂肪を切除する。
IE：下腹壁動静脈，AS：腹直筋前鞘，M：腹直筋
（中塚貴志，波利井清紀，上田和毅ほか：遊離腹直筋皮弁—特に筋体量と皮下脂肪量の調節について．形成外科，34：576，1991．より引用）

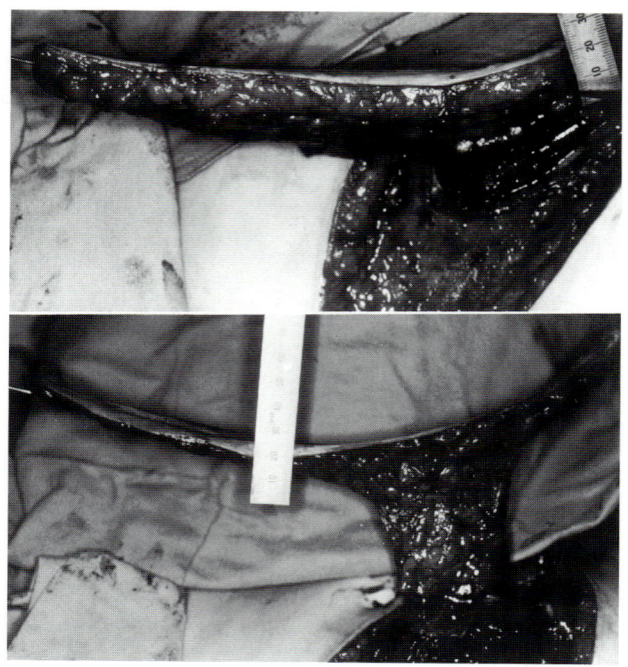

（上）Defatting 前の皮弁。
（下）Defatting 後の皮弁。遠位部では皮弁は非常に薄くなっている。
図 17・7 腹直筋皮弁の thinning

1. Cross-leg free flap

高度な挫滅創においては，吻合に適した血管がない場合があり，free flap を直接用いることが困難なことがある。この場合，下腿交叉皮弁と遊離皮弁を組み合わせた cross-leg free flap が用いられるようになった。これは患肢で移植床血管を利用できない（あるいは不確実である）場合，対側下肢の良好な血管を利用する方法であり，free flap を簡単かつ確実に行える点で優れている。もちろん下肢の固定が必要であるが，下腹直筋皮弁のような長い血管柄をもつ皮弁を利用すれば，比較的楽な肢位に固定できる（図 17・8）[24]。また，対側下肢の前脛骨動静脈を長く挙上することで，広背筋皮弁なども用いることが可能である[25]。

2. Bridge free flap

組織欠損が広範囲にわたり，複数の遊離皮弁移植を必要とする場合には，移植床に同数の動静脈対の存在が求められる。このような状況に対し，ある種の皮弁では栄養血管の遠位側に，別の皮弁の栄養血管を吻合することにより，1対の移植床血管だけで2つの皮弁を同時に移植することが可能である。このような再建に用いられる皮弁は，これまで "bridge flap" や "chain flap" などと称されている[26]。例を挙げると，下肢の骨再建例において，大網を bridge flap として用いることにより，血管柄付移植骨に対する良好な移植床血管が供給可能となり，また感染の危険性のある場合に，大網という血行の豊富な組織自体による軟部欠損の修復が可能である。また，頭頸部の再建において，適当な移植床血管が患側頸部に存在しない時，また皮膚・粘膜両者を合わせた欠損が広範囲な場合など，血管柄が長く，皮弁は薄くて柔軟性に富む前腕皮弁を口腔内粘膜欠損に用い，その前腕皮弁の栄養血管の末梢にもう1つの皮弁の栄養管を吻合し，下顎骨および顔面皮膚を再建することも可能である（図 17・9）[21]。

D 新たな皮弁の作成

血管の解剖学的な位置に左右されずに，再建にもっとも適した場所から皮弁を採取するために，血管柄をあらかじめその部位に移植しておく "prefabrication" が行われる。この "prefabricated flap" に関しては，Schechter ら[27]が1969年に最初に報告している。彼らはイヌを用いた実験で，先端に筋体が付着した1対の動静脈を，皮弁作成予定部位の皮下に移植しておき，8週間後に皮弁を挙上している。また，1971年には Washio[28]が腸管の一部を血管柄として皮下に "prefabrication" し，皮弁移植の成功例を報告している。以後，動物実験および臨床例の両者において，多くの報告がなされている。あらかじめ移植される血管柄としては，大網，1対の動静脈（筋体を付着させる場合がある）などのほかに，arteriovenous (A-V) shunt などの報告がある。この皮弁は secondary axial flap とも称されている。この皮弁の利点としては，髭のような特殊な再建，薄い皮弁の作成，また整容的に目立たない部位から皮弁を採取したい場合などに有用と考えられる。

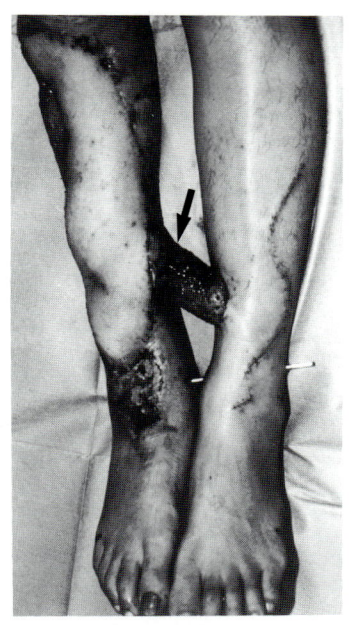

図 17・8 腹直筋を利用した cross-leg free flap
矢印：腹直筋血管柄

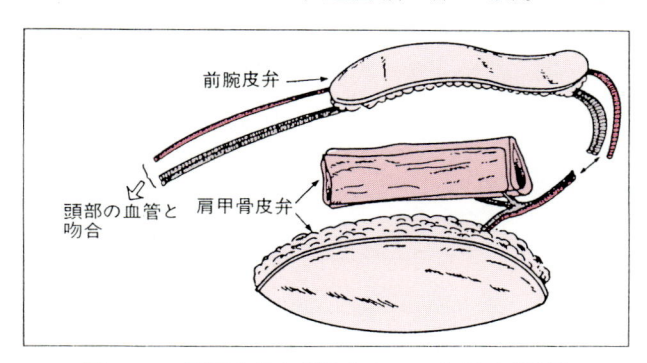

図 17・9 肩甲皮弁と前腕皮弁の 2 皮弁同時移植
患側上頸部に吻合に適した血管がない場合には，前腕皮弁の栄養血管の末梢に肩甲骨皮弁の栄養を吻合する．
（中塚貴志，波利井清紀，海老原　敏ほか：遊離肩甲骨皮弁による下顎の再建．形成外科，34：35，1991．より引用）

E 静脈皮弁（venous flap）

静脈皮弁とは静脈系のみによって栄養される皮弁である．この皮弁の概念は 1981 年に Nakayama ら[29]がラットを用いた実験で，皮弁の静脈系に動脈を吻合（A-V shunt）させることで，皮弁を生着させたことに始まる．1984 年に吉村[30]，Honda ら[31]により臨床例が報告されて以来，多くの実験および臨床例の報告が見られる．吉村は静脈皮弁の静脈の両端を静脈と吻合したものを cutaneous vein graft，一端を動脈，他端を静脈に吻合したものを venous skin graft と称している．これらの名称に関しては，いまだ統一されていない．Nichter ら[32]は，前者を arterialized venous perfusion flap（AVPF），後者を total venous perfusion flap（TVPF）と称しているが，これらの名称の方が理解しやすいのではなかろうか．ほかに静脈皮弁の両方の静脈端を動脈と吻合する total arterial perfusion flap（TAPF）も報告されている（図 17・10）[33]．さらに，還流静脈を含んだ有茎静脈皮弁（pedicled venous flap）なども報告され，臨床応用もなされている[34]．このような静脈皮弁の生着に関しては，静脈皮弁自体に良好な血管網が存在していることや，還流静脈圧の存在などが必要と考えられている．これらの条件から，臨床では足背や手背，前腕などから採取した静脈皮弁を使用して，手指の組織欠損修復を行うことが多い．生着のメカニズムに関してはいまだ推論の域を出ないが，皮弁内の A-V shunt の機能によるという説や，血液が皮弁内を潮の満干のように移動するという "to-and-fro" 説が考えられている．

静脈皮弁は比較的小さな皮弁として用いられることが大部分であるが，実験では delay を用いたり，静脈移植による prefabrication を用いることで，大きな静脈皮弁の作成が可能であることが報告されている[35]．これらの皮弁の生着は通常の皮弁のそれに対して不安定であるが，移植皮弁がより簡単に採取でき，主要動脈を犠牲にすることなく作成できることから今後，症例を選択して用いれば有用な皮弁と考えられる．

F 血管吻合器

遊離皮弁を移植する上で微小血管吻合術が必要であるが，施設によっては技術的な問題から敬遠されることもある．これは顕微鏡下の吻合術を行うために，マイクロサージャリーに熟練した医師が必要なためである．従来の縫合術を用いない血管吻合は，bipolar coagulator，CO_2 レーザーやフィブリン糊による方法が考案され，臨床報告例も散見されるが，実用化はされてはいない．

一方，血管吻合器の開発の歴史は古く，1960 年代初めの Nakayama ら[36]による血管吻合器は，その代表的なものといえる．しかし，遊離皮弁における微小血管吻合術に用いられるほど精巧なものではなかった．最近では，プリサイス微小血管吻合器が 3 M 社より商品化され（図 17・11），血管開存率も縫合糸による吻合術と遜色はない．しかしながら，口径差の異なる場合や，壁の厚い動脈の吻合などに際し使用が困難であるなど，すべての場合に容易に用いられるわけではない．これらの問題は今後の技術的解決をみる可能性が高く，遊離皮弁をさらに一般化させる上で期待される．

```
1. Arterialized Venous Perfusion Flap (AVPF)      2. Total Venous Perfusion Flap (TVPF)
   (a) Afferent AVPF (AAVPF)

   (b) Efferent AVPF (EAVPF)                      3. Total Arterial Perfusion Flap (TAPF)
```

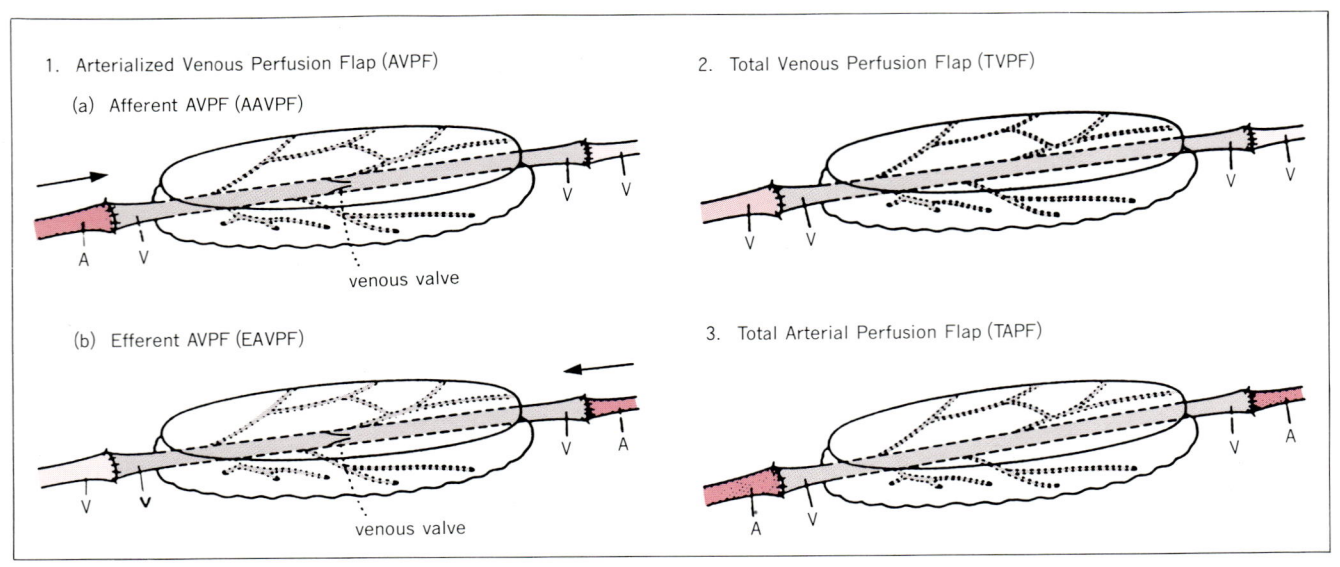

図 17・10　静脈皮弁の分類
(Inada, Y., Fukui, A., Tamai, S., et al. Experimdntal studies of skin flap with subcutaneous veins. J. Reconstr. Microsurg., 5：249, 1989. より改変引用)

G 皮弁のモニタリング

現在では95％以上の成功率が約束されている遊離皮弁ではあるが，今後の課題展望の一つとして，モニタリングの発達により，血栓のより早期の発見が可能になることが期待される。

H 同種移植（allograft）

近年，免疫抑制剤の開発に伴い，臓器移植の進歩には著しいものがある。整形外科領域においては，同種骨移植が古くから臨床応用されている。また，同種神経や動脈移植の実験報告もなされている。さらに現在，血管柄付同種骨移植，血管柄付同種関節移植，血管柄付同種四肢移植の研究がイヌやラットを用いて行われている。

皮弁の同種移植に関しては，組織の主要組織適合抗原の反応動態，現在の免疫抑制剤の効用，移植組織の生命維持機能器官としての重要性と免疫抑制剤を用いるデメリットなどから，現在では否定的な報告が趨勢を占めているようである。しかしながら，免疫抑制剤の進歩とともに，形成外科領域でもサルやウサギを用いた同種間の下顎骨および粘膜や皮膚を含む複合組織移植実験の成功例の報告も見られる[37)38)]。また，超冷凍保存（cryopreservation）による，同種皮弁移植の実験や同種静脈移植の臨床例の報告も散見される[39)40)]。組織適合抗原の免疫抑制のほかに，移植材料の入手方法，その保存法などさらに検討されなくてはならないが，今後発展の可能性が大い

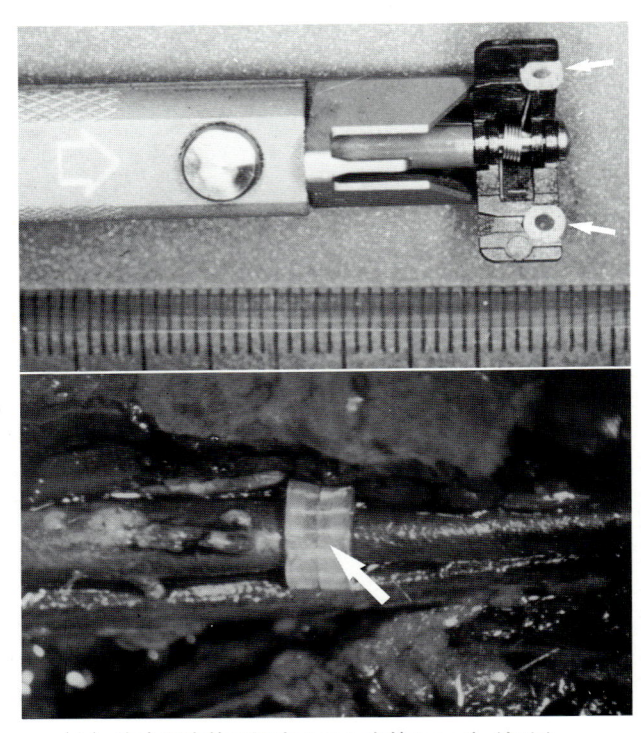

（上）吻合器本体に固定された血管リング（矢印）。
（下）血管吻合後の状態（矢印は血管リングを示す）。
図 17・11　3 M社製プリサイス微小血管吻合器

に期待される分野と考えられる。

（高戸　毅，波利井清紀）

文　献

1) McGregor, I. A., Morgan, G.：Axial and random pattern flaps. Br. J. Plast. Surg., 26：202-213, 1973.
2) Daniel, R. K., Taylor, G. I.：Distant transfer of an

island flap by microvascular anastomoses; a clinical technique. Plast. Reconstr. Surg., 52 : 111-117, 1973.
3) Harii, K., Ohmori, K., Ohmori, S. : Successful clinical transfer of ten free flaps by microvascular anastomoses. Plast. Reconstr. Surg., 53 : 259-264, 1974.
4) McCraw, J. B., Dibbell, D. G. : Experimental definition of independent myocutaneous vascular territories. Plast. Reconstr. Surg., 60 : 212-220, 1977.
5) McCraw, J. B., Dibbell, D. G., Carraway, J. H. : Clinical definition of independent myocutaneous vascular territories. Plast. Reconstr. Surg., 60 : 341-352, 1977.
6) Mathes, S. J., Nahai, F. : Clinical Atlas of Muscle and Musculocutaneous Flaps, pp. 7-503, C. V. Mosby Co., St. Louis, 1979.
7) Pontén, B. : The fasciocutaneous flap; its use in soft tissue defects of the lower leg. Br. J. Plast. Surg., 34 : 215-220, 1981.
8) Song, Y. G., Chen., G. Z., Song, Y. L. : The free thigh flap; a new concept based on the septocutaneous artery. Br. J. Plast. Surg., 37 : 149-159, 1984.
9) 光嶋 勲, 漆原克之, 稲川喜一ほか：穿通枝皮弁の安全な利用法. 形成外科, 43 : 229-239, 2000.
10) 丸山 優：泌尿器科医に必要な形成外科手技 (4) ―Fc flap の理論と応用―. 臨泌, 37 : 883-889, 1983.
11) 丸山 優：筋膜皮弁の分類. 形成外科の基本手技, pp. 160-162, メジカルビュー社, 東京, 1986.
12) Nakajima, H., Fujino, T. : A new concept of vascular supply to the skin and classification of skin flaps according to their vascularization. Ann. Plast. Surg., 16 : 1-17, 1986.
13) Smith, R. A. : The free fascial scalp flap. Plast. Reconstr. Surg., 66 : 204-209, 1980.
14) 平瀬雄一, 児島忠雄, 方 晃賢ほか：Temporoparietal free fascial flap の臨床応用. 日形会誌, 10 : 649-657, 1990.
15) Kim, P. S., Gottlieb, J. R., Harris, G. D., et al. : The dorsal thoracic fascia; anatomic significance with clinical applications in recontructive microsurgery. Plast. Reconstr. Surg., 79 : 72-80, 1987.
16) Östrup. L. T., Fredrickson, J. M. : Distant transfer of a free living bone graft by microvascular anastomoses; an experimantal study. Plast. Reconstr. Surg., 54 : 274-285, 1975.
17) 中塚貴志, 波利井清紀, 上田和毅ほか：遊離腹直筋皮弁―とくに筋体量と皮下脂肪の調節について―. 形成外科, 34 : 573-581, 1991.
18) Harii, K., Ono, I., Ebihara, S. : Closure of total cheek defects with two combined myocutaneous free flaps. Arch. Otolaryngol., 108 : 303-307, 1982.
19) 朝戸裕貴, 波利井清紀, 中塚貴志ほか：二皮島遊離腹直筋皮弁を用いた頭頸部癌切除後全層欠損の再建. 日形会誌, 9 : 531-540, 1989.
20) Fujino, T., Inuyama, Y., Inoue, T., et al. : Reconstruction of the total cheek defect by free myocutaneous flap. Auris. Nasus. Larynx., 12 : 156-160, 1985.
21) 中塚貴志, 波利井清紀, 海老原敏ほか：遊離肩甲骨皮弁による下顎の再建. 形成外科, 34 : 35-45, 1991.
22) Harii, K., Iwaya, T., Kawaguchi, N. : Combination myocutaneous and microvascular free flap. Plast. Reconstr. Surg., 68 : 700-710, 1981.
23) Harii, K. : Microvascular Tissue Transfer, pp. 84-93, Igakushoin, Tokyo, New York, 1983.
24) 波利井清紀, 山田 敦, 川島孝雄ほか：下肢再建術における皮弁の適応と術式の選択. 形成外科, 33 : 1041-1048, 1990.
25) 山本光宏, 梶 彰吾, 村上隆一ほか：広背筋筋皮弁を用いた cross-leg free flap の経験. 形成外科, 35 : 539-543, 1992.
26) 中塚貴志, 波利井清紀, 山田 敦ほか：新しい皮弁の概念：Bridge flap について―Bridge flap; a new concept of free flap. 日本マイクロサージャリー学会誌, 4 : 205-206, 1991.
27) Schechter, G. L., Biller, H. F., Ogura, J. H. : Revascularized skin flaps; a new concept in transfer of skin flaps. Laryngoscope, 79 : 1647-1965, 1969.
28) Washio, H. : An intestinal conduit for free transplantation of other tissues. Plast. Reconstr. Surg., 48 : 48-54, 1971.
29) Nakayama, Y., Soeda, S., Kasai, Y. : Flaps nourished by arterial inflow through the venous system : an experimental investigation. Plast. Recostr. Surg., 67 : 328-334, 1981.
30) 吉村光生：手指皮膚欠損に対する新修復法. 形成外科, 27 : 474-478, 1984.
31) Honda, T., Nomura, S., Yamauchi, K., et al. : The possible application of a composite skin and subcutaneous vein graft in the replantation of amputated digits. Br. J. Plast. Surg., 37 : 607-611, 1984.
32) Nichter. L. S., Haines, P. C. : Arterialized venous perfisopn of composite tissue. Am. J. Surg., 150 : 191-196, 1985.
33) Inada, Y., Fukui, A., Tamai, S., et al. : Experimental studies of skin flaps with subcutaneous veins. J. Reconstr. Microsurg., 5 : 249-261, 1989.
34) Fukui, A., Inada, Y., Maeda, M., et al. : Pedicled and "flow-through" venous flap; clinical application. J. Reconstr. Microsurg., 5 : 235-243, 1989.
35) Takato, T., Komuro, Y., Yonehara, H., et al. : Prefabricated venous flaps; an experimental study in rabbits. Br. J. Plast. Surg., 46 : 122-126, 1993.
36) Nakayama, K., Tamiya, T., Yamamoto, K., et al. : A simple new apparatus for small vessel anastomosis (free autograft of the sigmoideum included). Surgery, 52 : 918-931, 1962.
37) Gold, M. E., Randzio, J., Kniha, H., et al. : Transplantation of vascularized composite mandibular allografts in young cynomolgus monkeys. Ann. Plast. Surg., 26, 125-132, 1991.
38) Randzio, J., Kniha, H., Gold, M. E., et al. : Growth of vascularized composite mandibular allografts in young rabbits. Ann. Plast. Surg., 26 : 140-148, 1991.
39) 平瀬雄一, 児島忠雄：超冷凍保存法 (Cryopreservation) による皮膚・軟部組織同種移植に関する実験的研究―第3報：免疫抑制剤を併用した同種皮膚移植―. 日形会誌,

11 : 462-470, 1991.
40) Liang, M. D., Narayanan, K., Moosa, H. H. : The use of cryopreserved venous allografts in free tissue transfers ; practical and aesthetic considerations. Ann. Plast. Surg., 25 : 417-421, 1990.

II 皮弁の臨床①

18 Free groin flap

SUMMARY

　遊離鼠径皮弁は採取部の瘢痕が目立たず，大きな皮弁が採取できる利点により急速な普及をみたが，栄養血管が細く短かい，変異が多いなどの欠点により，新しく開発された幾多の皮弁に取って代わられた感があった。しかし，その後のマイクロサージャリーの器材や技術の向上に加え，欠点の改善や多様な用途の拡大，近年の低侵襲治療の傾向などとも相まって，根強く好まれている皮弁である。本稿では最近行われている改善工夫について述べた。
　血管柄は，皮弁を従来より外側に置き，大腿動脈-皮弁内側間で血管以外の軟部組織を除去，あるいは表皮切除することで約6cmほど長くできる。動脈口径の細さについては，実際には吻合に難渋するほど小さい症例は少ない。しかし，そのような症例に出会った場合は，大腿動脈壁の一部を付けるなどいろいろな口径拡大法で対処する。皮弁がbulkyな場合には，random pattern部分における術中thinningや皮弁基部のdefatting，二次的な脂肪吸引法は簡単で有効な方法である。本皮弁には栄養動脈が2本あり，その解剖学的変異が多いことが欠点とされるが，術前の入念なドップラー血流聴診器で十分推測可能で，栄養動脈が2本あることは動脈吻合を2本行うことも可能でかえって利点と考えている。

はじめに

　遊離鼠径皮弁（free groin flap，以下FGF）は1973年Danielらにより最初の成功報告がなされ[1]，瘢痕が目立たず大きな皮弁が採取できることから，当初もっとも多用される皮弁であった。しかし，栄養血管茎が短く動脈の口径が小さい，血管の変異が多い，皮弁が厚いなどの欠点のため，その後競うように開発された血管柄の長い，口径の大きな幾多の皮弁にその席を譲った感があった。しかし，その血管解剖の知識が確実になってきたこと，欠点の克服法や利用法に工夫がなされてきたこと，より低侵襲な治療が要請されるようになったことなどにより，最近でも華やかさはないが"玄人好み"のする皮弁として使用されている。
　本稿では欠点の克服法，すなわち長い血管柄の作成法[2]～[4]，血管口径の拡大法[5]～[9]，皮弁のthinning[4]/defatting法[2]，動脈走行の探索法などについて述べ，さらに恥骨鼠径領域のほかの皮弁についても若干述べる[10]。

A 概　念

　鼠径皮弁は1972年，McGregor[11]らにより報告されたaxial pattern flapで，初め有茎皮弁として手や前腕部の組織欠損の被覆に広く利用されてきた。しかし，本皮弁はdirect cutaneous artery and veinによるclosed circuit systemを有することから，free flapの皮弁採取部としても注目されており，前述のようにDanielらが世界初の遊離皮弁成功例の報告に結びつけた。実際の遊離皮弁の臨床例は，欧文としての報告は遅れをとったが，波利井らがDanielらの少し前の1972年にfree scalp flapで成功している[12]。その後，O'Brien[13]，大森[14]，波利井[5]，が臨床症例に基づき詳細な血管解剖の分析を報告した。
　FGFの臨床応用は単なる皮膚欠損の被覆にとどまらず，腸骨付皮弁[15]，筋肉付皮弁[16]，外腹斜筋腱膜付皮弁[17]として，それぞれ骨欠損再建，死腔組織充填，筋腱癒着防止などに利用され有用性を高めている。また，同領域では大口径の深腸骨回旋動静脈を栄養血管とした骨付鼠径皮弁や[18]，外陰部動静脈を栄養血管とした陰毛付恥骨鼠径皮弁が開発され[10]，それぞれ下顎再建，顎鬚再建に利用されている。

B 解　剖

　鼠径皮弁の解剖については，McGregorの報告以来多くの発表がなされているので詳細は成書に譲り，ここでは皮弁血行形態からみた解剖について述べる。
　腸骨鼠径部の皮膚血行は，pure axial zone, transition zone, random zoneに分けられる[19]（図18・1）。Pure axial zoneは浅腸骨回旋動脈（SCIA）の起始部から縫工

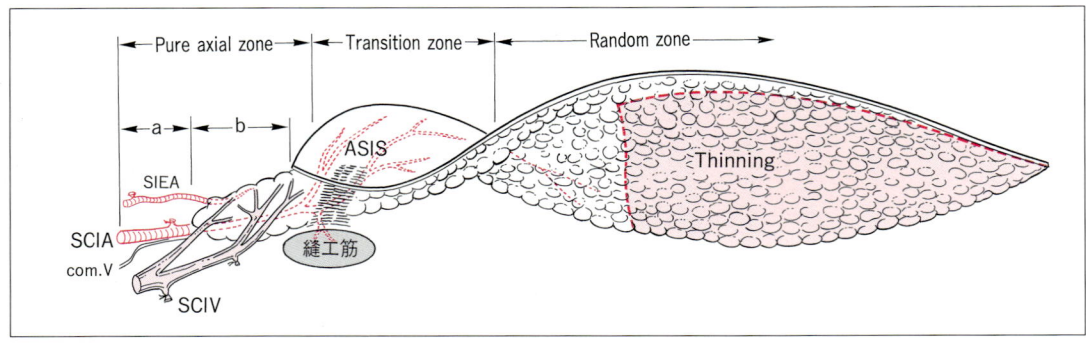

図18・1 長い血管柄の作成，皮弁のthinning
a：脂肪組織を除去した血管柄，b：脂肪組織に包まれた血管柄，SCIA：浅腸骨回旋動脈，com.v：伴行動脈，SCIV：浅腸骨回旋静脈，ASIS：上前腸骨棘，SIEA＆V：浅下腹壁動静脈

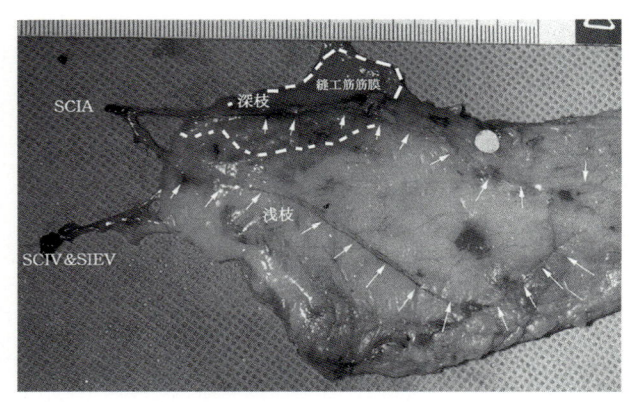

図18・2 左の鼠径部より採取した鼠径皮弁の裏面（上が下方）

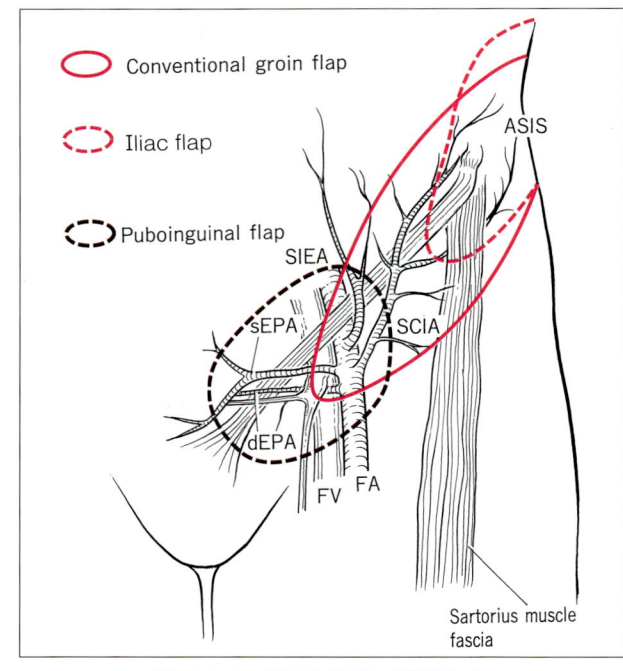

図18・3 鼠径部領域の遊離皮弁
sEPA：superficial external pudendal a., dEPA：deep external pudendal a.

筋内側縁までの部分で，大腿三角部に相当し，脂肪が多くbulkyな部分である。この部分ではSCIAは大腿筋膜下（腸骨筋筋膜直上）を深く走行し，縫工筋内側縁近くで浅枝と深枝に分かれる（図18・2）。浅枝は脂肪層を表層へ走行する（図18・2）。浅枝と深枝の分岐直前あるいは深枝から縫工筋への栄養枝が分枝する。浅下腹壁動脈（SIEA）は鼠径靱帯下方で深在筋膜を貫き，腹壁の表在筋膜2層間を走行する。皮静脈の浅腸骨回旋静脈（SCIV）は，SCIAとは離れて浅い皮下脂肪層を走行し，伏在裂孔近くで深く入り込む。SCIVはときにごく細く，あるいは欠損する。浅下腹壁静脈（SIEV）は口径が大きく常に存在し，SIEAの表層を伴走し，多くはSCIVとともにsaphenous bulbに流入する[20]。これらの動静脈に近接して浅鼠径リンパ節が存在し，それらは多数の血管の分枝を受けている。Transition zoneはSCIAの深枝が縫工筋膜下を走行し，その外縁で大腿筋膜を穿通し，脂肪層に入り表層に向かい，上前腸骨棘外側付近で皮下血管網へ入り込むまでの約5cmの間をいう。この部分は帯やバンドで締められる部分で脂肪がもっとも薄く，thinningは要しない。それに続く外側はrandom zoneとなり，皮下血管網を通じて栄養されるので，厚い脂肪の場合thinningが可能である。このrandom zoneの長さは8～10cmとされる。

大腿動脈より内側，恥丘にかけての領域はSCIA，SIEA系のrandom zoneであるが，外陰部動脈（EPA）のaxial zoneでもある。EPAは大腿動脈から直接またはSCIA，SIEAと共通幹を作り分岐し，その口径はSCIAやSIEAよりも大きく欠損例はきわめてまれである。しかし，その走行には変異が多いが，標準的には大伏在静脈の深部を走行する深枝と，表層を走行する浅枝がある[21]（図18・3）。

C 術前の評価

顔面への適用は color, texture match の面で不向きであるが、頸部や四肢・関節部の再建には伸展性がよく良い適応である。

鼠径部の放射線照射、静脈切開、長期の IVH 針留置、化膿性リンパ節炎、Seldinger 法による血管造影などの既往があれば採取部には適さない。

一般に上前腸骨棘と大腿動脈上で鼠径靱帯下方2横指の点を結んだ線が皮弁の中心とされるが[16]、後述するように鼠径部の血管の探索はドップラー聴診器で行い、その動脈を皮弁の中心軸にして作図するのが確実である。

D 手技

1. 定型的遊離鼠径皮弁

皮弁の挙上は外側より大腿筋膜、外腹斜筋腱膜上で行う。上前腸骨棘より外側では SCIA の浅枝を皮弁の areolar tissue 内に透見しながら挙上していく。縫工筋の外側では筋膜を縫工筋表層へ貫く SCIA の深枝が確認されるので筋膜を皮弁に含めて挙上、途中で縫工筋への筋枝を結紮し、縫工筋の内側に到り筋膜を切開するとその内側で浅枝と深枝の分岐部に達する（図18・2）。血管を損傷しないように脂肪層の中を大腿動脈まで剝離する。途中、外側大腿皮神経は上前腸骨棘の内側、鼠径靱帯の下で骨盤腔内を出るがすでに分岐し複数本ある場合が多く、SCIA の浅層を走行している分枝は切離せざるをえない。それが単一の本幹の場合は切離して血管を損傷しないように皮弁から引き抜き、後で縫合する。皮静脈 SCIV, SIEV は大伏在静脈の球部付近で見い出し皮弁の外側方向に剝離する。皮弁を全周性に切離したら最後に SCIA と皮静脈および SIEA を含む脂肪組織が残るが、入念に大腿動脈との間を切離していくと分岐の型によっては SIEA が見い出される。そこで血管柄を切離する。

2. 長い血管柄の作成

挙上が大腿動脈に達したら各血管を確認、その周囲の脂肪組織を長さ約2 cm にわたり除き、血管だけにしてから皮弁を切離する。つぎに、低倍率の顕微鏡下にさらに血管周囲から脂肪組織やリンパ節を除く。SCIA の浅枝と深枝の分岐部までは血管のみにするのは容易であるが、それより末梢は剝離操作が煩雑となる。動脈からリンパ節に多数の分枝が入り込み、ときに密着し、剝離困難な場合がある。その場合、無理に剝離を進めると血管損傷や攣縮の原因となるので、できる限り除去するにとどめる。皮静脈（SCIV, SIEV）の走行と動脈の走行（皮弁の中心軸）は必ずしも一致せず、あまり末梢まで静脈を剝離すると皮弁から外れ、静脈還流を阻害する危険がある。とくに小さな皮弁ほど、その危険は高い。その場合、ある程度の軟部組織は残し、脂肪に包まれた血管柄とする。

3. 大腿動脈の harvesting

皮弁血管の口径が小さい場合（外径1.0 mm 以下）、あるいは recipient artery との口径差が大きい場合（3倍以上）本法を行う。大腿動脈の血管鞘を全周性に剝離し、動脈を露出、小型の Satinsky 鉗子で血行を部分遮断、分岐部大腿動脈壁の外膜を剝離、顕微鏡下に recipient artery の口径に合わせて大腿動脈壁を切除する（wedge or cuff shape）。大腿動脈は 5-0 のポリプロピレン糸（Prolene®）あるいはナイロン糸で連続縫合する。縫合部にはオキシセルを当て、周囲の組織を被せる。

4. 皮弁の減量法

a. Random pattern 部分の thinning

血管吻合後、上前腸骨棘の外5 cm 付近から外方の脂肪を、安全カミソリで出血を確認しながら削ぎ落とす。理論的には皮下血管網の下層で削げば安全であるが、実際は血管網を損傷しないように 4〜5 mm ほどの厚さにする。皮弁挙上後は皮弁での位置関係が不明になるので、上前腸骨棘の部位や thinning を行う部分は挙上前に印をしておく。Thinning の長さは皮弁の幅にもよるが、10 cm を限度とする。

b. 脂肪吸引法

血行の良い移植床上の皮弁は2カ月後に脂肪吸引を行い、骨や放射線照射した移植床の場合には3〜6カ月位おいてから行う。カニューレ挿入部分のみ局所麻酔を行い、2〜3 cm ほどの皮膚切開1カ所から放射状にカニューレを挿入することで、広範な脂肪除去が可能である。吻合血管の近くは避けるが、損傷した場合でも出血は少なく、皮弁が壊死することはない。術後はドレーンを置き、圧迫包帯を行う。

E 術後管理

術後1週間程度のベッド上安静とするが、大腿動脈を harvesting した場合、2週間の安静とし、股関節の過度

a	d
b	e
c	f

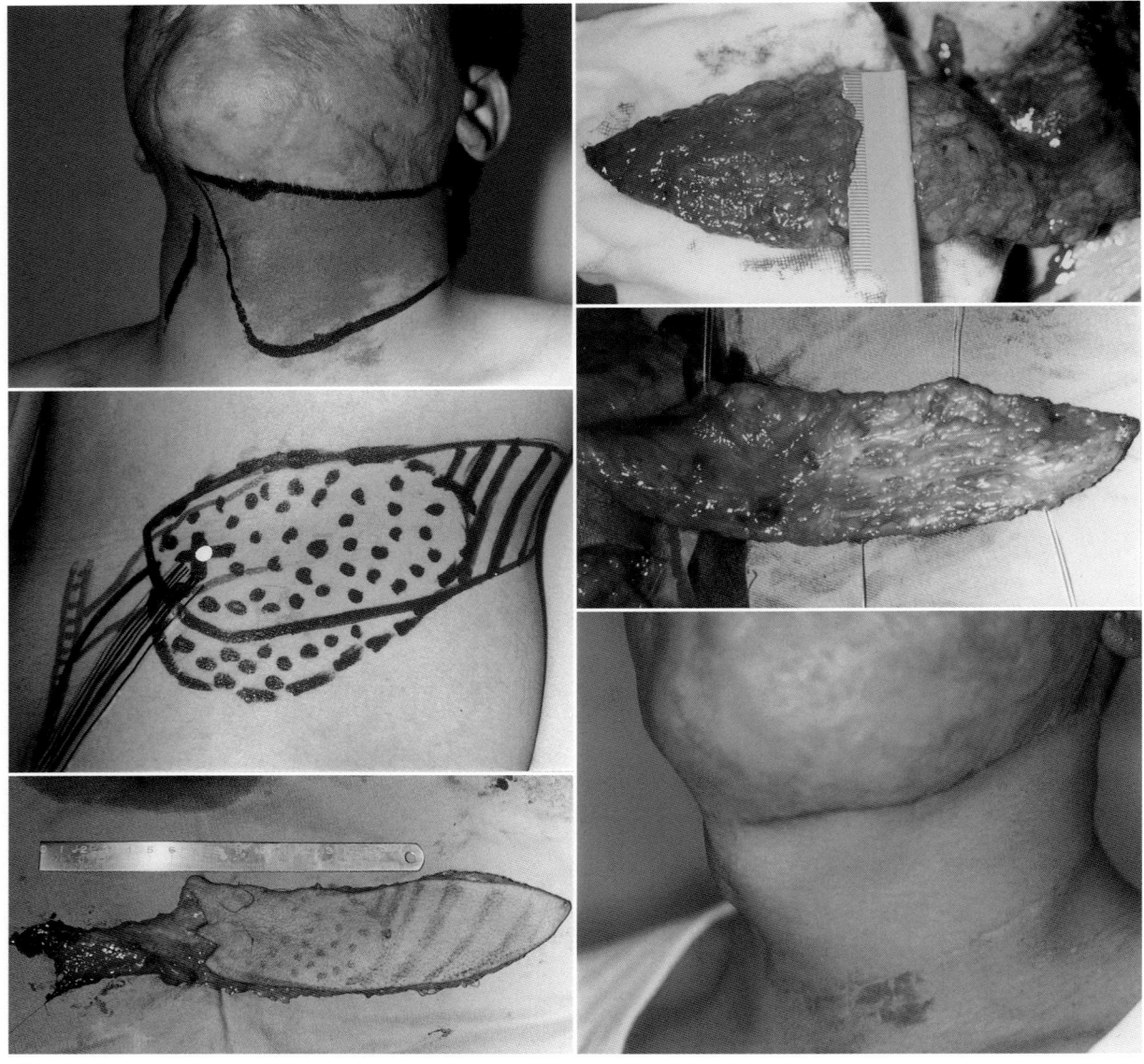

(a) 術前。
(b) 左鼠径部に血管柄の長い，末梢を thinning（斜線）した皮弁を計画した。×：上前腸骨棘
(c) 血管柄の周囲の表皮と脂肪組織を軽く除去した皮弁。
(d, e) 血管吻合後に出血を確認しながら thinning を行った。
(f) 術後の皮弁は完全生着し，二次的脂肪除去は不要であった（術後6年）。

図 18・4 症例1：26歳，男，頸部の単純性血管腫

の屈伸を避ける。

基本的には抗凝固剤は投与しないが，吻合血管が極端に小さい時は，低分子デキストランと PGE_1 を4～5日間使用する。

皮弁の術後モニタリングのための各種の機器が開発されているが，熟練した医師や看護スタッフによる皮弁の色調や温度，capillary return などの単純な臨床的兆候の観察がもっとも大切である。術後2日間は4時間ごとの臨床兆候のチェックと，ドップラー聴診器による皮弁上の血管音の聴取を行う。ドップラー聴診器は慣れると静脈音も識別可能である。

F 症　例

改善，工夫を行った症例を供覧する。

【症例1】 26歳，男，顔面，頸部の単純性血管腫

以前顔面には鎖骨下部から植皮がなされている。頸部血管腫切除と FGF による被覆を計画した。移植床血管を患側に求めると吻合部が皮弁の中程にきて緊張がかかるために，移植床血管は対側の上甲状腺動脈と前頸静脈を予定した（図18・4-a）。左鼠径部に血管柄の長い（6 cm），末梢を thinning した皮弁（17×8 cm）を計画した（図18・4-b）。血管柄の周囲の脂肪組織をできる限り除去した皮弁を挙上した（図18・4-c）。血管吻合後に出血を確

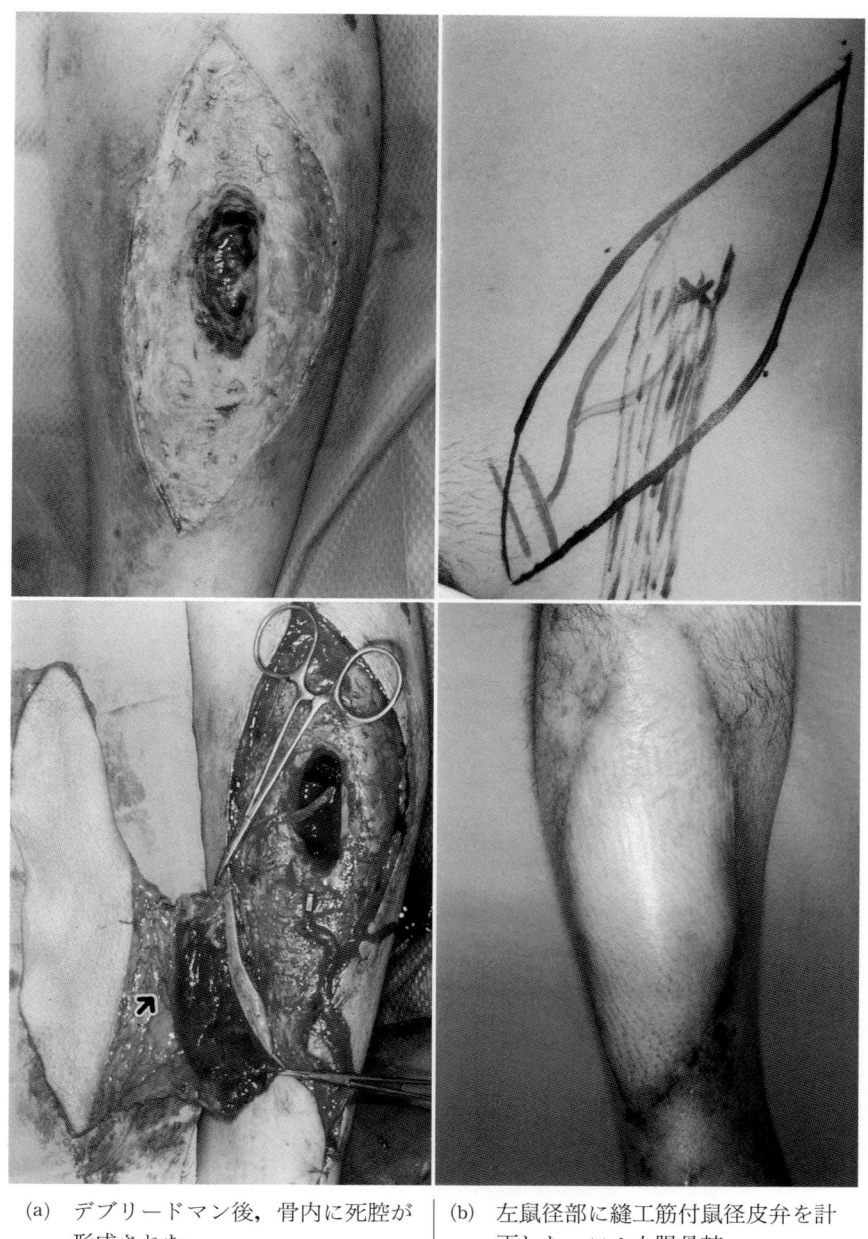

(a) デブリードマン後，骨内に死腔が形成された。
(b) 左鼠径部に縫工筋付鼠径皮弁を計画した。×：上腸骨棘
(c) 縫工筋弁はSCIAからの枝で栄養される（矢印）。
(d) 術後4カ月，経過は良好である。

図18・5 症例2：56歳，男，脛骨の外傷後慢性骨髄炎

認しながら，末梢8cmを剃刀と鋏刀で約4mmの厚さにthinningした（図18・4-d, e）。術後の皮弁は完全生着し，二次的脂肪除去は不要であった（図18・4-f）。

【症例2】 56歳，男，左脛骨の外傷後慢性骨髄炎

デブリードマン後に8×16cmの皮膚欠損，骨内に深さ3cm×長さ7cmの死腔が形成された（図18・5-a）。左鼠径部に縫工筋付FGFを計画した（図18・5-b）。

縫工筋弁はSCIAからの枝で栄養され，皮弁と筋弁は連続させても自由度は大きい。移植床血管は前脛骨動静脈を反転し皮弁血管と端端吻合とした（図18・5-c）。術後4カ月，経過は良好である（図18・5-d）。

【症例3】 28歳，女，全身熱傷後の頸部瘢痕拘縮

両側の耳垂後部に到る23×10cmの末梢をthinningしたFGFを移植した（図18・6-a）。術後6カ月に局所麻酔下に茎部の脂肪吸引を行った（図18・6-b）。良好な形態が得られた（図18・6-c）。

G 考 察

一般にFGFの血管柄の長さは平均2cmと短いため

(a) 末梢を thinning した FGF を移植した。　　(b) 術後 6 カ月に局所麻酔下に茎部の脂肪吸引を行った。　　(c) 良好な形態が得られた。

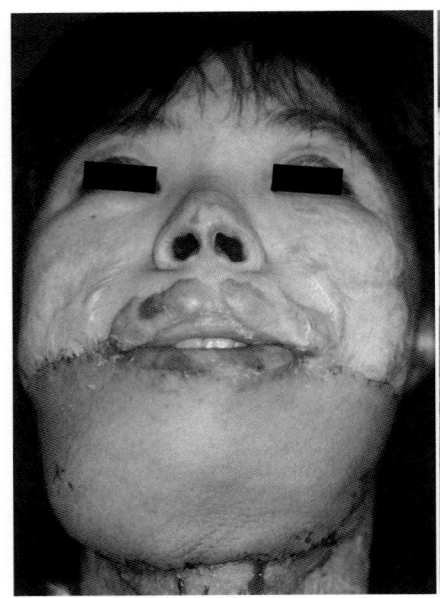

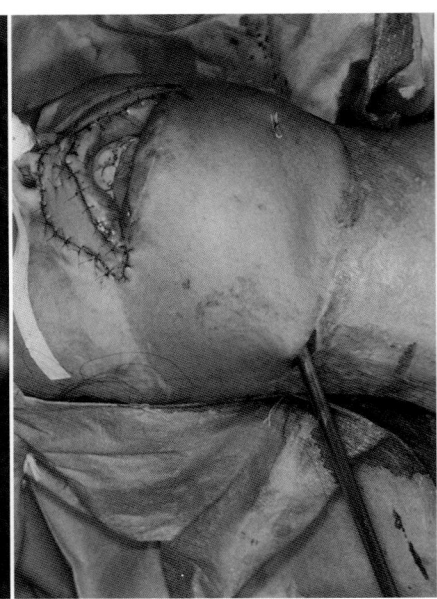

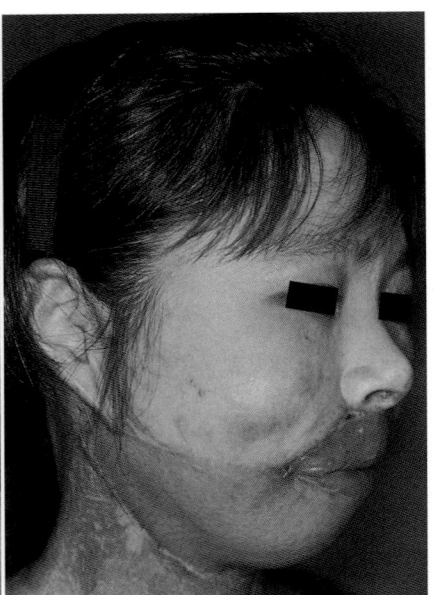

図 18・6　症例 3：28 歳，女，全身熱傷後の頸部瘢痕拘縮

に移植床血管と再建部が離れている場合は適応がないが，しいて適用する場合その間の移植床の健常部を切除して，皮弁基部を移植床血管の上に近づける必要がある。また，血管吻合を皮弁下で行うので，移植床血管が短かかったり深部に位置している場合，吻合部に緊張が加わり，血栓の原因となる。

その改善策として，Acland は SCIA の浅枝は浅鼠径リンパ節を越える付近まで，深枝では深在筋膜穿通部分（縫工筋外縁）までの 5 cm 位までは血管だけにすることが可能で，大腿動脈から 6 cm 外側に皮弁の内側を移動，細長い血管柄と薄い皮弁作成が可能であると述べ，free iliac flap と呼び，口腔内再建を主とした 18 例に応用している[2]。しかし，そのうち壊死が 5 例と多く，その原因は細長い血管だけの柄にしたことが関与していると思われる。それに対し波利井は，浅下腹壁動脈を損傷する危険があること，剝離操作により動脈の攣縮を招くことを指摘し，de-epithelizing することを勧めている[3]。また，村上らも血管のみの茎にすると血栓の頻度が高いと報告している[4]。

SCIA と SIEA はその起始では変異が多いが，pure axial zone では比較的安定した走行をとり，とくに SCIA は皮弁の裏面から areolar tissue 内に透見可能である。その点では動脈を末梢に追うのは容易といえるが，リンパ節への血管を含め多くの分枝の処理は煩雑で，動脈本幹を損傷しないように剝離するためには長時間を要する。また，動脈の随伴静脈は細く薄いため，動脈の剝離操作時に容易に損傷する。一方，皮静脈は saphenous bulb への流入部から 3〜4 cm 付近では変異は少ないが，その末梢での走行や分枝の仕方は多岐にわたり，皮膚表層で血管網を形成する。したがって，静脈還流を障害することなく，上前腸骨棘付近まで血管だけの柄にするのは難しい。以上のような理由から，われわれは完全に血管だけの柄にすることは臨床的には困難であると判断し，血管周囲の脂肪組織をできるだけ除去するに留めている。それにより，血管柄の長さは 7 cm 位まで，脂肪を含む柄の太さは母指頭大まで細くすることは比較的容易である。実際，臨床的には Acland のいうような血管のみの柄にする必要は少なく，皮弁移植部の状態に合わせてその長さ・太さを調整すべきであろう。

本皮弁が敬遠されるおもな原因は，最初のころ皮弁の栄養動脈の細いことが強調され過ぎた結果と思われる。Taylor の報告では 1 mm 未満は 2 ％で[15]，筆者の測定した 76 症例では外径 1 mm 未満は 5 例，6.5％と少なかった。また，皮弁の動脈が大腿動脈以外の大腿深動脈や外陰部動脈，深腸骨回旋動脈など犠牲可能な親動脈から分岐していることが 17％[1]ほどあり，それらの親動脈ごと利用されることも多い。したがって，実際には血管吻合に非常に難渋するほどの細い血管の症例は少ない。しかし，本皮弁はほかの大口径の皮弁よりも安全性が低いことは確かである[9]。

細い血管径を拡大する方法として，斜めに切る方法[5]（波利井，1975），fish-mouth incision 法[7]（Harashina ら，1980），などが行われているが，さらに細い血管となると技術的に困難が伴い，血栓の危険も高くなる。大腿動脈

のharvesting法[6]はそのような症例に有効であると同時に，口径差の大きい血管吻合にも応用可能で，念頭に置くことでさらに安心してFGFを行うことができる。同様な利点をもつ方法に分岐部を利用する方法[8]があるが，分枝のない症例には使えない欠点がある。CooperとBaldwinは口径差の大きい血管吻合には静脈移植が有用で，加えて血管柄が短い欠点も克服されると述べている[9]。

大腿動脈のharvesting法の手技上の留意点として，大腿動脈の壁は厚いために思ったより大きく採れるので，顕微鏡下に移植床動脈の口径より小さめに切除する。それにより切除部位の一時閉鎖が容易で，大腿動脈の狭窄は来さない。ただし，その閉鎖には慎重を期し，大腿動脈血栓や術後出血，仮性動脈瘤の形成に注意を払う。本法は動脈硬化の高度な高齢者では禁忌である。

本シリーズの初巻で述べた1992年以前の52症例では，われわれは1mm以下の4例に本法を施行，2例が0.8mm以下の動脈であったが全例生着し，術後合併症は認めていない。しかし，それ以降の症例については本法は行っていない。血管径が小さいのはSCIAとSIEAが別々に分岐する型に多いので，この型の症例では動脈2本の吻合を行っている。その際，移植床血管は切離末梢側のback flowを利用し，2本の動脈を吻合するようにしている。坪川らは大腿動脈壁のharvestingは動脈壁が厚く，薄い移植床動脈壁との吻合は難しく血栓を形成しやすいと報告している[22]。

皮弁が厚い場合，random zoneでは術中にthinningを行うが，axial zoneとtransition zoneについては二次的に脂肪吸引法を行う。脂肪吸引法ではある程度の厚みや凹凸は避けられず，顔面では美容的な問題が残る。しかし，四肢では良い適応で，外来で簡単にできる利点がある。術後出血，血腫，皮弁壊死などの合併症が考えられるが，われわれは経験していない。

動脈の位置・走行は入念なドップラー血流聴取により，確実に推定可能である。ただし，起始部の正確な位置，SCIAとSIEAの分岐の型までは推定できない。ドップラー聴診のコツは，大腿動脈の拍動を避けてその1横指外側で大腿動脈に平行な方向に聴取していき，血管音を聴取したらそれを腸骨棘方向に追っていき，マーキングする。その際，SCIAは縫工筋の上で血管音は一時的に弱くなるが，縫工筋を過ぎると再び聴取しやすくなる。われわれの経験からは，注意深く入念に行えば肥満者でも聴取可能である。また，痩せた人では鼠径靱帯に沿って深腸骨回旋動脈を聴取することがあるので注意を要する。ドップラー聴診器で聴取不能の場合は対側を使用する。血管造影はSCIA，SIEAをよく描出するとの報告があるが[23]，穿刺時に鼠径部の血管を損傷したり，造影剤が血管内膜を損傷する危険があるので，基本的には行っていない。

皮弁採取部の術後合併症は，創離開，感染，リンパ貯留，血腫，知覚脱失，肥厚性瘢痕などで，重篤なものは少ない。

（佐々木健司，野﨑幹弘）

文献

1) Daniel, R. K., Taylor, G. I.: Distant transfer of an island flap by microvascular anastomoses. Plast. Reconstr. Surg., 52: 111-117, 1973.
2) Acland, R. D.: The free iliac flap; a lateral modification of the free groin flap. Plast. Reconstr. Surg., 64: 30-36, 1979.
3) Harii, K.: Commentary on the free iliac flap; a lateral modification of the free groin flap. Plast. Reconstr. Surg., 64: 257-258, 1979.
4) Murakami, R., Fujii T., Itoh T., et al.: Versatility of the thin groin flap. Microsurgery, 17: 41-47, 1996.
5) Harii, K., Ohmori, K., Torii, S.: Free groin skin flaps. Br. J. Plast. Surg., 28: 225-237, 1975.
6) Daniel, R. K., Terzis, J. K.: Free-Tissue Transfer by Microvascular Anastomoses. Reconstructive Microsurgery, R. K. Daniel, J. K. Terzis, pp. 214-221, Little, Brown and Co., Boston, 1977.
7) Harashina, T., Irigaray, A.: Expansion of smaller vessel diameter by fish-mouth incision in microvascular anastomosis with marked-seize discrepancy. Plast. Reconstr. Surg., 65: 502-503, 1980.
8) Chen, Z. W., Yang, D. Y., Chang, D. S.: Free skin flap transfer. Microsurgery, Z. W. Chen, p. 220, Springer-Verlag, Shanghai Scientific and Technical Publishers, Berlin, 1982.
9) Cooper, T. M., Lewis N., Baldwin M. A.: Free groin flap revisited. Plast. Reconstr. Surg., 103 (3): 918-924, 1999.
10) Sasaki, K., Nozaki, M., Katahira, J.: Beard restoration using a free puboinguinal hair-bearing flap. J. Reconstr. Microsurg., 14: 445-448, 1998.
11) McGregor, I. A., Jackson, I. T.: The groin flap. Br. J. Plast. Surg., 25: 3-16, 1972.
12) 波利井清紀, 大森喜太郎, 村上不二哉: Microvascular surgeryの組織移植への応用—Free groin flapを中心として—. 臨床外科, 29: 635-640, 1974.
13) O'Brien, B. M., MacLeod, D. M., Hayhurst, J. W.: Successful transfer of large island flap from the groin to the foot by microvascular anastomosis. Plast. Reconstr. Surg., 52: 271, 1973.
14) Ohmori, K., Harii, K.: Free groin flaps; their vascular basis. Br. J. Plast. Surg., 28: 238-244, 1975.
15) Taylor, G. I., Watson, N.: One-stage repair of compound leg defects with free revascularized flaps of groin skin and iliac bone. Plast. Reconstr. Surg., 61:

494-506, 1978.
16) Chuang, D. C., Colony, L. H., Chen, H. C. : Groin flap design and versatility. Plast. Reconstr. Surg., 84 : 100-107, 1989.
17) Jeng, S. F., Fu-ChanWei, Noordhoff, M. S. : The composite groin fascial free flap. Ann. Plast. Surg., 35 : 595-600, 1995.
18) Taylor, G. I., Townsend, P., Corlett, R. : Superiority of the deep circumflex iliac vessels as the supply for free groin flaps. Plast. Reconstr. Surg., 64 : 595-604, 1979.
19) Smith, P. J., Foley, B., McGregor, I. A. : The anatomical basis of the groin flap. Plast. Reconstr. Surg., 49 : 41-47, 1972.
20) Penteado, C. V. : Venous drainage of groin flap. Plast. Reconstr. Surg., 71 : 678-682, 1983.
21) Dias, A. D. : The superficial external pudendal artery axial patern flap. Br. J. Plast. Surg., 37 : 256-262, 1984.
22) 坪川直人,吉津孝衛,牧　裕ほか：四肢外傷に対する遊離鼠径皮弁．日本マイクロ会誌，14：165-171，2001．
23) Katai, K., Kido, M., Numaguchi, Y. : Angiography of the iliofemoral arteriovenous system supplying free groin flaps and free hypogastric flaps. Plast. Reconstr. Surg., 63 : 671-679, 1979.

II 皮弁の臨床①

19 内視鏡による皮弁採取法

SUMMARY

　内視鏡下皮弁採取術とは，再建手術において組織を採取する際に採取部の犠牲を最小限にするために行われる手術法であり，ほかの内視鏡手術と同様に発展してきた。一般に再建のために用いられる材料としては，広背筋弁，腹直筋弁，大腿筋膜，空腸，大網などが挙げられる。本稿ではそれらの内視鏡を利用した採取法を述べた。

　手術適応は通常の手術と変わりない。筋弁や筋膜採取では腔（optical cavity）の確保が重要であり，剝離部の皮膚を牽引することが重要である。また，空腸や大網ではすべての操作を内視鏡下で行うことも可能であるが，内視鏡を補助として最小開腹術で行うことが望ましいと考える。いずれにしても，採取した組織は再建材料として用いるため，損傷しないように丁寧な手術操作が必要である。

　通常の直視下の組織採取と比較して，術後疼痛が少なく早期離床が可能であることや，術後瘢痕が目立たないことなど利点は多い。また直視下手術と比べ，拡大された画像を見ながら丁寧に手術すること，確実に止血を行うこと，また術野に露出された部分が少ないことなどから，術後出血や血腫形成，創離開，術後感染などの合併症も少ない。内視鏡下組織採取は採取部の犠牲を最小限にし，手技的にも慣れれば比較的容易であり，今後も発展する手術手技であると考えている。

はじめに

　近年，内視鏡手術の発展に伴い，形成外科領域においても内視鏡を利用した手術が増えている。組織採取においても採取部の犠牲を最小限にするという目的でしばしば行われるようになってきた[1)～12)]。一般に再建外科で利用される組織としては，広背筋弁，腹直筋弁，大腿筋膜，空腸，大網が挙げられる。本稿では，それらの手術法について述べるとともに考察する。

A 概　念

　内視鏡下組織採取術の概念は，内視鏡下あるいは内視鏡を補助的に使用して採取部の犠牲を最小限にし，また合併症を少なくすることを目的とした手術である。したがって，術後疼痛が少なく早期離床が可能であることや，術後瘢痕が目立たないことなど利点は多く，筋弁，筋膜弁などの採取に利用されている。具体的には，広背筋弁，腹直筋弁，大腿筋膜張筋弁，側頭筋膜弁，空腸，大網などが報告されている。本手術の有用な点は，拡大した画像を見ながら行うことで，確実に止血を行うことができたり，神経損傷を回避できることで，術後合併症を軽減できる。

　通常1～3カ所の皮切から行うが，主要となる血管茎の剝離は直視下に行うべきであり，それを考慮した皮切が重要となる。また，空腸，大網は内視鏡下空腸採取や大網採取が報告されているが，血管茎を直視下に剝離するべきという概念や，空腸や大網を愛護的に扱うために，最小開腹術で採取することが望ましいと考えている。この場合，空腸においては採取する部位，長さ，血管茎との位置関係を，大網においてはvolumeや血管茎の長さを内視鏡下に決定すると容易に最小開腹術で行うことができる。

B 解　剖

　皮弁採取や空腸，大網採取では，ほかの手術手技と同様に解剖の熟知は基本である。それぞれの皮弁の解剖・血行支配などについては成書に委ねる。内視鏡手術では，初心者はまずブラックボックスなどで十分にトレーニングをつみ，つぎに解剖学的に単純で剝離しやすいものから始め，複雑なものは経験をつんだ後に行うべきである。

C 術前の評価

　内視鏡下組織採取における術前の評価は通常の直視下手術と同様である。手術の成功率が低下しないこと，合

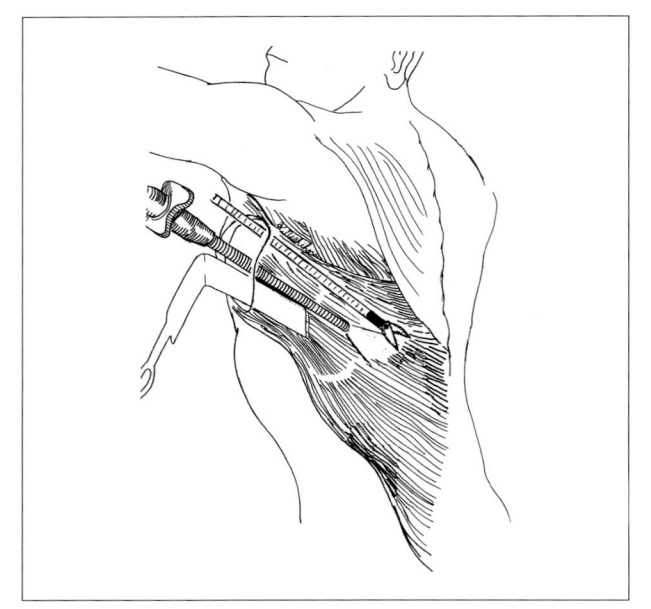

図 19・1 広背筋前面の剥離
腋窩から内視鏡下に広背筋前面の剥離を進める。バイポーラシザーズを用いると止血もでき有用である。

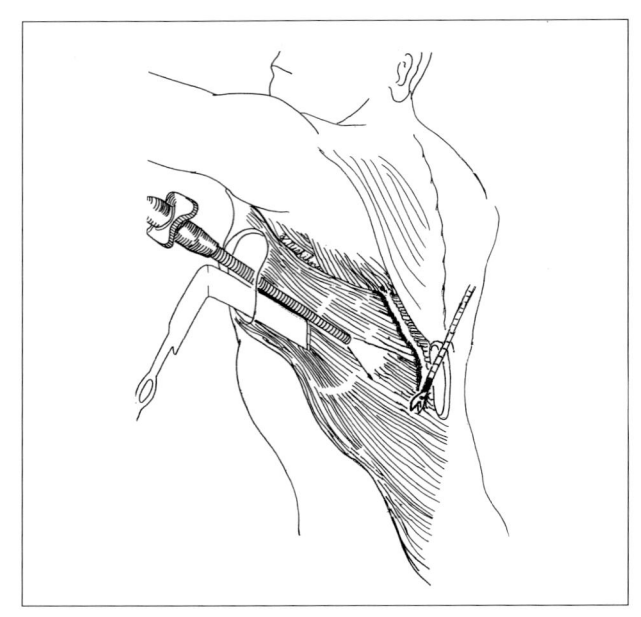

図 19・2 広背筋の切離
補助切開部から内視鏡下に広背筋を切離する。必要に応じて補助切開を追加してもよい。

併症が少ないこと，手術時間が延長しないこと，医療費が増えないことなどが挙げられ，それに準じて行われる。また，空腸採取や大網採取では，2回以上の開腹歴がある場合は，相当の癒着があると考え避けた方がよい。さらに腹腔内の脂肪が多いと予想された場合にも血管茎の剥離に十分慎重さが要求されるため，皮膚切開を延長して安全にかつ時間の延長がないように行うべきである。

D 手 技

手術器具は，筋弁や筋膜採取では術野に腔（optical cavity）を作る必要があるため内視鏡を固定できるリトラクター[13]やサージカルアームを利用する。リトラクターは10mm径や4mm径の内視鏡にあわせてそれぞれのリトラクターが必要である。採取する際の剥離や止血は通常の電気メスやバイポーラシザーズなどで十分に間に合う。また，空腸や大網の採取では通常の腹腔鏡手術の器具および開腹に使用する器具を使う。

手術体位は広背筋弁採取においては通常側臥位で行うが，内視鏡下採取では半側臥位で行っている。その理由は，切除予定の広背筋の前面を剥離する際には皮膚が，後面を剥離する際には広背筋がそれぞれ重力の関係で垂れ下がるため剥離がしやすいためである。腹直筋，大腿筋膜，空腸および大網は通常と変わりなく仰臥位で行う。また前処置や麻酔は通常と変わりないが，内視鏡の光源やモニター，麻酔器などの配置を考えて，術前に麻酔医と相談しておくとよい。

1．広背筋採取

採取側の上肢も含めて消毒し，術中上肢を動かすことで腋窩部の展開を容易にし，また広背筋部の皮膚の緊張を取ることが可能になる。まず腋窩部に4～5cmの皮膚切開を加えて広背筋の外側縁を露出し，できるだけ直視下に広背筋の前面を剥離する（図19・1）。切除予定範囲の前面の剥離が終わったら後面の剥離にかかり，剥離が終了したら筋体を切離する。この時，切離しやすいように補助切開を加える。補助切開の部位は背部正中付近，あるいは前腋窩線の下方に2～3cmの皮膚切開を1カ所加える。筋体の切離にはバイポーラシザーズを使うと筋肉の収縮もなく容易に切り離すことができる（図19・2）。また，血管の穿通枝もバイポーラシザーズで止血可能である。皮膚の補助切開は2～3cmなら必要に応じて追加してもよい。最後に広背筋の栄養血管である胸背動静脈を腋窩部で直視下に剥離し，同部位より広背筋を取り出す。採取部には通常通り吸引ドレーンを入れておく。採取時間は1～1.5時間である。

2．腹直筋採取

腹直筋弁は遊離として用いる場合は通常，下腹壁動静脈を血管茎とするが，有茎で用いる場合は上方茎と下方茎がある。いずれにしても血管茎とする部位の腹直筋外側縁に4cmの皮膚切開を加え，腹直筋前鞘に切開を加える。つぎにできるだけ直視下に腹直筋の後面を剥離する（図19・3）。10cm位までは直視下で剥離可能だが，

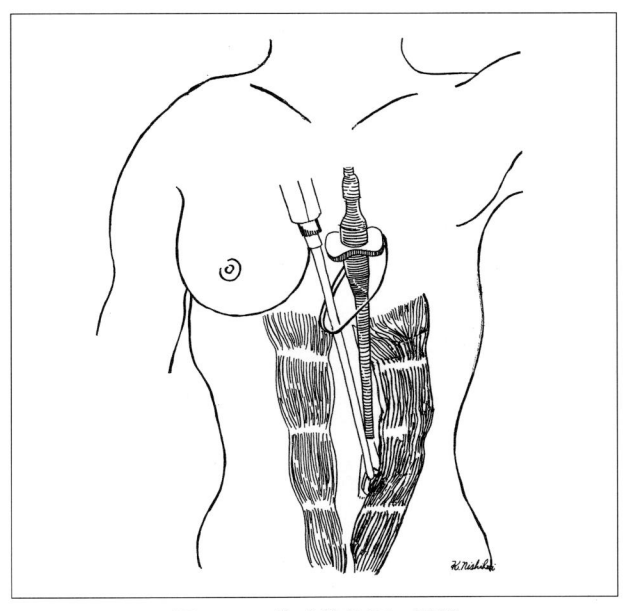

図 19・3 腹直筋後面の剥離
腹直筋前鞘を切開して内視鏡下に腹直筋後面を剥離する。後鞘や腹膜との穿通枝はバイポーラシザーズにて凝固止血する。

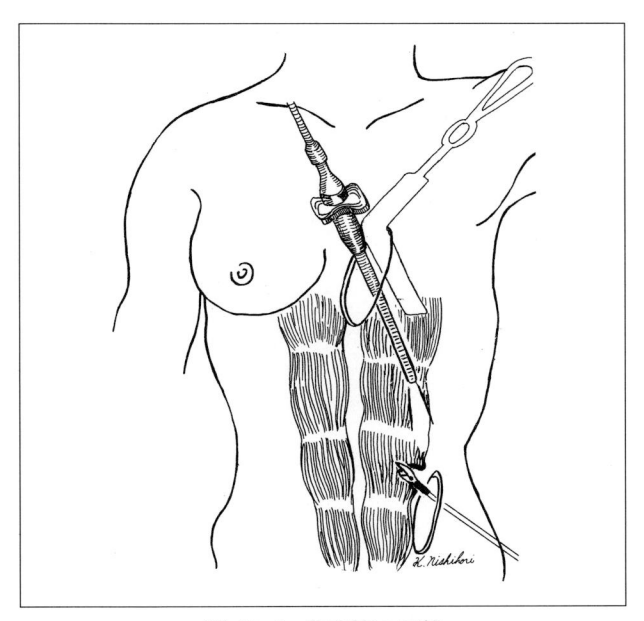

図 19・4 腹直筋の切離
補助切開を加えて内視鏡下に腹直筋を切離する。

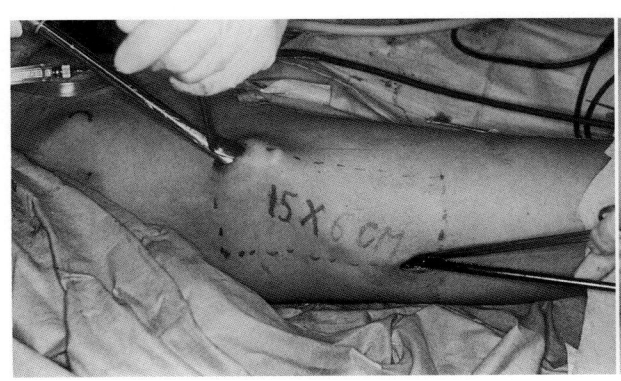

(a) 1カ所から内視鏡を挿入し，もう1カ所からバイポーラシザーズを使って筋膜を切離する。

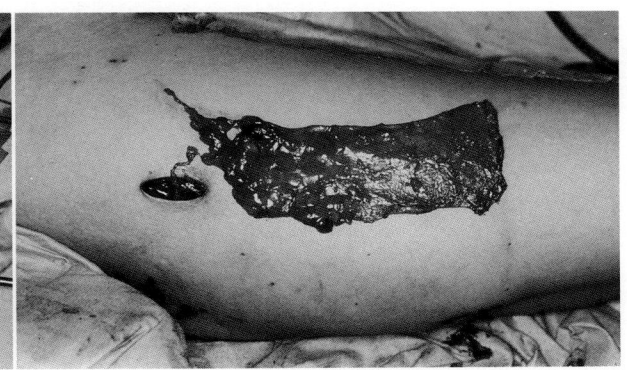

(b) 採取した大腿筋膜。

図 19・5 大腿筋膜の採取

それ以上は内視鏡下に行った方が止血を確実に行うことができ，また腹直筋を損傷しないですむ。上方茎の場合には直視下に下腹壁動静脈を結紮する。つぎに腹直筋の前面を剥離する。この際，剥離する部分の皮膚を糸で上方に牽引すると剥離しやすい。最後に腹直筋切離のため上方茎として挙上するなら下方に，下方茎なら上方に補助切開を腹直筋外側縁に2〜3cm加える。筋体の切離はバイポーラシザーズを使って行う（図19・4）。血管茎の剥離は直視下に行い，遊離として用いる場合には下方の皮切部より挙上した腹直筋を取り出す。切開した前鞘は縫合し，採取部位には吸引ドレーンを挿入する。採取時間は1〜1.5時間である。

3. 大腿筋膜採取

採取予定部分の大腿筋膜をマーキングし，その対角線上に2カ所，2cmの皮膚切開を加える。まず剥離予定部に糸をかけ，牽引しながら内視鏡下に筋膜下を剥離し，つぎに筋膜上を剥離する。剥離はバイポーラシザーズを使って行うと出血もなく有用である。つぎに1カ所から内視鏡を挿入し，もう1カ所からバイポーラシザーズを使って内視鏡下に切離し挙上する（図19・5-a，b）。採取後は吸引ドレーンを挿入しておく。採取時間は約1時間である。

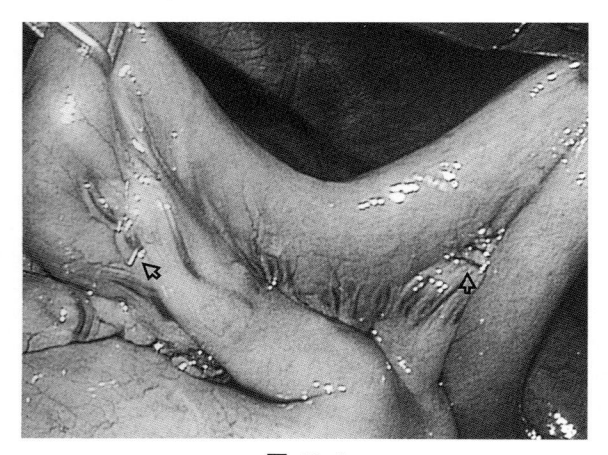

図 19・6
内視鏡下に口側と肛門側，および採取予定の空腸を決定する。矢印：マーキングしたクリップ

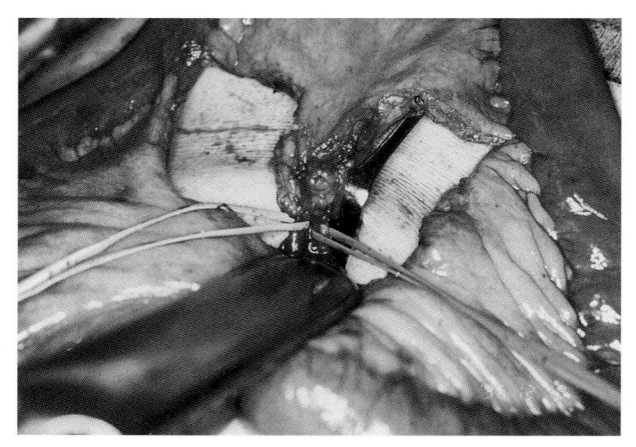

図 19・7 空腸動静脈の剝離
腹壁上で空腸動静脈の剝離が安全にできる。

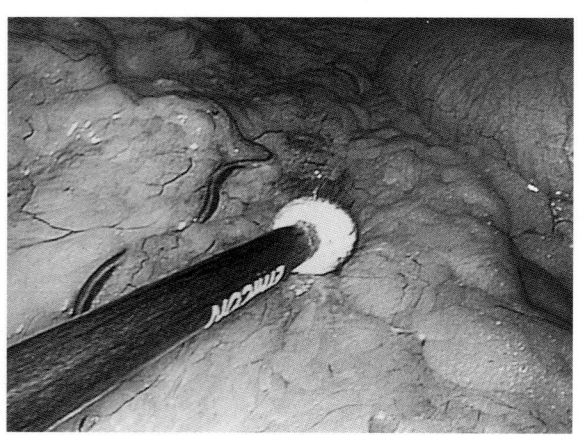

図 19・8 マーキング
切離範囲の大網に色素を使ってマーキングする。所々にクリップを使うとよい。

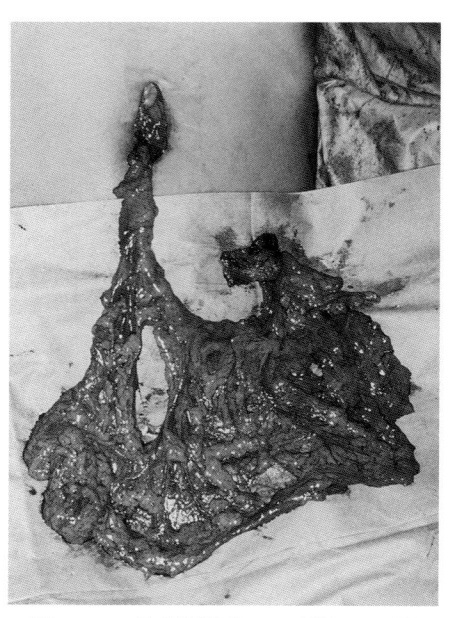

図 19・9 最小開腹術にて採取した胃壁付大網
血管茎の剝離も直視下に行う。

4．空腸採取

まず臍部に 1.5 cm ほどの皮切を加え，直視下に開腹しトロッカーを挿入する。内視鏡下に右側腹直筋外縁に上下 2 カ所トロッカーを挿入し，同部位より腹腔鏡用の鉗子を挿入して採取予定の空腸を決定する。この際，口側と肛門側を決定するだけでなく，必要な空腸の血管茎の配置などを考慮してマーキングする（図 19・6）。ここで内視鏡操作を終了して臍部の皮切を 4 cm ほどに延長し，最小開腹術に切り替える。腸間膜の切離，空腸の切離と吻合，血管茎の剝離などすべてを直視下に行え，空腸の位置や腸間膜のねじれなど気にすることなく採取できる（図 19・7）。血管茎の切り離しが終了したら，腸間膜を縫合し，洗浄後腹腔内を内視鏡にて検索し閉腹する。手術時間は 1～1.5 時間である。

5．大網採取

まず臍部に 2 cm の皮膚切開を加え，そこよりトロッカーを挿入し，内視鏡下に合計 3 カ所のトロッカーを挿入する。内視鏡下に採取予定の大網を決定しクリップと色素を使ってマーキングする（図 19・8）。その後，臍部の皮切を 4～5 cm と延長し最小開腹術に切り替える。皮膚切開部よりマーキングした大網を，少しずつ腹腔外に取り出しては切離し腹腔内に戻すという操作を繰り返して採取する（図 19・9）。この時，頭側を少しあげて行うと大網が下方に降りてくるので操作がしやすい。血管茎となる右胃大網動静脈も直視下に剝離し血管吻合に備える。採取時間は 1.5～2 時間である。ドレーンは挿入しない。

E 術後管理

術後は通常の採取と同様に，広背筋や大腿筋膜の採取部位では圧迫するように胸帯やサポーターを装着する。安静度は移植部位の安静度を考えなければ自由でよい。

術後疼痛はほとんどなく瘢痕も目立たない。われわれは広背筋 23 例，腹直筋 9 例，大腿筋膜 7 例，空腸 26 例，大網 16 例を行ったが合併症は 1 例もない。

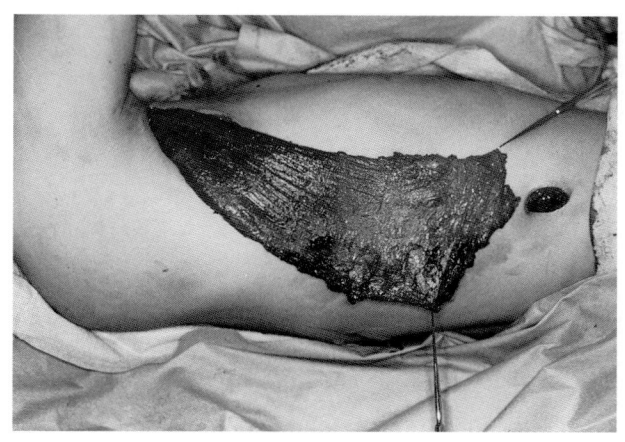

F 症 例

1．内視鏡下広背筋弁採取術

【症例 1】 18 歳，女

ポーランド症候群で広背筋弁による胸部の再建を行った。腋窩に 5 cm の皮切および前腋窩線の下方に 3 cm の皮切を加えて，内視鏡下に広背筋を採取した（図 19・10）。直視下に胸背動静脈の剥離や上腕骨小結節稜からの広背筋の切離を行った。また腋窩からのアプローチで，内視鏡下に胸部の皮下剥離を行い，内視鏡補助下に乳房下線に広背筋を固定した。上腕骨の大結節稜への固定は直視下に行った。

2．内視鏡下腹直筋弁採取術

【症例 2】 64 歳，男

肋軟骨炎により感染した肋軟骨を切除し，欠損部に腹直筋弁を充填した。腹直筋弁の採取は，デブリードマンした肋軟骨部の皮切に，臍部の高さで腹直筋外縁に 3 cm の皮切を追加して内視鏡下に採取した（図 19・11-a）。術後経過は良好であった（図 19・11-b）。

3．内視鏡補助下空腸採取術

【症例 3】 72 歳，男

下咽頭癌で咽喉食道摘出，両頸部郭清，遊離空腸移植

図 19・10 症例 1：18 歳，女
腋窩部の皮切と前腋窩線下方の補助切開を利用して広背筋弁を採取した。胸背動静脈の剥離は直視下に行った。

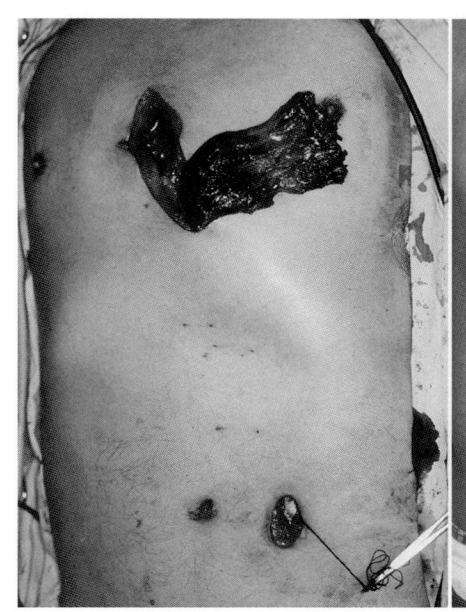

(a) 肋軟骨部のデブリードマンを行った皮切を利用して腹直筋弁を採取した。腹直筋の切離は臍部の腹直筋外縁の補助切開部を利用した。

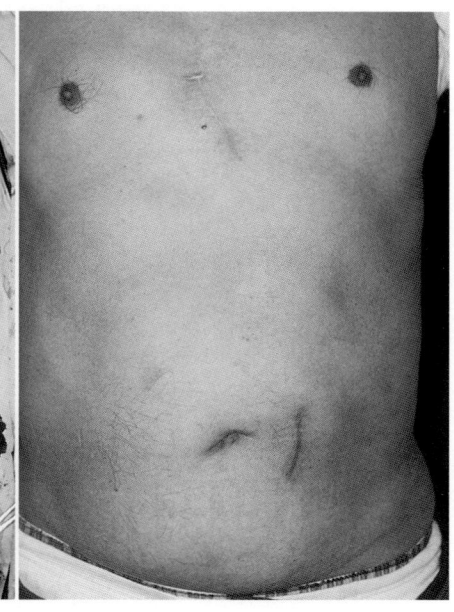

(b) 術後 6 カ月。肋軟骨炎は治癒し，腹部の傷も目立たない。

図 19・11 症例 2：64 歳，男

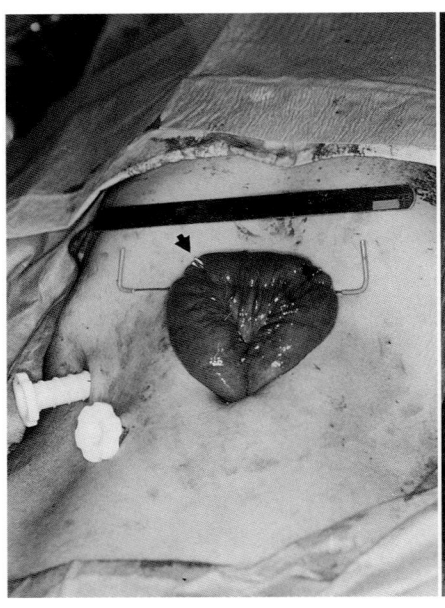

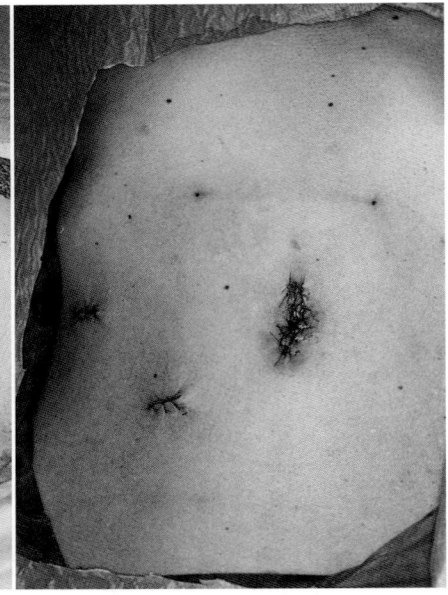

(a) 最小開腹術で採取予定の空腸を腹壁上に出したところ。矢印：口側をマーキングしたクリップ

(b) 術直後の状態。採取時間は1時間20分。傷も目立たない。

図 19・12　症例3：72歳，男

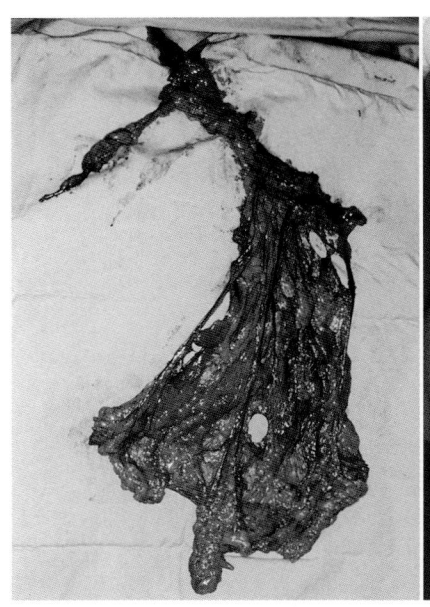

(a) 最小開腹術にて大網を採取した。

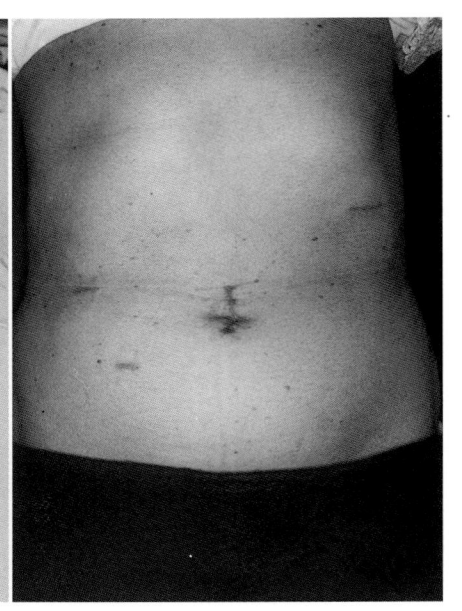

(b) 術後6カ月の状態。瘢痕は小さく目立たない。

図 19・13　症例4：56歳，女

を行った。開腹歴はなく，内視鏡補助下最小開腹術（図19・12-a）で空腸を採取した。採取時間は1時間20分，出血量は40 ml であった（図19・12-b）。術後疼痛もほとんどなく，頸部の安静を1週間保った後，歩行可能となった。

4．内視鏡補助下大網採取術

【症例4】　56歳，女

頭部広範囲放射線潰瘍で患部をデブリードマンした後，遊離大網移植を行った。臍部および右側腹直筋外縁に2カ所，さらに左上腹部に1カ所の合計4カ所のトロッカーを挿入して，内視鏡下に採取予定の必要な量の大網をマーキングした。つぎに臍部の皮切を延長して最

小開腹術で直視下に大網を採取した（図19・13-a）。採取時間は1時間30分であった。腹部疼痛はほとんどなく術後6日目に歩行可能であった（図19・13-b）。

G 考察

内視鏡手術の発展に伴い，採取部位の犠牲を最小限にするという目的で内視鏡下組織採取が行われるようになってきた。よく利用される組織としては広背筋弁[3)13)]，腹直筋弁[4)5)]，大腿筋膜[6)]，空腸[7)8)]，大網[9)10)]，腓腹神経[11)]などが挙げられる。しかし歴史は浅く，その手技については未だ確立されてはいない。

一般的に内視鏡下組織採取は術後瘢痕を軽減するという観点から，筋弁や筋膜採取に用いられるが，盲目的操作の回避から皮島を付けた皮弁採取においても，拡大された画像を見ながら手術が行えるため，補助として有用である。また，空腸や大網採取では，内視鏡操作のみにこだわらず，補助として用いることで手術時間の短縮や精神的負担の軽減につながり有用である[8)]。

手術のポイントは，筋弁採取では，腔（optical cavity）を作ることであり，そのための器具や工夫が重要である。また，空腸や大網採取では出血などのため開腹術に切り替える可能性も留意して消化器外科の経験をつんだ術者が行うべきと考えている。

内視鏡下組織採取の利点は通常の直視下の組織採取と比較して，術後疼痛が少なく早期離床が可能であることや，術後瘢痕が目立たないことである。また，直視下手術と比べ，拡大された画像を見ながら丁寧に手術すること，確実に止血を行うこと，また術野に露出された部分が少ないことなどから，術後出血や血腫形成，創離開，術後感染などの合併症も少ないと考えている。採取時間も皮膚縫合の時間も考慮するとほとんど変わらない。

内視鏡下組織採取は採取部の犠牲を最小限にし，手技的にも慣れれば比較的容易であり，今後も発展する手術手技であると考えている。　　　　（亀井　譲，鳥居修平）

文　献

1) Eaves, F. F. III, Nahai, F., Bostwick, J. III, et al.: Early clinical experience in endoscopic-assisted muscle flap harvest; Invited discussion. Ann. Plast. Surg., 33: 469-472, 1994.
2) Fine, N. A., Orgill, D. P., Pribaz, J. J.: Early clinical experience in endoscopic-assisted muscle flap harvest. Ann. Plast. Surg., 33: 465-469, 1994.
3) Friedlander, L. D., Sundin, J.: Minimally invasive harvesting of the latissimus dorsi. Plast. Reconstr. Surg., 94: 881-884, 1994.
4) Friedlander, L. D., Sundi, J.: Minimally invasive harvesting of rectus abdominis myofascial flap in the cadaver and porcine models. Plast. Reconstr. Surg., 97: 207-211, 1996.
5) 澤泉雅之，丸山　優，大西　清ほか：鏡視下腹直筋弁挙上術の経験．日形会誌，15: 646-653, 1995.
6) 大西　清，丸山　優，岩平佳子ほか：内視鏡を用いた大腿筋膜張筋弁の採取．形成外科，38: 1251-1255, 1995.
7) Staley, C. A., Miller, M. J., King, T. J., et al.: Laparoscopic intracorporeal harvest of jejunal tissue for autologous transplantation. Surg. Laparosc. Endosc., 4: 192-195, 1994.
8) Kamei, Y., Torii, S., Hotta, Y., et al.: Endoscopically assisted minimal laparotomy for jejunal harvest. Plast. Reconstr. Surg., 108: 995-999, 2001.
9) Saltz, R., Stowers, R., Smith, M., et al.: Laparoscopically harvested omental free flap to cover a large soft tissue defect. Ann. Surg., 217: 542-547, 1993
10) Kamei, Y., Torii, S., Hasegawa, T., et al.: Endoscopic omental harvest. Plast. Reconstr. Surg., 102: 2450-2453, 1998.
11) Kobayashi, S., Akizuki, T., Sakai, Y., et al.: Harvest of sural nerve grafts using the endoscope. Ann. Plast. Surg., 35: 249-253, 1995.
12) 亀井　譲，鳥居修平：皮弁挙上，採取における内視鏡の利用．形成外科，43: 241-246, 2000.
13) Eaves, F. F. III, Price, C. I., Bostwick, J. III, et al.: Subcutaneous endoscopic plastic surgery using a retractor-mounted endoscopic system. Persp. Plast. Surg., 7: 1-22, 1993.

III 皮弁の臨床②

20　Cancer surgery における皮弁移植
21　側頭部の解剖と皮弁への応用
22　皮弁による最近の胸壁・乳房再建
23　手における新しい皮弁─指間形成術─
24　大腿部の皮弁
25　膝周辺の皮弁
26　下腿における皮弁・筋膜皮弁
27　下腿における筋弁の応用と長期成績
28　足底皮弁とその長期成績

III 皮弁の臨床②

20 Cancer surgery における皮弁移植

SUMMARY

癌切除後の再建には古くより形成外科的手技が用いられてきた。1970年代に入り皮膚への血行形態が解明され，それに基づき種々の皮弁や筋皮弁が開発された。中でも筋皮弁の開発は，血行が豊富で容量の大きな筋体を用いた再建を可能とし，癌切除後の広範な欠損の修復に大きな影響を与えた。しかし，これらも有茎皮弁として用いられる限りにおいては，①移動距離の制限，②複雑な形態の欠損への対応の難しさ，③皮弁末梢の血行不良，④手術が複数回になる，などの欠点があった。

この問題を解決したのがマイクロサージャリーによる遊離組織移植である。本法の最大の利点は，血行の良い組織を，欠損部の形態・容量に合わせて必要な量だけ一期的に移植できることであり，したがって三次元的に複雑な頭頸部の欠損にも容易に対応できる。このため，術後合併症の減少，罹病期間の短縮につながり，頭頸部癌切除後の再建に果たした役割は大きい。さらに，現在では外科手術療法の進歩と再建外科の発展により，機能の温存を図りながら切除範囲を拡大することが可能となり，治療成績および QOL の向上につながっている。

マイクロサージャリーの発達に伴い，身体各部より種々の皮弁，筋皮弁，筋膜（皮）弁，骨付き（筋）皮弁などが移植可能となっているが，本稿ではわれわれが頭頸部癌切除後の再建におもに用いている遊離皮弁について，その特徴・適応などについて述べ，代表的症例を供覧した。

はじめに

癌切除後の組織欠損に対する再建には，古くは局所皮弁や有茎皮弁などが用いられてきたが，広範囲欠損の場合には必ずしも満足のいく結果が得られていなかった。しかし，1970年代後半になって筋皮弁が開発され，血流の豊富な筋体を用いた再建が可能となり，癌切除後の再建に大きな影響を与えた[1)2)]。

しかし，これらの筋皮弁も，有茎移植で用いる限りは以下のような欠点があった。

①移植できる組織量や移動距離に制限があり，三次元的に複雑な形態や広範囲の組織欠損には対応しがたい。
②皮弁の血流のもっとも弱い部分を欠損部に移植せざるを得ず，高齢者や放射線照射部位などでは創治癒遷延などが見られる。
③有茎移植のため皮弁切り離しなどの操作が必要となり，手術が複数回に及ぶことがある。

これに対し，マイクロサージャリーを用いた遊離組織移植は1970年代初めに臨床応用が始まり，以後，手術用顕微鏡や手術器械，縫合糸の改良，各種皮弁・筋皮弁の開発などにより急速に発達し，確立した手技となってきた[3)]。そして，本法では有茎皮弁移植と異なり，血流の豊富な組織を欠損部に合わせて必要な量だけ，一期的に移植することが可能となった。

とくにこの進歩の恩恵を受けたのは，これまで比較的困難とされてきた頭頸部癌切除後の再建であり，現在では機能の温存をできるだけ図りながら切除範囲を拡大することが可能となり，治療成績の向上につながっている[4)~7)]。もちろん，従来用いられてきた有茎のD-P皮弁，大胸筋皮弁や広背筋皮弁などもさまざまの工夫が加えられており，症例によっては有効な方法であることはいうまでもない[8)~10)]。

ここでは現在，頭頸部癌切除後の再建においておもにわれわれが用いている遊離皮弁（腹直筋皮弁，前腕皮弁，遊離空腸など）について述べる。

A 概 念

ここで述べる頭頸部領域とは口腔，副鼻腔，咽頭，頸部食道などであり，この部位は嚥下，咀嚼，構音など日常生活に欠くことのできない機能を司るばかりでなく，上・下顎骨などの骨組織は顔面の形態を保持する上で重

要である．さらに，この部位の癌切除後の組織欠損は，立体的に複雑な形態を呈している．したがって，頭頸部癌切除後の再建では，残存組織の機能を障害しないように留意しつつ，欠損部の組織量や性質に応じた再建材を選択し，移植しなければならない．

現在われわれが用いている皮弁のおもな特徴と適用は以下のごとくである．

1．前腕皮弁

前腕橈側に作成される筋膜皮弁で，皮弁が薄く柔軟性に富み，太い血管径を有し，血管柄が長く取れるなどの利点がある．

適応としては，舌半側切除以下の欠損例や頰粘膜，口腔底の欠損例など，組織欠損量が比較的少ない症例，および下咽頭・食道の再建が挙げられる[11]〜[13]．

2．腹直筋皮弁

下腹壁動静脈を血管柄とする筋皮弁で，皮弁内の皮下脂肪組織の量や筋体の量をかなりの程度まで調節することができる，という大きな利点を有する[14]．このため，欠損部の組織量や形態に合わせて皮弁を移植することが可能となり，広範囲な頭頸部の再建にはきわめて有用な皮弁といえる．

適応としては，前腕皮弁に比べ欠損部のボリュームが大きい場合で，具体的には，舌半切以上の欠損例，下顎骨の切除を伴うような口腔内欠損例などである[15]．

また，粘膜と皮膚の両面にわたる大きな全層欠損例や，上顎拡大全摘後などで複数の面の再建を必要とする場合にも，多皮島とした皮弁を作成して，本皮弁のみで再建することも可能である[16]．

3．空　腸

空腸を空腸動静脈を血管柄として遊離移植する方法で，開腹という手術侵襲は加わるが，再建法としての安全性と確実性のため，下咽頭・頸部食道癌切除後の食道再建には現在第一選択とされる．

なお，とくに空腸が多用される理由としては，
①回腸などに比べ上位腸管であるので比較的清潔であること
②血行形態が安定しており採取が容易であること
③採取に伴う障害が少ないこと
などが挙げられる[17]〜[19]．

4．肩甲骨皮弁

肩甲回旋動静脈を栄養血管柄とする骨付皮弁で，おもに下顎骨の再建に用いているが，本書の別項などで詳述しているので，本稿では割愛する[20][21]．

B 解剖と手技

上記の遊離皮弁は現在比較的使用頻度の高いもので，その解剖，挙上手技に関してはすでに他書に詳細に記載されている[3][12][15][17]ので，ここでは簡単に要点のみを記述する．

1．前腕皮弁

腕橈骨筋と橈側手根屈筋の間の外側筋間中隔内を立ち上がる橈骨動脈からの皮枝により栄養されている筋膜皮弁で，前腕の橈側約2/3周を利用できる．静脈系は皮下静脈と橈骨静脈の2系統があり，どちらも利用できるが，口径の太さ，吻合の容易さより皮下静脈が多用される（図20・1，20・2）．

皮弁挙上に際してはターニケットによる駆血下に，固有筋膜上で剝離を進めてゆく．この際，橈骨神経の浅枝を温存することと，採取部の植皮のためにパラテノンを温存することが必要である．

なお，通常，皮弁採取部である前腕には大腿より植皮がなされる．しかし，川嶋ら[22]が報告しているように皮弁遊離後，皮弁より分層植皮をデルマトームにて採取し，前腕に移植すれば，大腿などからの採皮は不要となり，身体他部位への余分の侵襲を避けることができる．

2．腹直筋皮弁

腹直筋は上方からは上腹壁動脈が，下方からは下腹壁動脈が流入しており，いずれを血管柄としても筋皮弁として使用できる．しかし，遊離皮弁とする場合には，挙上の容易さ，血管柄の長さ，血管径の太さより，下腹壁動脈が用いられる．下腹壁動脈の筋肉皮膚穿通枝が周囲の腹壁の皮下血管と臍を中心として放射状の密なネットワークを形成しているため，大きな皮弁を採取できる．静脈は伴走の下腹壁静脈が利用される（図20・3，20・4）．

挙上に際しては皮弁外側より外腹斜筋の筋膜上で皮弁を剝離し，腹直筋前鞘に達したならば前鞘を貫いて立ち上がる穿通枝を確認し，太い枝1〜2本を確実に皮弁に含めるようにする．それだけでかなりの大きさの皮弁を安全に起こせるだけでなく，前鞘の欠損も少なくできるので，術後のヘルニア予防にもつながる．また，筋体の採取範囲もこの穿通枝を温存するのに必要なだけの部分に限定できるので，皮弁の容量調節，腹直筋機能の温存を図ることができる．

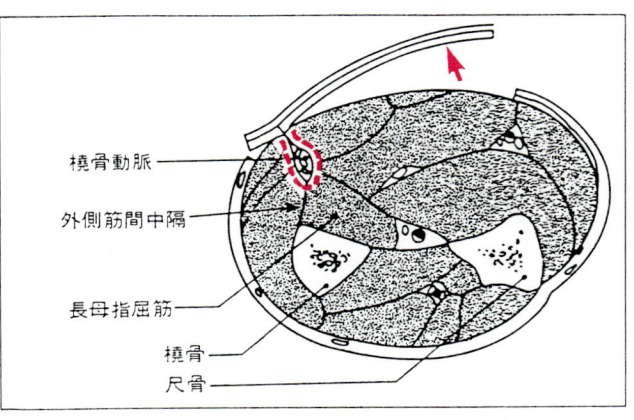

図 20・1　前腕皮弁と橈骨動脈の位置関係

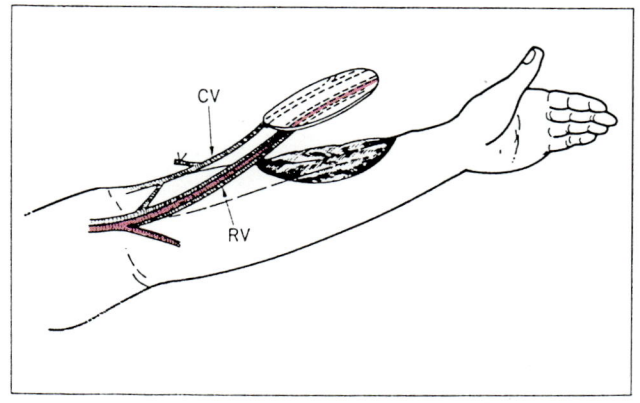

図 20・2　前腕皮弁の静脈灌流
皮静脈と橈骨静脈は肘窩付近で合流している．
CV：橈側皮静脈，RV：橈骨静脈
（中塚貴志，波利井清紀，上田和毅ほか：前腕皮弁による口腔・咽頭の再建．外科 MOOK・マイクロサージャリー，波利井清紀編，pp. 101-114, 金原出版，東京，1988．より引用）

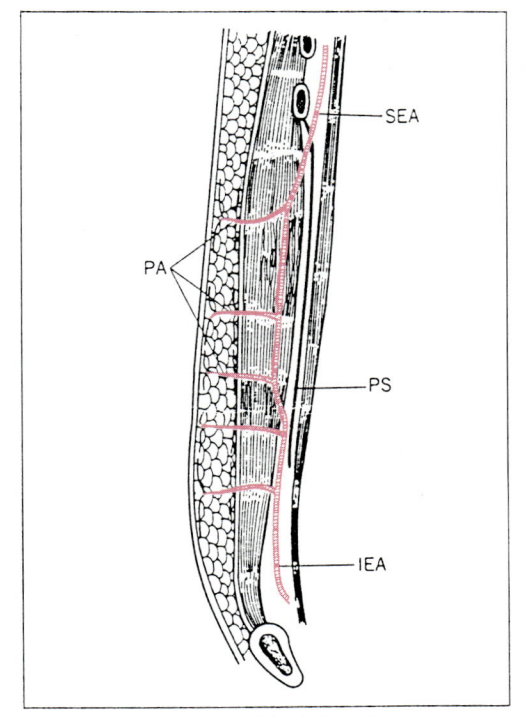

図 20・3　腹直筋皮弁の血行
SEA：上腹壁動脈，IEA：下腹壁動脈，PS：腹直筋後鞘，PA：筋肉皮膚穿通枝
（中塚貴志，波利井清紀，上田和毅ほか：遊離腹直筋皮弁—特に筋体量と皮下脂肪量の調節について—．形成外科，34：573-581, 1991．より引用）

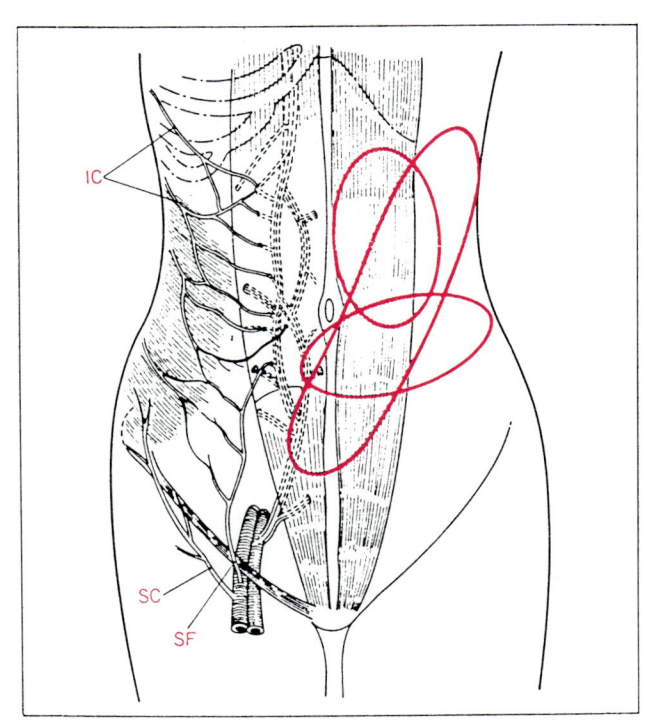

図 20・4　腹直筋皮弁のデザイン
水平，垂直，斜めいずれの方向にも皮弁をデザインできる．
SF：浅腹壁動脈，SC：浅腸骨回旋動脈，IC：肋間動脈外側皮枝
（中塚貴志，波利井清紀，上田和毅ほか：遊離腹直筋皮弁—特に筋体量と皮下脂肪量の調節について—．形成外科，34：573-581, 1991．より引用）

さらに上述したように本皮弁では，皮弁の皮下脂肪組織をかなりの程度まで削除することが可能で，いわゆる thin flap として用いることができる（図20・5）．

血管柄は外腸骨動静脈の起始部まで剝離すれば，長さ6cm 以上は得ることができる．さらに筋体に流入する枝を結紮し剝離すれば，10cm 以上の長い血管柄とすることができる．

3．空　腸

上腸管膜動静脈より派生する空腸動静脈を栄養血管柄とする空腸片の移植で，通常は Treitz 靱帯より 15～20cm 肛門側で，第2ないし第3空腸動静脈を血管柄とする部分を採取する（図20・6）．

上腹部切開にて開腹し空腸の腸管膜内の血行を確認し，比較的太く長い血管柄を有する部位を選択する．一般に空腸は皮弁に比べて阻血に弱いとされているが，わ

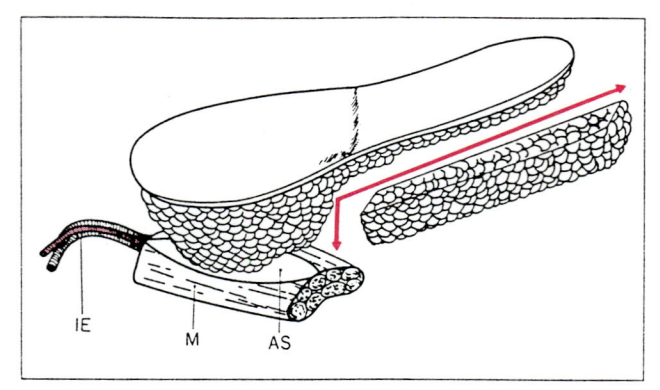

図 20・5　腹直筋皮弁移植時の defatting
筋肉皮膚穿通枝流入部付近を除いて，皮弁遠位部の皮下脂肪を削除できる。
（中塚貴志，波利井清紀，上田和毅ほか：遊離腹直筋皮弁―特に筋体量と皮下脂肪量の調節について―. 形成外科，34：573-581, 1991. より引用）

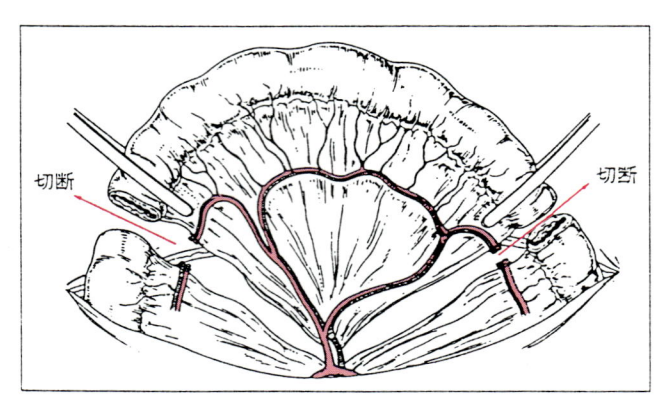

図 20・6　空腸動静脈を血管柄とする空腸片
（中塚貴志，波利井清紀，上田和毅ほか：遊離腸管移植による頸部食道の再建術．外科治療，57：494-499, 1987. より引用）

れわれの経験では4時間までの阻血ではとくに問題はなかった。

なお，遊離空腸で食道を再建した場合，術後食物の鼻腔への逆流が問題とされるが，空腸を欠損部に縫合する際軽度の緊張をもたせておくことと，できるだけ端端縫合にしておくことで，かなり逆流を防止できると考えている。

C 術前の評価

1．症例の評価

まず手術の対象となる患者の状態であるが，高齢者や poor risk の症例，外科治療による根治性が明らかに乏しい症例では侵襲を考慮して，遊離組織移植より手術時間の短い有茎皮弁などによる再建を選択するのが賢明である。

ついで，局所の問題であるが，遊離組織移植を行うにあたっては，移植床の近くに吻合に適した1対の動静脈が存在することが必要である。さいわい，頸部においては四肢に比べ吻合に利用できる多数の動静脈が存在するが，癌切除に伴い頸部郭清がなされる場合，とくに患側頸部に吻合に適した静脈が残存しないことがあり，そのような場合は健側頸部に血管を求めなければならない。また，再発例などですでに頸部郭清を含め複数の手術がなされている場合も，利用できる血管の存在を確認することが必要である。また，移植床にすでに大量の放射線照射を受けている症例において，これまでの経験では50Gy までの照射であれば問題はないが，できるだけ照射野の中心部から離れた部位に吻合血管を求めるようにす

るのが安全である。そして，手術，放射線などいずれの原因にしろ，血管周囲に高度の瘢痕化を伴う場合には，移植床血管として利用することは望ましくない。

2．再建材の評価

a．前腕皮弁

一側前腕の橈骨動脈を犠牲にするので，Allenテストにより，尺骨動脈よりの血流だけで手指への血行が保たれていることを確認しておく。また，静脈に関しては，一般に皮静脈である橈側皮静脈を使用することが多いので，術前の点滴などで損傷されていないことを確かめておく必要がある。

b．腹直筋皮弁

解剖学的変異の少ない皮弁で，術前にとくに血管撮影などの検査は必要としない。腹壁の瘢痕の有無は確認しておくが，通常の虫垂炎の切開線や腹部正中切開は，皮弁挙上の支障とはならない。

c．空　腸

開腹術の既往があり，高度な腸管の癒着が疑われる場合以外は，とくに問題とはならない。

D 術後管理

ここで述べている皮弁はいずれも遊離皮弁であり，術後の管理の第一主眼は血栓形成による皮弁の血行障害の早期発見，皮弁の壊死予防に置かれる。

これには皮弁の色調の観察や pin prick テストがもっとも確実な方法である。移植部位が顔面や口腔内など肉眼で容易に確認でき，触知できる部位であれば，とくに問題はない。しかし，下咽頭・頸部食道の再建では移植皮弁（空腸片）は頸部皮下に隠れてしまうので，頸部皮膚の一部に小さな切開を加えておき，そこから定期的に

空腸漿膜の色を観察するようにするのがよい。

血管吻合に関しては，上述のように皮弁の栄養血管も頸部の移植床血管も太い血管どうしを選択できるため，吻合そのものは比較的容易に行えるが，長い栄養血管柄や移植床血管を使用することが多く，折れ曲がりや屈曲による閉塞，とくに静脈のそれに気をつけなければならない。また，吻合部周囲の不要な圧迫は避け，術後の創出血や血腫形成に注意し，血栓形成が疑われた時はただちに開創して吻合部を確認する。

遊離皮弁・筋皮弁の場合は，術後48時間を過ぎれば一般には血栓を生じ皮弁が壊死に陥ることはまれであるが，空腸移植の場合には遅発性血栓形成による壊死が見られることがある。これは空腸が漿膜を有しているため，移植床組織よりの速やかな血管侵入による neovascularization が妨げられるためと考えられている。したがって，空腸移植後1週間以上経っていても，頸部に感染，瘻孔形成など生じた時は，ただちにドレナージを行い，吻合部への炎症の波及を防がなければならない。

術後の安静に関しては，血管吻合部に過度の緊張や圧迫が加わらない限り特別の制限は不要であり，われわれは患者の全身状態が許す限り，手術翌日より積極的に離床を促している。

最後に経口摂取であるが，口腔内や咽頭粘膜に欠損を生じて皮弁を縫合した場合，術後一時的に経口摂取は禁止される。この期間は口腔内創の部位，範囲および患者側の創治癒に関する因子（糖尿病，高齢，放射線照射など）にもよるが，一般的には術後10日前後で経口摂取を開始している。また，空腸や前腕皮弁などで食道を再建したような場合には，術後10日から2週間前後で透視を行い，瘻孔の有無や通過状態を確かめた後，経口摂取を開始している。

E 症　例

【症例1】　57歳，女，舌癌（T2N0）

舌の潰瘍を主訴として受診した。上記診断にて，舌部分切除・右頸部郭清が施行された。生じた口腔内欠損に対し左前腕より9×7cmの前腕皮弁を採取し，手術用顕微鏡下に橈骨動脈と上甲状腺動脈，橈側皮静脈と顔面静脈を吻合した。術後経過は良好で，手術後17日目より経口摂取を開始し，26日目に退院した。

術後1年目で，上下とも無歯顎のため食事は軟食を摂取しているのみであるが，残存舌の動きは良好で，構音障害はほとんど認められない（図20・7）。

【症例2】　61歳，男，舌癌（T3N1）

舌前方の腫瘤および潰瘍形成のため近医を受診し，生検の結果扁平上皮癌と診断され受診した。上記の診断にて舌全摘術，下顎辺縁切除，右保存的頸部郭清術を施行された。本症例の欠損に対し11×8cmの皮島を有する腹直筋皮弁をデザインし，挙上にあたっては腹直筋筋体の一部だけを採取し，内外側の筋体を温存した。皮弁の生着は良好で，術後5年の時点で軟食を摂取しており，言葉は一部不明瞭であるが，日常会話に大きな支障はない（図20・8）

【症例3】　63歳，男，下咽頭癌（化学療法と放射線治療後の再発例）

右梨状陥凹癌（T3N1）の診断で化学療法と放射線照射（50 Gy）後，外来で経過観察していたが，1年余り後に同部に腫瘍の再発を認め，外科的切除を行った。手術では，咽頭・喉頭・頸部食道切除および頸部郭清が行われ，咽頭より食道に及ぶ欠損が生じた。これに対し遊離空腸を採取し，頸部欠損部に順行性に移植した。血管吻合は空腸動脈と上甲状腺動脈，空腸静脈と顔面静脈で行い，移植空腸の血行が良好に回復するのを確認し，気管孔を形成し，手術を終了した。

術後経過は順調で，術後14日目の食道透視で瘻孔や狭窄はなく，16日目より経口摂取を開始した。食物の逆流もほとんどなく，術後1年でほぼ常食の摂取が可能となっている（図20・9）。

F 考　察

頭頸部癌切除後の欠損部位は，術前に多量の放射線照射がなされていたり，創部が術後唾液にさらされるため，移植床の条件としては良好とはいえない。しかし，幸いなことに頸部には四肢などと異なり，吻合に適した大きさの多数の動静脈が存在する。したがって，われわれは比較的大きな組織欠損の場合には，血流が豊富で，組織欠損に合わせて適度な再建材の選択できる free flap による再建を第一選択としている[4)7)15)16)21)]。

マイクロサージャリーの発達により現在移植可能な遊離皮弁は数多くある[3)]が，われわれが頭頸部癌切除後の再建に上記の皮弁を多用する理由として，基本的には以下の点が挙げられる。

①血管の解剖学的変異が少なく，採取が容易である。
②栄養血管径が太く，頸部の移植床の吻合血管と口径差が少なく，吻合が容易である。
③皮弁の血流が豊富で，比較的大きな皮弁を採取できる（前腕皮弁，腹直筋皮弁，肩甲骨皮弁）。

168   III. 皮弁の臨床②

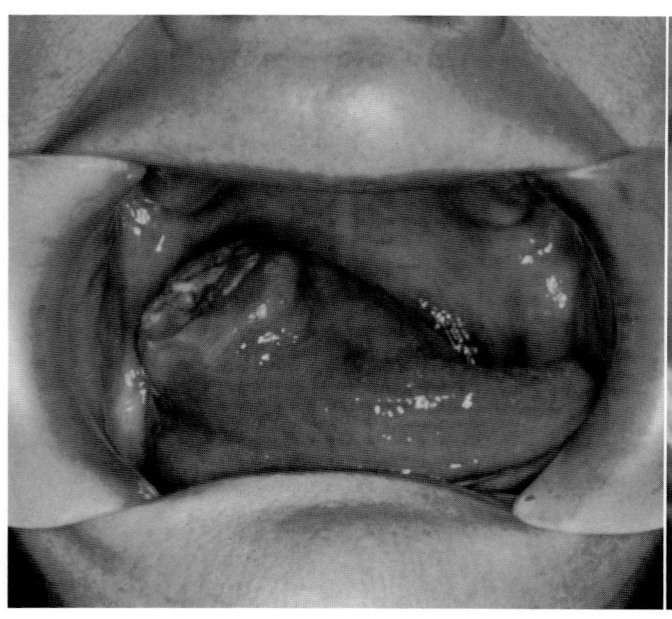

(a) 術前の状態。舌の右側縁に硬結, 潰瘍を認める。

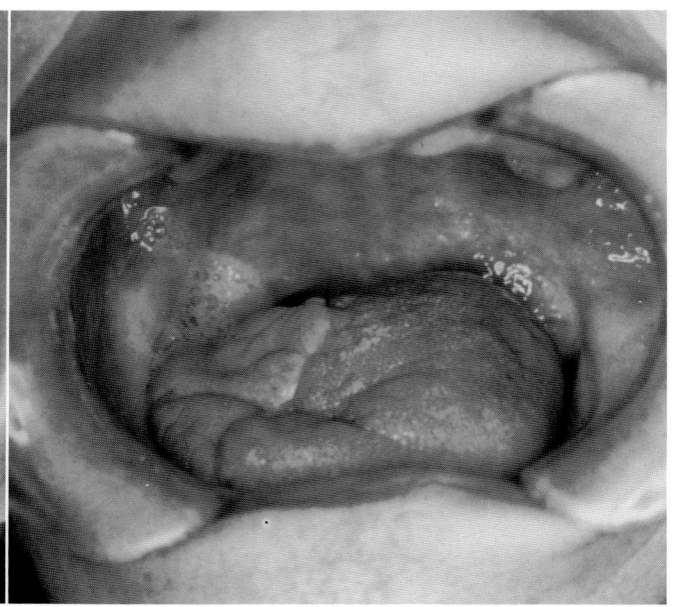

(b) 術後1年目の口腔内の状態。

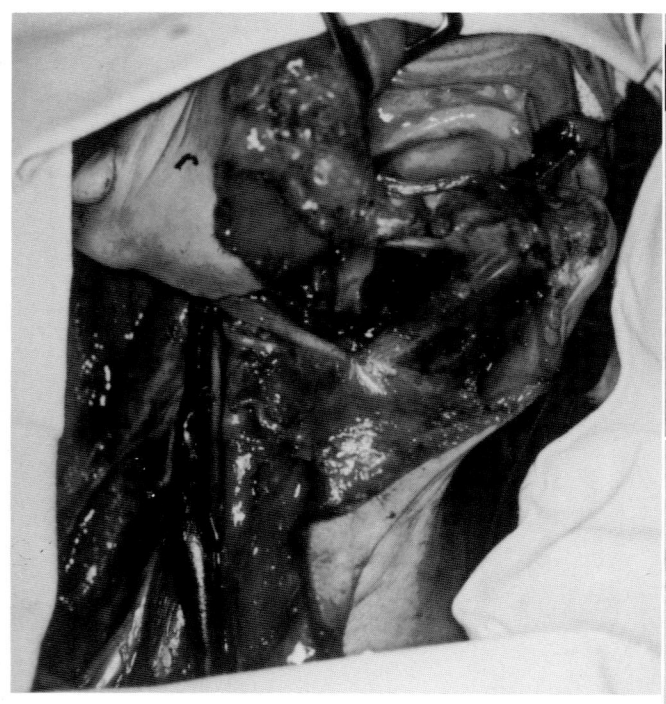

(c) 腫瘍切除後の状態。
(d) 採取された前腕皮弁。
(e) 欠損部に縫合中の皮弁。

図 20・7　症例1：57歳, 女, 舌癌（T2N0）
（中塚貴志：マイクロサージャリーによる口腔・咽頭の再建. 外科診療Q&A, 23：100-103, 1991. より引用）

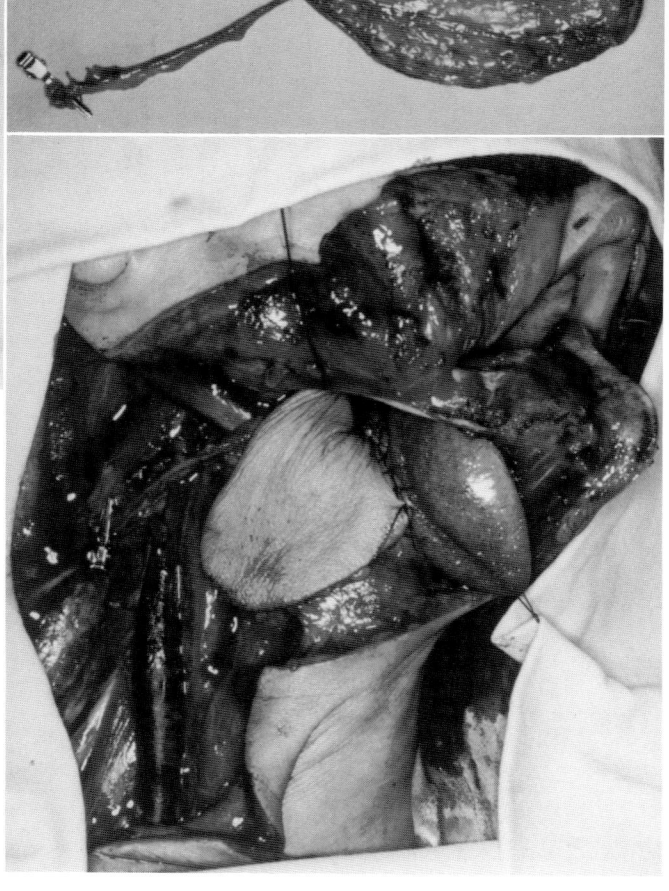

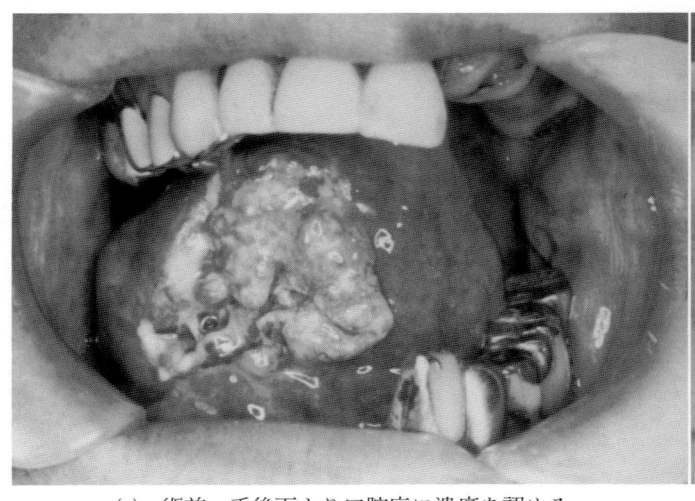

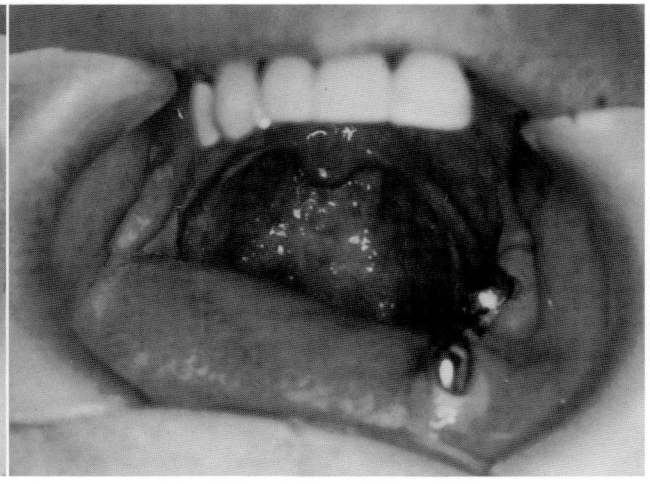

(a) 術前．舌後面より口腔底に潰瘍を認める．　　　(b) 術後5年目の口腔内の状態．

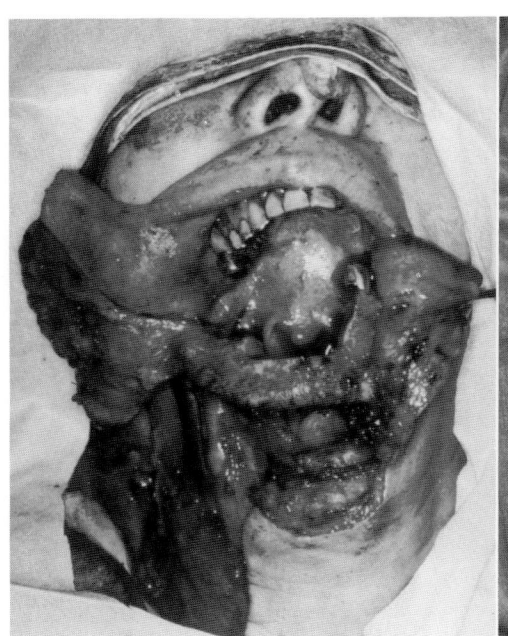

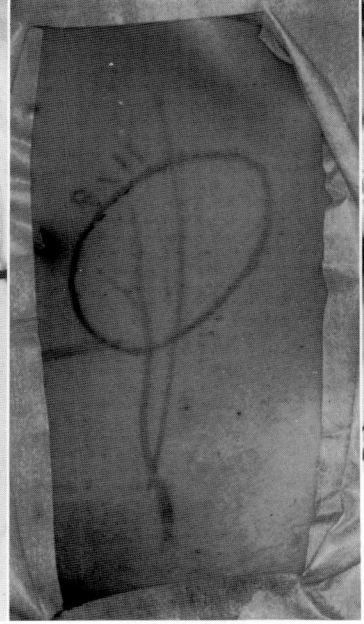

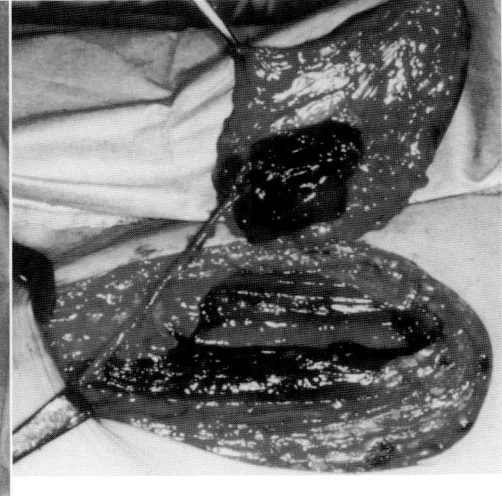

(c) 舌全摘，頸部郭清，下顎辺縁切除後の状態．　(d) 腹直筋皮弁のデザイン．　(e) 島状に挙上した皮弁．内外側の筋体は温存されている．

図 20・8　症例2：61歳，男，舌癌（T3N1）
（中塚貴志，波利井清紀，小野 勇ほか：遊離腹直筋皮弁を用いた頭頸部癌切除後の再建．日形会誌，6：964-972，1986．より引用）

④皮弁採取時の体位変換が不要なため，癌切除との同時進行が可能で，手術時間の短縮につながる（肩甲骨皮弁は除く）．
⑤皮弁採取後の機能障害が少ない．

しかし，本法の欠点としては，
①手術手技がやや難しく，訓練を要する．
②大量の放射線照射や，以前の手術で移植床に吻合に適した血管の存在しない時は適応とはならない．

などがある．したがって，後者のような場合や，全身状態が不良で手術時間の短縮を図りたい場合には，従来の有茎皮弁による再建法が選択される．

なお，高齢者に対する適応であるが，高齢者ほど動脈硬化が強いと考えられ，血管吻合に対する危険性が危惧される．しかし，動脈硬化の程度は食事などの影響を受けやすく，個人差が大きく，身体年齢と動脈の内膜変性とは必ずしも一致していない．また，われわれは80歳を越える高齢者にも遊離組織移植を行い良好な結果を得ており，全身状態が許せば本法の適応は問題ないと考えている．また，同様の報告も散見される[23)24)]．

頭頸部癌切除後の再建に対する遊離組織移植の応用は，上記のように血行動態の安定した，しかも血管径が太く，頸部の移植床血管と口径差が少ない皮弁の導入により，高い皮弁生着率の獲得と術後合併症の減少につながり，この分野ではすでに第一選択の再建法として確固

170　III．皮弁の臨床②

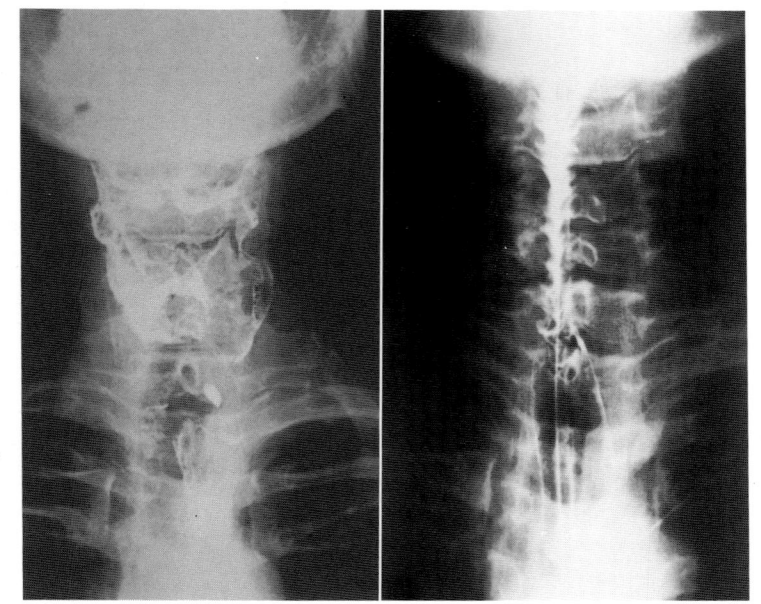

左(a)　術前のX線像。右梨状陥凹に癌の再発を認める。
右(b)　術後2週間目の食道透視。瘻孔や狭窄はなく，造影剤の通過も良好である。

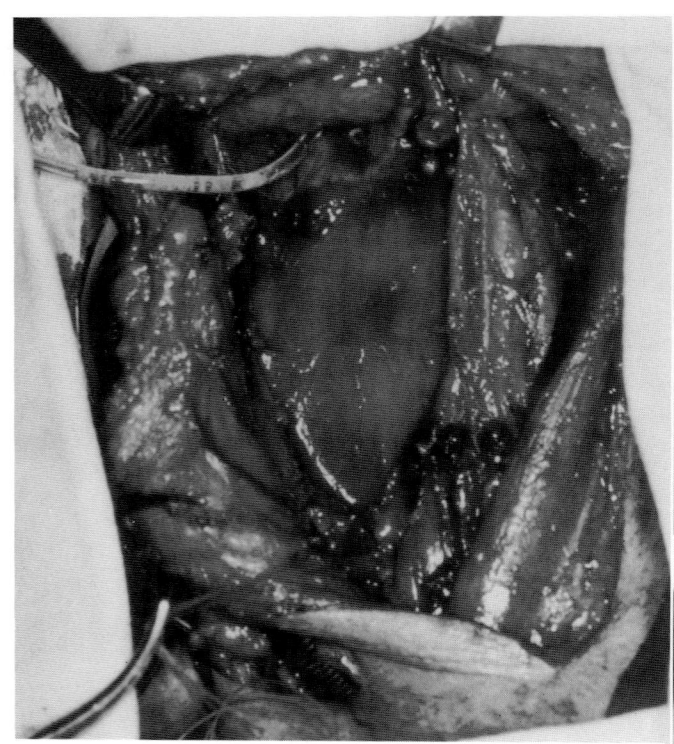

c	d
	e

(c)　咽頭喉頭食道摘出後の欠損
(d)　欠損部に移植中の空腸。移植空腸にある程度緊張をもたせた状態で縫合する。
(e)　血管吻合終了直後の状態。矢印は動脈吻合部を示す。

図 21・9　症例3：63歳，男，下咽頭癌再発例
（中塚貴志：頸部食道の再建．外科診療 Q & A, 23：104-107, 1991. より引用）

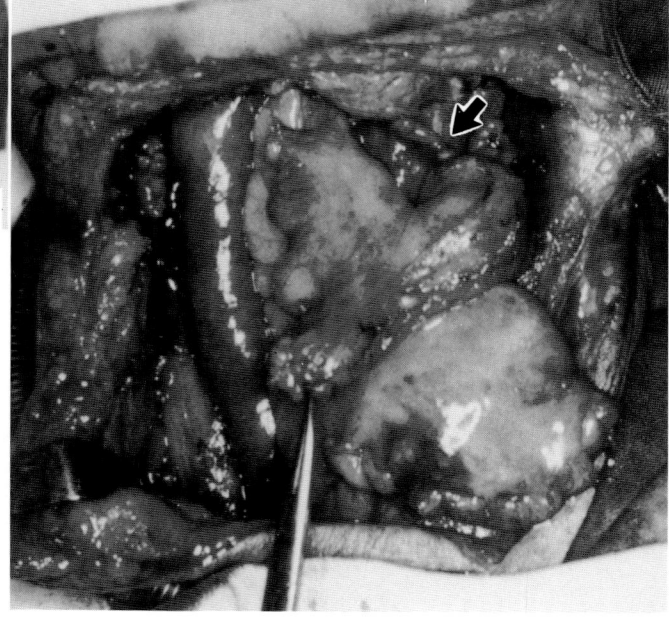

たる地位を確立している。

なお，本稿ではこれまでわれわれが頭頸部再建にもっとも多用してきた代表的な3種類の遊離皮弁を中心に述べた。その理由は，われわれは過去20年余りの間，頭頸部癌切除後の再建に2000例以上の遊離組織移植を施行してきたが，これら3種類の皮弁はほかの皮弁に比べ皮弁壊死率が低く安定した成績につながっているからである。しかし，最近ではこれらに加え，前外側大腿皮弁や穿通枝皮弁の有用性も報告されており，症例によっては良い適応になると思われる[25)26)]。

なお，本稿で掲載した症例は，筆者が国立がんセンター在職時に経験した症例であり，同頭頸科の海老原敏先生をはじめ，ご協力いただいた頭頸科の諸先生に深謝致します。

（中塚貴志，波利井清紀）

文献

1) Mathes, S. J., Nahai, F. : Clinical Atlas of Muscle and Musculocutaneous Flaps. Mosby, St. Louis, 1979.
2) 村上　泰：頭頸部再建外科の最近の進歩；myocutaneous flapの発展とその現況．耳鼻咽喉，53：77-87, 1981.
3) Harii, K. : Microvascular Tissue Transfer. Igaku-shoin, Tokyo, 1983.
4) 波利井清紀：頭頸部癌切除後の再建．新外科学体系，29D, pp. 35-63, 中山書店，東京，1989.
5) 海老原　敏：頭頸部がん手術とQOL. KARKINOS, 4：501-506, 1991.
6) 梁井　皎，波利井清紀，山田　敦：頭頸部領域の再建術―有茎筋皮弁と遊離筋皮弁の成績の検討―．筋弁および筋皮弁，波利井清紀，谷　太三郎編，pp. 43-53, 医学教育出版社，東京，1985.
7) 山田　敦，波利井清紀，中塚貴志：頭頸部癌切除後の再建手術．外科診療，31：1667-1679, 1989.
8) 田井良明，井上要二郎，清川兼輔ほか：下咽頭・食道の再建．日気食会報，37：159-164, 1986.
9) 清川兼輔，田井良明，有働幸弘ほか：大胸筋皮弁の機能的作製法と胸部形態に対する配慮．形成外科，34：495-499, 1991.
10) 松永若利，海老原　敏，小野　勇ほか：広背筋皮弁を利用した頸部食道の再建．形成外科，26：98-103, 1983.
11) Harii, K., Ebihara, S., Ono, I., et al. : Pharyngoesophageal reconstruction using a fabricated forearm free flap. Plast. Reconstr. Surg., 75：463-474, 1985.
12) 中塚貴志，波利井清紀，上田和毅ほか：前腕皮弁による口腔・咽頭の再建．外科MOOK・マイクロサージャリー，波利井清紀編，pp. 101-114, 金原出版，東京，1988.
13) 中塚貴志：マイクロサージャリーによる口腔・咽頭の再建．外科診療Q&A, 23：100-103, 1991.
14) 中塚貴志，波利井清紀，上田和毅ほか：遊離腹直筋皮弁―特に筋体量と皮下脂肪量の調節について―．形成外科，34：573-581, 1991.
15) 中塚貴志，波利井清紀，小野　勇ほか：遊離腹直筋皮弁を用いた頭頸部癌切除後の再建．日形会誌，6：964-972, 1986.
16) 朝戸裕貴，波利井清紀，中塚貴志ほか：二皮島遊離腹直筋皮弁を用いた頭頸部癌切除後全層欠損の再建．日形会誌，9：531-540, 1989.
17) 波利井清紀，海老原　敏，小野　勇ほか：遊離空腸移植による食道再建術．消化器外科セミナー，16：263-282, 1984.
18) 中塚貴志：頸部食道の再建．外科診療Q&A, 23：104-107, 1991.
19) 中塚貴志，波利井清紀，上田和毅：遊離腸管移植による頸部食道の再建術．外科治療，57：494-499, 1987.
20) 中塚貴志：血管柄付き遊離肩甲骨皮弁移植による下顎の再建．頭頸部再建外科：最近の進歩，pp. 117-122, 波利井清紀編著，克誠堂出版，東京，1993.
21) 中塚貴志，波利井清紀，海老原　敏ほか：遊離肩甲骨皮弁による下顎の再建．形成外科，34：35-45, 1991.
22) 川嶋孝雄，波利井清紀，中塚貴志ほか：De-epithelialized forearm flapによる口腔・中咽頭の再建．日形会誌，3：214-221, 1990.
23) Shestak, K. C., Jones, N. F., Wu, W., et al. : Effect of advanced age and medical disease on the outcome of microvascular reconstruction for head and neck defects. Head Neck, 14：14-18, 1992.
24) Shaari, C. M., Buchbinder, D., Costantino, P. D., et al. : Complications of microvascular head and neck surgery in the elderly. Arch Otolaryngol. Head Neck Surg., 124：407-411, 1998.
25) Kimata, Y., Uchiyama, K., Ehihara, S., et al. : Versatility of the free anterolateral thigh flap for reconstruction of head and neck defects. Arch Otolaryngol. Head Neck Surg., 123：1325-1331, 1997.
26) Koshima, I., Inagawa, K., Urushibara, K., et al. : Deep inferior epigastric perforator dermal-fat or adiposal flap for correction of craniofacial contour deformities. Plast. Reconstr. Surg., 106：10-15, 2000.

21 側頭部の解剖と皮弁への応用

SUMMARY

側頭部周辺の皮弁採取部としての歴史は古い。19世紀末にはすでに皮膚頭蓋骨弁や浅側頭動脈を用いた有茎皮弁の報告がある。20世紀に入ると側頭筋が顔面神経麻痺の動的再建として，また頭蓋骨移植の茎として利用されている。近年ではFoxらによるfan flap（側頭頭頂筋弁）の発表以来，側頭部解剖の詳細な検討とともに，（遊離）側頭頭頂筋弁，帽状腱膜弁，帽状腱膜骨膜弁，骨膜弁，血管柄付頭蓋骨弁などが開発され，頭蓋顎顔面外科や微小外科に応用されるようになった。このように側頭部が皮弁採取部として幅広く利用される理由として，

①豊富な血管系がある，②層的構造をもつ，③毛髪，筋膜，筋肉，骨を有する，④術後の疼痛が少なく瘢痕が目立たないなどが挙げられる。しかしながら，側頭部の層構造や血管分布，血行動態などに関して，なお不明瞭な部分も多い。その不明瞭な点は，層構造ではinnominate fascia存在の有無とその骨膜への連続性，ならびに側頭筋膜の浅葉と深葉の形態的特徴，血管系では中側頭動脈の分枝状態，血行動態では浅側頭動脈と中側頭動脈の支配領域などである。そこで本稿では新鮮屍体解剖ならびに手術中に得られた所見をもとに，これら不明確な点を中心に側頭部解剖の全般にわたって検討し，さらに側頭部を利用して作成できる皮弁の解説と，その臨床応用例について記述した。

はじめに

側頭部が皮弁採取部として初めて用いられたのは，古く皮膚頭蓋骨弁[1]，有茎頭皮弁[2]としてである。近年，頭蓋顎顔面外科や微小外科の発達とともに，（遊離[3]）側頭頭頂筋弁[4]，帽状腱膜弁[5]，血管柄付頭蓋骨弁[6]などが新しく開発されてきた。側頭部が皮弁採取部として幅広く利用されるようになった理由として，豊富な血管や層的構造を有すること，術中・術後の管理が容易なことなどが挙げられる。しかしながら，実際に手術を行う場合，その層構造や血管分布，血行動態などに関して，なお不明の点もあり，従来の解剖学成書では不十分なことが多い。そこで本稿では，新鮮屍体解剖ならびに手術中に得られた所見をもとに，これら不明確な部分に検討を加え，その皮弁への臨床応用について述べる。

A 側頭部解剖[7,8]

1. 側頭部の層構造

側頭部の層構造は表層から①頭皮，②側頭頭頂筋，③帽状腱膜下層，④innominate fascia，⑤側頭筋膜（浅葉，深葉），⑥側頭筋，⑦骨膜下層，⑧頭蓋骨の順である（図21・1）。

a. 頭皮

頭部真皮は厚く血管に富み，皮下組織は多くの線維中隔で密な小脂肪葉を作っており，多数の毛を有する。

b. 頭蓋表筋

頭蓋冠は頭蓋表筋によって包まれている。頭蓋表筋は後頭前頭筋と側頭頭頂筋からなっており，同一の層に存在する。側頭頭頂筋は帽状腱膜から起こって耳介に向かい，前方では前頭筋と，後方では後頭筋と，下方では顔面の浅筋膜線維層（SMAS）と連結している。この筋は一般的には退化的であり，中等度に密な薄い結合織として観察される。頭皮とは毛包直下で脂肪組織を挟んで強く密着し，頭頂に向かうにつれてその程度は強くなる。側頭頭頂筋の中には浅側頭動静脈が走行する（図21・2-a，b）。

c. 帽状腱膜下層

頭蓋表筋直下の粗な結合織の層である。この層は頭蓋冠の全域に存在し，頭皮に可動性を与えている（図21・2-a）。

d. Innominate fascia

これはCasanova（1986）[9]が報告したもので，帽状腱膜下層と側頭筋膜の間に存在する薄い結合織性の膜である。これは側頭筋膜に接して存在し，非常に血管に富む。本来，側頭筋膜は頭蓋冠の骨膜と連続するとされるが，

21. 側頭部の解剖と皮弁への応用　173

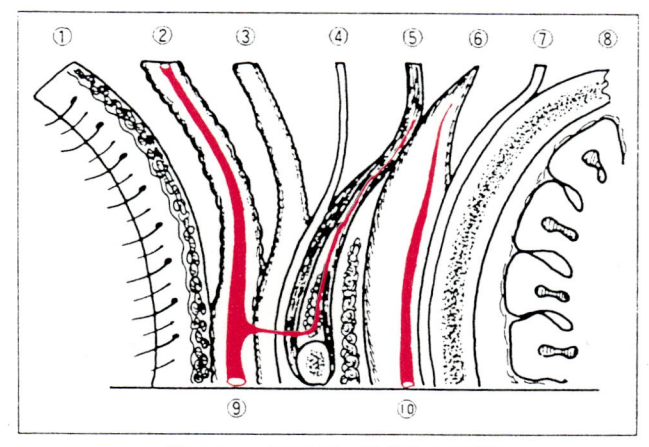

図 21・1　側頭部の層構造と血管
①頭皮，②側頭頭頂筋，③帽状腱膜下層，④innominate fascia，⑤側頭筋膜（浅葉，深葉），⑥側頭筋，⑦骨膜下組織，⑧頭蓋骨，⑨浅側頭動脈と分枝した中側頭動脈，⑩深側頭動脈

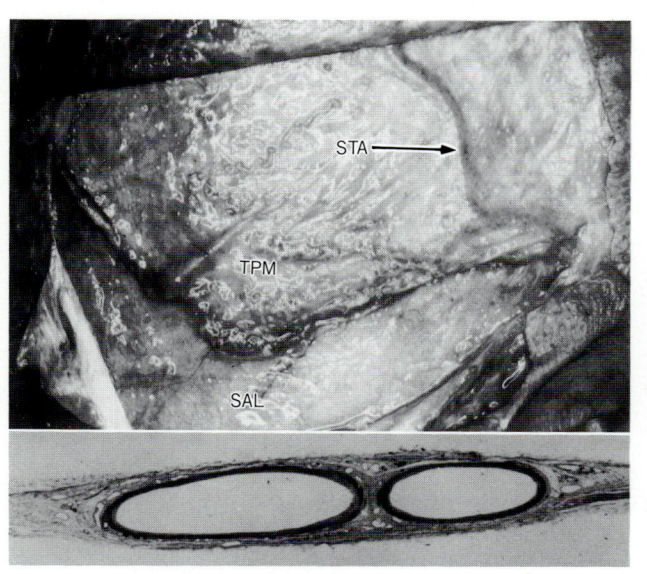

上(a)　浅側頭動脈を含む側頭頭頂筋。側頭頭頂筋の下に帽状腱膜下層が見える。
　　　STA：浅側頭動脈，TPM：側頭頭頂筋，SAL：帽状腱膜下層
下(b)　側頭頭頂筋断面の組織標本（HE染色，×10）。中に浅側頭動静脈を含む。

図 21・2　側頭頭頂筋と浅側頭動静脈
（秦　維郎，矢野健二，松賀一訓ほか：新鮮屍体における側頭部の解剖学的考察．日頭顎顔外会誌，5：1-10，1989．より引用）

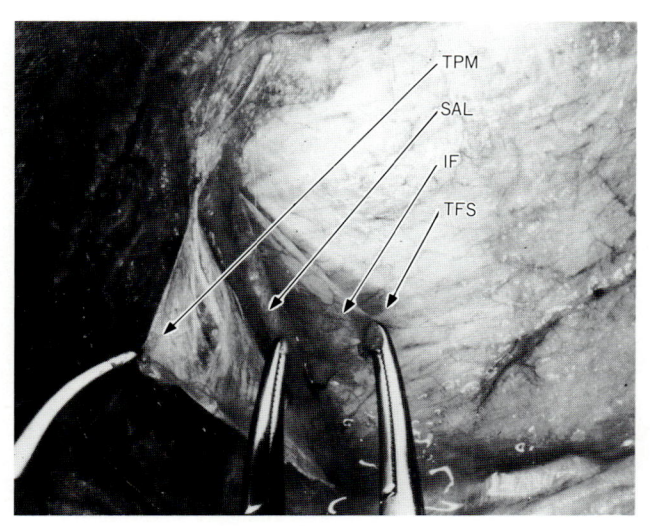

図 21・3　Innominate fascia（IF）の層的関係
TPM：側頭頭頂筋，SAL：帽状腱膜下層，TFS：側頭筋膜浅葉
（秦　維郎，矢野健二，松賀一訓ほか：新鮮屍体における側頭部の解剖学的考察．日頭顎顔外会誌，5：1-10，1989．より引用）

実際に骨膜と連続しているのは innominate fascia である（図 21・3）。

e．側頭筋膜

側頭筋膜は上側頭線から起こる，密で強靱な均一性の膜である。この筋膜は浅葉と深葉に分かれ，前者が強靱な筋膜であるのに対し，後者は粗な薄い膜である。浅葉は頰骨弓前面に，深葉は頰骨弓後面に付着し，上方にいくにつれて合体している。合体した側頭筋膜は頭頂部に向かって骨膜下層につながる（図 21・4）。図 21・5 は側頭筋膜の浅葉と深葉の肉眼的所見とその層的関係を示している。浅葉と深葉の間には少量の脂肪組織（superficial temporal fat pad），深葉と側頭筋の間には中等度の脂肪組織（deep temporal fat pad）が存在し，deep temporal fat pad は buccal fat pad と連続する。

f．側頭筋

側頭筋は側頭鱗外面と側頭筋膜深葉の内面から起こり，側頭窩を満たして，下前方に向かって下顎骨筋突起に停止する。

g．骨膜下組織

骨膜は通常，頭蓋冠を被っているが，側頭筋の存在する側頭窩には欠如している。骨膜は innominate fascia へつながるため，側頭筋の下には非常に薄い粗な結合織からなる骨膜下組織しか存在しない。

h．頭蓋骨[10]

側頭部には頭頂骨，前頭骨，側頭骨，蝶形骨がある。一般的には頭蓋骨は正中部が厚く，外側に向かうにつれて薄くなり，前方より後方が厚いといわれる。しかし，筆者らの頭部 X 線規格写真による 4 つの点（bregma 前後 3 cm の 2 点，lambda 前後 3 cm の 2 点）の厚さ計測では頭頂骨が一番厚く，ついで前頭骨，後頭骨であった。また，頭蓋骨の平均的厚さは欧米人が 7 mm である[11]のに対し，日本人は 5 mm とやや薄い。性別差はあまりなく，年齢的に 20 歳まで厚さが増加し，60 歳をすぎると減少する。

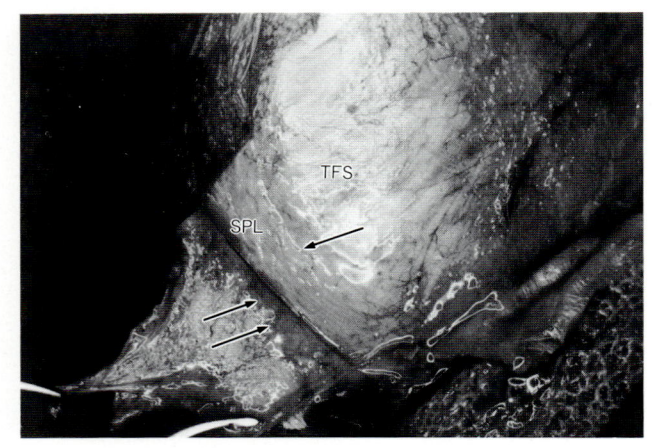

図 21・4 骨膜と連続した innominate fascia
側頭筋膜浅葉（TFS）は骨膜下層（SPL）に連続する。
↓　：側頭筋膜浅葉の骨膜下層への移行部
↓↓：innominate fascia の骨膜への移行部
（秦　維郎，矢野健二，松賀一訓ほか：新鮮屍体における側頭部の解剖学的考察．日頭顎顔外会誌，5：1-10，1989．より引用）

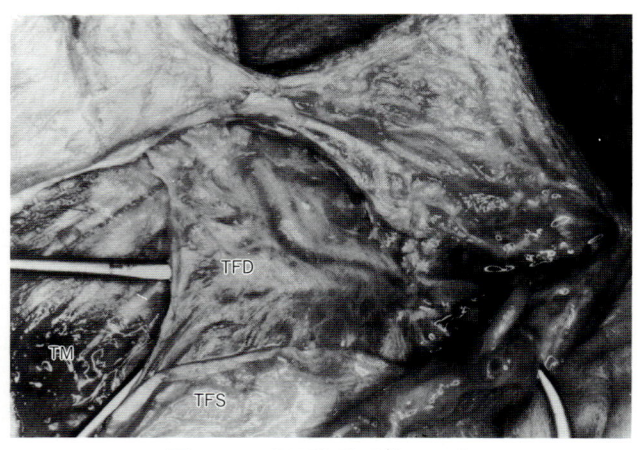

図 21・5 側頭筋膜浅葉と深葉
TFS：側頭筋膜浅葉，TFD：側頭筋膜深葉，TM：側頭筋
（秦　維郎，矢野健二，松賀一訓ほか：新鮮屍体における側頭部の解剖学的考察．日頭顎顔外会誌，5：1-10，1989．より引用）

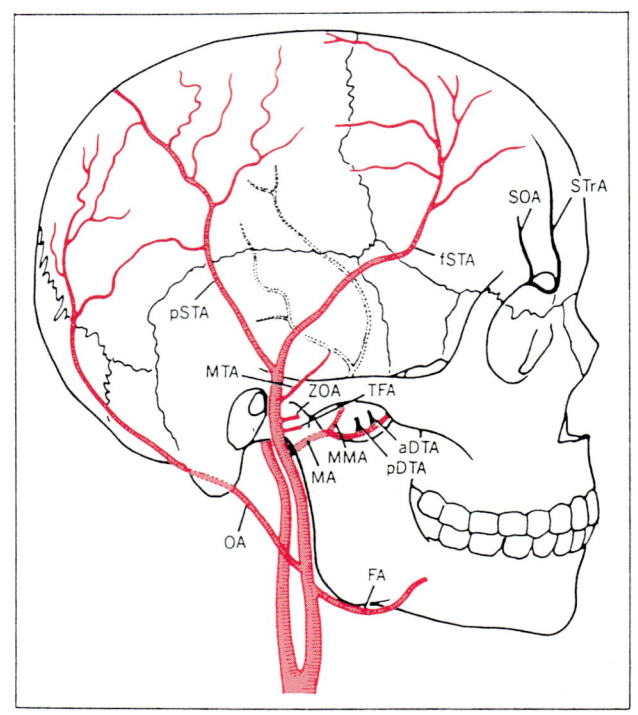

図 21・6 頭部表層血管
SOA：眼窩上動脈，STrA：滑車上動脈，fSTA：浅側頭動脈前頭枝，pSTA：浅側頭動脈頭頂枝，MTA：中側頭動脈，ZOA：頬骨眼窩動脈，TFA：顔面横動脈，MMA：中硬膜動脈，MA：顎動脈，aDTA：前深側頭動脈，pDTA：後深側頭動脈，OA：後頭動脈，FA：顔面動脈
（秦　維郎，細川　互，矢野健二ほか：血管柄付頭蓋骨移植の経験―側頭部の解剖学的考察と術式の検討―．日形会誌，7：934-948，1987．より引用）

2．側頭部の血管（図21・6）

a．浅側頭動脈

浅側頭動脈は外頚動脈の2終枝の一つで，下顎頚の下で顎動脈と分かれて垂直に上行し，耳介側頭神経とともに耳介の前方を走り，下顎頚と耳介の間で耳下腺を出，頬骨弓後端の上で皮下に現われ，側頭頭頂筋の中を通り，前頭枝と頭頂枝に分かれる。中側頭動脈，頬骨眼窩動脈，顔面横動脈の分枝を認める。浅側頭動静脈は耳前部では伴走するが，その後分かれて走行することがある。

b．中側頭動脈

中側頭動脈は頬骨弓下顎窩の所で浅側頭動脈から分かれ，側頭筋膜へ分枝した後，中側頭動脈溝を上行して側頭筋後部に終わる（図21・7）。側頭筋膜への分枝は浅葉を貫き，深葉に沿って上行する（図21・8-a）。中側頭動脈の太さは浅側頭動脈の1/2〜1/3である。図21・8-bでは2枝に分かれた中側頭動脈が，一方は側頭筋膜深葉内へ，他方は側頭筋後部へ進入している状態を示す。

c．深側頭動脈

深側頭動脈は顎動脈より分枝し，前深側頭動脈と後深側頭動脈を区別する。走行は骨に近い側頭筋の中を通り，前深側頭動脈は側頭筋の前部を，後側頭動脈は側頭筋の中部を栄養する（図21・9）。

3．側頭部の血行

a．側頭部軟部組織の血行

側頭部軟部組織の栄養は浅側頭動脈，中側頭動脈，深側頭動脈が行う。主として浅側頭動脈は頭皮から帽状腱膜下層まで，中側頭動脈は innominate fascia から側頭筋表層（側頭筋後部を含む）まで，深側頭動脈は側頭筋の前部と中部をそれぞれ栄養する。図21・10は浅側頭動

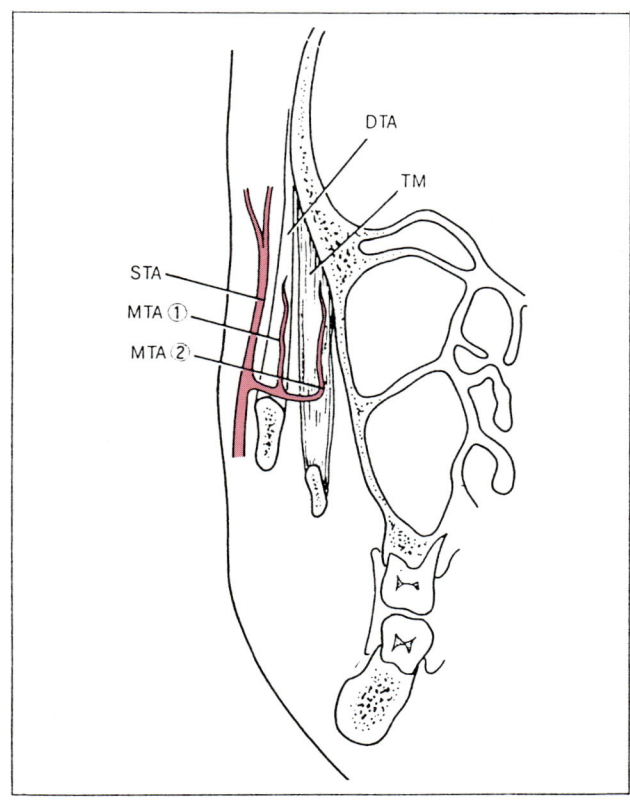

図 21・7　中側頭動脈の走行
STA：浅側頭動脈，MTA①：側頭筋膜へ分枝する中側頭動脈，MTA②：側頭筋へ分枝する中側頭動脈，TM：側頭筋
（秦　維郎，細川　亙，矢野健二ほか：血管柄付頭蓋骨移植の経験―側頭部の解剖学的考察と術式の検討―．日形会誌，7：934-948，1987．より引用）

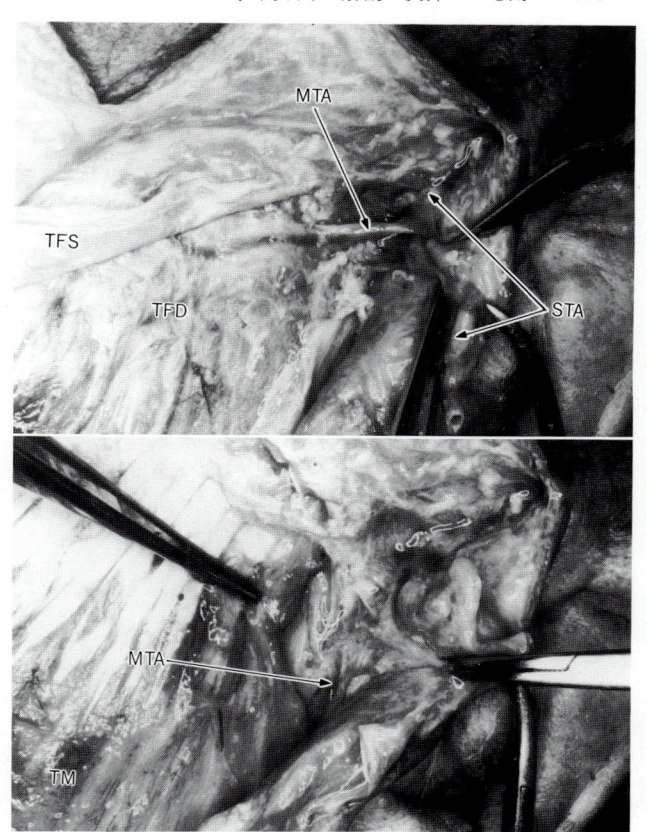

（上）浅側頭動脈から分枝し側頭筋膜深葉へ分布する中側頭動脈。
　　　STA：浅側頭動脈，TFD：側頭筋膜深葉，
　　　MTA：中側頭動脈，TFS：側頭筋膜浅葉
（下）側頭筋後部へ分枝する中側頭動脈。
　　　TM：側頭筋，MTA：中側頭動脈
図 21・8　中側頭動脈の分枝
（秦　維郎，矢野健二，松賀一訓ほか：新鮮屍体における側頭部の解剖学的考察．日頭頸顔外会誌，5：1-10，1989．より引用）

脈への墨汁注入により染まった頭皮の状態とその割面である．図21・11は中側頭動脈注入例の頭皮の状態と，その割面を示している．浅側頭動脈は中側頭動脈と，中側頭動脈は深側頭動脈とそれぞれ吻合し，その支配域は互いにオーバーラップしている（図21・12）．

b．頭蓋骨の血行

頭蓋骨の大部分は中硬膜動脈によって養われ，外板の表面のみが表層からの血行で栄養されるといわれる．しかし，筆者らが行った選択的墨汁注入実験によると，浅側頭動脈注入例では前頭骨と頭頂骨後部の一部が島状（図21・13-a）に，中側頭動脈注入例では側頭骨と頭頂骨が地図状に染まっただけであり（図21・13-b），その染まり方は全層であった．染まった面積は浅側頭動脈より中側頭動脈の方が広い傾向にあったが，両者とも全体的にみて頭蓋骨の染まり方は弱かった．

B 皮弁への臨床応用

ここでは皮弁の概念を拡大解釈し，いわゆる皮弁のほかに，筋弁，筋膜弁，骨弁などを含めて記述する．

1．頭皮弁

頭皮弁は最初Dunham（1893）[2]が頬部潰瘍に利用した．この皮弁は側頭頭頂筋または帽状腱膜を含むため，厳密には筋皮弁の範疇に入る．有茎皮弁のほかに，浅側頭動脈を含めた遊離・島状皮弁（逆行性皮弁も含む）として各種再建に用いられる（図21・14）．

2．筋弁と筋膜弁

a．側頭頭頂筋弁

側頭頭頂筋弁は，Dufourmental（1958）[5]が耳輪再建に使用し，Foxら（1976）[4]がfan flapとして報告後，ポピュラーになった．この筋弁は中に浅側頭動脈を有し，瘢痕耳介の一期的再建（図21・15），顔面陥凹部の増量，頭蓋底の被覆，四肢への遊離弁などに利用される．また，頭蓋骨弁[7]やsecondary flapの血管柄としても使用される．

b．側頭筋膜弁

Abul-Hassanら（1984）[12]は側頭筋膜が中側頭動脈を含むことを報告し，浅側頭動脈を1つの茎にして，浅側頭動脈を含む側頭頭頂筋弁と，中側頭動脈を含む側頭筋膜弁の2葉弁作成の可能性を示した．側頭筋膜は従来の移植方法のほかに，この2葉弁として遊離，有茎で臨床応用できる．ほかには頭蓋骨弁の血管柄としても用いられる．

c．側頭筋弁

これはLexer（1908）[13]が咬筋とともに顔面神経麻痺に使用したのが最初である．顔面神経麻痺の動的再建（図21·16）や眼窩再建，頭蓋骨弁の柄としても用いられる．

d．帽状腱膜弁

Jacksonら（1986）[14]が前頭蓋窩の欠損に，前頭筋帽状腱膜弁として応用した．

3．骨膜弁

Shahら（1977）[15]が前頭蓋底の再建に用いた．また，帽状腱膜とともに，帽状腱膜骨膜弁としても使用できる（Horowitzら[16]，1984）．

4．頭蓋骨弁

頭蓋骨弁は古くKönig（1890）[1]が皮膚骨弁として行ったのが最初である．彼はMüller（1890）[17]が開頭術で用いた方法を外傷性頭蓋骨欠損に応用した．その後，骨膜を茎とするもの[18]，側頭筋を茎とするもの[19]~[21]などが報告されたが，これらは単に軟部組織を茎にするだけのもので，骨への血行動態については言及していない．血管柄付頭蓋骨移植の概念を確立したのはMcCarthyら（1984）[6]である．彼らは移植骨への栄養血行を考慮し，axial patternとしての骨弁を報告した．その茎の構成は側頭頭頂筋，帽状腱膜下層，側頭筋膜，側頭筋である．現在では改変され，側頭筋を除いた茎のものを用いている[22]．一方，Casanovaら（1986）[9]やFujinoら（1987）[23]は帽状腱膜下層と側頭筋膜を茎とし，この茎に含まれる

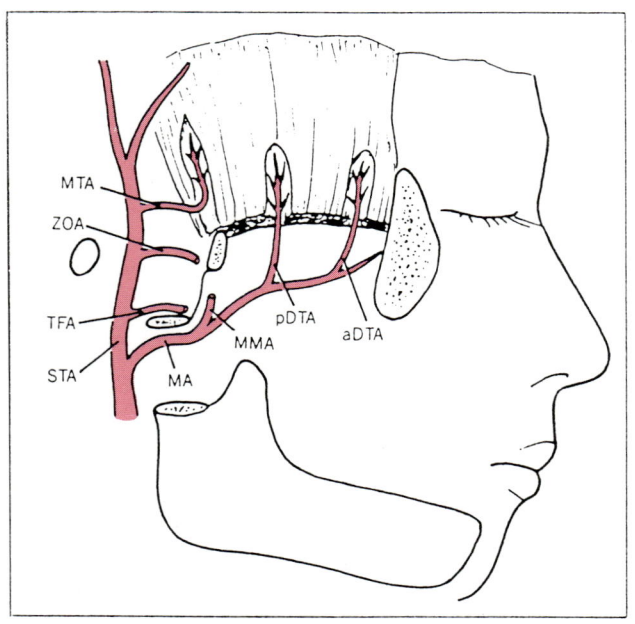

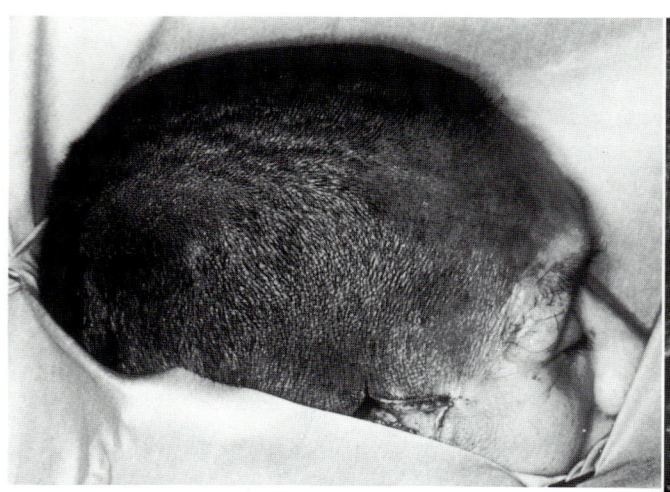

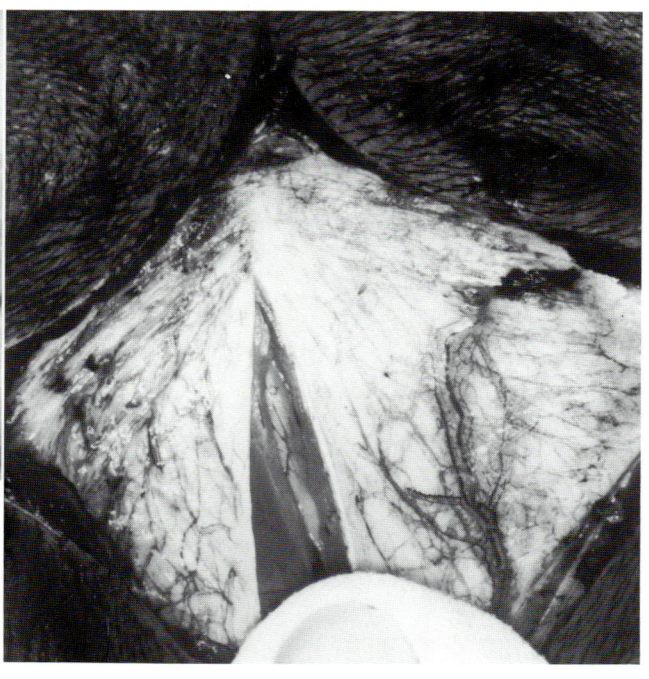

図21·9　側頭筋を栄養する血管
MTA：中側頭動脈，pDTA：後深側頭動脈，aDTA：前深側頭動脈，ZOA：頬骨眼窩動脈，TFA：顔面横動脈，STA：浅側頭動脈，MA：顎動脈，MMA：中硬膜動脈
（秦　維郎，細川　互，矢野健二ほか：血管柄付頭蓋骨移植の経験―側頭部の解剖学的考察と術式の検討―．日形会誌，7：934-948，1987．より引用）

▲(a)　浅側頭動脈注入側の頭皮
▶(b)　浅側頭動脈注入側の頭皮割面
図21·10　浅側頭動脈墨汁注入例
（秦　維郎，矢野健二，松賀一訓ほか：新鮮屍体における側頭部の解剖学的考察．日頭顎顔外会誌，5：1-10，1989．より引用）

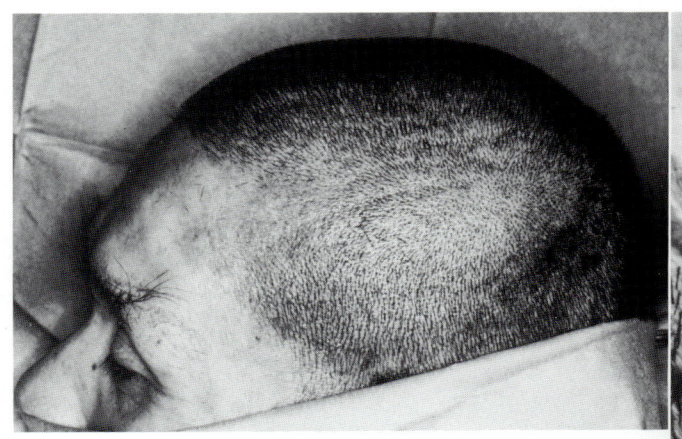

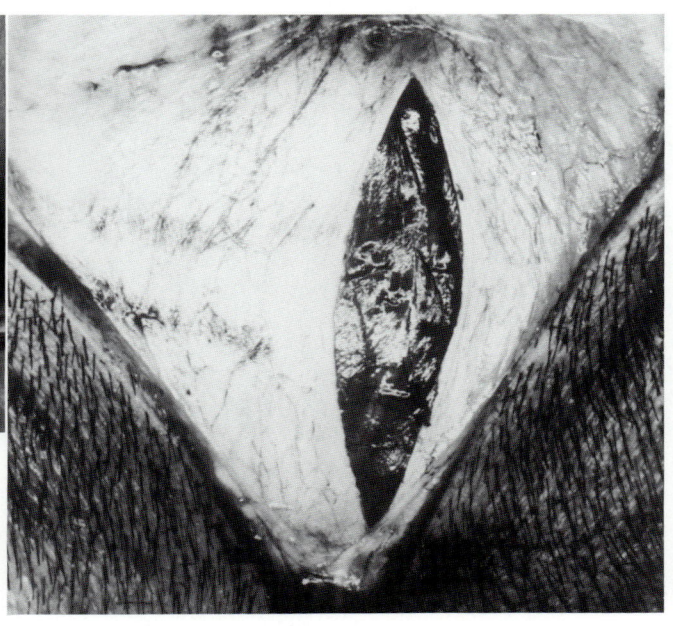

▲(a)　中側頭動脈注入側の頭皮
▶(b)　中側頭動脈注入側の頭皮割面
図 21・11　中側頭動脈墨汁注入例
（秦　維郎，矢野健二，松賀一訓ほか：新鮮屍体における側頭部の解剖学的考察．日頭顎顔外会誌，5：1-10，1989．より引用）

血行で十分であるとした．また，深側頭動脈を含む側頭筋を茎とするもの（Antonyshn[24]，1986）や，浅側頭動脈を含む側頭頭頂筋だけの茎も報告されている（秦ら[7]，1987）．図 21・17 は側頭頭頂筋を血管柄とする頭蓋骨弁である．

C 考　察

1．側頭部解剖の名称について

側頭部解剖の理解を困難にしている要因の一つは，その名称が統一されていないことである．側頭頭頂筋（temporoparietal muscle）は temporoparietal fascia, superficial temporal fascia, galeal extension と同意語に用いられ，帽状腱膜（galea aponeurotica）は epicranial aponeurosis, 帽状腱膜下層（subaponeurotic layer）は loose areolar layer, Merkel's gap などと呼ばれている．さらに，側頭筋膜（temporal fascia）は temporalis fascia, deep temporal fascia, investing fascia of temporalis, temporal aponeurosis などといわれる．これらの同義語は，現時点では個々に使われているため，用語の意味をはっきりと認識する必要がある．側頭筋を栄養する血管名にも混乱が見られる．Casanovaらは Jestut らの論文を引用し，後深側頭動脈を middle deep temporal artery，中側頭動脈の側頭筋枝を posterior deep temporal artery と呼んでいる．また，Cuttingら[22]も McCarthy の『Plastic Surgery』の中で同様の記載をしている．しかし，解剖学成書の中には，これらの名称は見られない．

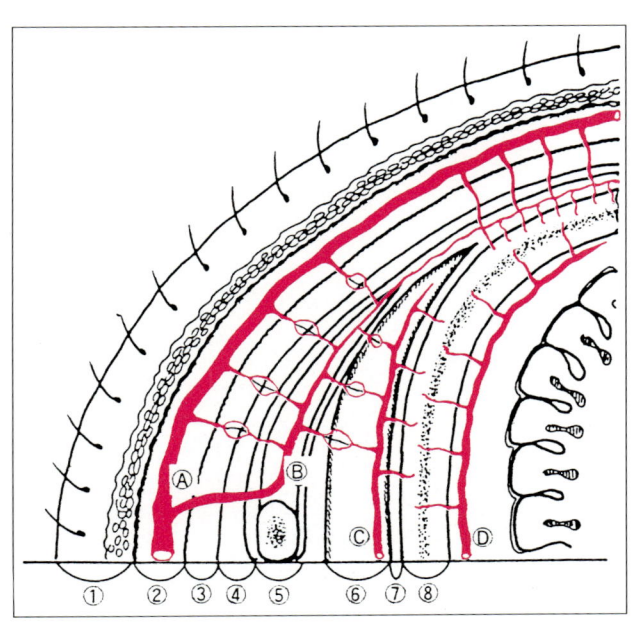

図 21・12　側頭部層構造と各血管の吻合状態
①頭皮，②側頭頭頂筋，③帽状腱膜下層，④innominate fascia，⑤側頭筋膜（浅葉，深葉），⑥側頭筋，⑦骨膜下層，⑧頭蓋骨
A：浅側頭動脈，B：中側頭動脈，C：深側頭動脈，D：中硬膜動脈

2．側頭部の層構造について

層構造では innominate fascia 存在の有無が問題となる．これは Casanova らが血管柄付頭蓋骨移植の基礎的解剖として報告したものである．彼らは innominate fascia が骨膜につながるとし，骨弁の血管柄として，側頭筋膜とともに使用している．解剖学成書には innominate fascia の記載はなく，側頭筋膜が骨膜につながるとされている．筆者らの検索では図 21・3 から明らかなように

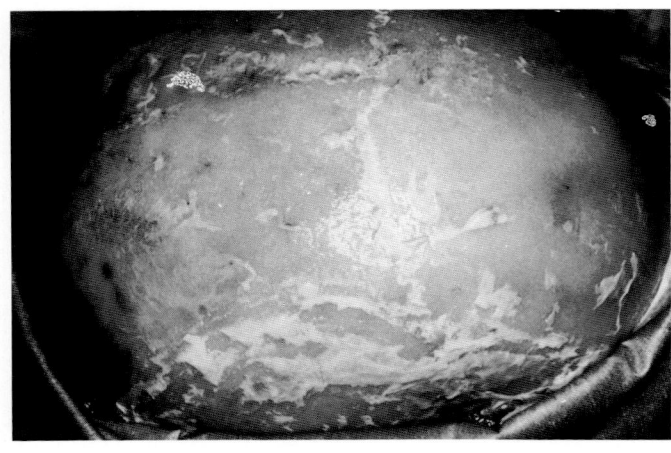

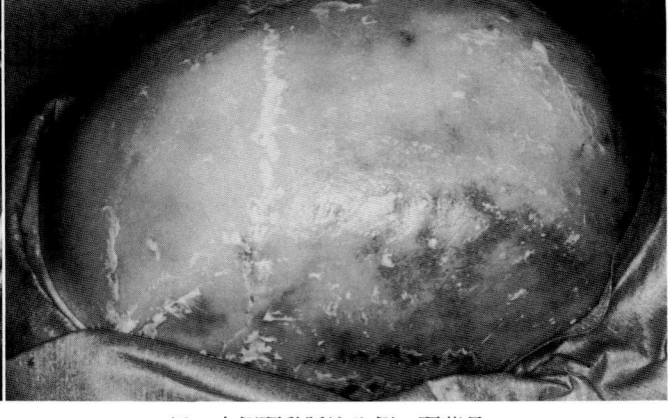

(a) 浅側頭動脈注入側の頭蓋骨。　　　　　　　　　　　　(b) 中側頭動脈注入側の頭蓋骨。

図 21・13　墨汁注入頭蓋骨
(秦　維郎, 矢野健二, 松賀一訓ほか：新鮮屍体における側頭部の解剖学的考察. 日頭顎顔外会誌, 5：1-10, 1989. より引用)

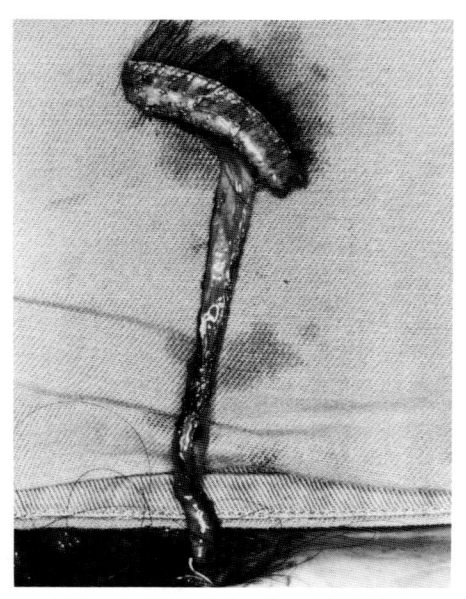

図 21・14　眉毛再建時の島状頭皮弁
　血管柄は浅側頭動脈を含む側頭頭頂筋である。

innominate fascia が確認でき, 骨膜とつなげて1枚のシート状に採取可能であった。そして, 側頭筋膜は頭頂に向かって骨膜下層と連続していた (図21・4)。これより innominate fascia の存在は証明されたが, 一般的に筋膜には層分離が見られることから, innominate fascia を側頭筋膜の一部と見なすことも可能である。

3. 側頭部の血管について

　側頭部の血管では中側頭動脈の分枝が問題点である。中側頭動脈は成書[25)26)]では頬骨直上で側頭筋膜を貫き, 側頭鱗の中側頭動脈溝内を上行して側頭筋へ分布すると記載され, 側頭筋膜への分枝については触れていない。

中側頭動脈の側頭筋膜への分枝を初めて報告したのは Abul-Hassan らである。これによると, 中側頭動脈は頬骨弓上縁から平均2cm下の浅側頭動脈から起こり, 頬骨弓上縁で側頭筋膜を貫き, 筋膜内へ分枝した後, 側頭筋後部に至るとしている。中側頭静脈も同じレベルで分枝し, 同名動脈の近くを伴走するという。また, 中側頭動脈の径は浅側頭動脈の分枝部で平均1.5mm, その静脈径は1.9mmであると述べている。Fujinoらも臨床的に側頭筋膜内の中側頭動脈を確認し, 頭蓋骨弁に応用している。

4. 側頭部の血行と皮弁への応用について

　墨汁注入による検索では, 側頭部軟部組織における浅側頭動脈と中側頭動脈の支配領域は前者が皮膚から帽状腱膜下層まで, 後者が innominate fascia から側頭筋までであり, その両者は互いにオーバーラップ支配をしていた。帽状腱膜下層では Abul-Hassan らは穿通枝はなく avascular area としているが, 筆者らの検索では浅側頭動脈からの密な血行支配を受け, かつ中側頭動脈からの分枝も認めた。Casanova らも側頭部の各層は格子状の垂直なネットワークをもつことを確認している。しかし, 彼らは中側頭動脈の存在を指摘しておらず, このネットワークは浅側頭動脈と深側頭動脈間にあるとしている。したがって, 筆者らの結果と Casanova らの所見を総合すれば, 浅側頭動脈と中側頭動脈, 中側頭動脈と深側頭動脈が互いにネットワークをもっていると考えられる。

　一方, 頭蓋骨の大部分は中硬膜動脈によって養われているが, 血管柄付頭蓋骨移植を行う場合, 中硬膜動脈の利用は技術的に困難なため, 表層からの血行経路が選択

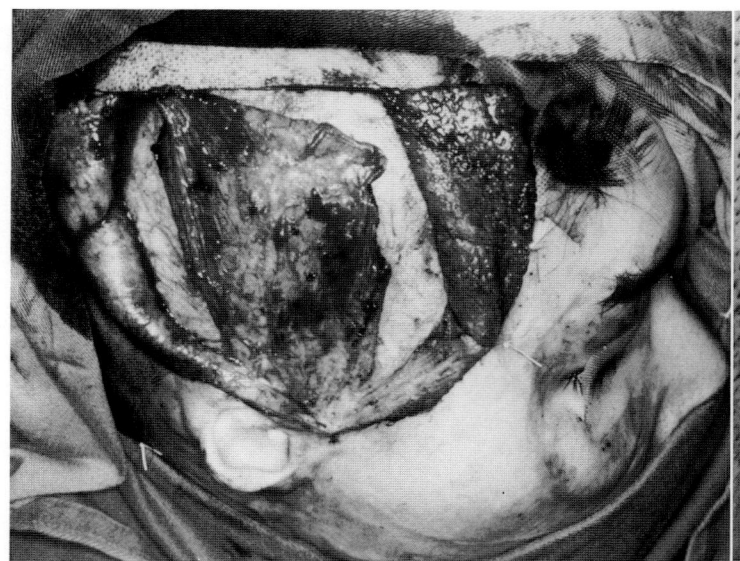

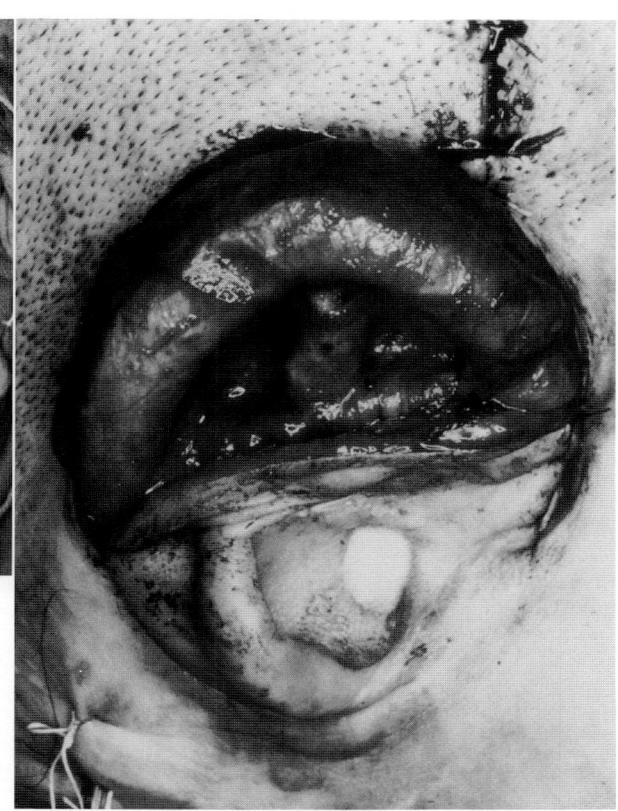

図 21・15　耳介再建時の側頭頭頂筋弁（fan flap）

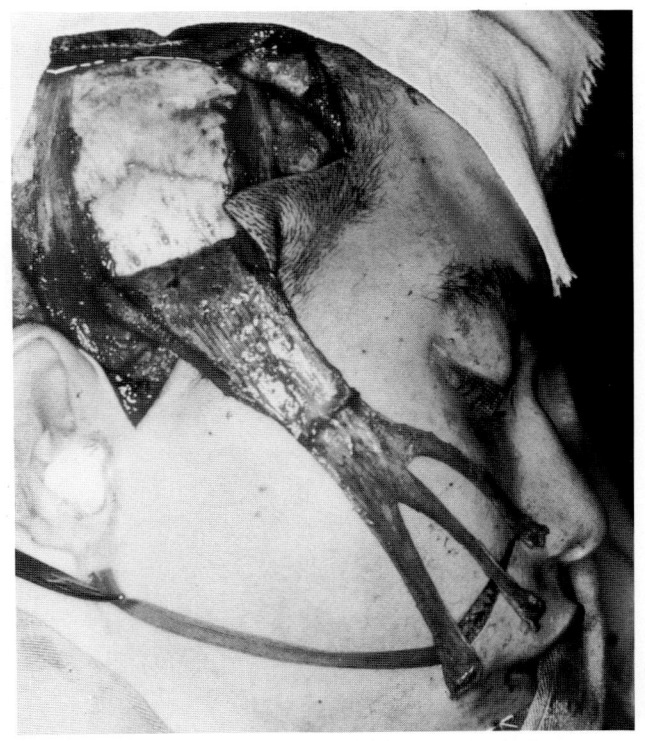

図 21・16　顔面神経麻痺再建時の側頭筋弁

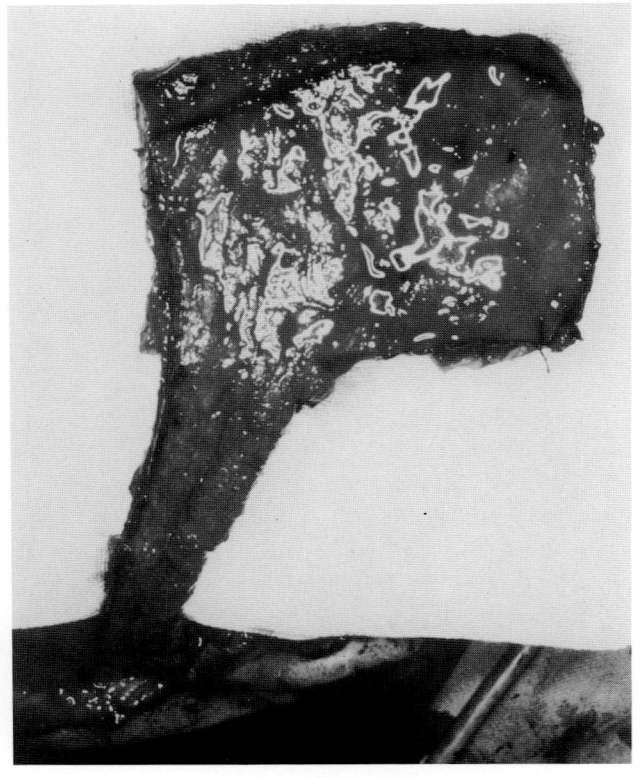

図 21・17　血管柄付頭蓋骨弁
血管柄は浅側頭動脈を含む側頭頭頂筋である。
（秦　維郎, 細川　亙, 矢野健二ほか：血管柄付頭蓋骨移植の経験―側頭部の解剖学的考察と術式の検討―. 日形会誌, 7：934-948, 1987. より引用）

される．この場合，どの血管を含めればより豊富な血行を保つことができるか，今までのところ，明確な答えは出ていない．Cuttingら（1984）[27]は外頸動脈から色素を注入し，帽状腱膜から骨膜へ及ぶ全体的な血行ネットワークを指摘しているが，筆者らの墨汁検索では，浅側頭動脈走行に一致したところにわずかな穿通枝を認めるのみであった．一方，頭蓋骨の染まった面積は浅側頭動脈より中側頭動脈の方が広く，その染まり方は両者ともすべて全層であった．この所見は頭蓋骨の外板の表面が表層からの血行によって栄養されるという報告と異なるものである．

これらの結果から，側頭筋膜を茎とする骨弁の方が，側頭頭頂筋を茎とするものより，血行はより豊富であることが推測できる．臨床的には，側頭頭頂筋のみを血管柄とする頭蓋骨弁でも，移植骨は長期にわたって超生し，その形態が良好に保たれることが知られている[29]．また，McCarthyらが最初に報告した骨弁は側頭筋，側頭筋膜，側頭頭頂筋のすべてを茎に含み，栄養は浅・中・深側頭動脈から行われるため，その血行はもっとも良いといえる．しかしながら，側頭部の血行動態に関してはまだ完全には把握されておらず，今後の研究を待たなければならない．そして，各血管の血行動態を解明することは各種皮弁の臨床応用に大切であるとともに，新しい皮弁の開発につながるものである．　　　　　　（秦　維郎）

文　献

1) König, F. : Der Knocherne Ersatz grosser Schadeldefekt. Zentralbl. Chir., 27 : 497-501, 1890.
2) Dunham, T. : A method for obtaining a skin flap from the scalp and a permanent buried vascular pedicle for covering defects of the face. Ann. Surg., 17 : 677-679, 1893.
3) Smith, R. A. : The free fascial scalp flap. Plast. Reconstr. Surg., 66 : 205-209, 1980.
4) Fox, J. W., Edgerton, M. T. : The fan flap ; an adjunct to ear reconstruction. Plast. Reconstr. Surg., 58 : 663-667, 1976.
5) Avelar, J. M., Psilakis, J. M. : The use of galea flaps in craniofacial deformities. Ann. Plast. Surg., 6 : 464-469, 1981.
6) McCarthy, J. G., Zide, B. M. : The spectrum of calvarial bone grafting ; introduction of the vascularized calvarial bone flap. Plast. Reconstr. Surg., 74 : 10-18, 1984.
7) 秦　維郎，細川　互，矢野健二ほか：血管柄付頭蓋骨移植の経験―側頭部の解剖学的考察と術式の検討―．日形会誌，7 : 934-948, 1987.
8) 秦　維郎，矢野健二，松賀一訓ほか：新鮮屍体における側頭部の解剖学的考察．日形顎顔外会誌，5 : 1-10, 1989.
9) Casanova, R., Cavalcante, D., Grotting, J. D., et al. : Anatomic basis for vascularized outer-table calvarial bone flaps. Plast. Reconstr. Surg., 78 : 300-308, 1986.
10) 秦　維郎，松賀一訓，細川　互ほか：頭部X線規格写真による頭蓋骨厚さの計測．日形会誌，8 : 140-153, 1988.
11) Pensler, J., McCarthy, J. G. : The calvarial donor site ; an anatomic study in cadavers. Plast. Reconstr. Surg., 75 : 648-651, 1985.
12) Abul-Hanssan, H. S., Von Drasek Ascher, G., Acland, R. D. : Surgical anatomy and blood supply of the fascial layers of the temporal region. Plast. Reconstr. Surg., 77 : 17-24, 1986.
13) Freeman, B. S. : Facial palsy. Reconstructive Plastic Surgery, edited by Converse, J. M., p. 1806, W. B. Saunders Co., Philadelphia, 1977.
14) Jackson, I. T., Adham, M. N., Marsk, W. R. : Use the galeal frontalis myofascial flap in craniofacial surgery. Plast. Reconstr. Surg., 77 : 905-910, 1976.
15) Shah, J. P., Galicich, J. H. : Cranio-facial resection for malignant tumors of ethmoid and anterior skull base. Arch. Otolaryngol., 103 : 514, 1977.
16) Horowitz, J. H., Perising, J. A., Nichter, L. S., et al. : Galeal-pericranial flaps in head and neck reconstruction ; Anatomy and application. Am. J. Surg., 148 : 489-497, 1984.
17) Müller, W. : Zur Frage der temporaren Schadelresektion an Stelle der Trepanation. Zentralbl. Chir., 17 : 65-66, 1890.
18) Jones, W. R. : The repair of the skull defects by a new pedicle bone-graft operation. Br. Med. J., 1 : 780-781, 1933.
19) Stricker, M., Montaut, J., Hepner, H., et al. : Les osteotomies du crane et de la face. Ann. Chir. Plast., 17 : 233-244, 1972.
20) Conley, J., Cinelli, P. B., Johnson, P. M., et al. : Investigation of bone changes in composite flaps after transfer to the head and neck region. Plast. Reconstr. Surg., 51 : 658-661, 1973.
21) Vandervord, J. G., Watson, J. D., Teasdale, G. M. : Forehead reconstruction using a bipedicled bone flap. Br. J. Plast. Surg., 35 : 75-79, 1982.
22) Cutting, C. B., McCarthy, J. G., Knize, D. M. : Repair and grafting bone. Plastic Surgery (1 st ed.), edited by McCarthy, J. G., pp. 617-624, W. B. Saunders Co., Philadelphia, 1990.
23) Fujino, T., Nakajima, H. : Cranial bone flap vascularized by temporal muscle or fascia, Craniofacial Surgery, edited by Marchac, D., pp. 415-420, Springer-Verlag, Berlin, 1987.
24) Antonyshyn, O., Cocleugh, R. G., Hurst, L. N., et al. : The temporalis myoosseous flap ; an experimental study. Plast. Reconstr. Surg., 77 : 406-413, 1986.
25) 平沢　興，岡本道雄：脈管学・神経系．分担解剖学（改訂第11版），2, p. 39, 金原出版，東京，1982.
26) 嶋井和世，木村邦彦，瀬戸口孝夫ほか：脈管学・神経学．グレイ解剖学II, p. 636, 廣川書店，東京，1981.
27) Psillakis, J. M., Grotting, J. C., Casanova, R., et al. : Vascularized outer-table calvarial bone flaps. Plast.

Reconstr. Surg., 78 : 309-317, 1986.
28) Cutting, C. B., McCarthy, J. G., Berenstein, A. : Blood supply of the upper craniofacial skeleton ; The search for composite calvarial bone flaps. Plast. Reconstr. Surg., 74 : 603-610, 1984.

29) 伊藤　理, 秦　維郎, 朴　修三ほか：有茎頭蓋骨移植2症例の長期経過について（補遺）. 日形会誌, 19：347-350, 1999.

22 皮弁による最近の胸壁・乳房再建

SUMMARY

皮弁による胸壁・乳房再建の質を飛躍的に高めたのは，腹直筋皮弁の開発によるところが大きい。とくに transverse rectus abdominis musculocutaneous (TRAM) flap の開発は，自家組織のみによる乳房再建を可能にした。しかし，本皮弁は十分にその血行動態を理解して用いなければ，皮弁の壊死などのトラブルを招くことがあり，また，腹壁の主要な筋肉を採取することから，その確実な修復にも留意しなければならない。

ここでは乳房切除術後のさまざまな変形に対する腹直筋皮弁の用い方について解説し，必要最小限の筋鞘と筋肉の採取により，乳房のみならず，腹部をも含めた整容的改善が得られることを強調した。さらに最近開発の進歩が著しい下腹壁動脈穿通枝皮弁 (deep inferior epigastric perforator flap, DIEP flap) についても知見を述べた。

はじめに

近年の身体各部にわたる筋皮弁の開発により，胸壁・乳房の再建も急速な進歩を遂げている。とくに腹直筋皮弁の開発は，乳房再建の質を高める上で大きな功績があったといえよう。本皮弁はその血行動態や皮弁のデザインにより，多くのバリエーションをもち，多彩な用い方ができる点でも，ほかの皮弁にはない特長をもっている。下腹部横方向の皮弁(TRAM flap)[1]とすることにより，皮弁採取部の瘢痕を目立たなくでき，また abdominoplasty を行うことができるのも大きな利点である。最近では皮弁採取法にも著しい進歩が見られ，筋鞘を含まないで採取する fascia sparing 法[2]や，腹直筋からの皮膚穿通枝のみにして筋体も付けないで挙上するDIEP flap[3~5]も応用されるようになってきた。

しかし，これらの皮弁を十分に理解していないと，多くのトラブルに巻き込まれることも事実であるので，ここでは胸壁・乳房再建における腹直筋皮弁のさまざまな用い方について紹介し，本皮弁を理解するための一助としたい。

A 概念

胸壁再建と乳房再建は，概念上異なった手術といってよい。前者はもっぱら欠損部の被覆に主眼を置いているのに対し，後者は形態の再建を目的とするものであり，再建外科と整容外科の接点に位置し，高度な再建技術と，より芸術的な感性が要求される。

乳房再建では皮弁のデザイン，採取法，採取後の処置がそのまま，乳房の形作りや腹部の形態に影響を与えることをまず理解しなければならない。すなわち，single-pedicle TRAM flap で，皮弁の安全のために筋鞘や筋体を大きく採取すると，筋鞘縫合は緊張が強くなり，十分な abdominoplasty ができないし，乳房内側には大きな筋肉の膨隆ができてしまう。これを避けるには，皮膚穿通枝のみを皮弁に付けるようにして，筋鞘切除は最小限にし，筋体の外側は残して茎を細くすると，腹壁の緊張は過度にならず，abdominoplasty も十分に行え，しかも乳房内側の膨隆も少なくなる[6]。このように，どの手順においても過不足なく手術操作を行う必要があり，それがまた本法で良い結果を得るためのコツでもある。

また，皮弁の各バリエーションにおいて，血行動態上どの部分まで安全に用いることができるかを知っておくことも，皮弁壊死などのトラブルを避ける上で重要である。

B 解剖

腹直筋は内胸動静脈の枝である深上腹壁動静脈と，外腸骨動静脈の枝である深下腹壁動静脈によって栄養されている。深上腹壁動静脈は胸骨下角で肋軟骨裏面から出て，筋体の裏面に入る。深下腹壁動静脈は臍と恥骨上縁の中間よりやや尾側で，筋体の外下方から筋体裏面に入る。両血管は筋体内で細かく吻合しているので，深下腹壁動静脈を結紮しても，有茎の TRAM flap として利用

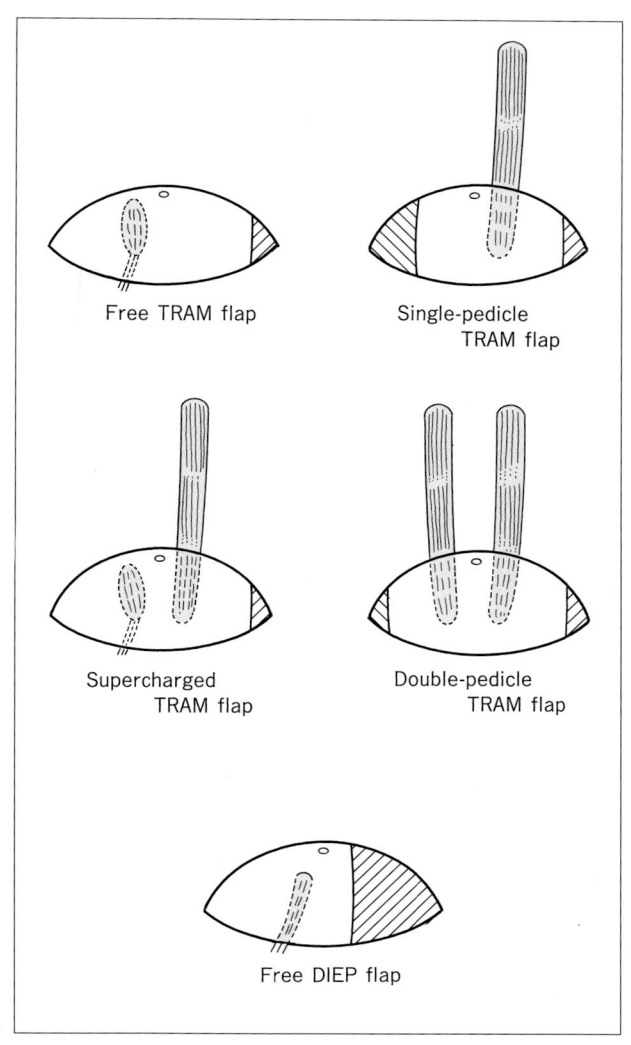

図 22・1 筋肉柄の大きさと皮弁の生着範囲との関係
斜線部：血行上信頼性の少ない部分

できるわけである。一方，深下腹壁動静脈を茎とすると，遊離皮弁として用いることができる。深下腹壁動静脈を茎とした方が，深上腹壁動静脈を茎とした時よりも，血行動態上有利である[7]。神経支配は第7～12肋間神経で，血管を伴って筋体の外側から裏面に入る。とくに第8肋間神経は太く，有茎で用いる場合，この神経を切っておくと術後に筋体の萎縮が進み，乳房内側の膨隆が少なくなる。

TRAM flap は正中と両側の浅下腹壁動脈の位置によって zone Ⅰ から zone Ⅳ まで分ける[8]。zone Ⅰ がもっとも血行が良く，Ⅱ～Ⅳ になるに従って血行は悪くなる。

筋体から腹直筋鞘を貫く皮膚穿通枝には外側列と内側列があり，それぞれ腹直筋外側縁から 2 cm，腹直筋内側縁から 1 cm の部分に出てくる。臍の周囲に太い穿通枝が多い。穿通枝が太い場合は筋肉から血管のみをはずし，穿通枝皮弁として挙上できる。腹直筋鞘後葉は弓状線以下では存在しないので，この部での筋鞘前葉の確実な修復が必要になる。

C 術前の評価

本法では腹部に十分な組織があることが必要条件になる。乳房欠損の状態によって用いる TRAM flap を変える必要がある。すなわち，定型的乳房切除術後のように鎖骨下部の組織欠損が大きい例や，非定型的乳房切除術後の症例であっても，瘢痕が広範囲にあったり植皮をされている場合や，大胸筋の萎縮が強い時には，大きな組織が必要になる。また，健側の乳房が豊満な場合も同様である。

乳切時の皮切の方向によっても，皮弁の用い方が変わってくる。縦方向の皮切では，鎖骨下部の皮膚の再建が必要になり，斜め方向や横方向の皮切では，同部の組織の増量のみで良い場合が多い。

遊離皮弁として用いる場合は，移植床血管の選択によって，血管柄を付ける位置が異なってくる。選択できる血管は胸背動静脈，腋窩動静脈，内胸動静脈，胸肩峰動静脈などである。胸骨旁郭清が行われている二次再建例では内胸動静脈が使えないが，瘢痕の中から腋窩動静脈を丁寧に剝離すると，端側吻合にして十分使える場合が多い。

また，腹部に瘢痕がある場合にも，手術法の選択が変わってくる。下腹部正中の瘢痕がある場合には，zone Ⅱ，Ⅳ には信頼性のある血行は得られないので，supercharged TRAM flap[9] か double-pedicle TRAM flap[10] が選択される。または皮弁のデザインを腹部の外上方に延長して外側にボリュームを確保し，遊離腹直筋皮弁や穿通枝皮弁を正中で二分する hemiflap として使うこともできる。

剝離の層が適切で，止血が確実であれば手術中の平均的な出血量は 400 ml 以下であるので通常は輸血の必要はないが，術前に自己血を採取しておいて必要に応じて使用してもよい。

D 手　技

1．胸壁再建

Vertical rectus abdominis musculocutaneous flap（図 22・2, 22・3）

胸壁再建では見た目の美しさよりも，欠損部の確実な被覆が目的となるので，皮弁全体の血行が良好である，縦方向の腹直筋皮弁が用いやすい[11]。一側の腹直筋を中

心として，閉創できるだけの幅の皮膚を付けて挙上する。この場合も，皮弁先端に下腹壁動静脈を付けて挙上し，腋窩の血管に吻合すると，血行上より安全になる。肋骨の欠損が大きい場合は，マーレックスメッシュなどの人工物で覆ってから，皮弁移植をするとよい。

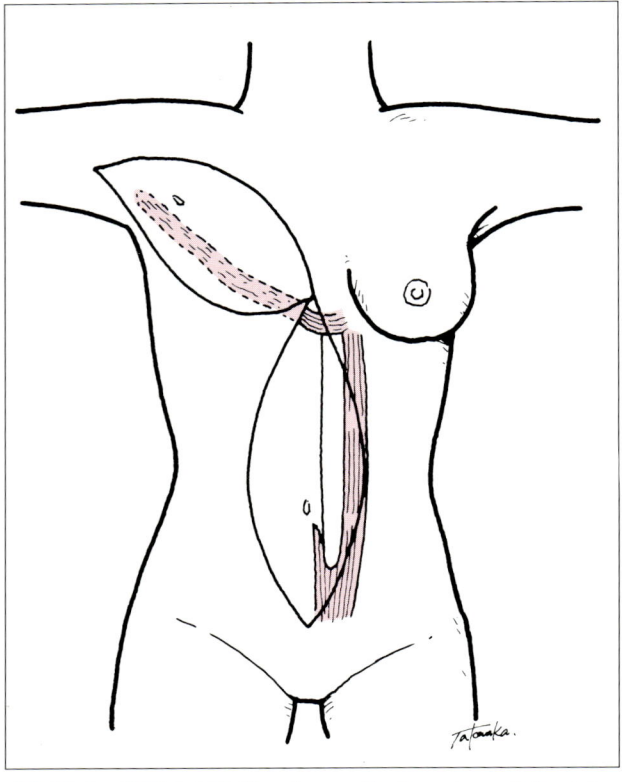

図22・2 症例1：50歳，女，vertical rectus abdominis musculocutaneous flap

2．乳房再建

a．皮弁のデザイン

採取部の瘢痕が下着に隠せることと，腹壁形成術ができるというTRAM flapの利点を生かすために，縫合線は恥骨上縁に位置し，しかも水平になるのが望ましい。そのためには，臍の上縁と恥骨上部を通る紡錘形を描く時，頭側の弧をやや長く取り，縫合する時に創縁を正中に寄せるようにすると，下腹部に水平の縫合線となる。横幅は左右の上前腸骨棘よりやや外側までである。下腹部に正中瘢痕があり皮弁を上外側に延長してhemiflapとして用いる場合は逆に舟形のデザインになる。

Single-pedicle TRAM flapにする時には，乳房欠損部と反対側に茎を作成する。Free TRAM flapにする時には，移植床血管の位置と鎖骨下部の皮膚の再建が必要かどうかによって，茎の作成が異なってくるので注意する（図22・4）。

両側の再建の場合は，左右の筋肉柄を胸骨前面で交差して皮弁を移動する。

b．皮弁の選択とその作製方法

1）Single-pedicle TRAM flap（図22・5）

TRAM flapのいわば基本形である。信頼性のある部分はzone I，IIとzone IIIの一部までであるので，非定型的乳房切除術後の症例のように，欠損部がそれほど大きくない場合に適している。

まず頭側の皮切から始め，Scarpa's fasciaより深層で

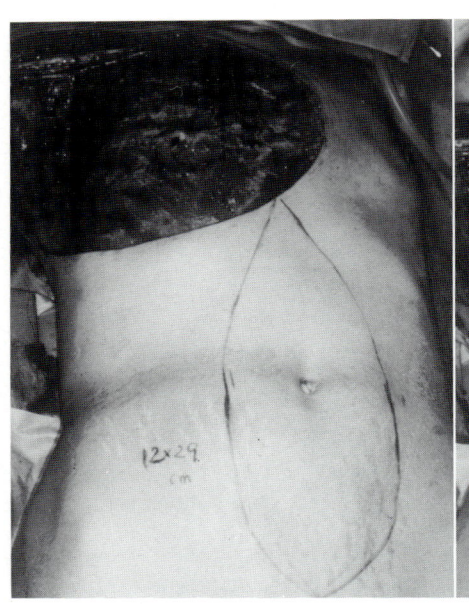

(a) Stage IVの乳癌で，切除後の状態。鎖骨下から腋窩にかけて神経血管束の露出がある。縦方向の腹直筋皮弁をデザインした。

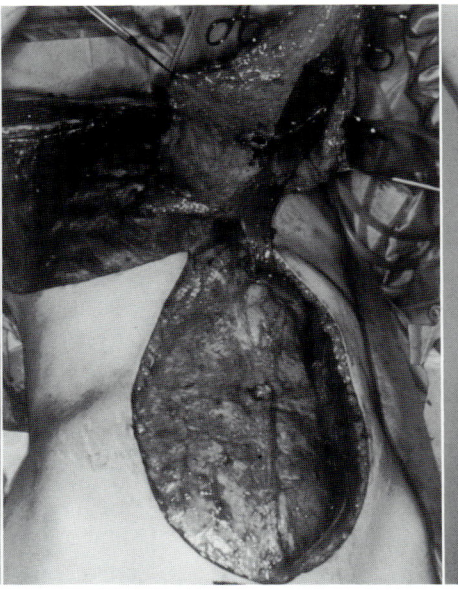

(b) 皮弁を挙上したところ。鎖骨下部から腋窩にかけて皮弁で被覆し，ほかはメッシュ植皮を行った。

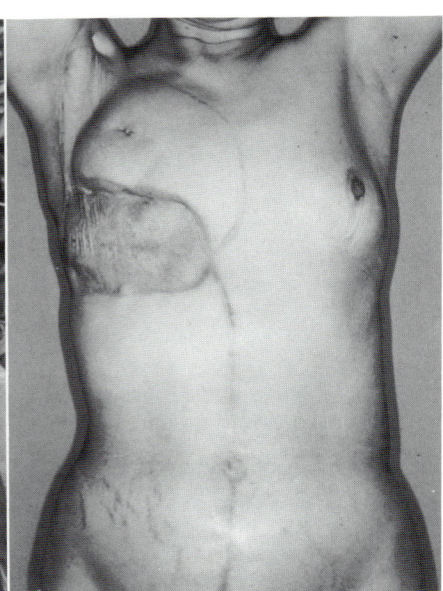

(c) 術後2年。上肢の挙上制限はない。

図22・3 症例1

は斜めに頭側へ切開し，脂肪を皮弁に多く付けるようにする。そのまま筋鞘上で肋骨弓まで剝離を進める。さらに皮弁を通す皮下トンネルを作成するが，再建側の乳房下溝部は剝離せず，健側の乳房内側の方を大きく剝離した方がよい。皮弁を通した後，健側乳房下溝内側を皮下の止め縫合で固定しておく。

つぎに尾側の皮切を行い，ついで茎とする反対側から外腹斜筋筋膜上，そして腱膜上で皮弁を挙上していく。正中まで剝離したら，つぎに茎と同側から剝離し，腹直筋外側縁に至る。皮膚穿通枝の外側列と内側列を確認して，それを皮弁に含むようにして，そのすぐ横で筋鞘を切開する。臍と恥骨上縁の中間あたりで，筋体外側 1/3 の部分から筋線維を分けて入り，筋体裏面に流入する深下腹壁動静脈を確認する。血管が皮弁に含まれるように走行していれば，それより外側の筋肉は残すことができる。内側の筋鞘も同様に切開し，臍より尾側では内側の筋肉も残すようにする。つぎに，深下腹壁動静脈を結紮切断して，そのまま頭側に筋鞘切開を延ばし，外側筋体を残して挙上していく。内側には約 1 cm，外側には約 2 cm の筋鞘が残ることになり，一次閉鎖は容易にできる。

2）Double-pedicle TRAM flap（図 22・6，22・7）

皮弁両外側の先端部を残してほぼ全体が生着するが，両側の腹直筋が犠牲になるので，腹壁の脆弱性を引き起こすのが欠点である。定型的乳房切除術後の症例が適応となる。下腹部正中に瘢痕がある場合にも用いることができる。

本法の場合は，左右両側から腹直筋へ向かって皮弁を挙上し，外側列皮膚穿通枝を確認した後，皮弁正中の筋

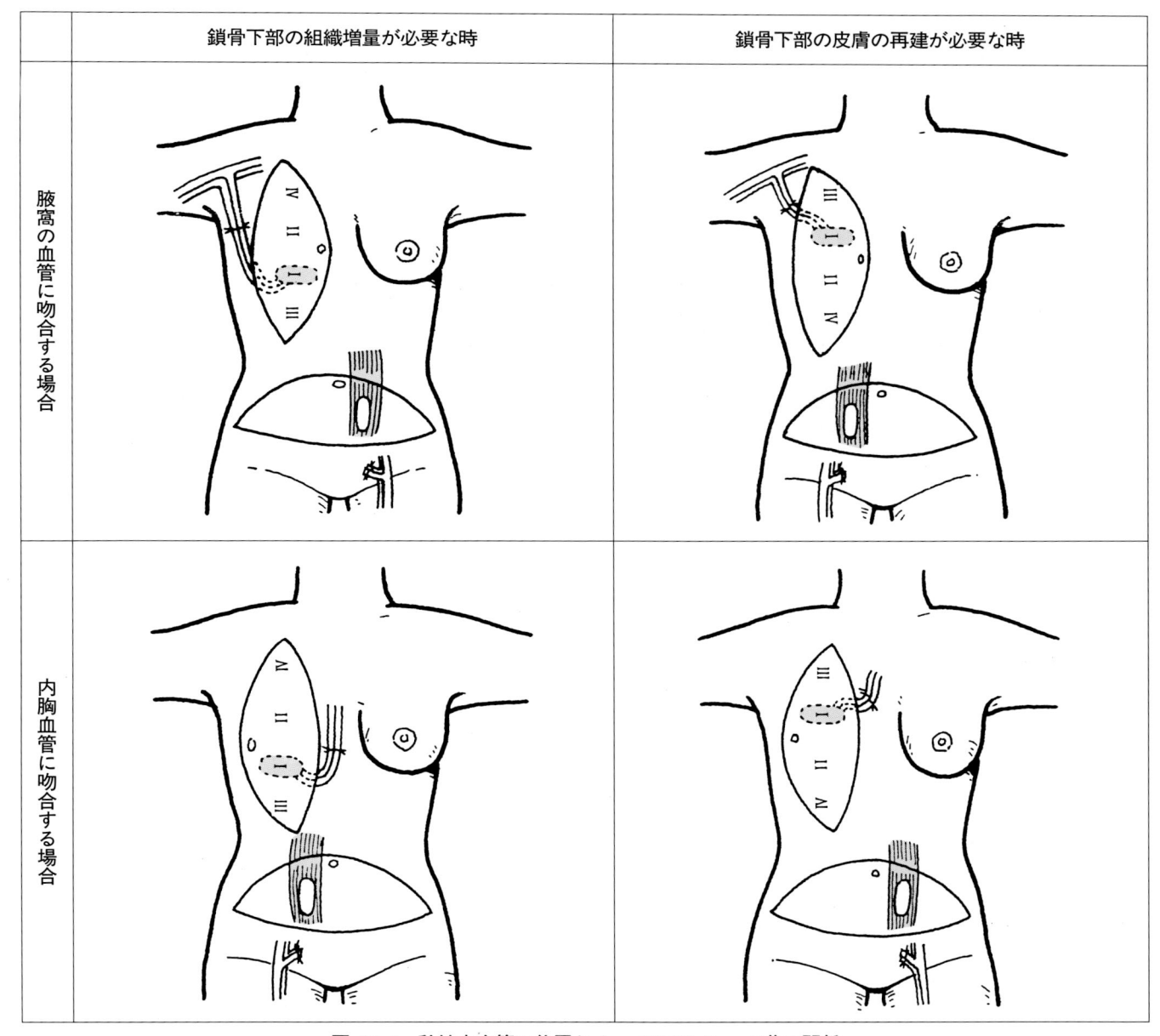

図 22・4　移植床血管の位置と free TRAM flap の茎の関係

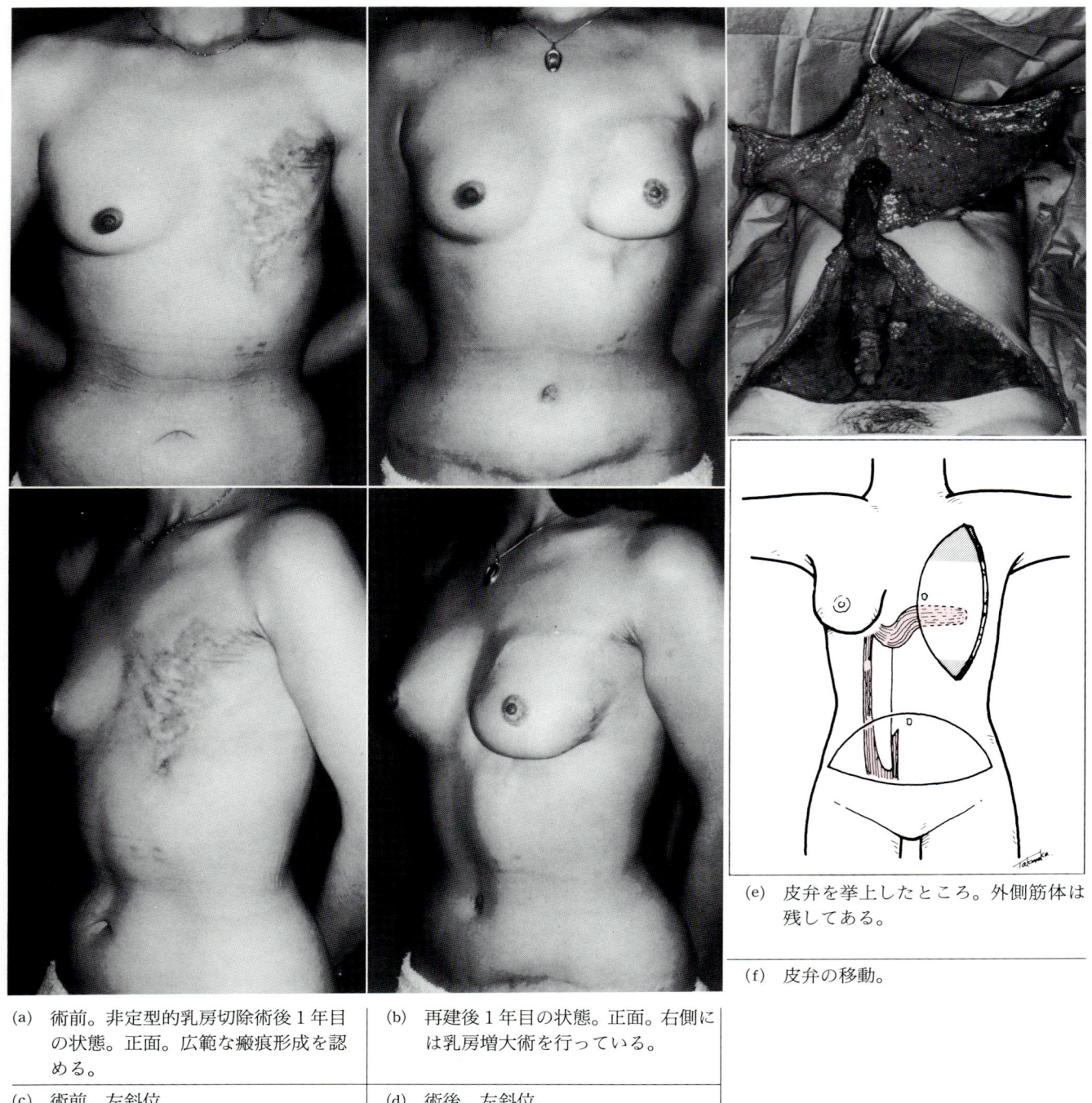

(a) 術前。非定型的乳房切除術後1年目の状態。正面。広範な瘢痕形成を認める。
(b) 再建後1年目の状態。正面。右側には乳房増大術を行っている。
(c) 術前。左斜位。
(d) 術後。左斜位。
(e) 皮弁を挙上したところ。外側筋体は残してある。
(f) 皮弁の移動。

図 22・5 症例2：42歳，女，single-pedicle TRAM flap

鞘上にトンネルを作るような気持ちで，内側列皮膚穿通枝を温存しながら剝離を進める。両側で内外側の筋鞘を切開し，臍より尾側では同様にして，内外側に筋肉をできるだけ残しながら，茎を作成する。筋鞘切開を上述のごとく両側に行い，筋肉柄を作成する。

　3）Supercharged TRAM flap（図 22・8，22・9）
　一側が有茎で，他側が筋肉の一部と深下腹壁血管柄を付けた状態で挙上し，そこに血管吻合を追加するもので，ほぼ皮弁の全体が生着する。定型的乳房切除術後の再建に適している。Double-pedicle TRAM flap よりは筋肉の犠牲が少ないが，やはり腹壁の脆弱性を引き起こす可能性が高い。なお，浅下腹壁動脈を利用すれば筋肉の犠牲はないが，この血管を実際に利用できるケースは少ない。

　本法の場合は再建側と反対側を有茎にし，他側は free TRAM flap の筋肉柄の作成と同様に行う。血管吻合をする側は下腹壁血管柄を長く作っておく。後の操作は single-pedicle TRAM flap の時と同様である。

　4）Free TRAM flap[12]（図 22・10）
　深下腹壁動静脈を茎として，筋体の一部のみを付けて

挙上するため，筋肉の犠牲は最小限である。しかも zone IVの外側部分を除いて皮弁全体の血行が良いので，最小限の筋肉の犠牲で，血行の良い大きな組織を得られる方法である。非定的乳房切除術後の再建に適している。

Free TRAM flap では皮下トンネルが必要ないので，肋骨弓までの剝離で十分である。上記と同様な操作で内外側の皮膚穿通枝を含めて挙上し，臍と恥骨上部付近で筋体を切断した後，深下腹壁血管柄を外腸骨動脈まで追って十分長く作成する。皮弁を作成する際に皮膚穿通枝を確認した後，穿通枝基部の筋鞘を切開して筋体を露出し，最小限の筋肉だけ付けて筋鞘は付けないで挙上する fascia sparing 法を行うと，皮弁の向きと血管柄の位置関係の自由度が増すので，皮弁の胸壁へのセッティングが楽になる場合がある。

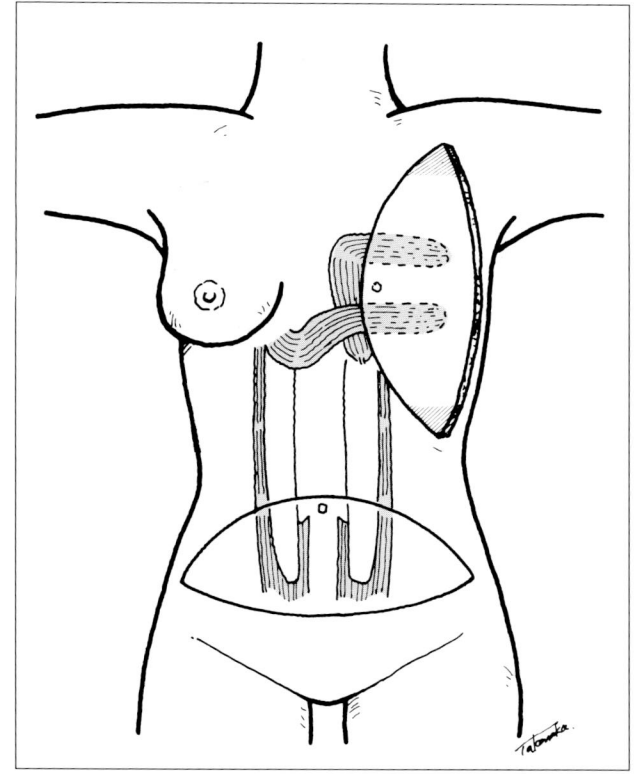

5）Bilateral single-pedicle TRAM flap（図 22・11, 22・12）

皮弁を正中で二分し，両側乳房再建に用いることができる方法である。両側の筋体を使うことから，腹壁への影響は double-pedicle TRAM flap と同等である。大胸筋の欠損がある例では十分な増量ができない場合もあるが，症例を選ぶことにより良い結果を得られる。

本法は double-pedicle TRAM flap の場合とほぼ同じように皮弁を作成するが，皮弁を正中で二分するので，その分操作は容易である。

6）Deep inferior epigastric perforator（DIEP）flap （図 22・13）

Free TRAM flap を作成する際に筋鞘と筋体を付けずに，完全に穿通枝だけで栄養される皮弁にする方法である。非定型的乳房切除術後の再建に適している。両側に血管柄を作成して，両側に血管吻合すると皮弁全体を使えるので，定型的乳房切除術後の再建にも用いることができる。

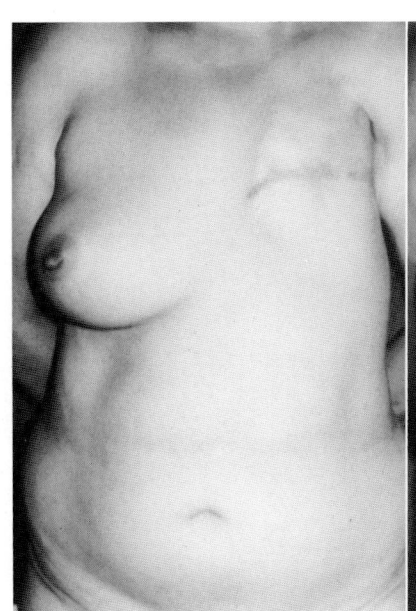

図 22・6 症例3：60歳，女，double-pedicle TRAM flap 皮弁の移動。

(a) 術前。定型的乳房切除術後1年9カ月の状態。
(b) 再建後2年6カ月の状態。
(c) 皮弁を挙上したところ。

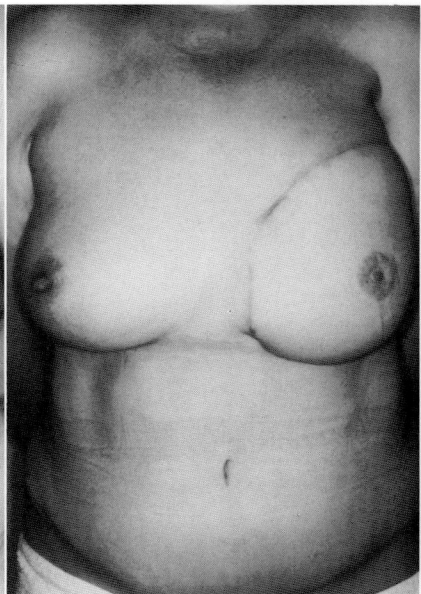

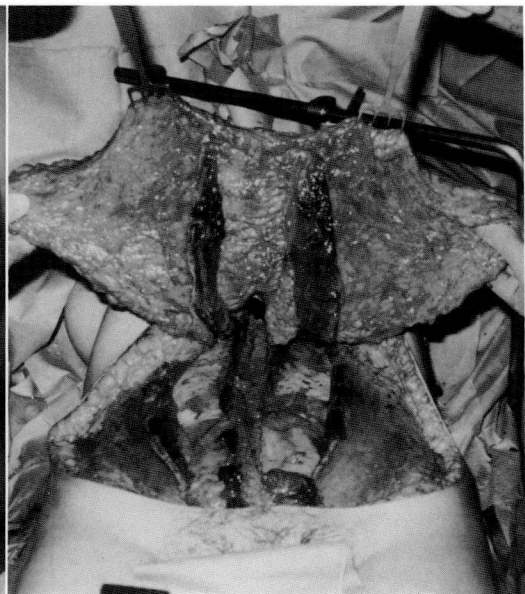

図 22・7 症例3

皮弁を挙上していく時に，臍の近傍で直径1mm以上の穿通枝があり，拍動も十分にある場合に本法を選択するとよい。まず穿通枝の尾側で筋鞘を切開し筋体内を走る血管を入念に筋肉からはずしていく。途中で多くの枝を出すので，丁寧に結紮切離する。尾側へいくと徐々に太い深下腹壁血管となるので，できるだけ長く血管柄を作成する。穿通枝が皮弁に入る位置にもよるが，穿通枝1本だけの場合は，zone I と zone III が安全に用いることができる。Zone II は通常の free TRAM flap と比べて血流は良くないので皮弁のセッティングに注意する必要がある[13]。血管柄の動きの自由度が高いので，同側の内胸血管や腋窩の血管に余裕をもって吻合することができる。同側の内胸血管が照射などで使えない場合，対側の内胸血管を利用することもできる。

c．筋鞘の閉鎖と腹壁形成術

上記の方法で挙上する場合，DIEP flap は筋鞘の切除がないので閉鎖に問題はないが，ほかの方法でも筋鞘の切除幅は約3cmであるので，過度の緊張なく一次閉鎖が可能である。1-0や2-0 ナイロン糸などの非吸収糸で縫合する。一側のみの筋体を採取した場合は，このままでは健側の腹直筋部の膨隆や臍の偏倚を起こすので，対側にも筋鞘の plication が必要である（図22・14）。上体を起こして，膨隆する部分を確かめながら縫合するとよい。一側のみの採取では，マーレックスメッシュによる腹壁の補強は必要としない。

両側の筋体を用いる場合でも，やはり一次閉鎖が十分可能であるが，筋鞘に裂け目ができた時には，迷わず人工物を用いて補強する。

つぎに上体を起こしたままで皮膚を引き下げ，ステープラーで創を仮止めし，臍を出す位置を決める。ステープルをはずして皮膚に臍を出す孔を開け，その周囲の脂

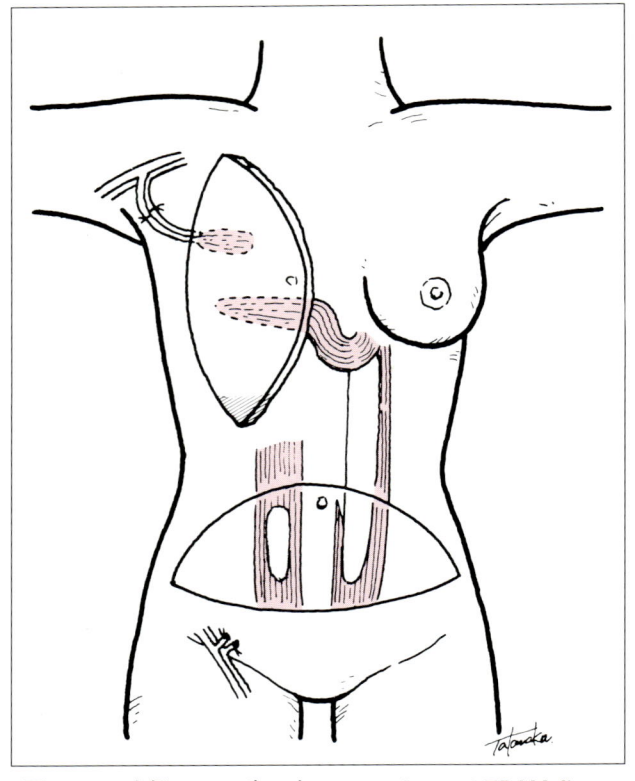

図22・8 症例4：38歳，女，supercharged TRAM flap
皮弁の移動と血管吻合。

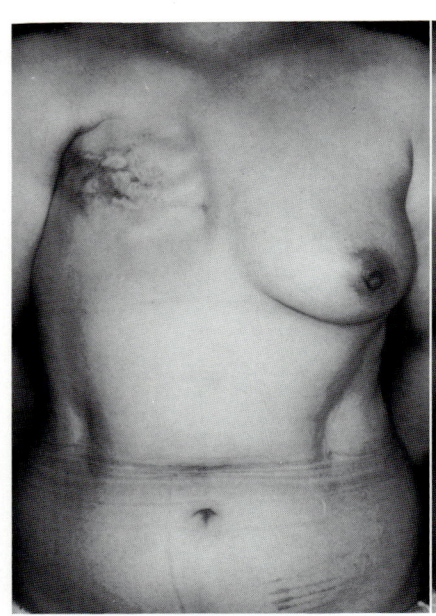

(a) 術前。定型的乳房切除術後1年2カ月の状態。
(b) 再建後1年の状態。
(c) 左側を有茎として皮弁を挙上したところ。右側の下腹壁動静脈を右胸背動静脈に吻合。

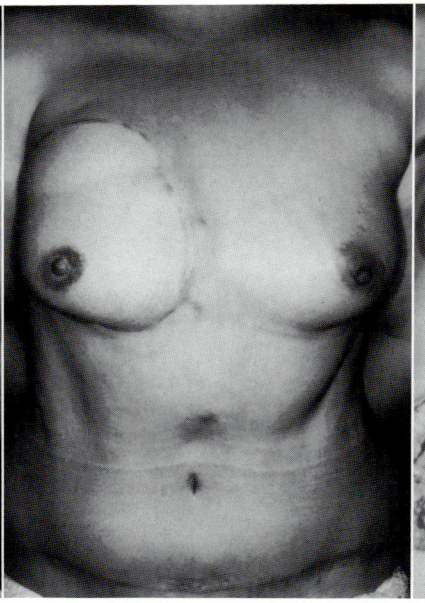

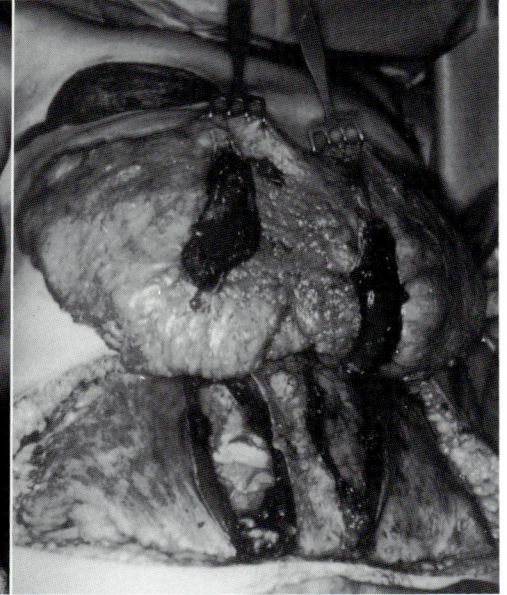

図22・9 症例4

(a) 術前。定型的乳房切除術後1年9カ月の状態。正面。
(b) 再建後6カ月の状態。正面。
(c) 術前。左斜位。
(d) 術後。左斜位。
(e) 皮弁を切り離したところ。この例では右胸背動脈と端端吻合、右腋窩静脈と端側吻合した。
(f) 皮弁の移動と血管吻合。

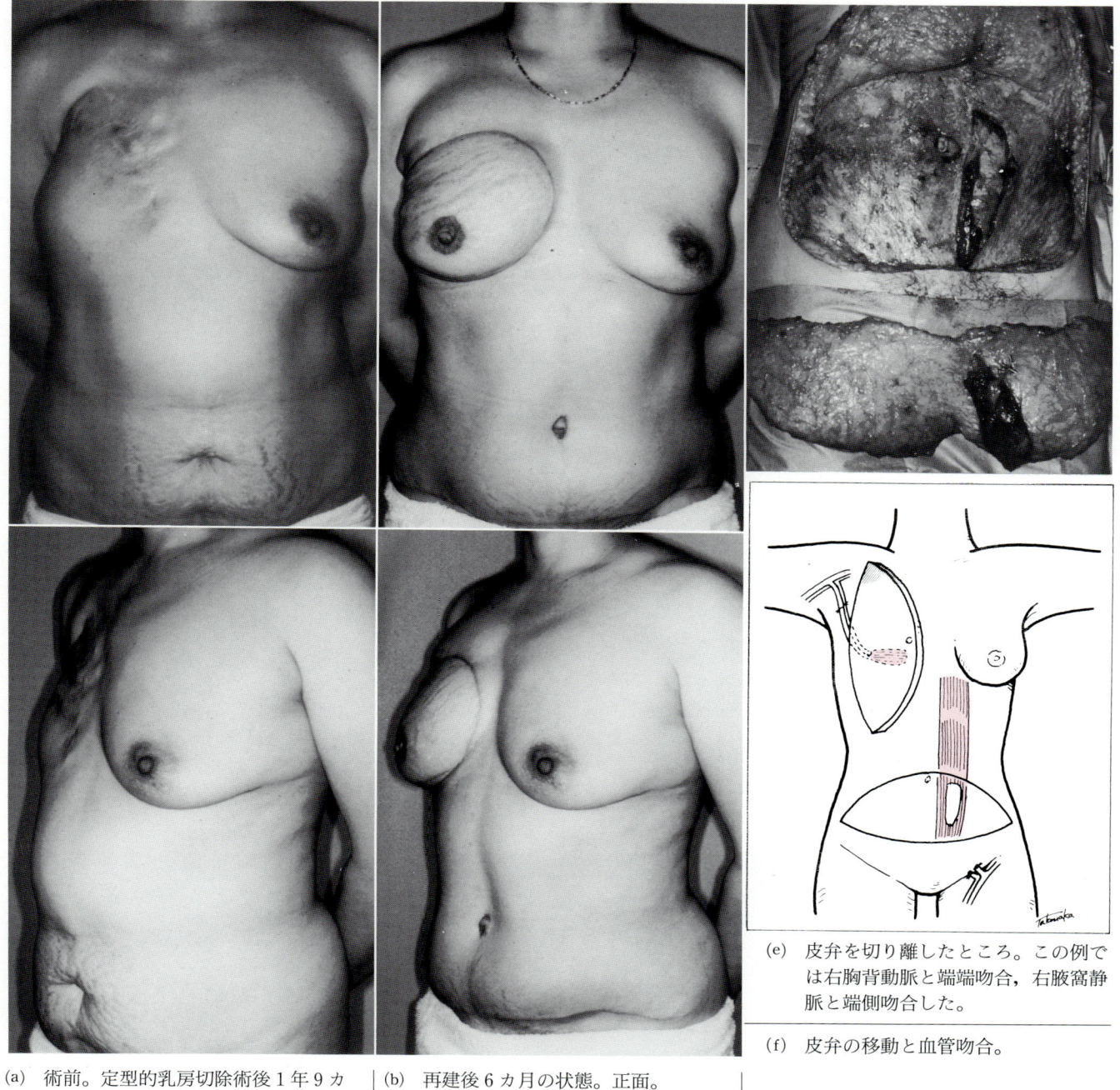

図 22・10 症例5：47歳、女、free TRAM flap

肪を切除して、臍窩を作成する（図22・14）。さらに、白線部の溝を作るために、上腹部正中の脂肪に割を入れるか、または脂肪吸引器でdefattingしてもよい。側腹部の脂肪が多い症例では、同部の脂肪吸引を追加する。症例によっては、さらに外腹斜筋腱膜の正中固定を行うことにより、ウエストラインのくびれを強調することができる[14]。

吸引ドレーンを左右2本入れた後、白線部、臍の周囲、半月線部にそれぞれ止め縫合をして、閉創する。

d．乳房の作成

乳房の作成には、皮弁を縦に置く方法と、横に置く方法がある[15]（図22・15）。鎖骨下部の皮膚の再建や組織の増量が必要な場合には、縦に置くことになる。鎖骨下部の増量は必要ないが、幅のあるやや下垂した乳房を作る場合には、横に置く方法が適している。

鎖骨下部の皮膚の再建が必要な場合には皮弁を縦方向に置いて、zone IIIで皮膚の再建を行い、zone IVの一部を折り込んで乳房の膨らみをつける。鎖骨下部の増量が必要な時は、zone IVを表皮切除して鎖骨から上腕にかけて

皮弁を固定し，zone III は折り込んで増量に用いる。

皮弁の種類によって血行の良い領域が異なるので，安全な部分のみが表面に出るようにする。乳房の作成でもっとも気をつけることは，乳房下溝の位置を左右対称にすることで，そのためには上体を起こした状態で操作することが大切である。さらに，乳房上部のボリュームの確保と，正中の胸の谷間，乳房の膨らみをうまく再現することがポイントである。

閉創時に吸引ドレーンを1本入れておく。

E 術後管理

腹部は腹帯などで軽く圧迫するにとどめる。過度の圧迫は腹部皮膚の壊死を招くことがある。

術後の患者の愁訴は，痛みよりは，腹部を屈曲位に保つことによる苦痛であることが多い。そのため，股関節を屈曲したままで上体を起こしたり，仰臥位や側臥位にさせて体位交換をするとよい。遅くとも術後2日目にはトイレ歩行させるなどの，積極的な早期離床が必要である。患者にとっては，椅子に座った方がはるかに快適に感じるものである。通常，術後1週間で腰を曲げながら自由に歩行できるようになる。

ドレーンは1日量が30 ml以下になったら抜去する。

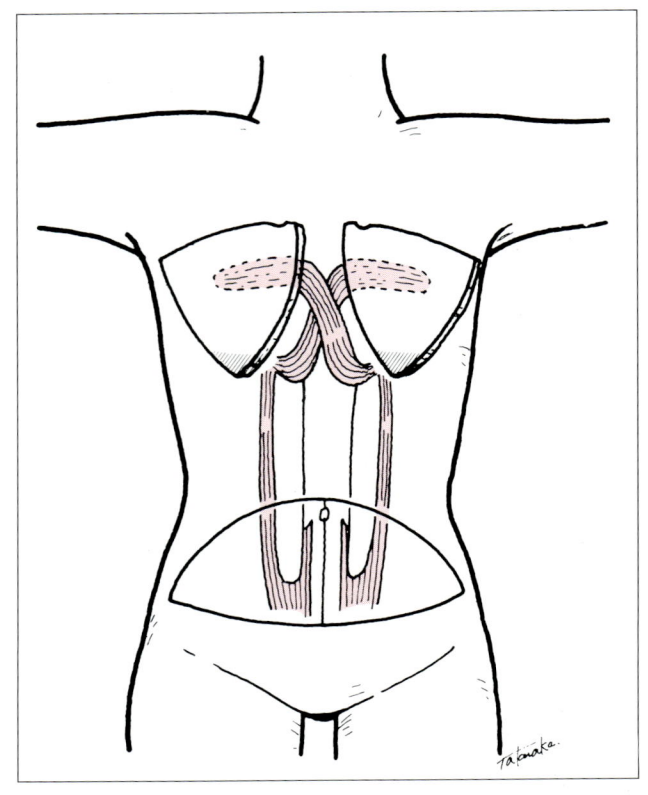

図 22・11 症例6：49歳，女，bilateral single-pedicle TRAM flap 皮弁の移動。

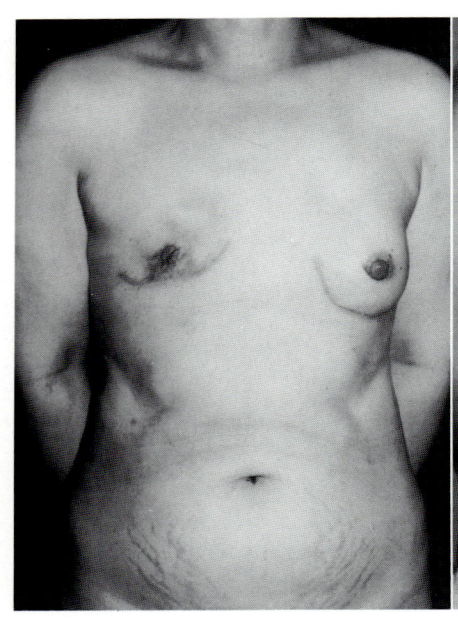

(a) 術前。20年前のシリコン注射による両側乳房異物例。外科で両側乳腺全摘除術の際に，シリコンインプラントを挿入されたが，右は皮膚が壊死に陥ったため摘出され，このような変形を残して紹介された。

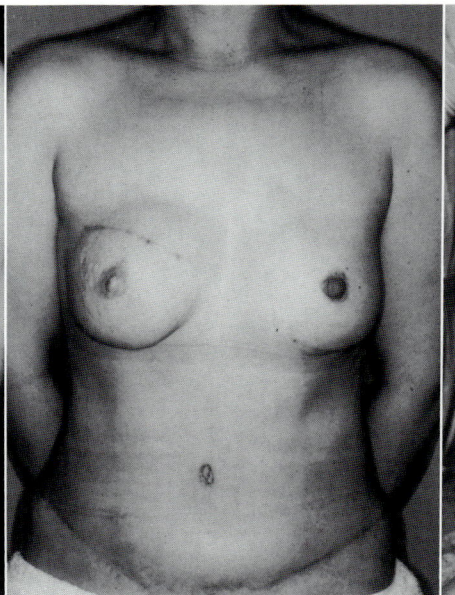

(b) 再建後2年6カ月の状態。右側は皮弁で置き換え，左側は皮弁を表皮切除して皮下に埋めた。

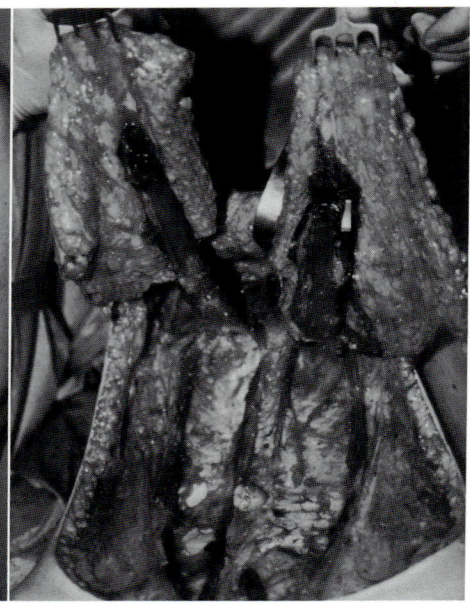

(c) 皮弁を両側に挙上したところ。この例ではマーレックスメッシュを用いた。

図 22・12 症例6

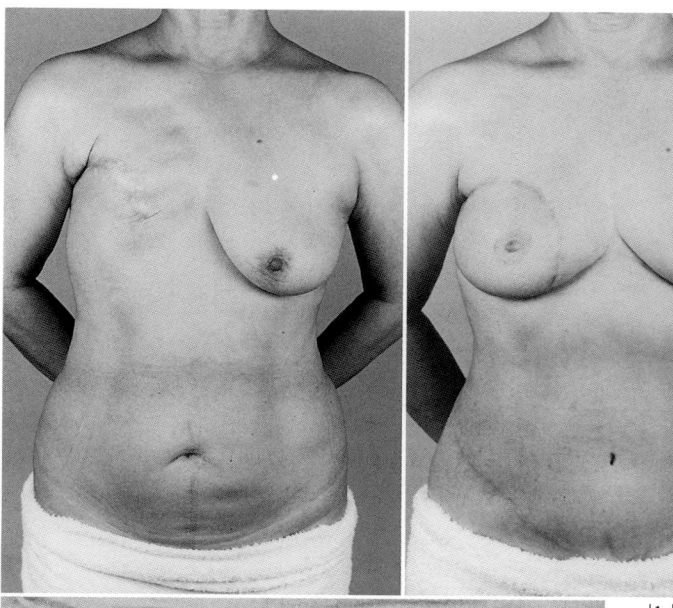

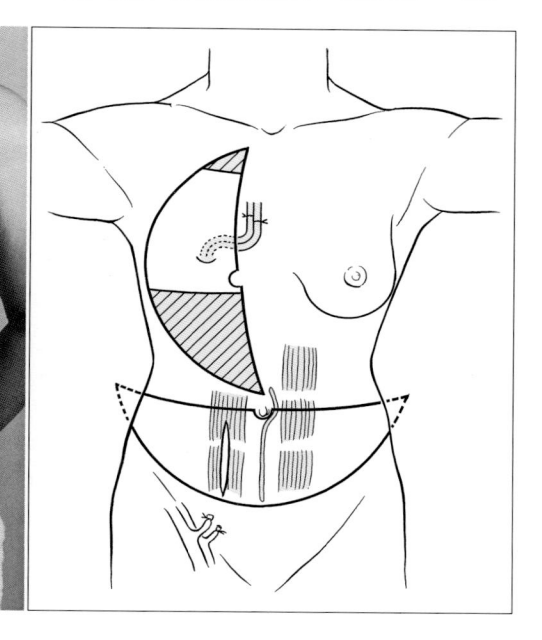

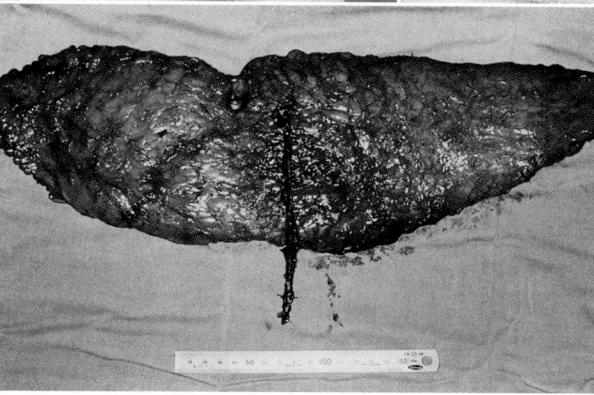

(a) 術前。非定型的乳房切除術後2年の状態。12年前直腸癌手術を受け下腹部正中瘢痕がある。
(b) 術後2年。健側に乳房縮小術を行っている。
(c) 挙上された皮弁。1本の穿通枝のみを含む。
(d) 下腹部正中瘢痕があるため、上外側へ皮弁を延長しhemiflapとして皮弁の右側のみ用いた。右内胸血管に吻合。

図 22・13 症例7：58歳，free DIEP flap

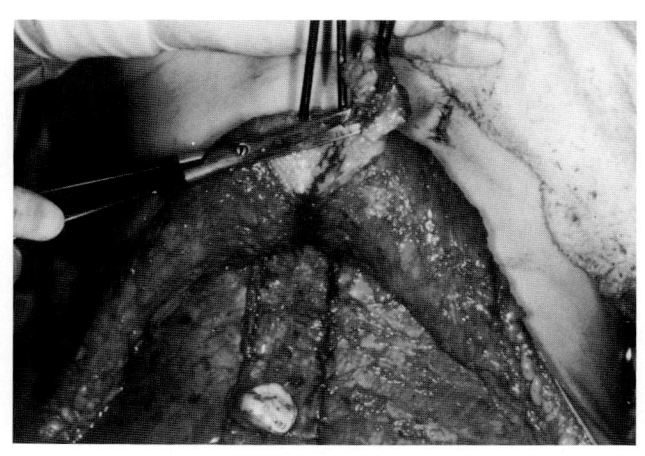

図 22・14 症例2
右側は筋鞘の閉鎖で，左側は健側の筋鞘をplicationした。臍を出す孔の周囲をdefattingしているところ。

手術後3カ月目に乳頭・乳輪の再建を行うが，皮弁や腹部瘢痕の修正が必要な時は同時に行ってもよい。

F 考 察

腹直筋皮弁を用いた乳房再建の適応となるのは，

①定型的乳房切除術後の症例で，十分な腹部組織がある場合
②非定型的乳房切除術後の症例であっても，大きな瘢痕形成があったり，植皮をされている場合や，大胸筋の萎縮が強い時，また豊満な乳房の場合
③患者に自家組織による再建の希望がある場合
④人工物による再建の失敗例

などである。未産婦，スポーツ選手，瘢痕ケロイドの強い場合，高度の肥満などは，ほかの方法を検討すべきである。

合併症で問題になるのは皮弁の壊死である。遊離皮弁の場合は失敗するとすべてを失うので，慎重な操作が必要である。また，有茎で用いる場合，上記の血行上信頼性のある部分のみが表面に出るようにする。それ以外の部分は容易に壊死に陥るので，注意が必要である。

筋鞘と筋肉の採取は最小限にとどめることが，術後のヘルニアを予防する上でも重要である。有茎で用いる場合，以前は筋肉柄の作成時に臍より頭側の内側筋体も残していたが，術後の腹部CTによる検討で，内側筋体は吸収されることが分かったので，今では外側筋体のみを

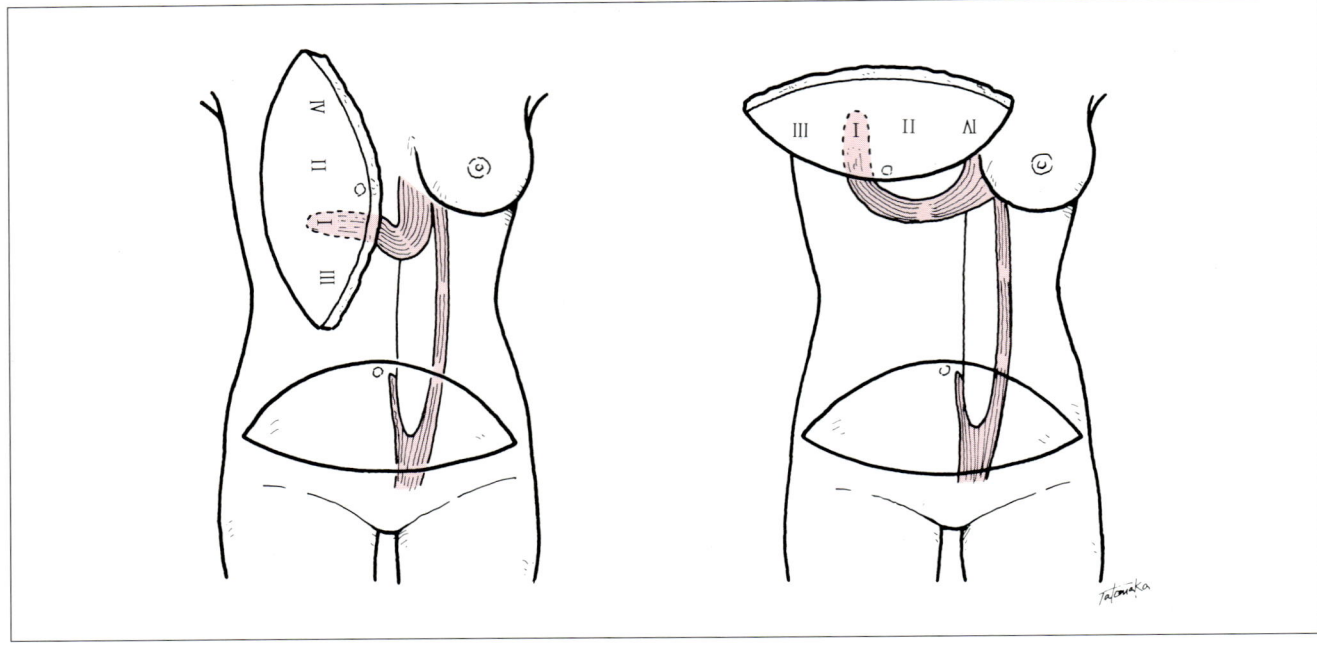

図 22・15　縦方向と横方向の皮弁の配置方法

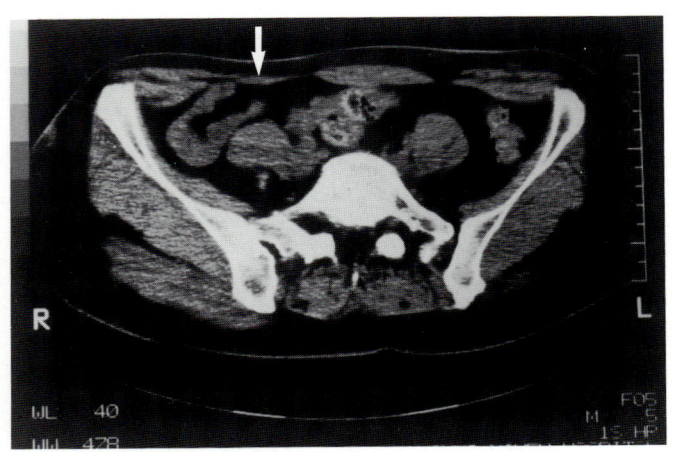

図 22・16　症例 2 の術後 1 年の腹部 CT 像
臍より 5 cm 下で，右側の外側筋体は残存している（矢印）。

残している。われわれの観察では，外側筋体は多くの例で術後も残存することを確認している（図 22・16）。

　腹直筋皮弁には今まで述べたように多くのバリエーションがあるが，最近のわれわれの方針は，定型的乳房切除術後の症例には supercharged TRAM flap か free TRAM flap，非定型的乳房切除術後の症例には free TRAM flap，free DIEP flap または single-pedicle TRAM flap を選択している。

　TRAM flap を用いた乳房再建は十分な経験と，再建外科や整容外科に秀でた技術を要求されるが，これを短期間に学ぶことは容易ではない。しかし，現在ではいくつかの優れた教科書[16]〜[19]が入手できるので，これらを参考にしながら技術を磨くことも最善の方法の一つであろ

う。

（野平久仁彦，新冨芳尚）

文　献

1) Hartrampf, C. R. Jr., Scheflan, M., Black, P. W. : Breast reconstruction with the transverse abdominal island flap. Plast. Reconstr. Surg., 69 : 216-224, 1982.
2) 野平久仁彦，新冨芳尚，細川正夫ほか：Fascia sparing technique を用いた腹直筋皮弁による乳房再建．日外会誌，100：547-550，1999．
3) Koshima, I., Soeda, S. : Inferior epigastric artery skin flaps without rectus abdominis muscle. Br. J. Plast. Surg., 42 : 645-648, 1989.
4) Allen, R. J., Treece, P. : Deep inferior epigastric perforator flap for breast reconstruction. Ann. Plast. Surg., 32 : 32-38, 1994.
5) Blondeel, P. N. : One hundred free DIEP flap breast reconstructions : a personal experience. Br. J. Plast. Surg., 52 : 104-111, 1999.
6) 野平久仁彦，新冨芳尚，大浦武彦：横方向の腹直筋皮弁を用いた乳房再建術―乳房と腹部を含めた，整容的な改善をめざして―．日形会誌，10：19-32，1990．
7) Taylor, G. I., Corlett, R. J., Boyd, J. B. : The versatile deep inferior epigastric (inferior rectus abdominis) flap. Br. J. Plast. Surg., 37 : 330-350, 1984.
8) Scheflan, M., Dinner, M. I. : The transverse abdominal island flap ; Part II. Surgical technique. Ann. Plast. Surg., 10 : 120-129, 1983.
9) Harashina, T., Sone, K., Inoue, T., et al. : Augmentation of circulation of pedicled transverse rectus abdominis musculocutaneous flaps by microvascular surgery. Br. J. Plast. Surg., 40 : 367-370, 1987.
10) Ishii, C. H., Bostwick, J. M., Raine, T. J., et al. : Double-pedicle transverse rectus abdominis

myocutaneous flap for unilateral breast and chest-wall reconstruction. Plast. Reconstr. Surg., 76：901-907, 1985.
11) 酒井成身，高橋博和，田邊博子：縦軸方向の腹直筋皮弁による乳房切断術後の乳房再建術―他の皮弁，筋皮弁との比較―．形成外科，30：402-411, 1987.
12) Grotting, J. C., Urlst, M. M., Maddox, W. A., et al.：Conventional TRAM flap versus free microsurgical TRAM flap for immediate breast reconstruction. Plast. Reconstr. Surg., 83：828-841, 1989.
13) 野平久仁彦，新冨芳尚，矢島和宜ほか：深下腹壁動脈穿通枝皮弁（腹直筋穿通枝皮弁）：乳房再建．形成外科, 44：121-127, 2001.
14) Bozola, A. R., Psillakis, J. M.：Abdominoplasty；A new concept and classification for treatment. Plast. Reconstr. Surg., 82：983-993, 1988.
15) Maxwell, G. P.：Technical alternatives in transverse rectus abdominis breast reconstruction. Perspect. Plast. Surg., 1：1-25, 1987.
16) Hartrampf, C. R. Jr.：Hartrampf's Breast Reconstruction with Living Tissue, A Hampton Press Publication, Norfolk, Virginia, 1991.
17) Bostwick, J. III.：Plastic and Reconstructive Breast Surgery, Vol. II, Second Edition, Quality Medical Publishing, St. Louis, Missouri, 2000.
18) Vasconez, L. O., Lejour, M., Gamboa-Bobadina, M.：Atlas of Breast Reconstruction. Gower Medical Publishing, New York, 1991.
19) Kroll, S. S.：Breast Reconstruction with Autologous Tissue, Art and Artistry, Springer-Verlag, New York, 2000.

III 皮弁の臨床②

23 手における新しい皮弁―指間形成術―

SUMMARY

手への皮弁移植術は指尖部から指間，手背に至るまで，きわめて多くの方法が発表されている。中でも指間形成術の発表は多く，術式の選択に戸惑うことも少なくない。それらの術式は大きく分けると2つに分類される。その1つは指間皮弁を作成し，皮膚欠損部分には遊離植皮を行うものであり，もう1つは軽度の水かき形成に対して，Z形成術およびその応用を行うものである。ところで，これらの疾患を見ると，指間部には皮膚が足りないものの，指末梢部には皮膚の余っている症例が少なくない。そこで，この余裕のある末梢の皮膚を少しでも指間部に移行する方法として，今回2つの術式を紹介した。

その1つは swing flap 法と称するもので，指側面の余裕のある皮膚を一塊として指間から掌側に移行する方法である。これは指屈曲拘縮に対する手術として行われたが，二次的に非常によい指間を作ることができた。もう1つは multiple rotate down 法と称しているもので，2つの四角弁を中心に，小さな皮弁を末梢から中枢に順次移行するものであり，手技的には非常に煩雑なものの，指間の形態やカラーマッチがよい。また，遊離植皮を必要としないため，水かきの再発も少なく，利用価値のある方法として報告した。

はじめに

手への皮弁移植術は指尖部から指間手背に至るまで，きわめて多くの方法が発表されている[1)～3)]。ことに指間部においては，先天性の合指症から熱傷後の瘢痕拘縮に対する指間形成術まで，さまざまな報告がある[4)～14)]。さらに，近年ではマイクロサージャリーが急激に発展し，遊離複合組織を手に移植することも多くなってきた。これに伴い axial pattern flap の概念および長所が受け入れられ，さまざまな皮弁が開発されている。それらの手術成績は従来になくすばらしいものが多く，整容的にも満足のいくものが多い。しかし，これらについては他稿で述べられているのでここでは割愛することとし，本稿においては局所皮弁を用いた指の屈曲拘縮と水かきに対する手術について述べたい。

A 指間の水かきの特徴ならびに手術方法の基本概念について

先天性の皮膚性合指症の中には，指間は高位にあるものの，末梢側では皮膚が余っているのではないかと思える症例がある。また，熱傷後の皮膚性拘縮に植皮術を行った症例において，当初の結果は良かったにもかかわらず，水かきの上昇が見られることがよくある。このような症例では指間は高位なものの，それにかかわる指円周の皮膚量は正常よりもかえって多いのではないかと思われることが少なくない。そこで，指の円周における余裕のある皮膚を皮膚の足りない指間部に移動すれば，遊離植皮の不要な症例があるのではないかと考えた。そして，掌側に拘縮のない症例と軽度の拘縮のある症例に分けて，術式を選択した。

1. Swing flap 法について[15)]

この術式は掌側に軽度の拘縮を認める症例に用いられる。この皮弁のデザインは多くの成書や発表に見られる transposition flap とほぼ同じである[16)～18)]。しかしながら，これらの先人達の術式を踏襲しようとすると，皮弁の長さが十分でなく，拘縮が解除できなかったり，あるいは皮弁が長ければ皮弁の部分壊死を起こしたり，皮弁採取部の縫縮ができないことがある。また，本手術はZ形成術としては1辺の長さがあまりにも違う点や，一部では同じ辺どうしが縫合される点で異なる[19)]。また，皮弁採取部が必ず縫縮されるという点では rotation flap と同じであるが，移植される曲面が複雑である点や，固有指動脈の指背枝を必ず皮弁に入れるという点では axial pattern flap であり[20)]，ここではあえて swing flap としてこの術式を提唱した。

a. Swing flap 法の適応について

手の熱傷，とくに幼小児の熱傷は掌側が多く，拘縮に

対して植皮術を行っても，軽度の再拘縮や水かきを形成する場合が少なくない。このような場合，指側面の皮膚は正常に近いことが多く，しかも指が bowstring を形成しているため，指の周径は正常よりも太い場合がある。そこで，この円周成分のうちの指側面の皮膚を屈側に移植することにより，ほぼ正常な皮膚による指屈曲拘縮の解除を計画した。しかも，この手術で必然的に作られる皮弁中枢側の dog ear はきわめて自然な指間を作り出しており，屈曲拘縮と指間を同時に再建できる方法として有用と考える。

b．術式について

手術はまず水かき形成の高さに横皮切と，その指の一方の midlateral を中心に縫縮可能と思われる幅（約 7〜12 mm）の皮弁を DIP 関節付近までデザインする（図 23・1）。これは屈曲拘縮を解除しようとすると，少なくとも midlateral から midlateral まで掌側を横断する距離が必要であり，この距離は正常でも，指間部から PIP 関節までの長さよりも長い。しかも，皮弁が移植された場合，さらに末梢に皮弁を作成したのと同じ結果になるためである。すなわち，**図 23・1-a** に示す a‑b は b‑c に等しいのではなく，c‑d に等しくデザインされる。この a‑b と b‑c の距離の差が拘縮解除の幅となる。

手術は**図 23・1-b** のようにまず拘縮部分の横皮切（c‑d）と皮弁の掌側約 3/4（c‑e）に皮切を加え，皮弁 dc′e を挙上する。すなわち，（c‑d）の部分より腱鞘上および指神経血管束の掌側で剥離する。続いて側面の剥離を行う。この際，指動脈の指背枝を確認し，これを必ず皮弁 abc に含めるように剥離を進める（この動脈は 2 本

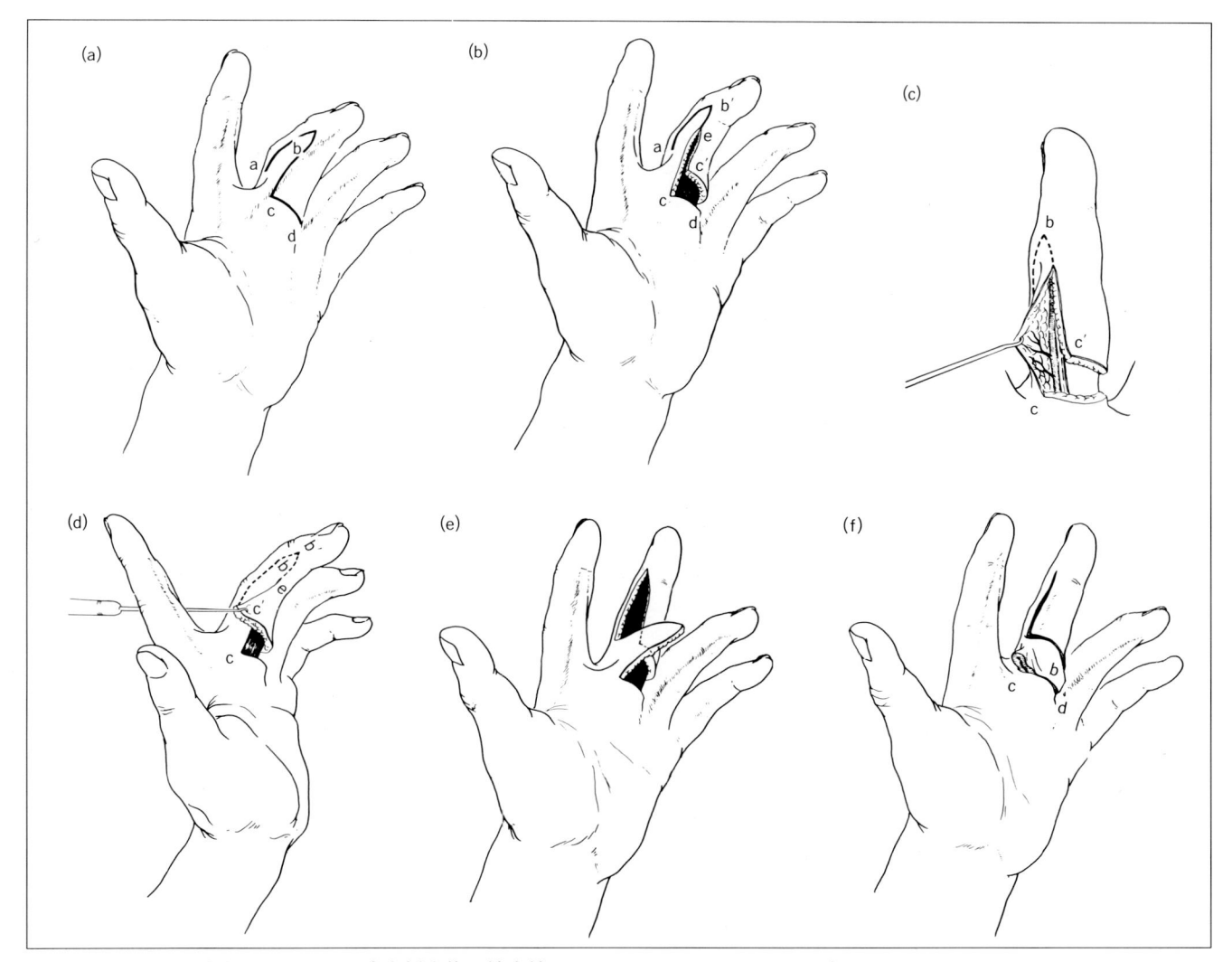

(a) 皮弁のデザイン。皮弁採取後の縫合線が mid-lateral となるようにデザインする。
(b) まず皮弁 d c′ e を挙上して拘縮をある程度解除する。
(c) 皮弁は神経血管束の直上で挙上する。また指動脈背側枝を皮弁に含むようにする。
(d) 指を伸展位にし，挙上した皮弁 e c′ d を背側に引っ張り最終的な点 a を決定する。
(e) 皮弁 a b c を十分に挙上すると皮弁が回転し，指間に余裕が出てくる。
(f) b c と d c の長さは極端に異なるが，c 点にかまわず d 点より同じ皮膚間隔で縫合を開始する。

図 23・1　Swing flap 法の術式

確認できることがあるが，中枢側の1本を残せばよい。図23・1-c)。そして，拘縮がある程度解除できるまで皮弁 ec'd を剥離する。この際，この皮弁に遊離植皮術が行われていたとしても，剥離の層を間違えなければ，皮弁が壊死に陥ることはない。

つぎに，皮弁 cba のデザインの再確認を行う。すなわち，皮弁 ec'd と皮弁 cba の基部が剥離されたならば，指を伸展位にして，d点が拘縮を解除するのに十分な位置か（より背側にしなくてよいか）確認する。ついで，指をできるだけ伸展位にしたまま，c' が正しくa点に縫合できるか確認する（図23・1-d)。一般的にはa点はより背側末梢になる。すなわち，拘縮は予想以上に強く認められ，またこれに対応する皮弁の幅もかなり広いものが採取可能となる。a点が決定したところで，c'-d の長さと等しく b-a を決める。ここで初めてb点が確定したことになる。そして，e-b と b-a に皮切を加え，皮弁 cba を挙上する。この時，この皮弁の中には図23・1-c に示した指動脈の指背枝を必ず入れるように，最大の注意を払う。言い換えれば，この皮弁は動脈皮弁ということになる。そして，皮弁 cba の基部および皮切周囲の軟部組織をできるだけルーズになるように剥離する（図23・1-e)。

つぎに縫合に入る。縫合にあたっては，まず指を伸展

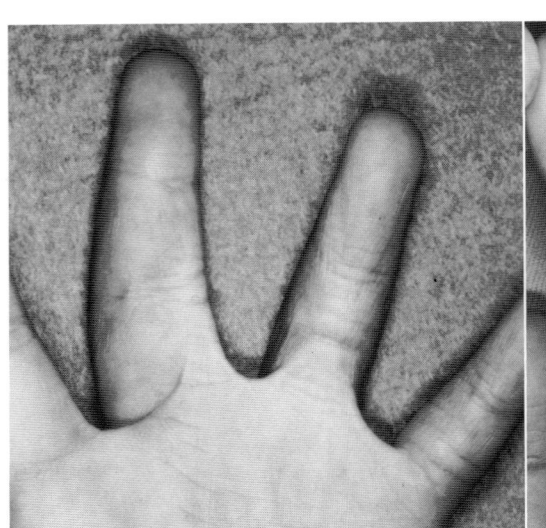

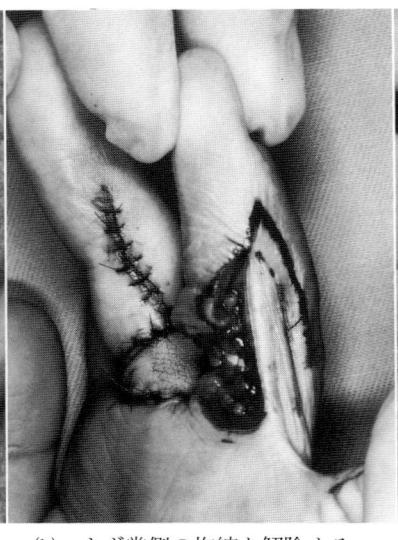

(a) 術前。Web の上昇と屈曲拘縮が見られる。

(b) まず掌側の拘縮を解除する。

(c) 掌側の皮弁が横方向にどこまで縫縮できるか確認する。

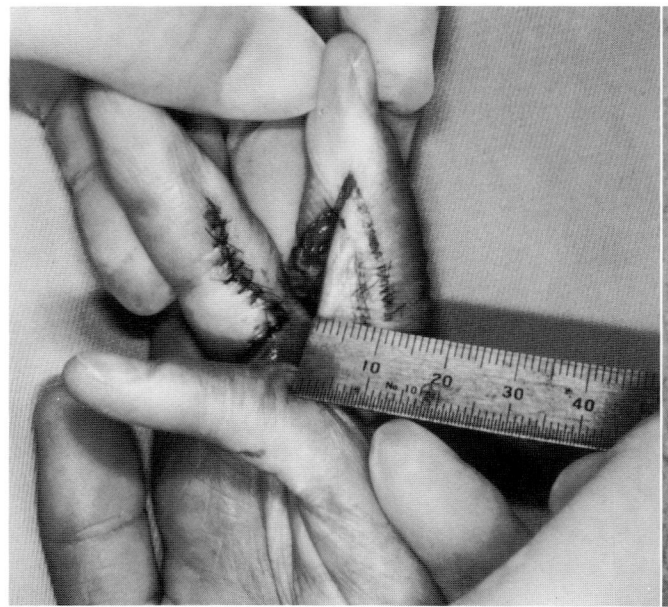

(d) 皮弁のデザインをもう一度行い，皮弁の幅と長さを確定する。皮弁はより幅広く長くなっていることに注意。11歳でありながら幅12 mm の皮弁を採取した。

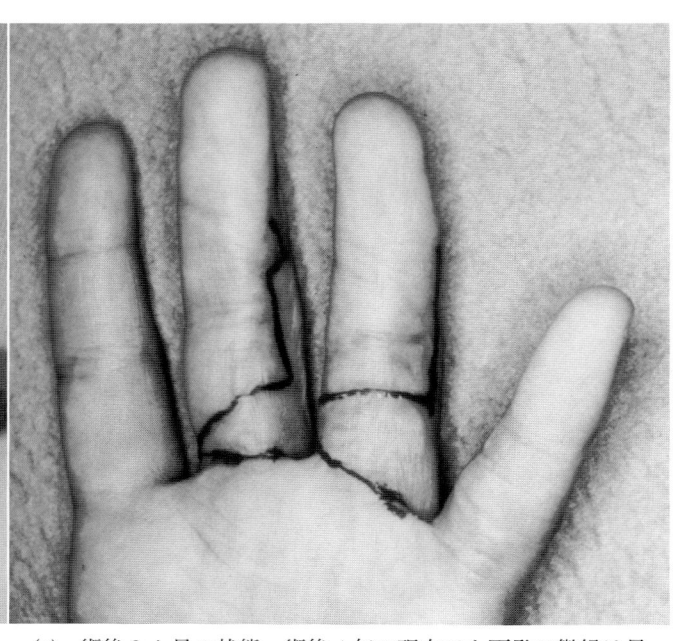

(e) 術後2カ月の状態。術後4年の現在でも再発の徴候は見られない。

図 23・2 症例1：右手熱傷後瘢痕拘縮

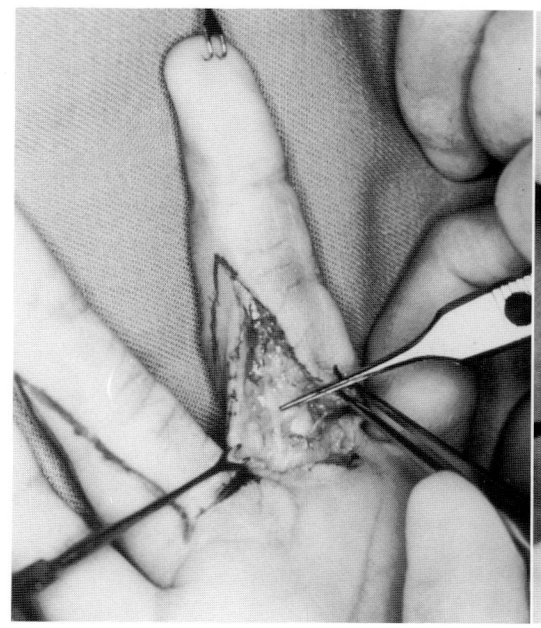

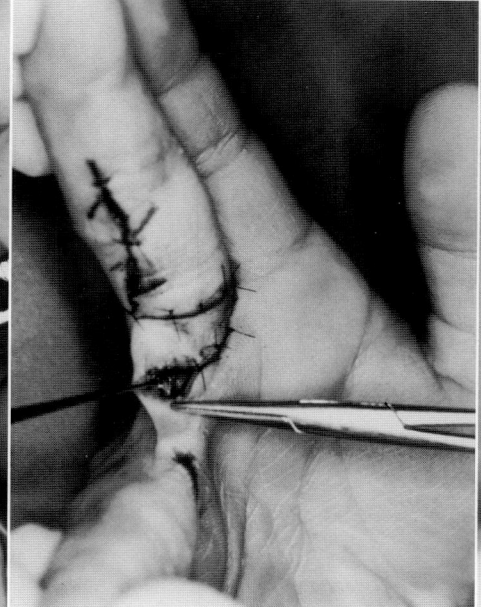

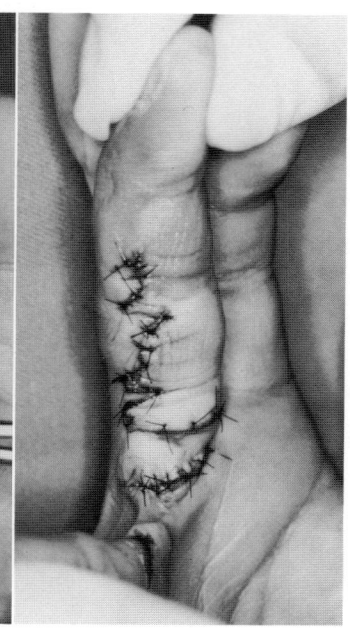

(a) 神経血管束の直上で皮弁を挙上しているところ。鑷子で示すところが指動脈の背側枝。この症例では2本存在した。

(b) ペアンで示す点が皮切の中枢端。この点にかまわず縫合する。

(c) 手術終了直後。Dog ear はほとんど目立たず、ゆったりした指間が作られている。

図 23・3　症例2：右手熱傷後瘢痕拘縮

位にして，側面の縫合から行う。今や c′と a は同じ高さであり，伸展位のまま c′a から b′ まで縫縮していく。この縫合線が掌側に傾いていた場合や不適当と考えられた場合には，小さな Z 形成術を追加することもある。この縫合が終わったら b を d に縫合するのではなく，c′-d の長さに合わせて，a から d に向かって縫合糸間の距離が同じになるように順次縫合していく。この方法としては，お互いの皮膚を引っ張りながら縫合すると，正しい縫合点を得ることができる。こうすると，皮弁の先端 b は多くの場合 d 点を越して移植が可能となるが，この部位は適宜トリミングするか，皮切 cd を延長する。

ついで，同じように d から c に向かって縫合していく。ここでは d-c と b-c が縫合されるわけであり，その長さがまるで異なっているが，かまわず d から c に向かってお互いの縫合糸間の距離を合わせながら縫合する。そして，c 点を越してもかまわず縫合糸間の距離を合わせながら，dog ear を気にすることなく縫合を終了する。この dog ear が自然な指間を作る一要素となるようである（図 23・1-f）。

ドレッシングとしては軽く圧迫包帯を行い，掌側にスポンジ（レストン）などをあてて指が屈曲するのを防ぐが，鋼線などによる強固な固定は行わない。抜糸後の固定や装具あるいは術後療法などはとくに行っていない。

【症例1】　右手熱傷後瘢痕拘縮（図 23・2）

生後 10 カ月時，ポットのお湯で左手に熱傷を負った。10 歳時に swing flap 法による屈曲拘縮ならびに指間形成術を施行した。

【症例2】　右手熱傷後瘢痕拘縮（図 23・3）

生後 9 カ月で電気炊飯器に触れ，手掌に熱傷を負った。植皮術を受けるも拘縮がとれず来院した。受傷後 7 カ月で足底よりの全層植皮術を施行した。わずかな屈曲拘縮と指間の上昇のため，9 年後 swing flap 法を施行した。これにて第 3・4 指の屈曲拘縮と指間を同時に改善させることができた。

【症例3】　左手熱傷後瘢痕拘縮（図 23・4）

生後 9 カ月時にストーブに触れて受傷した。受傷後 13 カ月で足底よりの全層植皮術が行われた。第 2・3 指の再拘縮に対し，15 歳時に swing flap 法で修復した。

2. Multiple rotate down 法について[21]

先天性皮膚性合指症の手術方法の遍歴については諸家の報告がある[22)〜31)]。その基本としては指間部に皮弁を作成し，皮膚欠損部に植皮術を行う方法といえる。しかし，いずれの手術を行うにしても，指間部は皮弁で被覆できるものの，指基部側面は皮膚が足りなくなり，植皮術を余儀なくされることが少なくない。このような症例の中には，前述のように末梢においては皮膚に余裕のある症例が見受けられる。この末梢の皮膚を指基部に順次移行し，皮弁だけで指間を作成できないものかと考えた。もう1つの問題点として，指間に皮弁を入れ，その隣とな

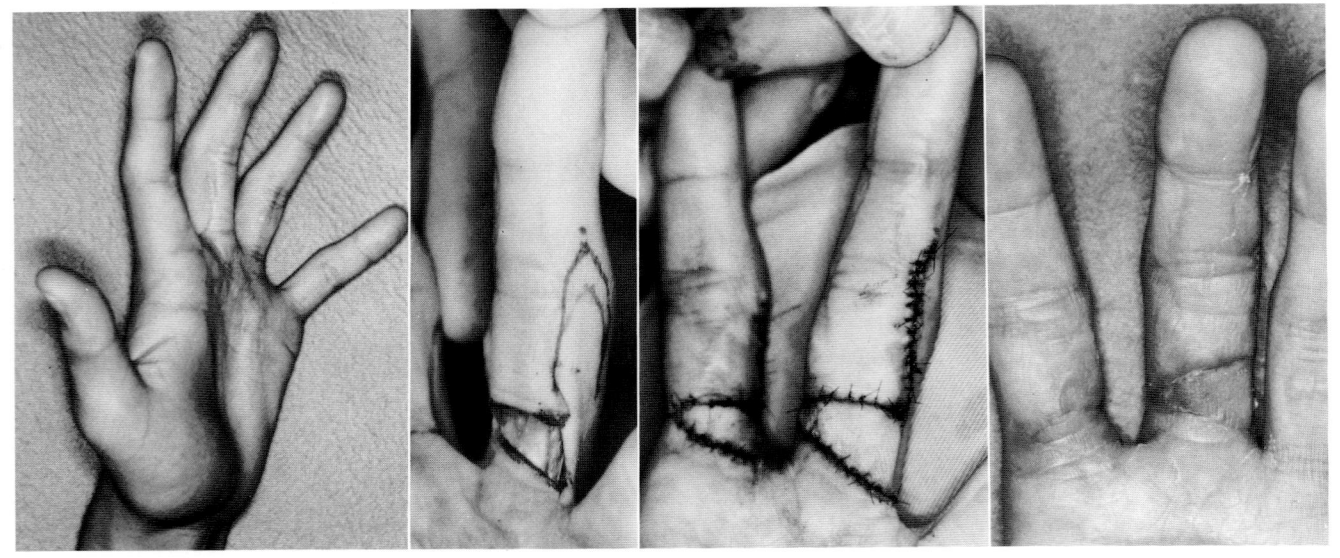

(a) 術前。
(b) 拘縮除去後，皮弁のデザインを変更した。
(c) 手術終了直後。
(d) 術後1ヵ月。

図 23·4 症例3：左手熱傷後瘢痕拘縮

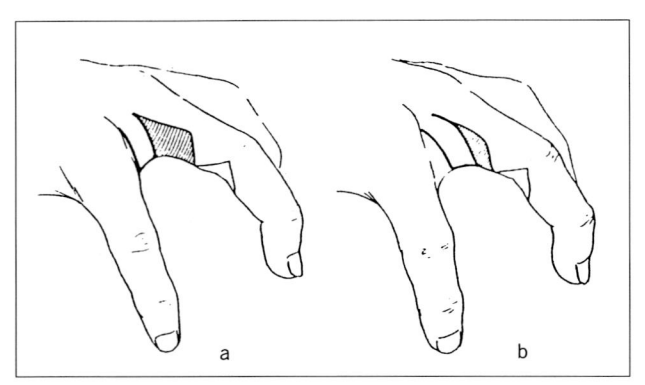

(a) 術直後。斜線部が植皮部。
(b) 植皮部が縮小するにつれて背側面は V-Y 皮弁のように水かきが形成される。

図 23·5 合指症術後の変化

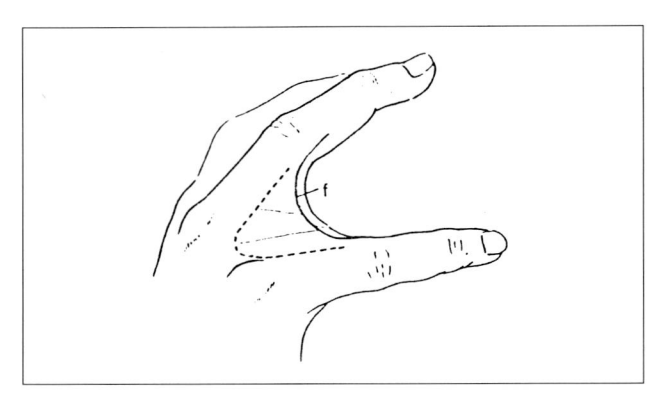

図 23·6 Multiple rotate down 法のデザイン(1)

る指側面に遊離植皮術を行っているものに水かき形成の再発が多く，指間皮弁の隣に局所皮弁を移植しているものに水かきの再発が少ない。

それではどうして遊離植皮術が不安定な結果を生み出しているのかと観察してみると，この際の遊離植皮術はきわめて複雑な局面に移植されており，ことに背側基部を観察すると植皮された皮膚の成長が遅いためか，植皮部が V-Y 伸展皮弁のように末梢へ追いやられ，結果的には指間皮弁がその基部からしだいに手術前の状態に戻ってしまうように見える(図 23·5)。そこで，比較的皮膚に余裕のありそうな症例においては，意外に複雑な形態をしている指間と指基部側面だけでも皮弁で作り出せないものかと考えた。

術式について

手術はきわめて煩雑であるので，図に従って2～3指間の形成術について説明する。皮弁のデザインとしては，まず掌側と背側を分離するライン(f)を引く(図 23·6)。このラインは水かきを形成している頂点に沿ってではなく，どちらかといえば mid-lateral に沿って引き，これを十分末梢まで延長しておく。つぎに求める指間を仮想して，図における点線のようにマークしておく。この時，掌側よりも背側を少し深めにデザインする。これから作られる皮弁の基部は，おおよそこの仮想ラインから始まる。ここで水かきが浅く，分離のラインと仮想指間ラインの幅が狭い場合は，症状に応じて 4-flap Z 法[32]，5-flap 法[33]あるいは V-M plasty 法など[34~37]が適している。

つぎに，図 23·7-a に示すように，掌側指間想定ラインの中央より背側中央に届く距離を分離ラインに向かって引く (a)。(a) が背側まで届かないか心配な時は (a)

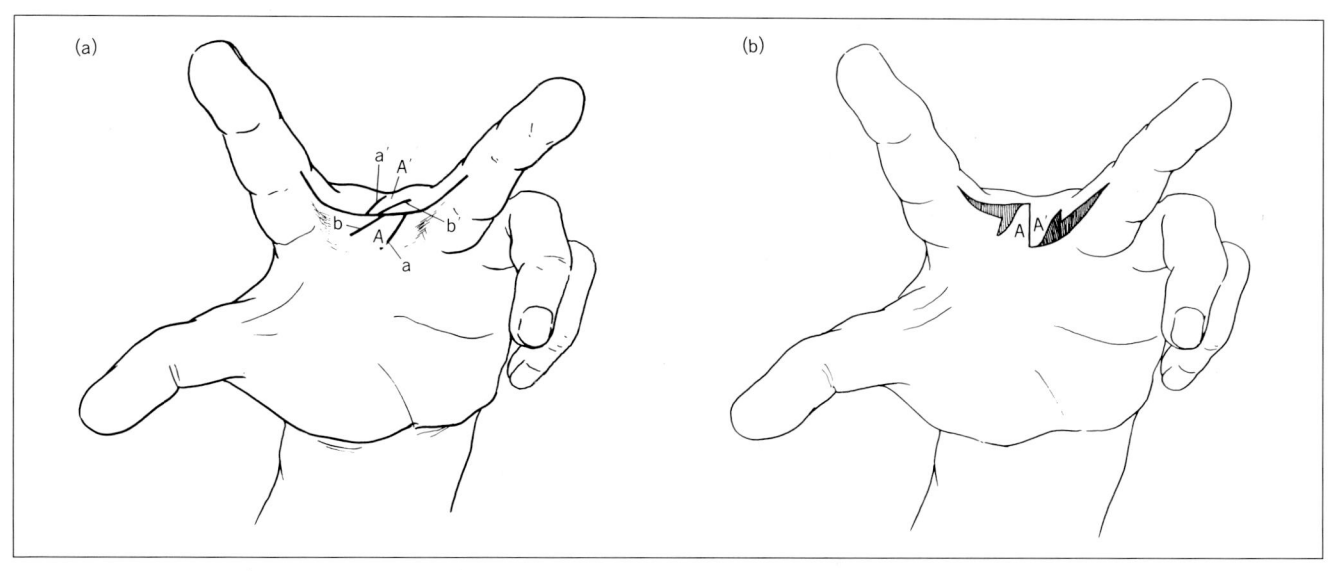

(a) A′,Aは皮弁，a，a′，bは皮切を表す。　　　　　　　(b) 最初の皮弁を移行したところ。

図 23・7　Multiple rotate down 法のデザイン(2)

の基部は変えず，その末梢側を中指側に倒して（a）を長くする。一般的にこの方向は指間想定ラインの少し水かき寄りで，その末梢では想定ラインとほぼ並行となる。そして，これに対応するように，反対側より同様の皮弁をデザインする。

ここにおいて出来上がったデザインはZ形成術のようであるが，中央の1辺が極端に短くなる（この時1辺の差があまりなければ，4 flap 法などに変更した方がよい）。ついでラインbを引いて，中央の皮弁の基部が広い四角皮弁（A）を作成する。このラインbの基部は指間想定ラインより始まるため，最初の皮切aより末梢から始まっていることと，皮切が少し短い点，および（a）と平行ではなくて少し倒れて水平位に近くなっている点に注意する。掌側と背側に同じような四角皮弁がデザインされたところで手術に入る。というのは，その後のデザインは皮弁を移行した後に順次考えるためである。

手術はまず指を伸展位にして分離ラインに一気にメスを入れ，想定指間ラインまで掌側と背側を分離する。伸展位にする理由としては，神経血管束を直線的にしてメスが誤った方向にいかないように注意することと，水かきが薄い場合，正しく掌側と背側に分けられるようにするためである。ちなみに，神経血管束の背側に平行に皮切が入ることとなる。そして，軽く鈍的に周囲を剝離した後，中央からの皮切（a）を入れる。ついで，背側の皮切（a′）を入れ，指間を分離する。この皮切だけでは皮弁の先端は対側の基部に降りてこない。しかし，求める指間の形態と皮膚欠損の状態は把握できるようになる。そこで，四角皮弁として皮切（b）の基部の高さが適当か否か考え直す。基部があまり末梢であれば，皮弁

（A）は十分に求める指間に降りてこないし，また，中枢に寄りすぎて（a）と同じ高さに近くなると，その後の皮弁作成が難しくなる。なお，掌側から皮切を加える理由としては，掌側の方が皮弁が動きにくいためである。

ついで，この皮弁（A）に合わせて皮弁（A′）を作成する。ここで皮弁（A）および（A′）を図 23・7-b のように縫合するが，この時，皮弁の長さがたっぷりしていたらトリミングして短くした方がその後の処理がしやすい。この2枚の皮弁による指間が作成されたならば，そのつぎは互い違いに皮弁が指間部に向かって降りてくるように適当に皮切を加える。まず掌側から図 23・8-a のように皮切（c）を加えて三角弁を作成し，指間の皮弁に縫合する。つぎに，図 23・8-b のように皮切（d）を加えて四角皮弁を作成する。これを縫合する際には，四角皮弁の中枢側の点（2）が対側の点（1）に届けばそのまま縫合するが，届きそうもない時は四角皮弁の末梢側点（3）を対側に縫合することになる。この場合，四角となっている部分の皮弁がたるむことになるが，あまりトリミングしないで縫合する。これを左右対称に行うことにより，かなり自然な形態の指間を作り出すことができる。ついで，図 23・8-c, d のように指側面の比較的余裕のある皮膚を用いて，交互に皮弁を rotate down させて創を閉鎖する。なお，これらの皮弁を作成・縫合するにあたっては，対側に皮弁が届くようにデザインすること，掌側と背側の交互に皮弁を作成すること，また指の長軸方向は短縮してはならないが，円周はある程度小さくなるように考えながらデザインする。

以上のことから，縫合終了時の状態は症例によって異なる（図 23・8-e）。また，局所皮弁だけでは創が閉鎖でき

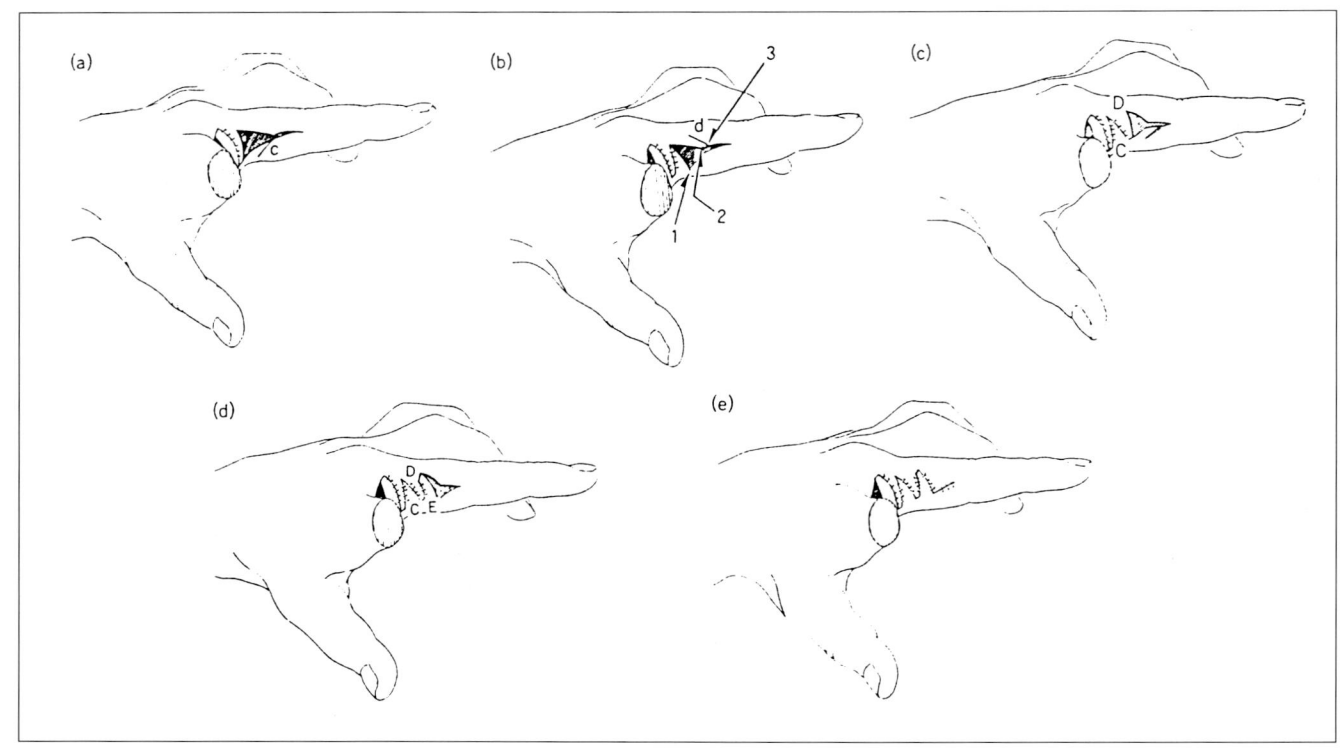

(a) 皮弁A，A′を移行の後，皮切cをデザインする。
(b) dの皮切をデザイン。2が1に届きそうもない時は図のようにdをより末梢からデザインし，3を1に縫合する。
(c) 皮弁Dの皮弁移行が終わり，皮切eを入れたところ。この時も対側に皮弁が届くようにデザインする。
(d) 指の円周成分に余裕が出てくるので，この後は皮弁が交互に移行されるように適宜デザインする。
(e) 中指側縫合終了時の状態。

図 23・8 Multiple rotate down 法の術式

ないと思われた時には，とにかく皮弁（D）までは作成して指間の複雑な曲面を皮弁で修復し，遊離植皮部は指側面だけとすると，植皮の面も単純になり，水かきの再発も少ない。

【症例4】 左手熱傷後瘢痕（図 23・9）

生後6カ月，お湯で受傷した。保存療法で治癒したが，左中〜環指間の拘縮が残り当院に来院した。2歳時，multiple rotate down 法による指間形成術を施行した。

【症例5】 左手示〜中指皮膚性合指症（図 23・10）

生後2年4カ月で multiple rotate down 法による指間形成術を施行した。植皮を行わなかったこともありカラーマッチが良く，また多くの皮弁が用いられているため指間の形態も自然に近く，webの上昇も見られない。

B 考 察

1. Swing flap 法について

1）拘縮への皮弁形成術としてはZ形成術が一般的である。しかし，指の瘢痕拘縮に対しては，瘢痕部分や植皮片が皮弁に入るため，再拘縮を起こしやすい。これに対して，swing flap 法は手としては障害を受けにくい指側面から皮弁を挙上するため，比較的正常な組織が拘縮部位に移植される。したがって，Z形成術よりも swing flap 法の方が再拘縮を起こしにくいと考える。

2）熱傷手に対する transpositional flap としては，Lueders が発表した指側面から指背への rotation finger flap 法がある[38]。比較的正常組織を拘縮部位に移植する点で基本的に同じであるが，random pattern flap である点や，皮弁採取部位に植皮を行う点で，今回の皮弁と異なる。また，Green が発表した transpositional skin flap は皮弁のデザインに問題があることと，random pattern flap であろうと思われる点で異なる[39]。今回発表した swing flap は皮弁の横径と長径の比が1：3以上になることもしばしばであり，固有指動脈の背側枝を必ず入れて動脈皮弁とする必要がある。

3）屈曲拘縮解除と水かきの高さを修正するには，横皮切（c-d）の高さが非常に重要である。横皮切が末梢すぎれば，拘縮の解除はできても水かきが修正されず，dog ear も残ってしまう。また，逆に中枢に寄りすぎれば，拘縮を解除することが難しくなる。この高さを決めるにあたっては，指を屈曲させて，掌側の皮膚を少々た

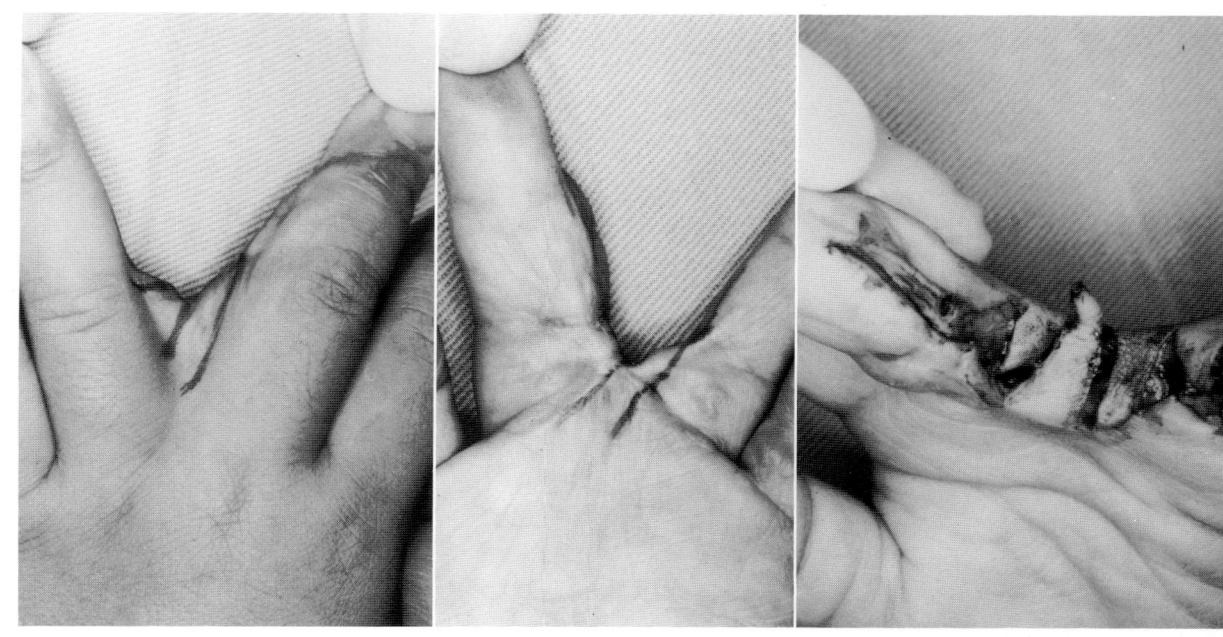

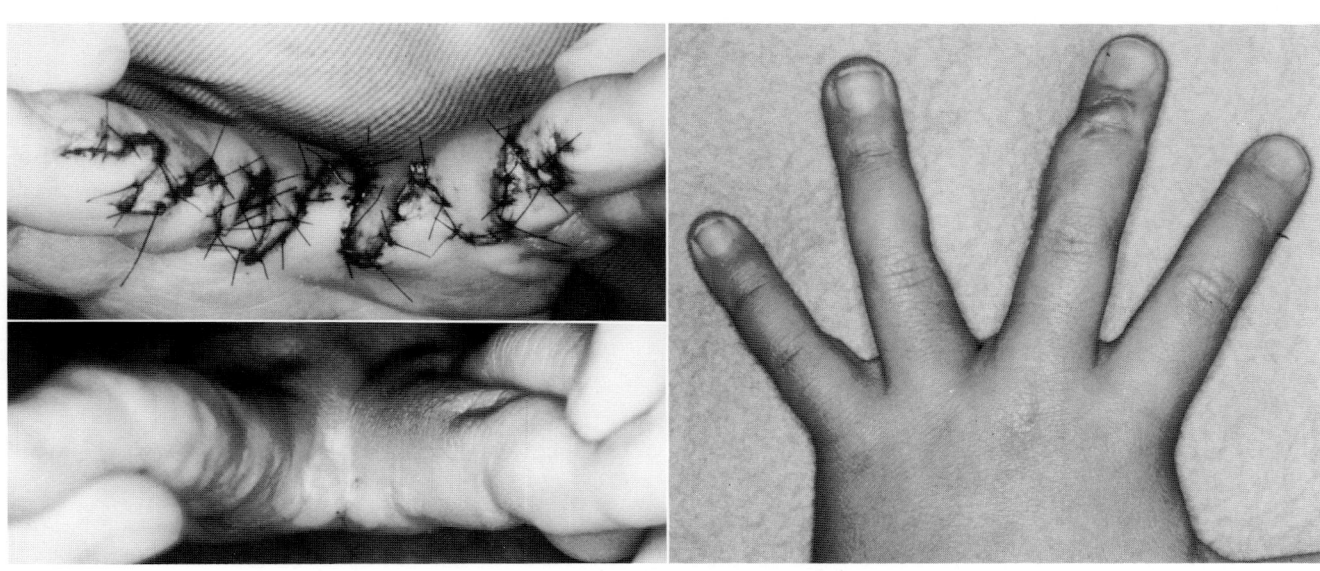

(a) 術前。背側デザイン。
(b) 掌側デザイン。
(c) 指間部に作られる4枚の皮弁を作成したところ。長すぎる皮弁は先端が瘢痕のこともあり，切除した。この皮弁が短い方が手術はやさしくなる。
(d) 手術終了直後。出来上がりはZ形成術のように見える。
(e) 術後3カ月の状態。術後9年の現在でも再発は見られない。
(f) 指間部の状態もきわめて自然に見える。

図 23・9 症例4：左手熱傷後瘢痕

るませて決めるのがよい。

4）指屈曲拘縮の bowstring は指の横径に対して expander 的な効果があるためか，小児においても幅1 cm 以上の皮弁採取が可能になっている。このことは拘縮解除のための指側面皮弁にとって都合のよい条件となる。また，皮弁採取後皮弁採取部を縫縮することにより皮膚性拘縮の軸が採皮弁方向にずれ，多少なりとも再拘縮を防ぐと考えられる。

2. Multiple rotate down 法について

この術式の適応は指の屈曲伸展拘縮がほとんどなく，指間に水かきが形成され，なおかつ4-flap 法や5-flap 法では皮切が求める指間まで届かないような症例がもっともよい。

手技的には一つ一つの皮弁を作成，縫合した後に，つぎの皮弁のデザインを考えなければならず，きわめて煩

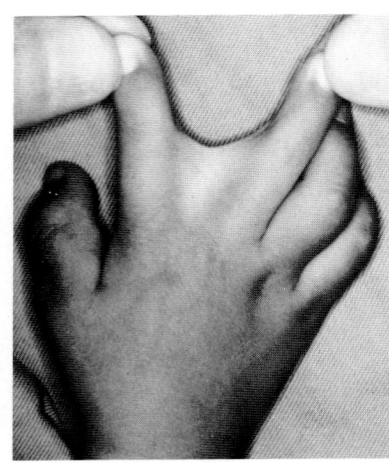

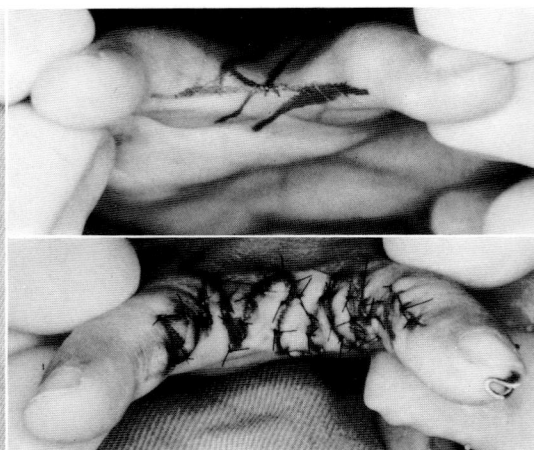

(a) 術前の状態。
(b) 指間部の皮弁デザイン。
(c) 術直後。示指は斜指症に対する骨切り術を同時に行った。
(d) 術後4カ月。指間の自然な形態が出ている。

図 23·10　症例5：左手示〜中指皮膚性合指症

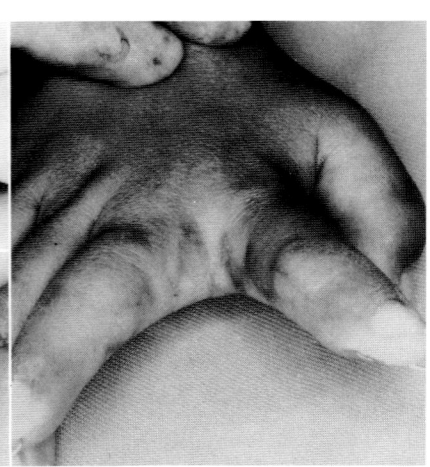

雑である．しかし，指間の複雑な曲面さえ皮弁で修復できれば，後に残った指側面の皮膚欠損部には遊離植皮をしても，水かきの再上昇は起こりにくい．したがって，一般的な皮膚性合指症に対しても，本術式の適応はあると考える．　　　　　　　　　　　　　　　（関口順輔）

文　献

1) Burke, F. D. : Principles of Hand Surgery, pp. 56-61, Churchill Livingstone, London, 1990.
2) Green, D. P. : Operative Hand Surgery, Vol. 2, pp. 1315-1345, Churchill Livingstone, New York, 1982.
3) Tubiana, R. : The Hand, Vol. II, pp. 257-286, W. B. Saunders Co., Philadelphia, 1985.
4) Browne, J. E. Z., Teague, M. A., Snyder, C. C. : Burn syndactyly. Plast. Reconstr. Surg., 62 : 92-95, 1978.
5) 児島忠雄，小立　健：手の熱傷瘢痕に対する植皮．形成外科，31：1103-1111，1988．
6) 児島忠雄，桜井信彰，方　晃賢ほか：手背から多数指指背に及ぶ皮膚欠損に対する被覆法について．日災医会誌，35：687-693，1987．
7) MacDougal, B., Wray, R. C. Jr., Weeks, P. M. : Lateral-volar finger flap for the treatment of burn syndactyly. Plast. Reconstr. Surg., 47 : 176-178, 1971.
8) 丸毛英二，大畠　襄，児島忠雄ほか：手瘢痕拘縮の手術．形成外科，14：293-302，1971．
9) Mathews, R. N., Morgan, B. D. G. : Multiple seagull flaps for digital contractures in electrical burns. Br. J. Plast. Surg., 40 : 4751, 1987.
10) 諸富武文：手の瘢痕拘縮の治療．災害医学，3：11-19，1962．
11) Tanzer, R. C. : Correction of interdigital burn contractures of the hand. Plast. Reconstr. Surg., 3 : 434-438, 1948.
12) 田島達也，小林　晋，能登省三ほか：母指内転拘縮に対する私たちの sliding skin flap 法について．整形外科，16：935-937，1965．
13) 田島達也，内山　淳，茨木邦夫：予後調査からみた手部熱傷瘢痕拘縮に対する手術法の検討．整形外科，18：320-322，1967．
14) 高橋康昭：手指瘢痕拘縮の手術経験．整形外科，14：1204-1210，1963．
15) 渡辺美由紀，関口順輔，小林誠一郎ほか：指屈曲拘縮における swing flap の応用について．日手会誌，6：862-866，1989．
16) Green, D. P., Dominguez, O. J. : A transpositional skin flap for release of volar contractures of a finger at the MP joint. Plast. Reconstr. Surg., 64 : 516-520, 1979.
17) Lister, G. : The theory of the transposition flap and its practical application in the hand. Clin. Plast. Surg., 8 : 115-127, 1981.
18) Spiner, M. : Fashiond transpositional flap for soft tissue adduction contracture of the thumb. Plast. Reconstr. Surg., 44 : 345-348, 1969.
19) McGregor, I. A. : The Z-plasty. Br. J. Plast. Surg., 18 : 82-87, 1965.
20) Thomson, R. V. S. : Closure of skin defects near the proximal interphalangeal joint with special reference to the patterns of finger circuration. Plast. Reconstr. Surg. 59 : 77-81, 1977.
21) 石田知良，関口順輔，小林誠一郎ほか：われわれの行っている指間水かきに対する手術法．形成外科，31：336-344，1988．
22) Bauer, T. B., Tondra, J. M., Trusler, H. M. : Technical modification in repair of syndactylism. Plast. Reconstr. Surg., 17 : 385-392, 1956.
23) Cowen, N. J. : Practical Hand Surgery, Symposia Specialists, Washinton, D. C., 1980.
24) Cronin, T. D. : Syndactylism ; results of zig-zag incision to prevent postoperative contracture. Plast. Reconstr. Surg., 18 : 460-468, 1956.

25) Flatt, A. E. : Practical factors in the treatment of syndactyly. Symposium on Reconstructive Hand Surgery, Vol. 9, C. V. Mosby Co., St. Louis, 1974.
26) Marumo, E., Kojima, T., Suzuki, S. : An operation for syndactyly and its results. Plast. Reconstr. Surg., 58 : 561-567, 1976.
27) 丸毛英二, 児島忠雄, 鈴木振平ほか：合指症ならびに合指を合併する手足先天奇形の治療. 整形外科, 29 : 52-63, 1978.
28) 鬼塚卓弥, 李 完圭, 阿倍 績ほか：先天性合指症の手術法. 形成外科, 4 : 111-122, 1961.
29) 里見隆夫, 丸毛英二：合指症の病態と治療. 整形外科 MOOK, 35 : 201-217, 1984.
30) Upton, J. : Plastic Surgery, Vol. 8, edited by J. G. McCarthy, pp. 5213-5296, W. B. Saunders Co., Philadelphia, 1990.
31) 矢部 裕, 森 謙一, 小山 明ほか：手の合指症の手術. 整形外科, 34 : 1813-1815, 1983.
32) Woolf, R. M., Broadbent, T. R. : The four-flap Z-plasty. Plast. Reconstr. Surg., 49 : 48-51, 1972.
33) Hirshowitz, B., Karev, A., Levy, Y. : A 5-flap procedure for axillary webs leaving the apex intact. Br. J. Plast. Surg., 30 : 48-51, 1977.
34) Alexander, J. W., MacMillan, B. G., et al. : Correction of postburn syndactyly ; An analysis of children with introduction of the VM-plasty and postoperative pressure inserts. Plast. Reconstr. Surg., 70 : 345-354, 1982.
35) Krizek, T. J., Robson, M. C., Flagg, S. V. : Management of burn syndactyly. J. Trauma, 4 : 587-593, 1984.
36) Chapman, P., Banerjee, A., Campbell, R. C. : Extended use of the Mustardé dancing man procedure. Br. J. Plast. Surg., 40 : 432-435, 1987.
37) Hirshowitz, B., Karev, A., Rousso, M. : Combined double Z-plasty and Y-V advancement procedure for the repair of thumb web contructures. 5 flap technique. The Hand, 7 : 291-293, 1975.
38) Lueders, H. W., Shapiro, R. I. : Rotation finger flaps in reconstruction of burned hands. Plast. Reconstr. Surg., 47 : 176-178, 1971.
39) Lister, G. : The theory of the transposition flap and its practical application in the hand. Clin. Plast. Surg., 8 : 115-127. 1981.

III 皮弁の臨床②

24 大腿部の皮弁

SUMMARY

　大腿部を採取部とする皮弁としては，最近，筋間中隔皮弁と筋肉内穿通枝皮弁が多用されている。これらの皮弁は，筋間中隔穿通動脈とか筋肉内穿通動脈を栄養動脈とするものである。皮弁の種類としては，外側大腿回旋動脈の下行枝から分岐する筋間中隔穿通枝を茎とする前外側大腿皮弁と前内側大腿皮弁，大腿動脈の内転筋管近位から派生する無名皮枝を茎とする内側大腿皮弁，大腿深動脈の第1，3，4穿通皮枝を茎とする外側大腿皮弁，下行膝動脈から派生する伏在動脈を茎とする伏在皮弁，下殿動脈の大腿後面の皮枝を茎とする殿大腿皮弁が挙げられる。

　術前の評価法としては，茎の穿通枝の確認のためドップラー聴診法，動脈造影法，サーモグラフィー法などが有用である。

　皮弁の大きさについては，前外側大腿皮弁は大腿前と外側部の大腿外側半周である。前内側大腿皮弁は，大腿内側半周が生着する。内側大腿皮弁は大腿の前内側部が主領域であり，外側大腿皮弁は大腿の外側部すべてが生着する。伏在皮弁は近位は大腿中央部から，遠位は下腿中央部までの下肢の内側部が主領域で，殿大腿皮弁は大腿後面全域が生着する。

　皮弁の挙上法は，栄養血管にバリエーションがあるので，挙上に先立ち茎の近くで小切開を置き，穿通血管の存在と位置を確認した上で皮弁をデザインすることが大切である。また，このような穿通枝は大腿部に豊富に存在するので，栄養血管が欠損する場合は近くにある穿通血管を茎とする皮弁に変更したり，いずれかの筋肉皮弁を用いることもできる。

　術後の管理の重要点は，皮弁採取部の欠損創を緊張があるのに縫縮すると下肢の血行障害を来すことがあるので，術後は足背動脈などの拍動をチェックする必要がある。

　これらの皮弁の利点とそれを生かした臨床応用法は，皮弁採取後の瘢痕が目立ちにくく，比較的薄く可動性に富んだ特色を生かして，四肢や口腔内の組織欠損創の再建に適する。また，解剖学的に多用な器官がこの部に存在するので，血管付筋膜弁，血管柄付筋膜皮弁，血管柄付腸骨皮弁などを適宜組み合わせて，遊離複合組織移植片として各種の巨大組織欠損創に応用できる。

　これらの皮弁の欠点としては，血管茎に個々の症例によって解剖学的変異があり，ときに皮弁が厚すぎたり，知覚神経麻痺を合併することもあることである。

はじめに

　再建外科領域における新しい皮弁として，最近はseptocutaneous artery flap[1]が注目されつつある。これらの皮弁のうち，大腿部を採取部とするものとして前外側大腿皮弁[1]~[7]，前内側大腿皮弁[1][3][5][8][9]，外側大腿皮弁[10]~[13]（後大腿皮弁[1]），内側大腿皮弁[10][8]，伏在皮弁[14]~[17]，殿大腿皮弁[18]（後大腿皮弁[19]），膝窩・大腿皮弁[20]，上内側膝皮弁[21]，上外側膝皮弁などがある。大腿部はこれらの皮弁の栄養血管としての筋間中隔穿通枝のみならず，筋内穿通枝も豊富に存在するため，身体内でもっとも多くの皮弁が採取でき，採取後の瘢痕も目立ちにくいという利点を有する。このため，最近その利用度が増しつつあるが，その反面，同一の茎でありながら複数の皮弁の名称があるため，大腿部の皮弁の定義については不可解なのが現状である。

　本稿では，大腿部の筋間中隔穿通動脈皮弁の血管茎の解剖学的走行とその臨床応用法につき，これまでに報告された知見を総括するとともに，皮弁の名称も整理してみたい。

A 概　念

　これらの皮弁はその栄養血管が筋間中隔，または筋肉内を通るという解剖学的な特徴より，筋間中隔穿通枝皮弁（septocutaneous artery flap[1]），または筋肉内穿通枝皮弁（muscle perforator flap）に属する。また，これらの皮弁の栄養血管は，筋間中隔動脈（septocutaneous artery）または筋肉内穿通動脈（muscle perforator）で

ある。この範疇に入る皮弁としては，これまでに報告されたもののうち，deltoid flap, medial or lateral upper arm flap, radial forearm flap, ulnar forearm flap, scapular flap, parascapular flap, anterior tibial flap, peroneal flap, sural flap, posterior tibial flap, dorsalis pedis flap, medial plantar flap などが入るものと考えられる。以上の皮弁は筋膜皮弁に入るとする考えもある[22]が，筋膜皮弁が筋皮弁とか骨皮弁のように単なる解剖学的構造に重点を置いた分類であるのに対し，筋間中隔皮弁は axial pattern flap とか random pattern flap のように，その栄養血管の走行状態に重点を置いた分類に基づいている。このことより，本皮弁は単なる筋膜皮弁の範疇に入れるよりも，筋間中隔穿通枝皮弁または筋肉内穿通枝皮弁とした方が妥当である（図24・1-a, b）。

B 解　剖

大腿部の筋間中隔皮弁の栄養血管としては，大腿前面〜外側〜後面部は①大腿深動脈〜外側大腿回旋動脈系，大腿内側部は②大腿動脈系，膝部は③膝窩動脈系に由来する筋間中隔穿通枝が利用できる。また，大腿前上部は浅腸骨回旋動脈で，大腿後上部は下殿動脈によっても重複して栄養される。

1. 皮弁の栄養血管の解剖学的走行について

a. 前外側大腿皮弁について

外側大腿回旋動脈の下行枝から分岐した筋間穿通枝が，大腿直筋と外側広筋の間の筋間中隔を通って皮弁を栄養するとされている（図24・2）[1〜7]。しかし，われわれの前回報告した結果[4)5)7)]では，このタイプはきわめて少なく，筋間穿通枝が欠損するものも多かった。

最近までの26症例の経験による新しい血管の走行分類では，このタイプ（タイプL1）は3/26例であり，筋間穿通枝が外側大腿回旋動脈より直接分岐する型（タイプL2）が5/26例，穿通枝が外側大腿回旋動脈の横行枝と下行枝の分岐部から枝分かれするもの（タイプL3）が1/26，大腿深動脈または大腿浅動脈から直接分岐するもの（タイプL4）が4/26例，下行枝から複数の筋間穿通枝が分岐するもの（タイプL5）が2/26，筋間穿通枝が欠損するものが12/26例であった。

このことより，これまで述べられていた解剖学的走行型（タイプL1）はきわめて少なく，46％で筋間穿通枝が欠損することが分かった（図24・3）。このような場合でも，外側大腿回旋動脈の横枝または下行枝から大腿直筋または外側広筋内を穿通して，大腿前外側の皮膚に至る筋内穿通枝が複数存在する。

外側大腿回旋動脈の終末は大腿直筋内で筋枝として終わるが，大腿末梢部の外側で数本の筋内穿通枝が皮膚を栄養する[23]。

b. 前内側大腿皮弁について

この皮弁の筋間穿通枝は，外側大腿回旋動脈の下行枝より分岐し，大腿直筋と縫工筋の筋間中隔を穿通して，大腿前内側の皮枝となるとされている（図24・2）[3)5)8)9)]。しかし，われわれの12症例の経験では，この型（タイプM1）が4/12例，筋間穿通枝が外側大腿回旋動脈から直接分岐する型（タイプM2）が2/12例，筋間穿通枝がほかの筋栄養枝から分岐する型（タイプM3）が1/12，筋間穿通枝を認めないものが5/12例であったが，このような場合にも外側大腿回旋動脈系から派生して，大腿直筋内を走行中に筋肉を穿通して前内側大腿の皮膚を栄養す

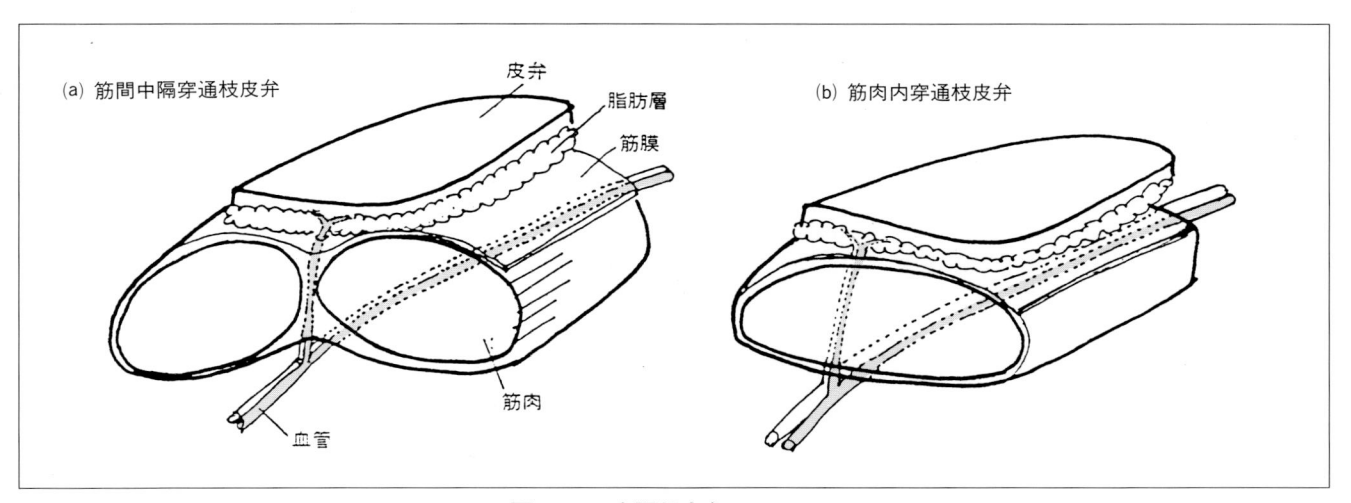

図 24・1　大腿部皮弁のシェーマ
(Cormack, G. C., Lamberty, G. H.：A classification of fasciocutaneous flaps according to their patterns of vascularization. Br. J. Plast. Surg., 37：80-87, 1984. より改変引用)

る筋内穿通枝が複数見られる（図24・4）。

c．内側大腿皮弁

大腿動脈は大腿部の中枢1/3部において内転筋管に入るが，この管の直上で大腿動脈の内側から無名動脈が分岐する。これは分岐後2～3cmで縫工筋枝を出したのち，大腿内側の皮枝となる[10]（図24・5）。

d．外側大腿皮弁（後大腿皮弁[1]）

大腿深動脈は大腿動脈から分岐した後，大腿近位部を後外側に向かい，大内転筋を穿通し，4つの穿通枝を派生して第4穿通枝となり，大腿末梢部で外側後面の皮枝となる。第1穿通枝は短内転筋の近位で分岐し，筋間中隔を経由して股関節部の皮枝となる。第2穿通枝は短内転筋の前方で分岐し，大腿骨の栄養血管となる。第3，4穿通枝は共通茎から分かれ，最終的に膝窩動脈からの枝と吻合を共有する。このうち第3穿通枝は短内転筋の末梢側で大腿深動脈から分岐し，大腿中央部で外側広筋の起始部を穿通し，外側広筋と大腿二頭筋に筋枝を出し，大腿二頭筋短頭と外側広筋の筋間中隔を通った後に皮枝となる。臨床的には第1，3，4穿通枝が有用とされている（図24・6）[10)11)～13]。

e．伏在皮弁

下行膝動脈は，膝関節から13cm近位側で大腿動脈より内下方向に分岐し，分岐後3～10cm遠位において伏在枝（伏在動脈）が分岐する。伏在枝は縫工筋末梢部を穿通し，下腿内側に至るが，縫工筋穿通部の前後で前枝と後枝を出し，膝内側と膝上内側の皮膚に至る（図24・5，24・7）[14)～17]。

f．殿大腿皮弁（後大腿皮弁[19]）

内腸骨動脈から分岐した下殿動脈は大殿筋の下で分岐し，大腿後面の皮枝となるが，これが皮弁の栄養動脈である。この下殿動脈の終末枝は大腿後皮神経（S_{1-3}）を伴って大腿後面を下行し，大腿後面の皮膚を栄養し，閉鎖動脈とか内側大腿回旋動脈と吻合する（図24・

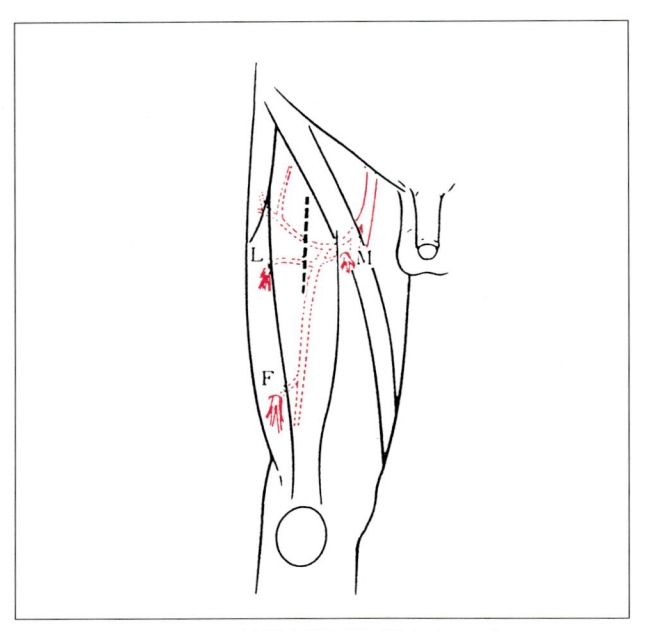

図24・2 外側大腿回旋動脈系の走行
L：前外側大腿皮弁の穿通枝，M：前内側大腿皮弁の穿通枝，F：anterolateral femoral flap[23]の栄養血管，点線：最初の皮切線
（光嶋　勲，添田周吾，福田廣志ほか：遊離前外側大腿皮弁または前内側大腿皮弁；その解剖学的考察と臨床応用について．形成外科，32：3-9，1989．より引用）

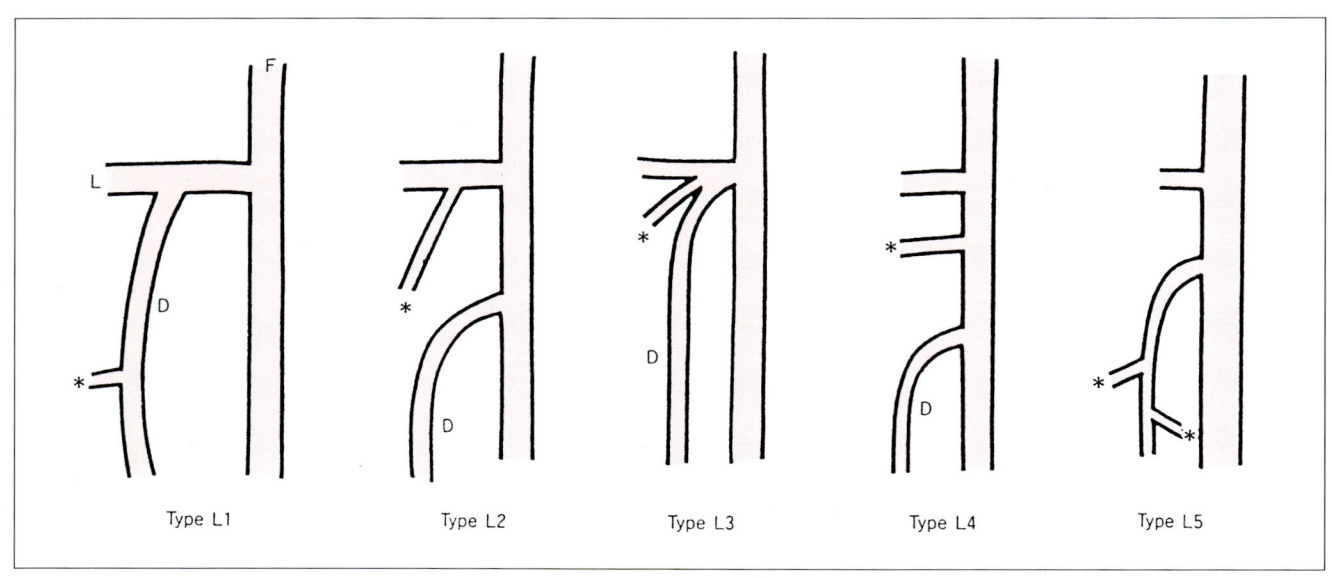

図24・3 前外側大腿皮弁の栄養動脈の走行型分類
＊：皮弁の茎である筋間中隔穿通枝，L：外側大腿回旋動脈，D：外側大腿回旋動脈の下行枝，F：深大腿動脈
（光嶋　勲，添田周吾，福田廣志ほか：遊離前外側大腿皮弁または前内側大腿皮弁；その解剖学的考察と臨床応用について．形成外科，32：3-2，1989．より引用）

6)[18)19)]。

2. 大腿部皮弁の穿通動脈の皮弁内走行

穿通枝は筋膜のレベルで水平方向に密な毛細血管のネットワークを形成し，このネットワークから分節的に真皮方向に血管が立ち上がり，真皮下血管網を形成する。筋間中隔皮弁の主な血行は，真皮下血管網に依存する[24)]。

3. 大腿部の皮弁静脈系の解剖

ほとんどの大腿部の筋間中隔皮弁は，その茎である穿通動脈に2本の伴行静脈を有し，これは大腿深静脈または大腿静脈に還流される。このほかに大腿前部には外側大腿皮静脈，内側には大伏在静脈（伏在動脈より1.5 cm後方）があるが，前者は臨床的に利用されることは少ない。

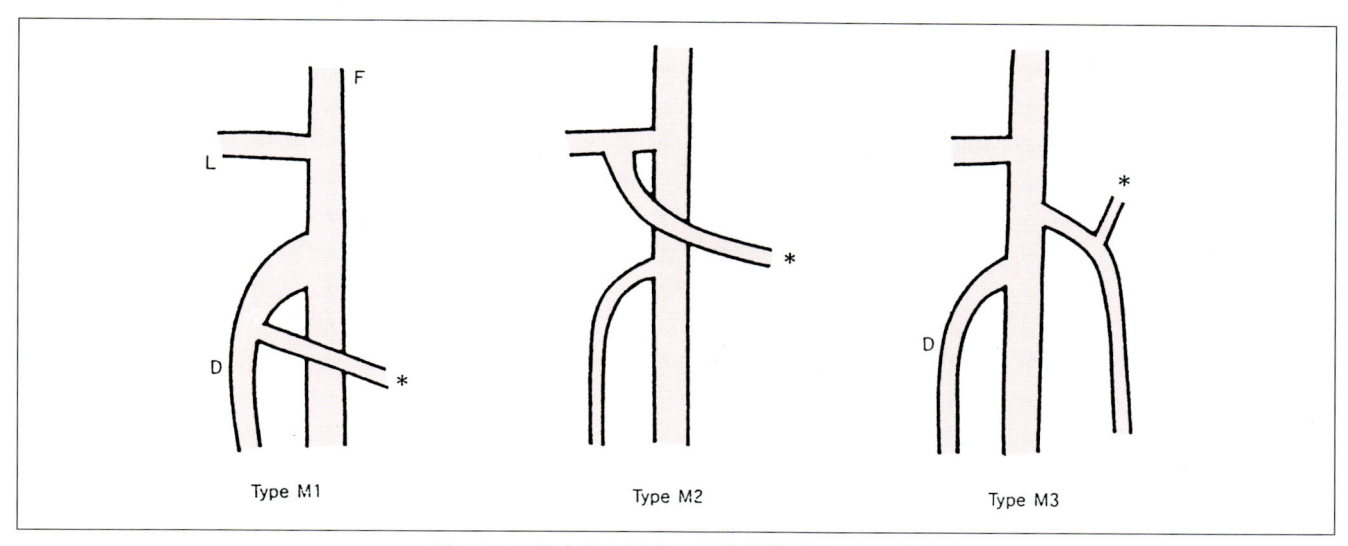

図 24・4　前内側大腿皮弁の栄養動脈の走行分類
＊：皮弁の茎である筋間中隔穿通枝，L：外側大腿回旋動脈，D：外側大腿回旋動脈の下行枝，F：深大腿動脈
（光嶋　勲，添田周吾，福田廣志ほか：遊離前外側大腿皮弁または前内側大腿皮弁；その解剖学的考察と臨床応用について．形成外科，32：3-9, 1989．より引用）

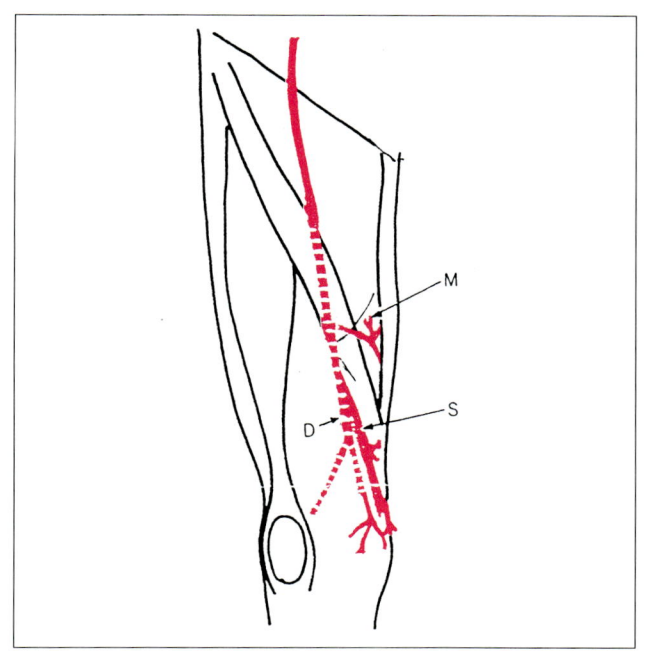

図 24・5　大腿内側部における浅大腿動脈の皮枝
M：内側大腿皮弁の皮枝，S：伏在動脈，D：下降膝動脈

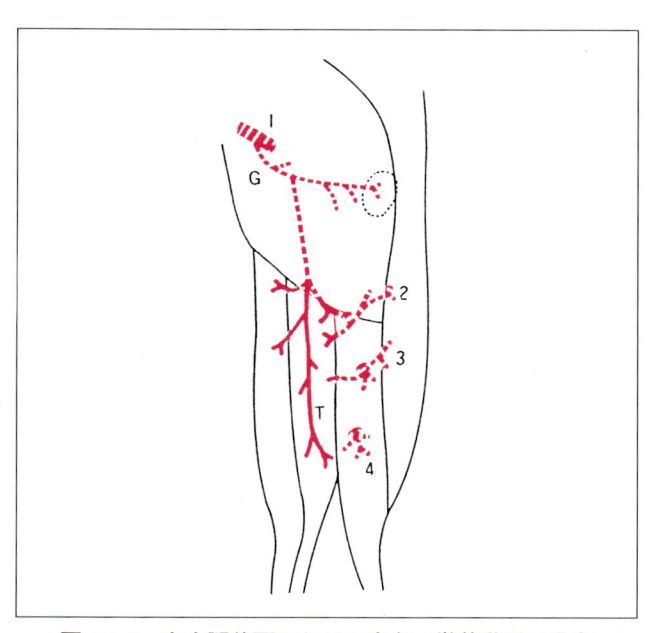

図 24・6　右大腿後面における皮弁の栄養動脈の分布
2：深大腿動脈の第2穿通皮枝，3：深大腿動脈の第3穿通皮枝，4：深大腿動脈の第4穿通皮枝，I：内腸骨動脈，G：下殿動脈，T：殿大腿皮弁の栄養動脈

4. 大腿部の皮弁神経系の解剖

大腿前面では大腿神経の知覚枝である大腿神経前皮枝，外側前後面では外側大腿皮神経，内側膝部（膝より8cm上方より末梢）は伏在神経が筋膜の直上を大腿の長軸方向に走行し，この部の知覚を支配する。これらの皮神経を用いた知覚皮弁における知覚獲得は疑問視する意見もある[25]。

C 術前の評価

1. ドップラー聴診法

筋間中隔穿通枝が長く，その中枢側の血管が筋肉の深部に存在する場合には，ドップラー聴診法はきわめて有効である。大腿深動脈が筋の深部にある外側大腿皮弁作成時には，穿通枝の位置を正確に反映するとされる[13]。しかし，筆者の経験では，前外側大腿皮弁では外側大腿回旋動脈の下行枝が筋間中隔の浅層にあり，穿通枝が短いため，ドップラーが下行枝を拾い，穿通枝の正確な位置は判定できないことが多い。このため，すべての皮弁で有効とはいえず，現時点では補助的手段であろう。

2. 動脈造影

血管の存在と走行状態をもっとも正確に知りうる方法であり，筋間中隔皮弁の作成時には必須の術前検査である。穿通枝の存在と走行には異常が多いため，術前の動脈造影は必須である。また，重症の動脈硬化症では皮弁の茎の存在が懸念されるが，このような場合でも茎のみの閉塞による欠損はないこともあるとされる[10]。とくに最近は立体的動脈造影がなされ始めており，細い穿通枝の正確な走行を容易に知れる点で，今後この方法が普及するものと思われる。

3. サーモグラフィー

筆者の経験では穿通枝の位置に一致してhot spotが見られ，かなり信頼できる方法と思われる。しかし，欠点として比較的細い穿通枝の支配範囲はほとんどhot spotとして出現せず，出現したとしても画像から生体の正確な穿通枝の位置を点として判定することは困難であり，現時点では補助的な診断である。

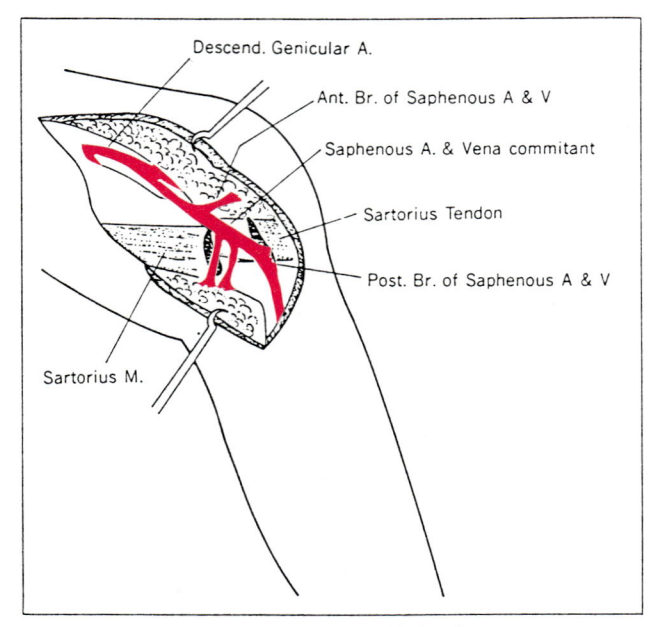

図24・7 伏在神経血管束の解剖
大腿内側遠位部において大腿動脈から分岐した下降膝動脈から派生した伏在動脈は，伏在神経と伴走し，縫工筋の下を通り，膝内側部から下腿内側部を栄養する。
（光嶋　勲，八巻信行：Free or pedicled saphenous flapの経験とその臨床応用について．形成外科，27：559-565, 1984. より引用）

D 手技

1. 皮弁の支配領域

皮弁のデザインに際しては，筋間中隔穿通血管の皮膚支配領域が関係する。これに関してはまだ不明な点も多いが，これまでの報告をまとめると以下のごとくなる。

a. 前外側大腿皮弁

筆者の経験ではきわめて細い穿通枝は除き，通常の太さの穿通枝（直径0.8mm）であれば，近位は前上腸骨棘，末梢は膝関節部まで大腿の外側半周が生着すると思われる。サイズとしては最大縦30cm×横幅20cmが可能と思われるが，きわめて大きい皮弁を用いた場合に部分壊死をときに経験したので，ほかの穿通枝を含めて複数の穿通枝を茎とする皮弁とするのが無難である。

b. 前内側大腿皮弁

穿通枝1本で近位側は鼠径靭帯，遠位側は膝部の近位数cmまで大腿前面全領域が生着する。筆者の経験では，少なくとも縦25cm×横10cmは安全である。30cm×20cm大とする時は，やはりほかの穿通枝を含めて用いるのが安全である[3]。

c. 内側大腿皮弁

屍体を用いた色素注入法では大腿内側中央部を中心

に，近位は大腿近位端，遠位は大腿遠位1/3で，大腿前内側部が生着するとされている[10]。

d．外側大腿皮弁（後大腿皮弁[1]）

第3穿通枝を用いれば，近位は大転子，遠位は大腿骨外顆までで，大腿部の外側部すべてが生着する。サイズは縦30cm×幅15cmが可能とされている[12)13]。

e．伏在皮弁

術前の動脈造影で伏在動脈が下腿中枢側まで存在する症例では，遠位側は下腿中央部[15]，近位部は大腿中央部まで[17]で，下肢の内側面半周が生着する。筆者のこれまでの経験では，膝内側部を中心として縦21cm×幅7cmの皮弁が生着可能であった[16]。

f．殿大腿皮弁（後大腿皮弁[19]）

下殿動脈のみで大腿後面全域が生存するとされる[18)19]。有茎皮弁とする場合は，坐骨結節から5cm上方に回転の中心を置く。皮弁の中心軸は大転子と坐骨結節の中点を通り，殿溝に直交させる。採取できる皮弁の大きさは成人で最大8cm×26cmであるが，採取部に植皮を行えばそれ以上のものが可能である[18]。

2．皮弁の挙上法

筋間中隔穿通枝の最大の欠点は，径が細い場合には見つけにくく，その位置もときに変異があることである。このため，もっとも重要な点は，臨床応用に際しては皮弁の挙上に先立ち，まず茎の近くで小切開を加え，筋鉤を用いて周辺の皮下を検索し，筋間穿通枝を探した後，皮弁のデザインを行うのがよい。

a．前外側大腿皮弁

大腿前面で大腿直筋上に縦切開を行い，筋膜下を筋鉤で剝離し，大腿直筋と外側広筋間の筋間中隔に存在する穿通枝を探す。ときに穿通枝が大腿直筋または外側広筋内を穿通して，皮枝となることがある。穿通枝の位置を確認後，皮弁をデザインし，皮弁の末梢側から切開挙上しながら，血管茎を大腿直筋と外側広筋の筋間中隔内を中枢側に剝離する。下行枝のレベルでもその直径は血管吻合に十分であるが，さらに長い茎が必要な場合，外側大腿回旋動脈本幹を大腿深動脈まで剝離すれば，10cm程度のきわめて長い血管茎が得られる。

b．前内側大腿皮弁

大腿前面中央部にて大腿直筋上で縦切開を加え，大腿直筋内側と縫工筋間の筋間中隔で穿通枝を確認する。穿通枝が確認されたら皮弁をデザインし，皮弁の末梢側から筋膜上または筋膜下で切開挙上する。穿通枝の周辺では穿通枝に筋膜を付着させ，血管茎を中枢側の外側大腿回旋動脈から大腿深動脈に至るまで，筋間中隔内で剝離

する。この際，外側大腿回旋動脈の下行枝からの筋枝が見られるので，結紮切断する。

c．内側大腿皮弁

穿通枝の存在する逆大腿三角の遠位頂点部（内転筋管入口部）を含み，皮弁をデザインする。大腿三角の内側縁に沿って皮切を加え，大腿動脈を露出し，大腿動脈を遠位側に剝離し，内転筋管近位にて筋鉤で縫工筋を外側に引くと，血管茎（縫工筋枝と皮枝）が大腿動脈内側から分岐するのが見える。縫工筋枝を結紮切断した後，血管茎を剝離し，皮弁周囲を切開挙上する。

d．外側大腿皮弁（後大腿皮弁[1]）

腹臥位にて下肢を若干内転する。腸脛靱帯の後縁をピオクタニンでマークし，大腿二頭筋の外側部の筋間中隔を触診で知る。第3穿通枝はこの筋間中隔内で大腿後面中央部にある。皮弁のデザインは腸脛靱帯後縁を長軸とし，皮弁の挙上は筋膜上で皮弁後縁から前方に向かって行い，穿通枝の剝離は外側広筋を筋鉤で引き上げながら筋間中隔内を近位側に向かって行い，大腿深動脈のレベルまで剝離すると10cm長の茎が得られる。

e．伏在皮弁

皮下脂肪組織の薄い患者では伏在動脈の拍動を触診できるので，これを皮弁デザインの基準とする。大腿遠位で前内側部に10cmの縦切開を加え，筋膜を切開したのち，縫工筋の前縁を剝離挙上し，伏在動脈の筋間穿通枝を確認する。縫工筋と内側広筋間の筋間中隔を指で剝離すると，伏在動脈が下腿遠位側に向かって走行するのが見える。伏在動脈の走行位置を確認した後，その部を含んで皮弁をデザインし，皮切を加え，皮弁を挙上する。

f．殿大腿皮弁

皮切は筋膜下まで加え，まず大殿筋の下縁を露出したのち，大腿部に至り，皮弁の遠位端から挙上する。遠位端では血管茎の切断による若干の出血がある。皮弁挙上時には数本の大腿深動脈の貫通動脈の結紮が必要であり，近位部では皮弁の可動性を増すため，大殿筋を若干切断する必要がある。

3．皮弁作成上の注意点

a．前外側大腿皮弁

皮弁の筋間穿通枝は欠損していても，前内側大腿皮弁のそれは存在することが多い。筆者の経験では，46％で前外側大腿皮弁の筋間穿通枝が欠損するが，そのうち58％は前内側大腿皮弁の穿通枝が存在した。しかし，両方の筋間穿通枝が存在しない例も19％に見られた。このような場合には，外側広筋または大腿直筋の筋肉内穿通枝は必ず存在するので，これを用いることができる。筆

者は外側大腿回旋動脈の横枝を用いて，大腿筋膜張筋皮弁も用いている．また，外側広筋の運動神経が外側大腿回旋動静脈に伴走するので，血管茎の剝離に際しては，この神経を損傷しないように注意する．

b．前内側大腿皮弁

血管茎が欠損する場合には，前外側大腿皮弁，内側大腿皮弁，縫工筋筋皮弁，大腿直筋筋皮弁などが利用できる．

c．内側大腿皮弁

血管茎が欠損したり，直径が細いことが報告されている[8]．その際には前内側大腿皮弁，伏在皮弁または縫工筋筋皮弁が用いられるように，本皮弁のデザインは血管茎を確認した後に行うことが重要である．皮弁の静脈系として大伏在静脈を，知覚神経系として大腿神経の前皮枝を複合できる．

d．外側大腿皮弁

解剖学的変異が少なく，血管剝離が容易なのは第3穿通枝であり，遊離皮弁では通常これが血管茎として用いられる．しかし，大転子部の再建では第1穿通枝，膝部は第4穿通枝を用いる．知覚皮弁とする時は外側大腿皮神経を用いる．

e．伏在皮弁

血管茎の欠損が全症例の5％で見られ，6.7％で無名動脈が見られ，無名動脈は膝窩動脈または下行膝動脈の筋関節枝の皮枝である[14]．また，伏在動脈の前枝が皮枝としては重要であるが，皮切に際し損傷されやすい．血管茎が欠損した例では，縫工筋筋皮弁[15]または内側上膝動脈の皮枝を用いた皮弁とすればよい．

f．殿大腿皮弁（後大腿皮弁[19]）

血管茎が筋膜下に存在するため，皮弁挙上時には筋膜と皮弁が離れないように固定縫合を行う．

E 術後管理

1．皮弁採取部の管理

大腿部の皮弁採取後の欠損創は縫縮されることが多いが，この際，術後の大腿部の緊張と浮腫により大腿動脈の血行障害が発生することがある．術後は患肢遠位の動脈拍動を厳重にチェックし，異常が見られたならば，ただちに血行再建と植皮などによる緊張緩和を図る．また，下肢の安静のための長期間の臥床後に，急に歩行を許可すると肺梗塞を来す例も報告されているので，注意を要する．

2．皮弁の管理

有茎皮弁，島状皮弁の場合には，血管茎の緊張，圧迫などによる皮弁の血行障害に注意する．遊離皮弁の場合には，基本的な血栓形成防止のための薬剤療法が必要である．

F 症　例

【症例1】　66歳，女（図24・8）

左前頭葉の星状膠腫にて腫瘍切除後，放射線照射がなされ，創部の頭皮壊死と感染が起こり，脳硬膜欠損に対してすでに移植されていた遊離大腿筋膜が露出した症例である．創のデブリードマンを行った後，左大腿外側から20 cm×7 cmの遊離前外側大腿筋膜皮弁を採取し，筋膜で硬膜を，皮弁で頭皮を再建した．採取部は縫縮し，皮弁の茎は浅側頭動静脈に吻合した．

【症例2】　69歳，男（図24・9）

交通事故により右下腿前面に瘢痕と疼痛を有する症例に対し，瘢痕組織を切除した後，左大腿前面から20 cm×10 cmの遊離前内側大腿皮弁で欠損部を再建した．採取部は縫縮し，皮弁の茎は前脛骨動静脈と吻合した．

【症例3】　75歳，男（図24・10）

右外腸骨動脈の動脈硬化症性閉塞にて，右下肢の血行再建術がなされたが，膝蓋骨前面の皮膚壊死が生じた症例である．動脈造影で大腿動脈の血行が見られたため，壊死皮膚を切除した後，膝部内側に島状伏在皮弁を作成し，皮膚欠損部を再建した．採取部は分層植皮片で被覆した．

【症例4】　75歳，男（図24・11）

右総腸骨動脈の動脈硬化症性閉塞にて，右大殿筋の壊死と感染を来した症例に対し，殿部の切開排膿とデブリードマンを行った．動脈造影にて側副血行による下殿動脈の血行を認めたため，右大腿後面に25 cm×12 cmの島状殿大腿皮弁を作成し，欠損部を再建した．採取部は分層植皮で被覆した．

G 考　察

1．前外側または前内側大腿皮弁

これまでに報告されているように，本皮弁は血管径が太く，長く，さらに皮弁は伸展性に富み，遊離皮弁に適している．この特徴を生かした本皮弁の最良の適応は，四肢と口腔内の組織欠損の再建である．また，皮弁の支

配領域も広く，前外側大腿皮弁の穿通枝で大腿外側半周が栄養できる。

臨床応用に際し，もっとも重要な利点としては，解剖学的に多様な器官がこの部に存在するという特徴を生かして，複合移植片として応用することである。その応用例としては，強靱で広範囲な大腿張筋筋膜を用いた血管柄付筋膜移植片による腹部の巨大瘢痕ヘルニアや，アキレス腱を含めた再建が挙げられる。また，感染巣を有する頭部の放射線潰瘍や，硬膜欠損を伴う頭蓋の全欠損に対しても，遊離血管柄付筋膜皮弁とすれば，脳硬膜は血管付筋膜移植片により再建可能である。

さらに，下顎や脛骨の長い欠損に加え，広範な軟部組織欠損が合併する場合には，同一採取部から血管付腸骨を含めた巨大な骨皮弁を double vascular pedicle flap として用いることができる[6]。また，大腿部には皮弁の栄養血管が豊富なため，ほかの血管茎を含めてきわめて大きな combined flap を作成することができる。前外側大腿皮弁と前内側大腿皮弁を combine した報告[3]もある

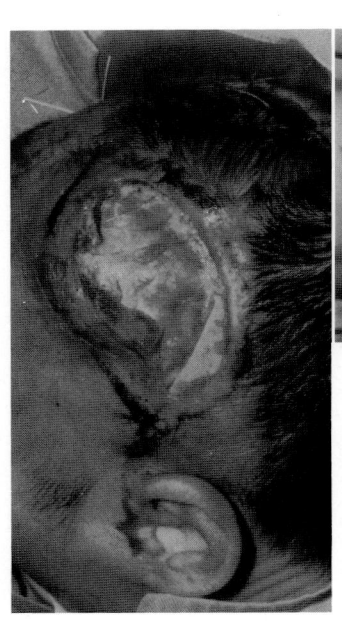

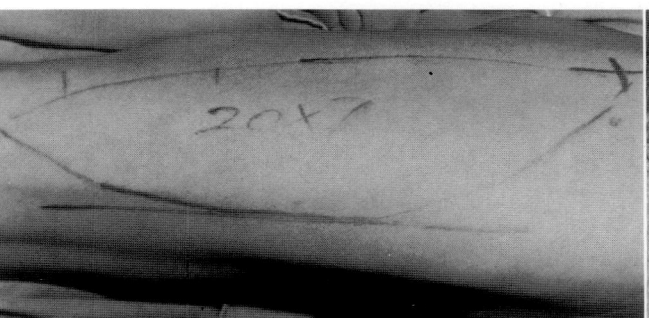

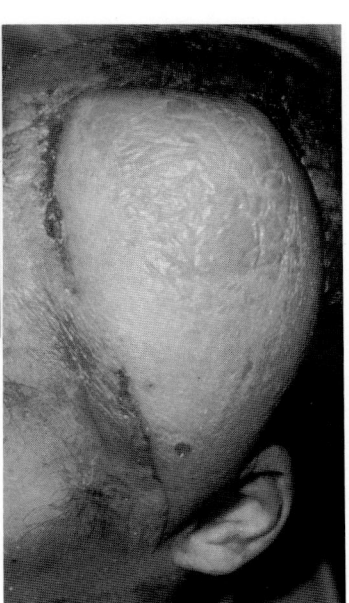

◀(a) 頭部全層欠損の症例。放射線による硬膜壊死が見られる。
▲(b) 左大腿外側部から遊離前外側大腿筋膜皮弁を採取。
▶(c) 術後2カ月。瘻孔も消失した。
図 24・8 症例1：66歳，女
（光嶋 勲，遠藤隆志，内田彰子ほか：Free anterolateral thigh flap の経験．日形会誌，6：260-267，1986．より引用）

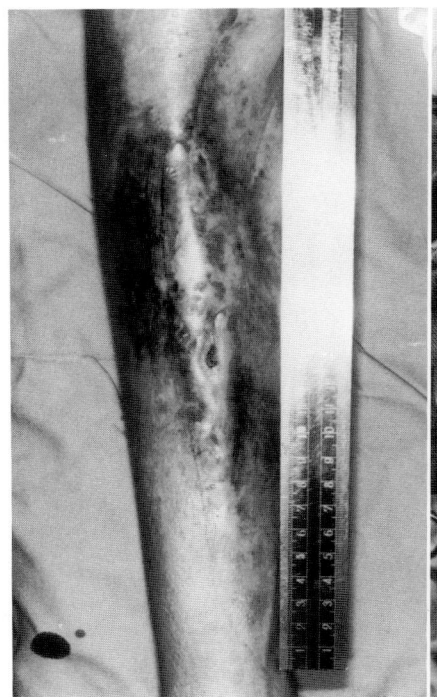

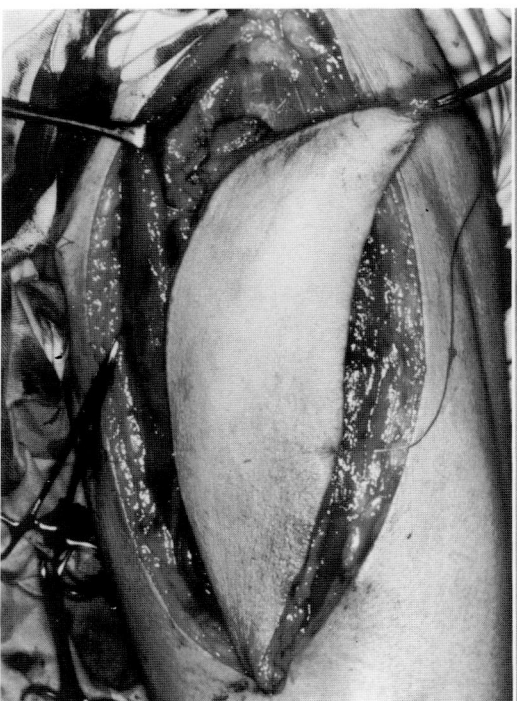

(a) 右下腿骨髄炎の症例。　(b) 右大腿前面から前内側大腿皮弁を採取。　(c) 術後3カ月。
図 24・9 症例2：69歳，男
(Koshima, I., Soeda, S., Yamasaki, M., et al.：The free or pedicled anteromedial thigh flap. Ann. Plast. Surg., 21：480-485, 1988. より引用)

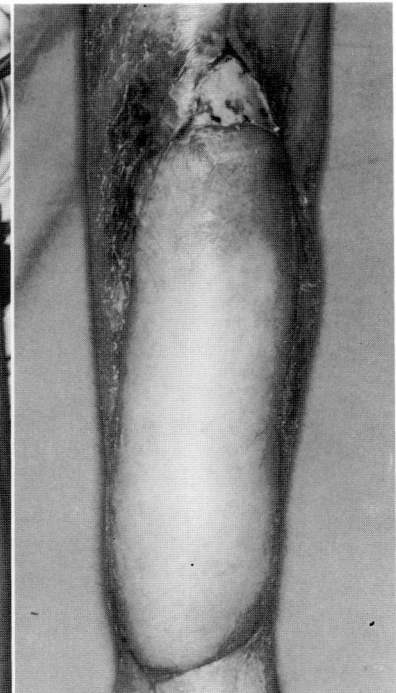

212　III. 皮弁の臨床②

が，われわれの経験では，縫工筋皮弁または伏在皮弁とのcombinationも可能であった．さらに，大腿直筋とか外側広筋を含めれば，神経血管柄付筋皮弁として運動機能の再建を期待できる．

本皮弁の欠点としては，血管系が解剖的に変異があることが挙げられる．また，個人によっては脂肪組織が多

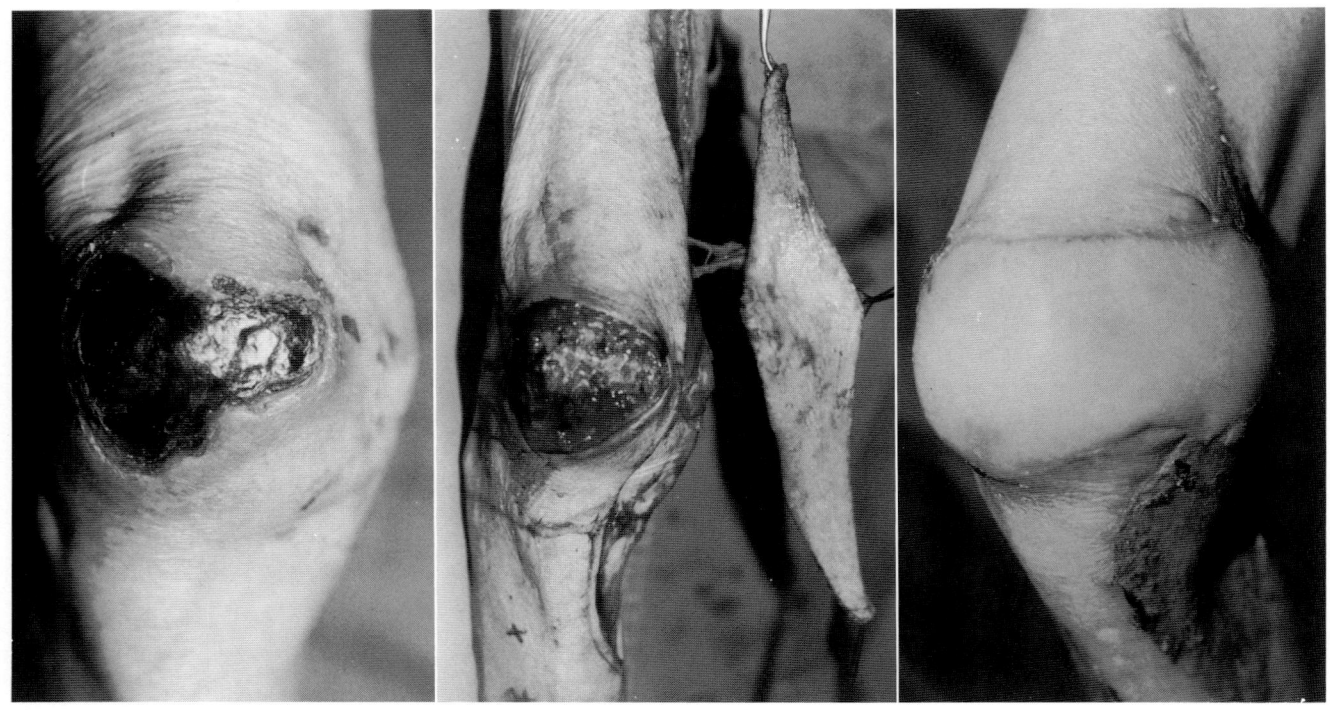

(a) 右膝部の皮膚壊死の症例．　(b) 右膝内側より島状の伏在皮弁を挙上．　(c) 術後2カ月．

図 24・10　症例3：75歳，男

(Koshima, I., Endo, T., Soeda, S., et al.：The free or pedicled sapehnous flap. Ann. Plast. Surg., 21：369-374, 1988. より引用)

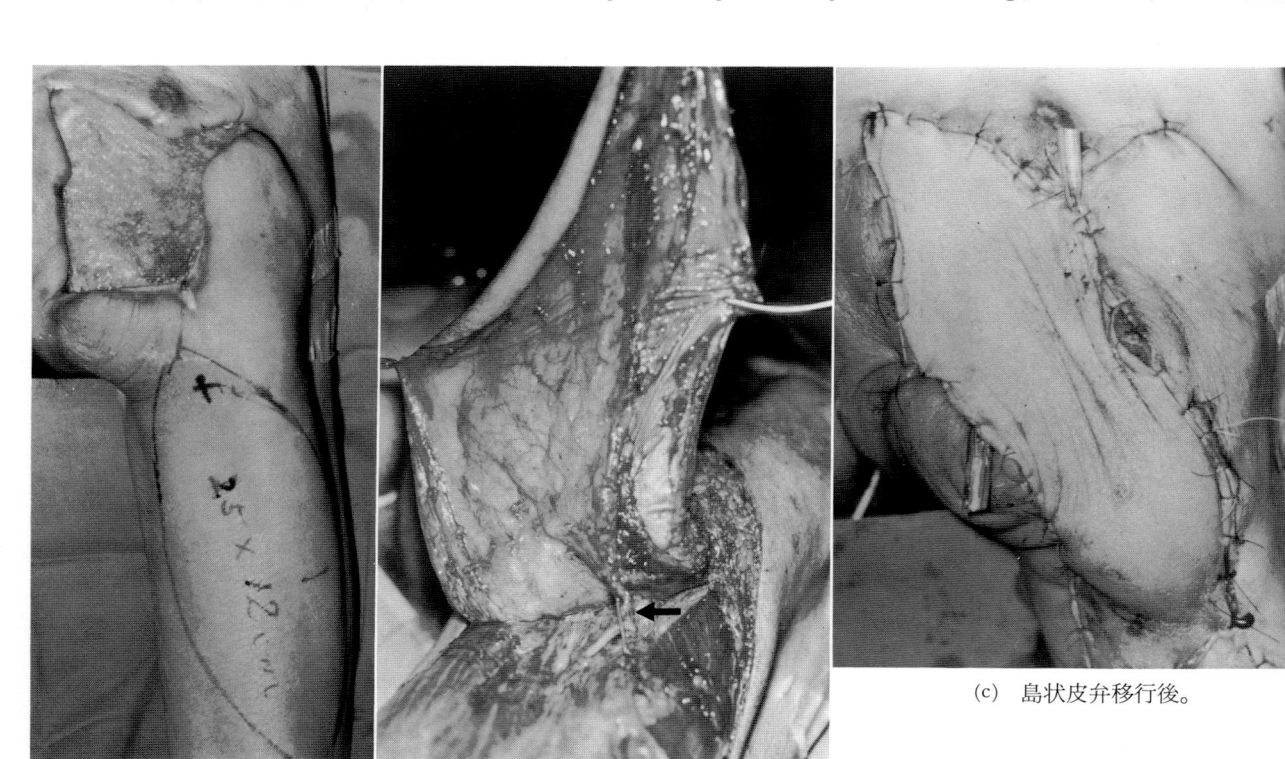

(a) 右大殿筋と皮膚の広範壊死の症例．　(b) 右大腿後面から殿大腿皮弁を挙上．矢印：下殿動脈の大腿後面枝　(c) 島状皮弁移行後．

図 24・11　症例4：75歳，男

すぎて，皮弁がbulkyとなることがある。このような場合には，一期的に脂肪切除を行い，thinned flap として用いることもできる。これまでの経験では，最大で15 cm× 10 cm 程度の thinned flap が可能であった。

前外側大腿皮弁採取による合併症は，外側大腿皮神経切断による大腿外側部の知覚障害である。外側大腿回旋動脈に伴走する外側広筋の運動神経は温存すべきであるが，たとえ切断してもほかの運動神経が存在するようで，皮弁を採取した下肢の運動障害は起こらないようである。

2．外側大腿皮弁

本皮弁の利点は，挙上が容易で血行が安定しており，血管茎が長く太く，採取部の瘢痕が縫縮しやすく目立ちにくい部にできる。さらに大腿筋膜を含めた筋膜皮弁にでき，外側大腿皮神経を含めた知覚皮弁とできる。また，さらに近接する筋間中隔穿通枝を用いれば，より巨大な皮弁が作成できる。欠点としては，仰臥位では皮弁採取が難しく，有毛皮弁となる[10]。

これらの利点と欠点を生かした本皮弁の適応としては，島状皮弁として大腿後面部の再建，アキレス腱を含めた下腿後面遠位部の再建[13]のほか，遊離皮弁として身体後面の再建に理想的である。

3．内側大腿皮弁

本皮弁の利点は茎が長く（約5 cm）太く，解剖学的変異が少なく，皮弁の挙上が容易なことである。さらに，動脈硬化症例でも本血管茎は開存することが多く[10]，皮弁は無毛部に作成できる。また，大腿神経の前皮枝を含めれば知覚皮弁にでき，知覚脱出範囲も膝周辺の小範囲にとどまる。欠点としては，大腿内側のため脂肪組織が厚く，やや厚めの皮弁となり，皮弁採取部がやや露出部に近いことが挙げられる。

以上の特徴を生かした本皮弁の適応としては，顔面や上肢の知覚を含めた組織再建，島状皮弁として膝と大腿内側部の再建に適する。

4．伏在皮弁

利点は，その茎が長く，比較的解剖学的変異が少なく，茎の直径が太く，剝離も分枝が少ないので容易である。また，皮弁は通常薄く，肥満者ではthinningができ，伏在神経を含めれば知覚皮弁にできる。皮弁挙上は臥位でも可能である。欠点は，まれに血管茎が欠損し，採取部の瘢痕が目立つ。伏在神経が用いられた例では，下腿内側の近位1/2に知覚障害が残ることである。

本皮弁の適応は遊離皮弁として，四肢をはじめ全身の組織欠損の再建に応用できるが，さらに，島状皮弁として膝周辺の再建とか，肢交差皮弁として対側下肢の再建ができる。また，逆行性島状皮弁も可能で，その支配領域は大腿前内側面近位まで可能となる[17]。大伏在静脈を主幹血管欠損部に移植すれば，四肢の動静脈欠損をも一期的に再建できる。伏在神経を近位まで剝離して，腰仙部の褥瘡に神経付き皮弁として応用できる[14]。閉塞性リンパ浮腫に対して，リンパ管付皮弁として対応できる。

本皮弁の禁忌は，動脈硬化症性閉塞の症例など，大腿動脈の閉塞がある場合である。

5．殿大腿皮弁

本皮弁の利点は挙上が容易で，きわめて細長い皮弁が生着し，知覚皮弁にでき，採取部が縫縮できることである。欠点は，座位での接触部のため植皮が適さず，幅の広い皮弁が採取できない点がある。

本皮弁の適応は，細長い皮弁が可能なため移動半径が大きく，会陰部とその周辺部の欠損再建に適する。また，知覚皮弁として腟再建に有用である。　　（光嶋　勲）

文　献

1) Song, Y. G., Chen, G. Z., Song, Y. L.：The free thigh flap; a new free flap concept based on the septocutaneous artery. Br. J. Plast. Surg., 37：149-159, 1984.
2) 梶山研三，川嶋孝男：Free anterolateral thigh flap の経験．形成外科，29：398-404，1986.
3) 梶山研三，高田裕子，大森喜太郎ほか：Free combined anterolateral and medial thigh flaps の経験．形成外科，32：343-348，1989．
4) 光嶋　勲，遠藤隆志，内田彰子ほか：Free anterolateral thigh flap の経験．日形会誌，6：260-267，1986．
5) 光嶋　勲，添田周吾，福田廣志ほか：遊離前外側大腿皮弁または前内側大腿皮弁；その解剖学的考察と臨床応用について．形成外科，32：3-9，1989．
6) Koshima, I., Fukuda, H., Soeda, S.：Free combined anterolateral thigh flap and vascularized iliac bone graft with double vascular pedicle. J. Reconstr. Microsurg., 5：55-61, 1989.
7) Koshima, I., Fukuda, H., Utunomiya, R., et al.：The anterolateral thigh flap; variations in its vascular pedicle. Br. J. Plast. Surg., 42：260-262, 1989.
8) 梶山研三，川嶋孝男：Free medial thigh flap の経験．形成外科，30：28-33，1987．
9) Koshima, I., Soeda, S., Yamasaki, M., et al.：The free or pedicled anteromedial thigh flap. Ann. Plast. Surg., 21：480-485, 1988.
10) Baek, S. E.：Two new cutaneous free flaps: the medial and lateral thigh flaps. Plast. Reconstr. Surg., 71：354-363, 1983.

11) Maruyama, Y., Ohnishi, K., Takeuchi, S. : The lateral thigh fascio-cutaneous flap in the repair of ischial and trochanteric defects. Br. J. Plast. Surg., 37 : 103-107, 1984.
12) 井上健夫, 原科孝雄, 藤野豊美 : Free lateral thigh flap の経験. 形成外科, 28 : 567-573, 1985.
13) 井上健夫, 原科孝雄, 田中一郎ほか : Lateral thigh flap 21例の検討. 形成外科, 33 : 483-488, 1990.
14) Acland, R. D., Schusterman, M., Godina, M. : The saphenous neurovascular free flap. Plast. Reconstr. Surg., 67 : 763-774, 1981.
15) 光嶋 勲, 八巻信行 : Free or pedicled saphenous flap の経験とその臨床応用について. 形成外科, 27 : 559-565, 1984.
16) Koshima, I., Endo. T., Soeda, S., et al. : The free or pedicled saphenous flap. Ann. Plast. Surg., 21 : 369-374, 1988.
17) Torii, S., Hayashi, Y., Hasegawa, M., et al. : Reverse flow saphenous island flap in the patient with below knee amputation. Br. J. Plast. Surg., 42 : 517-520, 1989.
18) Hurwitz, D. J., Swartz, W. M., Mathes, S. J. : The gluteal thigh flap ; a reliable, sensate flap for the closure of buttock and perineal wounds. Plast. Reconstr. Surg., 68 : 521-530, 1981.
19) 新冨芳尚, 大浦武彦 : Posterior thigh flap. 形成外科, 26 : 243-248, 1983.
20) Maruyama, Y., Iwahira, Y. : Popliteo-posterior thigh fasciocutaneous island flap for closure around knee. Br. J. Plast. Surg., 42 : 140, 1989.
21) Hayashi, A., Maruyama, Y. : The medial genicular artery flap. Ann. Plast. Surg., 25 : 174-180, 1990.
22) Cormack, G. C., Lamberty, G. H. : A classification of fascio-cutaneous flaps according to their patterns of vascularization. Br. J. Plast. Surg., 37 : 80-87, 1984.
23) Da-chuan, X., Shi-zhen, Z., Ji-ming, K., et al. : Applied anatomy of the anterolateral femoral flap. Plast. Reconstr. Surg., 82 : 305-310, 1988.
24) Taylor, G. I., Palmer, J. H. : The vascular territories (angiosomes) of the body : experimental study and clinical applications. Br. J. Plast. Surg., 40 : 113-141, 1987.
25) Vasconez, L. O. : Discussion to Baeck, S. E., Plast. Reconstr. Surg., 71 : 364-365, 1983.

III 皮弁の臨床②

25 膝周辺の皮弁

SUMMARY

膝関節周囲の再建には，筋・筋皮弁，下腿からの筋膜皮弁，下腿交叉皮弁，遊離皮弁など，多くの方法が報告されている。筆者らの膝蓋動脈網の筋膜皮膚穿通枝を栄養血管とする genu flap の開発以降，さらに多様な再建法の選択が可能となっている。ここでは，代表的な genu flaps を中心に，解剖知見と臨床応用について記述した。

膝蓋動脈網を形成する動脈は，外側では上・下外側膝動脈，前・後脛骨反回動脈，外側大腿回旋動脈下行枝，内側では上・下内側膝動脈，下行膝動脈と伏在枝などがある。膝窩部へは膝窩動脈，大腿深動脈などの穿通枝が分布している。

Superior lateral genu flap は外側上膝動静脈を茎とする cutaneous flap であり，外側顆から大腿中央にかけて作成され，幅は 10 cm 以内ならば一次縫縮できる。

Superior medial genu flap は内側上膝動静脈を栄養血管とする筋膜皮弁であり，内側顆から縫工筋に沿ってデザインする。

Popliteo-posterior thigh flap は膝窩部後上行枝を茎とする筋膜皮弁であり，膝窩部から殿溝にかけて作成され，膝部・膝窩部・大腿遠位・下腿近位と広い回転域を有する。

これら genu flap は遊離皮弁移植の採取部となりうるが，その組織適合性より regional flap として周辺組織欠損への応用がとくに有用である。

また，外側上膝動脈の筋枝により栄養される大腿二頭筋短頭筋弁は，外側大腿筋間中隔や腸脛靱帯を含めて利用することができ，膝周囲の再建に考慮してよい方法である。

はじめに

膝周囲の皮膚軟部組織の再建には，従来より内側広筋，外側広筋，縫工筋といった大腿からの筋・筋皮弁[1)~3)]，下腿では腓腹筋・筋皮弁[4)~6)]や sural flap, saphenous flap などの筋膜皮弁[7)~9)]が用いられているが，機能面や整容的な問題も含め，必ずしも満足できるものではなかった。また，遠隔皮弁として下腿交叉皮弁[10)]や遊離皮弁[11)]も有用であるが，手技の繁雑さや，患者に長期間一定の肢位を強いるなどの問題がある。われわれは膝関節周囲の皮膚血行に着目し，詳細な解剖学的検討を行った結果，多くの新しい皮弁の可能性を示し，すでに genu flap として臨床応用，再建法の選択の幅を広げることができるようになっている[12)~15)]。

本稿ではこれらの genu flap を中心に，初めに解剖検索の結果を示し，代表的な genu flap である popliteo-posterior thigh flap, superior lateral genu flap および superior medial genu flap について，さらにこれまで単独では用いられていない大腿二頭筋短頭筋弁についての新しい知見を加え，臨床応用の留意点などを含めて記述する。

A 概念

膝関節周囲は複雑な血行により栄養される。したがって，近隣皮弁の採取部としてこの部を見ると，きわめて興味深い。ここには前・後面，内・外側面において多くの septocutaneous perforator が存在する。これらを利用する genu flap は筋膜皮弁もしくは cutaneous flap として挙上されるが，有茎の regional flap として有意義であり，また遊離皮弁としての応用も可能である。

B 解剖

膝関節周囲に分布する動脈は，外側では上・下外側膝動脈，前・後脛骨反回動脈，外側大腿回旋動脈下行枝など，内側では上・下内側膝動脈，下行膝動脈および伏在枝などがあり，これらは膝蓋骨前面で互いに吻合し，膝蓋動脈網を形成する[16)]（図 25・1-a, b）。一方，後面の膝

窩部へは膝窩動脈，大腿深動脈，腓腹動脈などからの perforator が分布している。

われわれは，成人保存屍体下肢10肢を用い，上述の皮膚穿通枝についてX線撮影を含めた解剖学的検索を行った結果，いずれの穿通枝も regional flap の栄養血管としての可能性が示された(表25・1)。以下，膝窩部への穿通枝，外側上膝動脈，内側上膝動脈に関する検索結果を中心に，膝関節周囲の筋膜皮膚血行について述べる。

1．外側上膝動脈

本動脈は10肢9肢が膝窩動脈より分岐し，残り1肢は腓腹動脈から分岐していた。伴行静脈とともに上前方へ向かい，筋枝や関節枝を出した後，外側広筋と大腿二頭筋短頭の間を通り筋膜に至る(図25・2-a)。起始部の位置は膝関節から平均40.9 mm，外径は平均2.3 mm であった。筋膜貫通部は外側広筋，二頭筋短頭および大腿骨外側顆で囲まれた三角部に集中し，外径は平均1.2 mm であった（図25・3-a，表25・2）。

Latex 注入検体を用いてX線撮影を行い，大腿および膝部の皮膚・筋膜における血管網の分布状況を観察した。その結果，外側上膝動脈は筋膜を貫通した後，放射状に細い皮枝に分かれ，下方では膝蓋動脈網と，前上方では外側大腿回旋動脈下行枝の perforator と，さらに後上方では大腿深動脈の lateral perforator と密な連絡を形成

表 25・1　膝周囲の皮弁

部位	皮弁	栄養動脈
外側面	superior lateral genu flap	外側上膝動脈
	inferior lateral genu flap	外側下膝動脈
	anterior tibial recurrent flap	前脛骨反回動脈
	posterior tibial recurrent flap	後脛骨反回動脈
内側面	superior medial genu flap	内側上膝動脈
	inferior medial genu flap	内側下膝動脈
	saphenous flap	下行膝動脈伏在枝
	reverse flow saphenous island flap	下行膝動脈伏在枝（逆行性）
前面	anterior genu flap	外側大腿回旋動脈下行枝
後面	popliteo-posterior thigh flap	膝窩部後上行枝
	sural flap (posterior calf flap)	浅腓腹動脈

genu flap とは，表の saphenous flap[7]，reverse flow saphenous island flap[17]，posterior calf flap[9] を除く膝周囲に作成される皮弁の総称である。

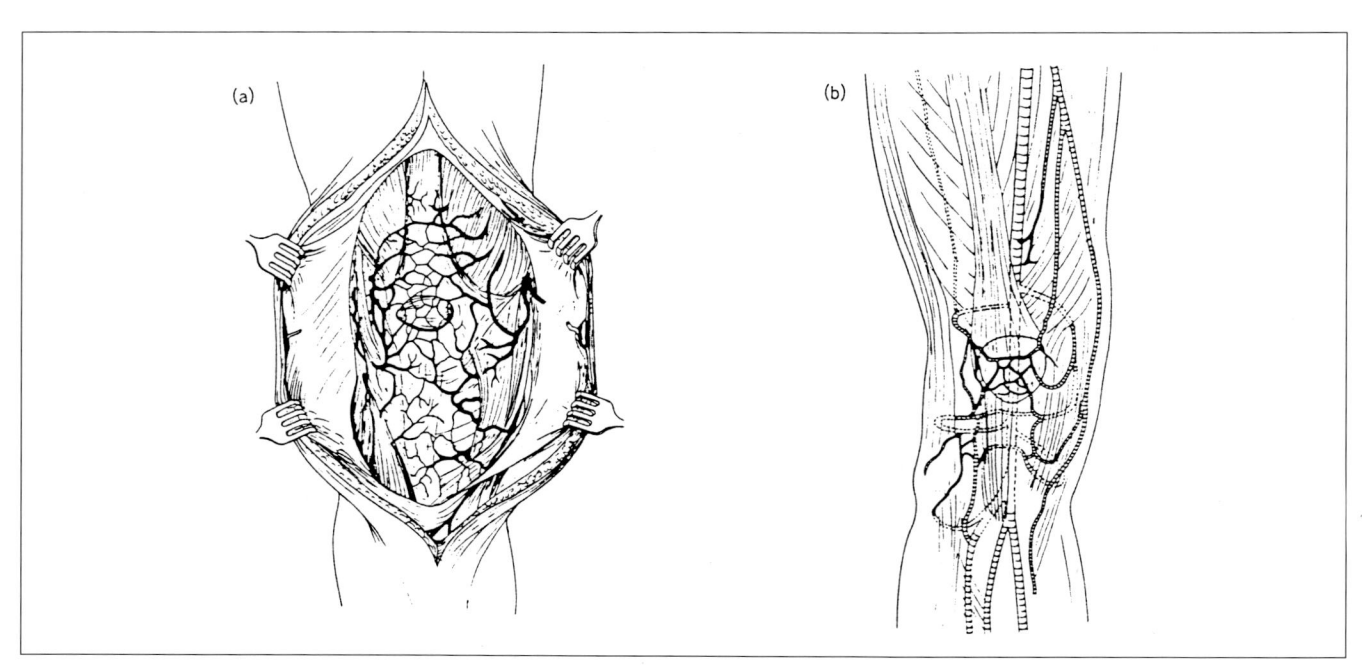

(a)　膝部前面の穿通枝，(b)　動脈網を構成する膝周囲の動脈
図 25・1　膝蓋動脈網
(Lanz, J., Wachsmuth, W.：ランツ下肢臨床解剖学，pp. 215-300, 医学書院，東京，1979. より引用)

25. 膝周辺の皮弁　217

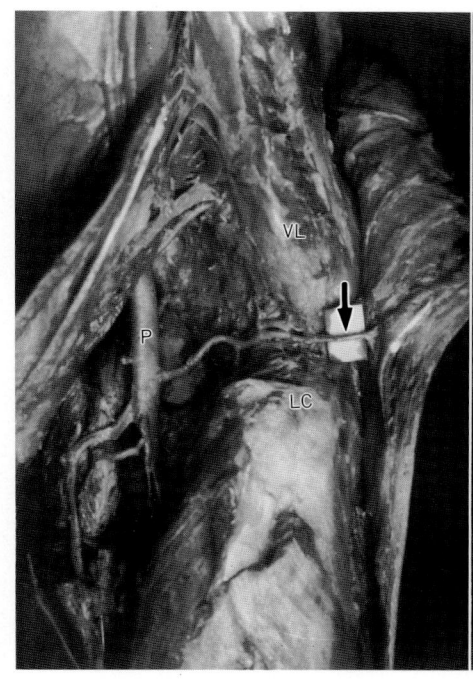

(a) 外側上膝動脈（矢印）。膝窩動脈（P）より分岐し外側広筋（VL）と大腿二頭筋の間を通り大腿骨外側顆（LC）の直上で筋膜に至る。

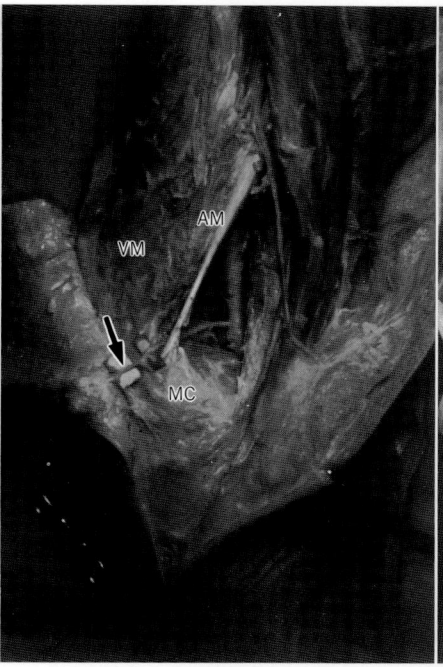

(b) 内側上膝動脈（矢印）。内側広筋（VM）と大内転筋腱（AM）の間を通り大腿骨内側顆（MC）の直上で筋膜に至る。

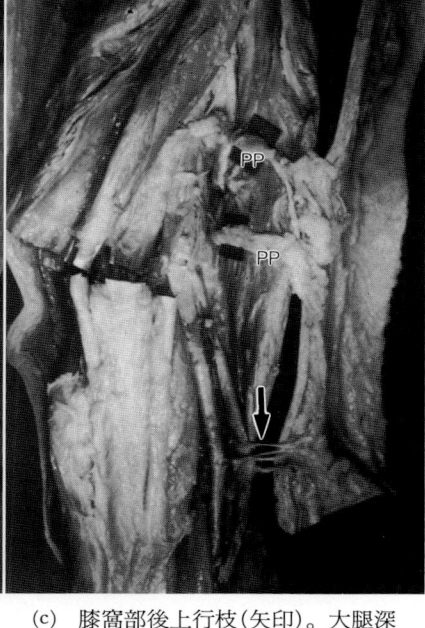

(c) 膝窩部後上行枝（矢印）。大腿深動脈後穿通枝（PP）と動脈弓を形成している。

図 25・2　剖検所見

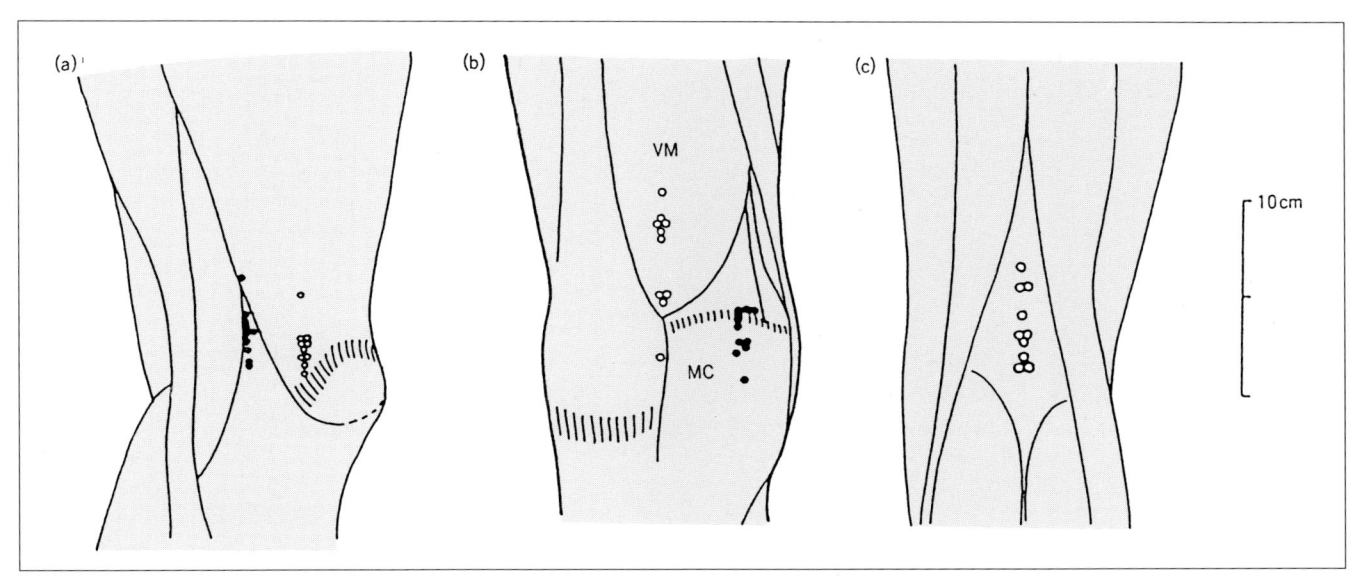

(a) 外側上膝動脈，(b) 内側上膝動脈，(c) 膝窩部後上行枝

図 25・3　剖検検索における各動脈の起始部（○）および筋膜貫通部（●）

スケールは膝関節面を起点として頭側にとっている。

表 25・2　剖検検索所見

(a) 起始部および筋膜貫通部の外径 (mm)　（範囲）

	外側上膝動脈	内側上膝動脈	膝窩部後上行枝
起始部	2.3 (1.8〜2.8)	2.2 (1.2〜3.2)	1.3 (1.0〜1.8)
筋膜貫通部	1.2 (1.0〜2.0)	1.3 (1.0〜2.0)	—

(b) 膝関節面から各部位までの距離 (mm)　（範囲）

	外側上膝動脈	内側上膝動脈	膝窩部後上行枝
起始部	41 (23〜70)	76 (25〜110)	35 (13〜65)
筋膜貫通部	50 (30〜80)	38 (15〜50)	—

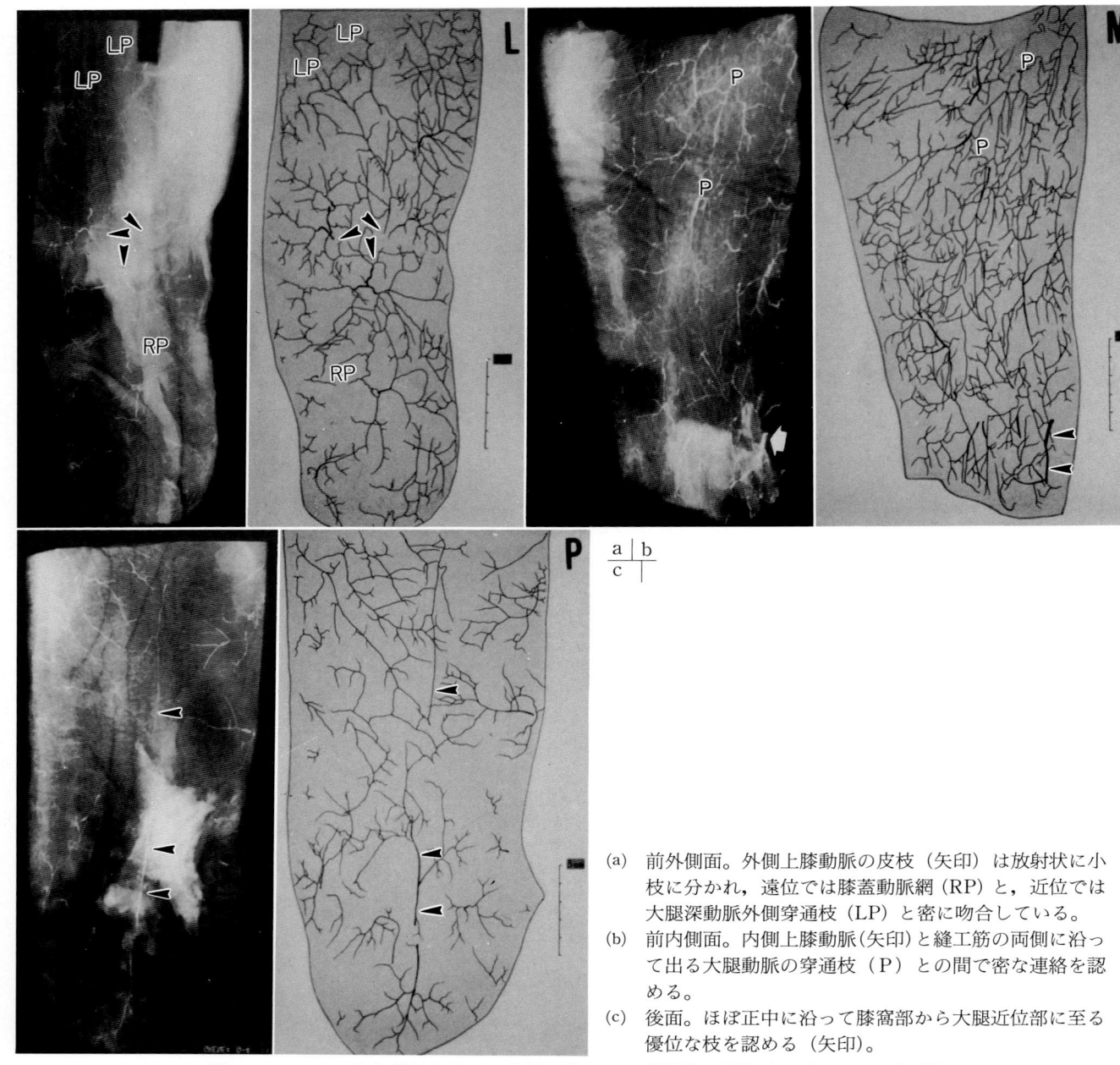

(a) 前外側面。外側上膝動脈の皮枝（矢印）は放射状に小枝に分かれ，遠位では膝蓋動脈網（RP）と，近位では大腿深動脈外側穿通枝（LP）と密に吻合している。
(b) 前内側面。内側上膝動脈（矢印）と縫工筋の両側に沿って出る大腿動脈の穿通枝（P）との間で密な連絡を認める。
(c) 後面。ほぼ正中に沿って膝窩部から大腿近位部に至る優位な枝を認める（矢印）。

図 25・4　Latex 注入検体を用いた大腿・膝部の皮膚筋膜X線像（正面）とその模式図

していた（図 25・4-a）。定量分析[18]では，下肢の長軸方向の成分がもっとも優位であったが，後上方・後方成分も比較的多く，大腿深動脈の lateral perforator との連絡が強いことを示している（図 25・5-b）。側面像では，外側上膝動脈と大腿深動脈からの皮枝はいずれも皮下脂肪層の中ほどを走行し，吻合していた。これに対し，筋膜血管叢の形成は不良であった（図 25・6-a）。

これらの検索結果より，大腿遠位外側面において，外側上膝動静脈を茎とする cutaneous flap が挙上できることが分かった（superior lateral genu flap）。

2．内側上膝動脈

本動脈は 10 肢中すべてに認められ，安定して存在することが確認された。4 例は膝窩動脈から，残り 6 例は下行膝動脈から分岐していたが，ともに大腿骨内側顆の上縁に沿って前進し，筋枝や関節枝を出した後，内側広筋と大内転筋腱の間を通って筋膜に至る（図 25・2-b）。起始部の位置は，分岐形態の違いから若干のばらつきがあり，外径は 1.2〜3.2 mm（平均 2.2 mm）であった。一方，筋膜貫通部は内側広筋，大内転筋および大腿骨内側顆で囲まれた三角の中に集中し，その外径は 1.0〜2.0 mm（平均 1.3 mm）であった（図 25・3-b，表 25・2）。

X線検索において，正面像では内側上膝動脈と縫工筋の前および後縁より出る穿通枝が主体であり，これらは密な血管網を形成して互いに吻合し（図 25・4-b），全体として下肢の長軸方向に優位な方向性をもっていた（図

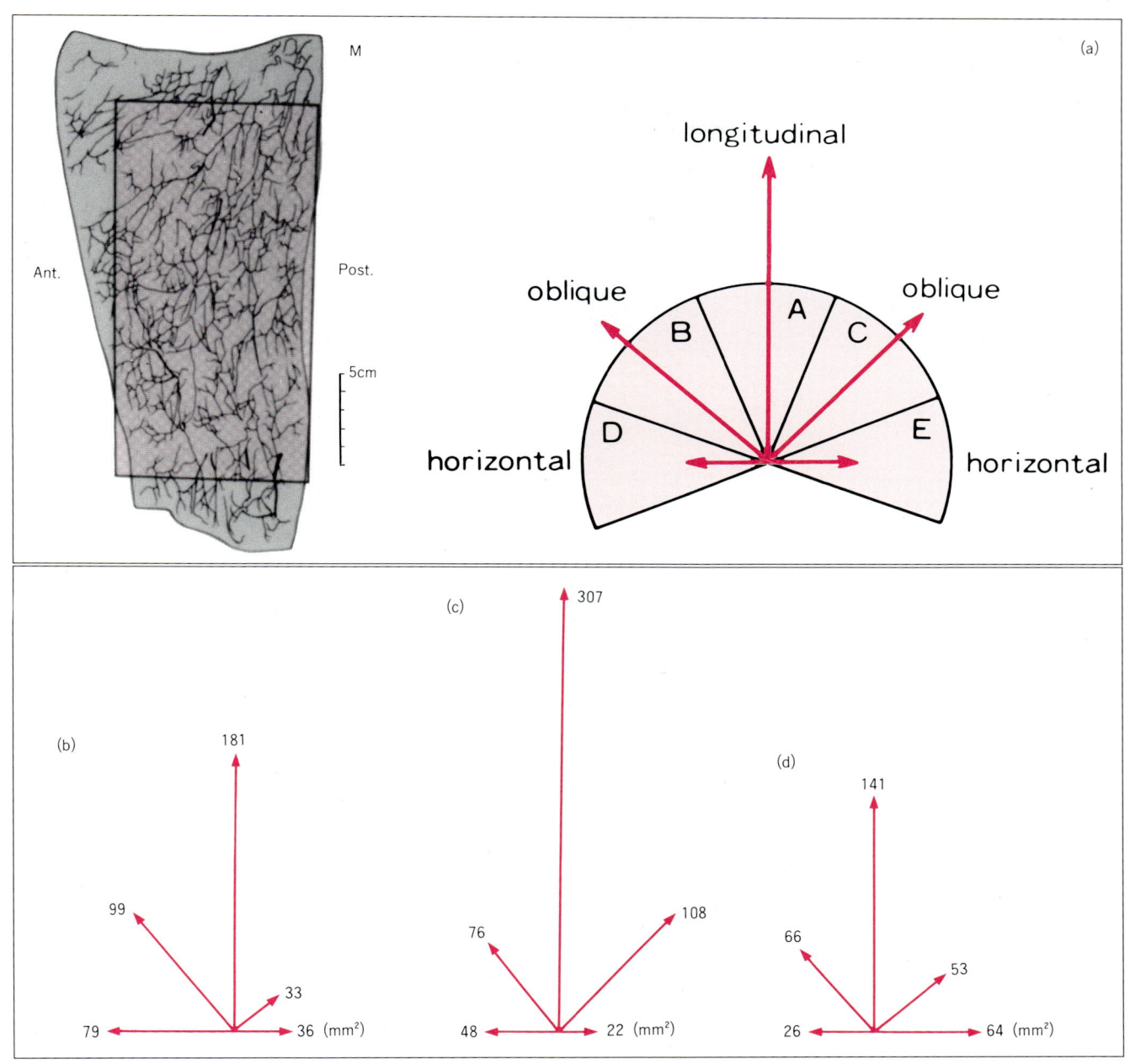

(a) 図 25・4 の各 X 線像について 10×20 cm の区域を設定し，それぞれ外側上膝動脈，内側上膝動脈，膝窩部後上行枝を起点として血流の方向性を 5 方向に分け，内径が 0.2 mm 以上の動脈について径×長さで面積を求め，その和を各方向の成分として表示した。
(b) 前外側面，(c) 前内側面，(d) 後面

図 25・5 血流の方向性の定量分析

25・5-c）。一方，側面像では血管網は深部筋膜のレベルに存在し，ここからほぼ垂直に小枝が立ち上がり，表層に達していた（図 25・6-b）。したがって，内側上膝動脈は深部筋膜で豊富な筋膜血管叢を形成し，このレベルで縫工筋の両縁に沿って筋膜に達する大腿動脈の枝と密に連絡していることが確認された。

以上より，内側上膝動脈は大腿遠位内側面において筋膜皮弁の栄養血管となるばかりでなく，遊離皮弁の採取部としても応用できることが示唆された（superior medial genu flap）。このほかにも，膝および大腿遠位内側面では，いくつかの皮膚穿通枝が認められた。

①縫工筋の前縁で下行膝動脈より出る枝
②縫工筋（後縁）と大内転筋の筋間では，大腿動脈の direct branch や下行膝動脈の枝

も認められ，①と②を合わせると半数以上の検体に存在していた。

また頻度は低いが，
③大内転筋と半膜様筋の間にも膝窩動脈の枝

を認めることがあり，この領域における皮膚・筋膜血行の多様性がうかがわれた（図 25・7）。

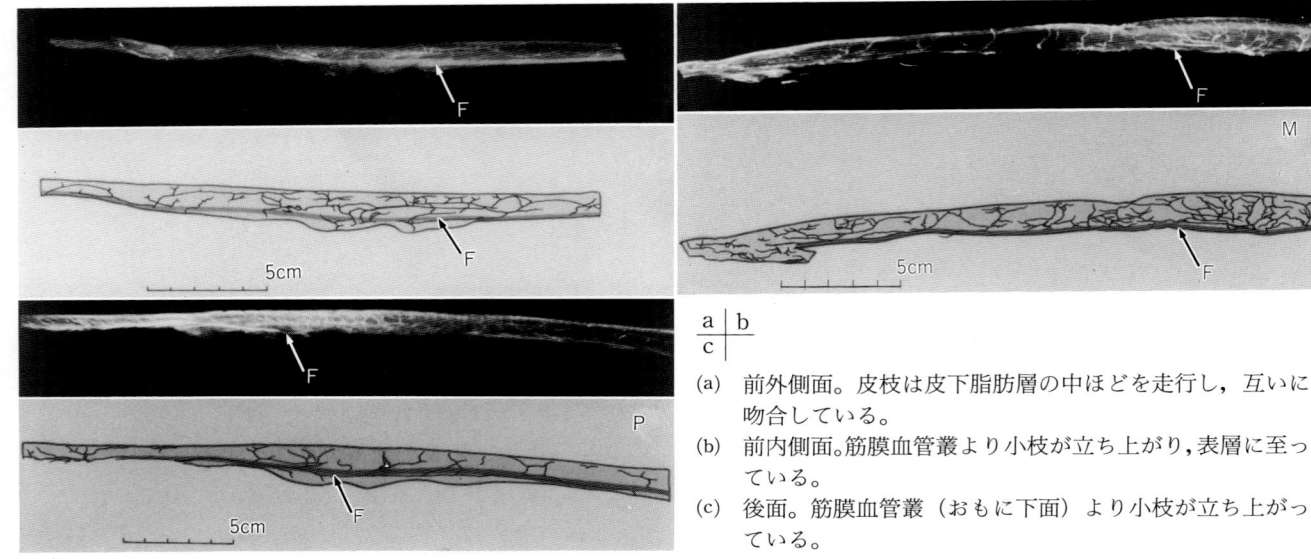

(a) 前外側面。皮枝は皮下脂肪層の中ほどを走行し，互いに吻合している。
(b) 前内側面。筋膜血管叢より小枝が立ち上がり，表層に至っている。
(c) 後面。筋膜血管叢（おもに下面）より小枝が立ち上がっている。

図 25・6　図 25・4 の各検体の中央部を幅 2 cm にわたり採取し，側面像を撮影した（F＝深部筋膜）

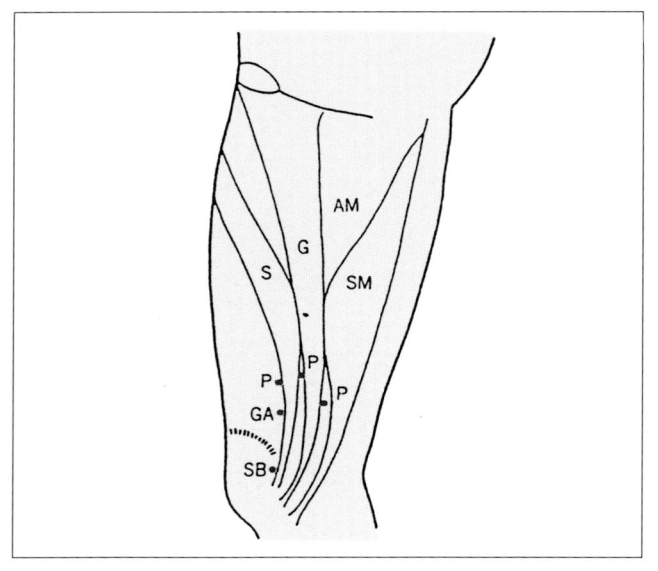

図 25・7　膝部内側面に認められた穿通枝
GA：内側上膝動脈の皮枝，P：大腿動脈・大腿深動脈または下行膝動脈からの穿通枝，SB：下行膝動脈伏在枝，S：縫工筋，G：薄筋，AM：大内転筋，SM：半膜様筋

3．膝窩部後上行枝

膝窩部へは膝窩動脈（剖検した 10 肢中 7 肢）または腓腹動脈（10 肢中 3 肢）より direct branch が分岐して筋膜に至り，大腿後面正中を上行して大腿深動脈の後穿通枝と吻合し，vascular arcade を形成する（図 25・2-c）。さらに上行して下殿動脈の下行枝と吻合する例も，約半数に認められた。

起始部の位置には多少のばらつきはあるが（図 25・3-c），外径は比較的太く，平均 1.3 mm であった（表 25・2）。

X 線写真では長軸方向に沿って長く走行する枝が認められるが，これは同部でほぼ正中に沿って膝窩動脈や大腿深動脈の穿通枝が点在し，これらが vascular arcade を形成しているためである（図 25・4-c）。定量分析では，当然のことながら，下肢の長軸方向がもっとも優勢であった（図 25・5-d）。側面像では深部筋膜，とくにその下面で血管網が発達し，そこから小枝が立ち上がり，筋膜を貫いて表層に至っていた（図 25・6-c）。

したがって，大腿後面では膝窩部をピボットポイントとする筋膜皮弁を挙上することができる（popliteo-posterior thigh flap）。

C 術前の評価

1．下肢の血管造影

対側大腿動脈からの Seldinger 法または患側からの直接穿刺法で行うが，立体的な把握には 2 方向以上の撮影が望ましい。前述の解剖検索で外側上・内側上膝動脈および膝窩部後上行枝の安定性は示されており，侵襲を伴う検査であることから，必ずしも全例に血管造影を行う必要はないが，外傷や血管病変を合併している例では必要な場合が多い。

2．ドップラー血流計による穿通枝の検索

本法は侵襲がなく，簡便な方法であるが，その信頼性にはある程度の限界がある。皮膚穿通枝の筋膜貫通部は，外側上膝動脈は外側広筋，二頭筋短頭および大腿骨外側

顆で囲まれた三角部，内側上膝動脈は内側広筋，大内転筋腱および大腿骨内側顆で囲まれた三角，後上行枝は膝窩部正中線上に存在することをふまえて検索する（図25・3）。

D 手技

1. Superior lateral genu flap

本皮弁は外側上膝動静脈を茎とし，大腿遠位前外側面に作成する cutaneous flap である。

デザインは皮弁遠位端（尾側）に外側顆を含め，大転子と外側顆を結ぶ線を軸として，大腿深動脈の lateral perforator を十分含めるようにし，近位端（頭側）はその中点を，前縁は大腿直筋，後縁は腸脛靱帯の数 cm 後方をそれぞれ目安とする（図25・8）。挙上は近位端より開始し，筋膜上で剝離を進めていくが，血管柄の保護と確認を容易にするため，膝関節より約 8 cm の位置から筋膜を含めるようにする。外側広筋と二頭筋の間で栄養血管を確認した後，島状皮弁として挙上する。皮弁採取部は幅 10 cm 以内ならば一次縫縮が可能であり，大腿部で被覆部であるという利点がある。皮弁は内側面を除く大腿遠位 1/3，膝部，下腿近位 1/3 を被覆することができる。

【症例 1】 34 歳，女（図25・9）

下腿上外側面の熱傷瘢痕に生じた扁平上皮癌である。広範囲切除の後 15×9 cm の superior lateral genu flap を移行し，採取部は一次縫縮した。術後，皮弁先端に幅 3 cm の表層壊死を生じたが，保存療法で治癒した。皮弁採取部の変形はほとんどなく，下腿の輪郭はよく再現され，知覚障害，機能障害も認められなかった。

2. Superior medial genu flap

内側上膝動脈を栄養血管とし，大腿遠位内側面に作成

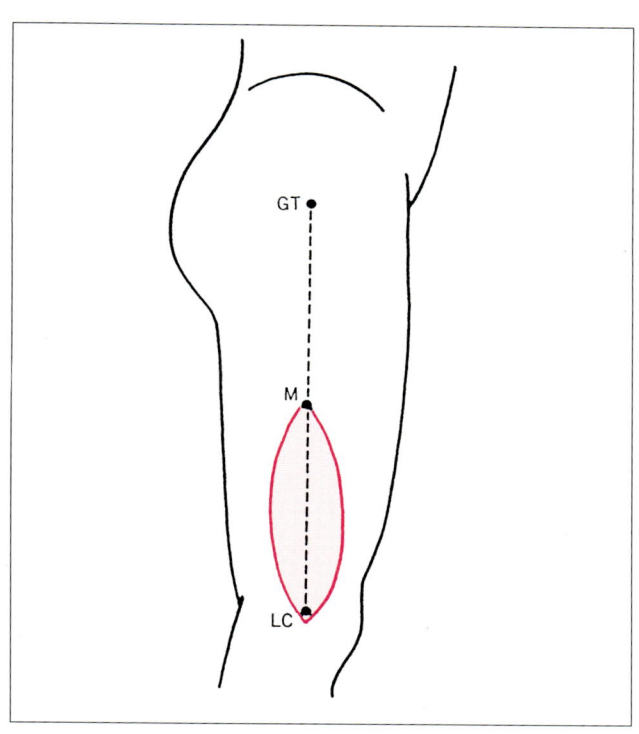

図 25・8 Superior lateral genu flap のデザイン
LC：大腿骨外側顆，GT：大転子，M：LC と GT の中点

(a) 切除範囲と皮弁のデザイン。　(b) 島状皮弁を挙上したところ。　(c) 術直後。　(d) 術後 3 週。

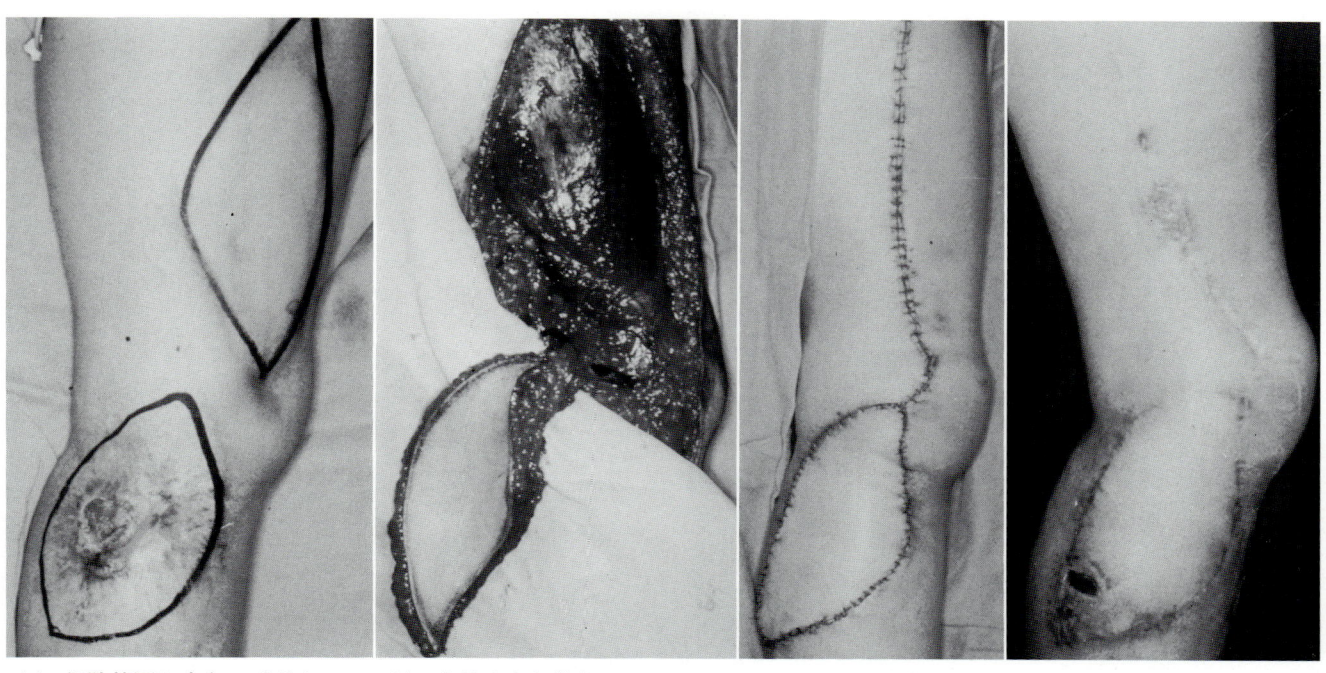

図 26・9　症例 1：34 歳，女

する筋膜皮弁である。

デザインは，皮弁遠位端に大腿骨内側顆を含め，内側上膝動脈を確実に取り込むようにする。皮弁の軸は，縫工筋の走行に沿うようにするが，これは内側顆と鼠径靱帯の中点を結ぶ線にほぼ一致する。皮弁の近位端は大腿の中点を，前縁は大腿直筋，後縁は縫工筋の後縁を目安とする（図25・10）。近位端より皮切を開始し，筋膜下に剝離を進める。縫工筋を後方へ圧排し，内側広筋と大内転筋腱の間で栄養血管を確認し，筋膜皮弁として挙上する。本皮弁は，外側面を除く大腿遠位1/3，膝および膝窩部，下腿近位1/3をカバーすることができる。皮弁採取部は大人で幅10 cm以下ならば一次縫縮でき，大腿遠位内側面であるため比較的目立ちにくいという利点がある。遊離皮弁として挙上する場合，内側広筋と大内転筋腱の間を筋鈎で広げ，筋枝や関節枝を処理して内側上膝動静脈を中枢側へ剝離し，起始部付近で切離する。起始部での動脈の外径は1.2〜3.2 mm（平均2.2 mm）であり，約5〜6 cmの血管柄が得られる。

【症例2】 3歳，男（図25・11）

2歳の時ガス爆発事故で全身に約60％の熱傷を受傷，両膝窩部の瘢痕拘縮により膝関節の伸展は右95度，左120度と著しい伸展障害を呈していた。右側は内側面にのみ健常皮膚が残存していたため，拘縮を解除した後，5×9 cmの superior medial genu flap を挙上し，欠損部へ移行した。皮弁の茎には内側上膝動脈のほかに，縫工筋後縁の皮膚穿通枝も含めて皮弁を挙上した。左側も同様に5×10 cmの superior medial genu flap を移行し，拘縮を解除した。皮弁採取部は両側とも一次縫縮した。

術後，左右とも皮弁は完全生着し，color/texture match ともに良好であり，厚ぼったい感じもない。膝関節は完全な伸展が得られ，皮弁挙上による機能障害および知覚障害は認められなかった。

3. Popliteo-posterior thigh (PPT) flap

PPT flap は膝窩溝の7〜10 cm 上方に存在する皮枝を栄養血管とし，大腿後面に作成する筋膜皮弁である。

皮弁のデザインは，大腿後面で膝窩部から近位端は殿

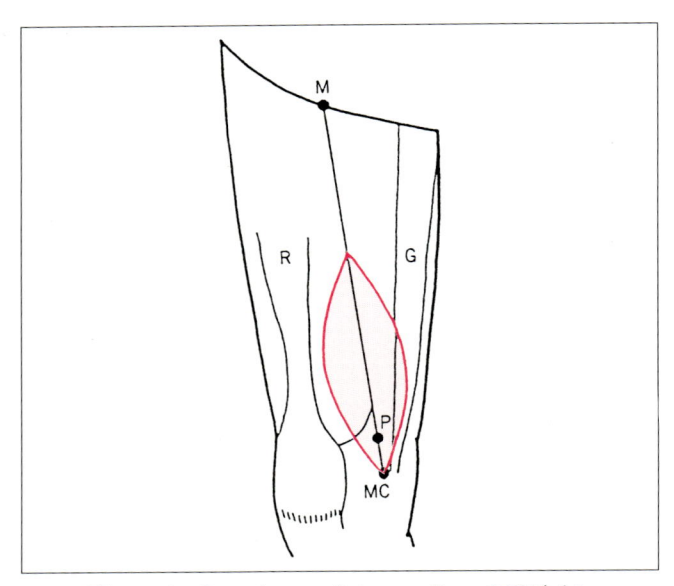

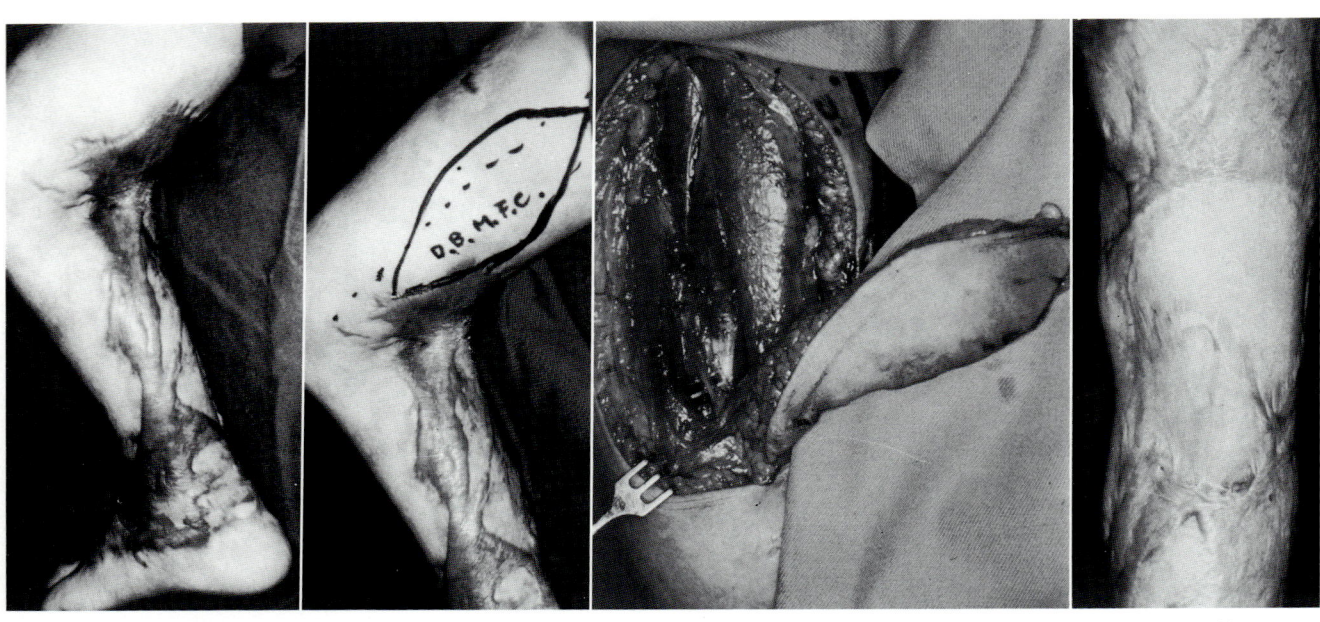

図 25・10 Superior medial genu flap のデザイン
P：ピボットポイント，MC：大腿骨内側顆，M：鼠径靱帯中点，R：大腿直筋，G：薄筋

(a) 右膝部の熱傷瘢痕拘縮。　(b) 皮弁のデザイン。　(c) 島状皮弁を挙上したところ。　(d) 術後。
図 25・11 症例2：3歳，男

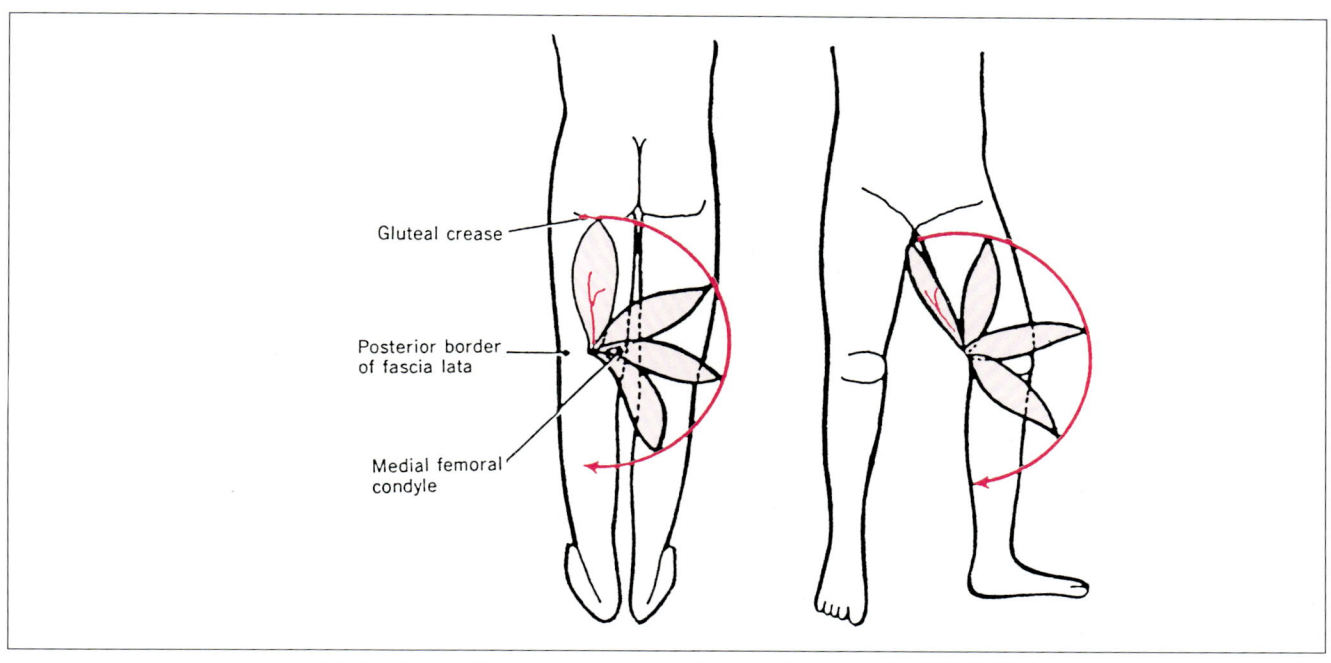

図 25・12　Popliteo-posterior thigh flap のデザインとその回転範囲

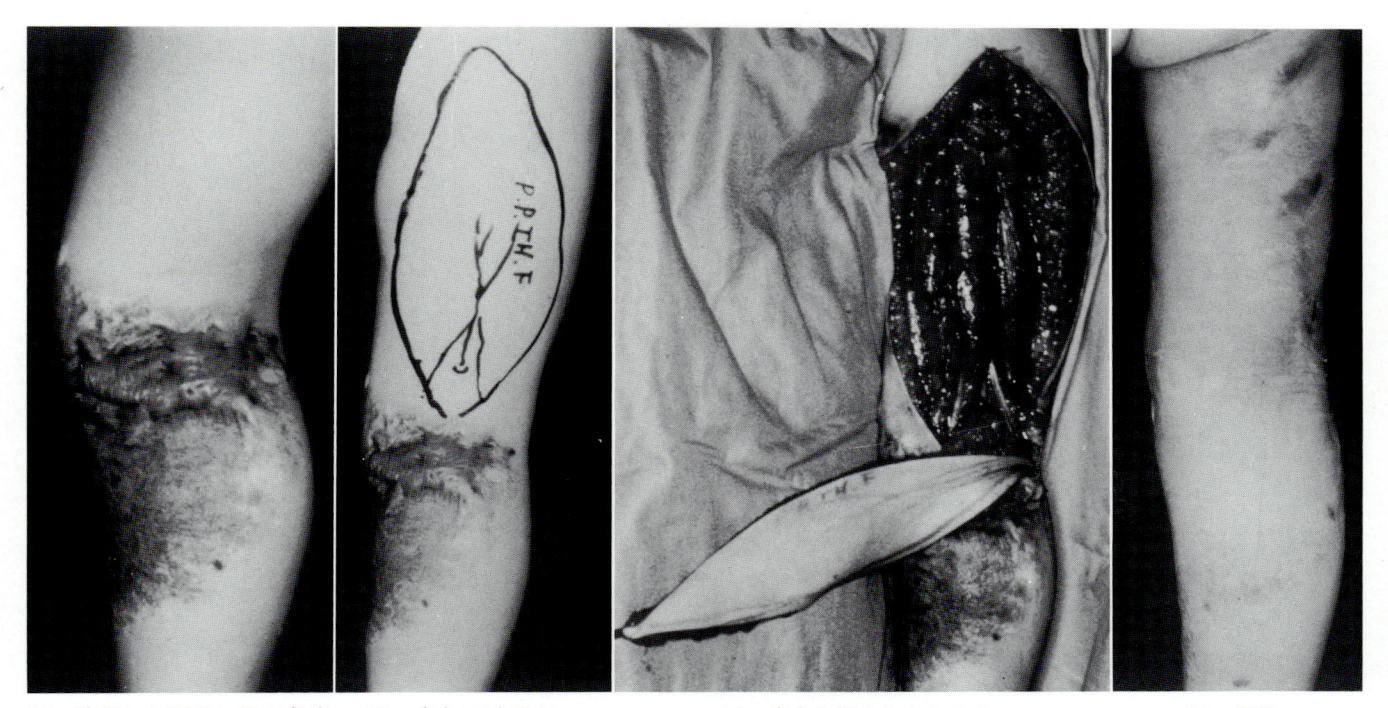

(a) 膝部から下腿に及ぶ色素性母斑。
(b) 皮弁のデザイン。
(c) 皮弁を挙上したところ。
(d) 術後。

図 25・13　症例3：5歳，男

筋溝まで拡大することができ，大腿後面とほぼ同じ幅の範囲で作成可能である（図25・12）。皮弁の挙上は，近位側より皮切を開始し，筋膜下に至り，大腿二頭筋と半膜様筋との間の膜様組織（membranous aponeurotic septal system：MASS）を含めながら，遠位側へ剥離を進める。膝窩部で栄養血管を確認した後，島状皮弁として挙上する。皮弁の到達範囲は広く，後面は大腿・膝窩部・下腿中枢側2/3，内外側面は大腿下1/2・膝部・下腿上1/2を，さらに膝部前面をもカバーすることができる。膝窩部後上行枝は膝窩動脈または腓腹動脈から分岐した後，筋枝や関節枝をほとんど出さずに筋膜に至ることから，遊離皮弁とする場合も挙上は比較的容易で，動脈径は約1.5 mm，約5 cm の血管柄が得られる。

【症例3】　5歳，男（図25・13）
　膝部内側面から下腿後面にわたる色素性母斑であり，膝部に他医で行った serial resection による肥厚性瘢痕

があった。母斑と瘢痕を全切除した後 PPT flap により再建，皮弁採取部は一次縫縮した。術後，皮弁は完全生着し，color/texture match はともに良好であり，膝から下腿にかけての形態もよく再現されている。

E 術後管理

術後約1週間，患肢のシーネ固定を行うが，この時，下肢の良肢位と皮弁および血管柄部に過大な圧迫が加わらないよう留意する。2週目より徐々に自・他動運動を許可し，リハビリテーションを開始する。

F 考察

膝関節部は機能的に重要なばかりでなく，露出部であるため，治療にあたりこれらをふまえた配慮が大切である。したがって，その再建には膝関節の機能を温存し，術後に下肢の機能障害や知覚障害を残さず，さらに整容面では膝周囲の形態を再現し，color/texture match が良好であり，皮弁採取部の瘢痕も目立たないということが理想的であろう。

われわれは膝関節周囲の詳細な解剖学的検討に基づき，genu flap として多くの新しい皮弁を開発し，応用してきた（表25・1）[12)~15)]。基本的には，どの皮膚穿通枝を用いても cutaneous flap もしくは筋膜皮弁を挙上することができ，豊富な膝蓋動脈網を利用した多様な combination flap も可能であり，症例に応じた選択の幅は大きい。ここではもっとも応用範囲の広い superior lateral genu flap, superior medial genu flap および popliteo-posterior thigh flap について解剖学的考察を加え，それぞれの皮弁の特徴を比較検討する。Genu flap に関する臨床的考察と膝周囲のほかの皮弁については『四肢の形成外科—筋膜皮弁による膝関節部の再建—』の項で述べることとする。

膝蓋動脈網を構成する血管にはバリエーションが多いといわれ，共通幹を作るものの中で，外側上膝動脈と中膝動脈，および内側上膝動脈と下行膝動脈は比較的高い頻度で認められる[19)]。われわれの検索でも，外側上・内側上膝動脈の分岐にはいくつかのパターンが見られたが，その筋膜貫通部は限局した範囲内に集中しており，皮弁の栄養血管としては安定であることを示している。Laitung[20)] は30体の剖検検索の結果，外側広筋と大腿二頭筋の筋間には外側上膝動脈のほかに，膝窩動脈の direct branch が90％以上に認められたと報告しているが，筆者らの検索では musculocutaneous perforator は存在したが，有意な direct branch は認められなかった[13)]。これは検体数の違いによるばらつきと，個体間・人種間のバリエーションによる相違と思われる。

一方，膝窩部や大腿後面へ穿通枝を出している膝窩動脈，大腿深動脈および下殿動脈は，胎生初期には1本の坐骨動脈として下肢の主栄養血管を構成していたものである（図25・14）[21)]。このことより，膝窩部および大腿後面でこれらの動脈の枝が vascular arcade を形成することは発生学的にも理解でき，これが PPT flap の血行基盤となっている。

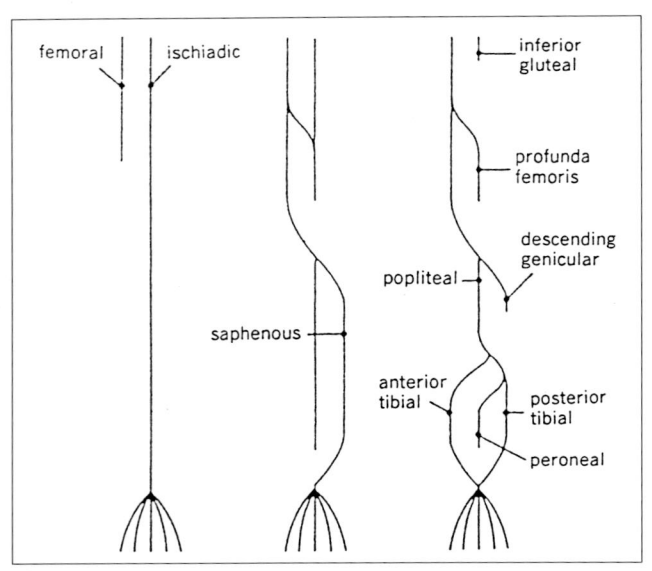

図 25・14 下肢動脈の発生
(Lippert, H., Pabst, R.：Arterial variations in man. Springer-Verlag, New York, 1985. より引用)

表 25・3 Genu flap の血行

Genu flap	栄養血管	血行パターン	血流の優位方向	筋膜血管叢
Superior lateral genu flap	外側上膝動脈	Axial＋Random extension	下肢の長軸方向（後上方）	発達が悪い
Superior medial genu flap	内側上膝動脈	Axial＋Random extension	下肢の長軸方向（縫工筋に沿う）	非常に豊富
Popliteo-posterior thigh flap	膝窩部後上行枝	Axial	下肢の長軸方向（上外・上内側）	豊富

1985年CormackとLamberty[18]は,大腿の皮膚・筋膜血行を知るため,X線撮影により血流の方向性について定量的分析を行っている。これには血管の長さの総和を求めるvessel-length methodを用いている。

筆者らは,血管の面積の和を求めたいわば vessel-area methodにより検討したが,外・内・後面のいずれにおいてもCormackらの結果と同様な傾向が得られた。これらの結果から,genu flapの血行をまとめると表25・3のようになる。すなわち,superior lateralおよびsuperior medial genu flapの栄養血管である外側上・内側上膝動脈は,いずれも長い皮枝をもたないため,固有の皮膚支配領域は比較的狭く,皮弁の遠位側(頭側)は周囲との吻合を利用したrandom like extensionとなる。拡大は血流のもっとも優位な方向にするのが安全であることから,superior lateral genu flapでは下肢の長軸に沿って大腿深動脈のlateral perforatorを含めるようにし,また,superior medial genu flapでは縫工筋の走行に沿ってデザインするようにする。一方,大腿後面には下肢の長軸に沿った長いaxial vesselがあり,しかも両方向に良好な広がりをもっていることから,PPT flapは膝窩部より大腿後面にかけて幅広く長大に作成できることが分かる。

筋膜血管叢は,外側すなわち腸脛靱帯上では発達がきわめて乏しく,血管網は皮下脂肪層の中ほどに存在するため,superior lateral genu flapはcutaneous flapとして挙上しても何らさしつかえはない。ただ,血管柄の保護と確認を容易にするため,膝関節から約8 cmの部位から筋膜を含めるようにする。これに対し,内側および後面では筋膜血管叢の発達は良好で,皮弁血行に強く関与するため,suprior medial genu flapとPPT flapは筋膜皮弁として挙上する。

最後に,genu flapの遊離皮弁としての可能性については,外側上・内側上膝動脈,膝窩部後上行枝の起始部での外径はいずれも1.0～2.0 mm程度と比較的太く,5～6 cmの血管柄が得られることから,遊離皮弁移植にも適しているが,適応を考慮した場合regional flapとしての有用性が大きいものと思われる。

G 追補:大腿二頭筋短頭筋弁

われわれは,外側大腿筋間中隔(LIMS)を中心とした解剖学的検討を行い,LIMSと大腿二頭筋短頭や大腿筋膜張筋などとの関連でいくつかの新しいflapの可能性を示唆し,報告してきた[22]。ここでは膝周辺の皮弁としてこれまで単独では利用されていない大腿二頭筋短頭について

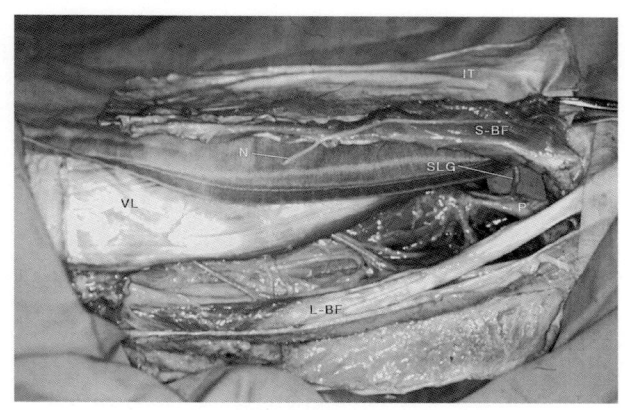

図 25・15 解剖検索所見(右大腿外側)
大腿二頭筋短頭(S-BF)を長頭(L-BF)から剥離分離し,外側上膝動脈(SLG)の筋枝を茎とする遠位茎大腿二頭筋短頭筋弁を挙上したところ。Flapには腸脛靱帯(IT)と短頭の運動神経(N)を含む。
VL:外側広筋,P:膝窩動脈

いての解剖検索と,新たな臨床応用の可能性について記述したい。

1. 解 剖

大腿二頭筋短頭は,LIMS後面の末梢側2/3に付着しており,その起始の一部となっている。短頭の栄養動脈は,中枢側では大腿深動脈第2,3穿通枝が下行しながら筋体の内側から流入して筋体内に分布するが,筋体への刺入直後に前方へ向かう枝を出し,これは大腿骨の近くでLIMSを穿通し外側広筋に至る。一方,短頭の末梢1/3部では,外側上膝動脈からの筋枝が流入し,筋体内を上行しながら筋体の中1/3部でやはりLIMSを穿通し外側広筋に至る(図25・15)。外側上膝動脈自体もその後はLIMSを穿通し外側広筋に至り,さらに筋膜皮膚穿通枝となる。

これら解剖所見より,大腿二頭筋短頭は外側上膝動脈を栄養血管とした遠位茎の筋弁として挙上でき,短頭に付着する外側大腿筋間中隔およびこれと連続する大腿筋膜を含めた複合組織弁として膝周辺の再建に利用することができる(図25・16)。

2. 手 技

大腿遠位外側正中に約15 cmの皮切を加え,大腿筋膜上を前後方向に剥離する。腸脛靱帯を長軸方向に切開し,外側広筋を露出,筋膜下を後方へ剥離してLIMSの前面を露出する。つぎにLIMS接合部より後方の大腿筋膜に縦切開を加えて大腿二頭筋を露出,長頭・短頭間の結合組織を鈍的に剥離し両者を分離する。これにより大腿二頭筋短頭をLIMS,大腿骨粗線,腓骨頭に付着した状態で

露出することができる。

遠位茎大腿二頭筋短頭筋弁の挙上は，筋近位端で大腿筋膜，LIMS を大腿骨付着部まで切離し，それから大腿骨に沿って二頭筋短頭と LIMS を剝離する。途中，大腿骨裏面より流入してくる大腿深動脈の穿通枝は結紮切離し，また坐骨神経の枝で二頭筋短頭の裏面に刺入する運動神経も切離処理し，筋弁を挙上する。

【症例4】 23歳，男（図25・17）

交通外傷による右膝下部の挫滅創に対し，デブリードマンを行ったところ 12×8 cm の一部脛骨の露出を伴う皮膚欠損となった。大腿遠位外側の皮切から幅 4 cm の腸脛靱帯および LIMS を付けた遠位茎大腿二頭筋短頭筋弁を挙上，flap を翻転し皮下トンネルを通して欠損部に移行，欠損の内側部は flap の拡大領域である腸脛靱帯により被覆した。Flap 上には網状植皮を施行した。植皮片は全生着し，創部は合併症なく治癒した。術後，ほぼ立ち通しの調理師の仕事に復帰したが，患肢は日常特に機能上の問題はなく，膝関節の不安定も訴えていない。

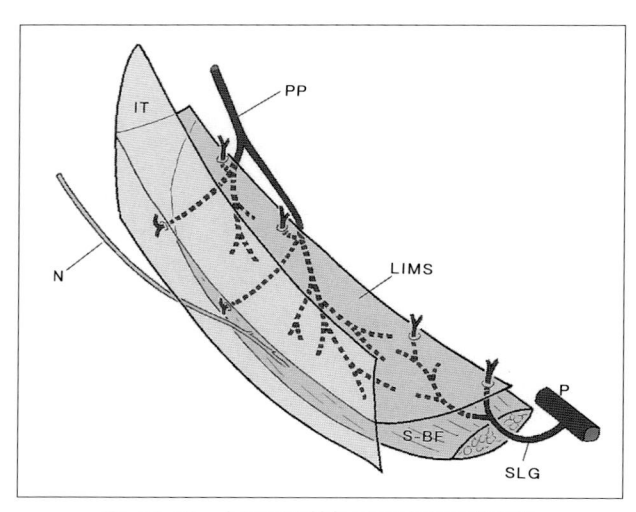

3．考　察

われわれは，大腿二頭筋短頭の血行形態に関する解剖学的検索より，主栄養血管である大腿深動脈第2もしくは第3穿通枝および副血行の外側上膝動脈を茎とする新たな flap の可能性を報告した[22]。すなわち，大腿深動脈穿通枝は安定して存在し径も比較的太いため，運動神経を含めて遊離神経血管柄付筋弁として顔面神経麻痺などの機能再建に応用でき，一方，外側上膝動脈の筋枝は通常径 1 mm 以下と細いため，これを栄養血管とする遠位茎 flap としての応用が有用であると思われる。

大腿二頭筋短頭筋弁の特徴は，筋が付着する外側大腿筋間中隔およびこれに連続する腸脛靱帯，大腿筋膜を拡大領域として含めて挙上できることであり，これらは flap を固定する際の支持組織や tendon gliding tissue としての利用も有用であると思われる。遠位茎の筋弁として膝周囲の再建に用いる場合，flap の到達範囲は内側面の一部を除く膝部および下腿上 1/4 である。

（林　明照，丸山　優）

図 25・16　大腿二頭筋短頭の血行神経支配
SLG：外側上膝動脈，PP：大腿深動脈（第2, 3）穿通枝，P：膝窩動脈，N：運動神経，S-BF：大腿二頭筋短頭，LIMS：外側大腿筋間中隔，IT：腸脛靱帯

文　献

1) Tobin, G. R.：Vastus medialis myocutaneous and myocutaneous-tendinous composite flaps. Plast. Reconstr. Surg., 75：677-684, 1985.
2) Swartz, W. M., Ramasastry, S. S., McGill, J. R., et

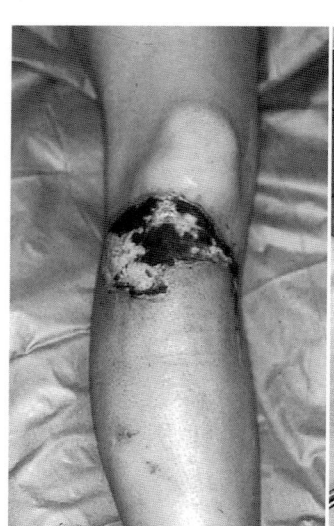

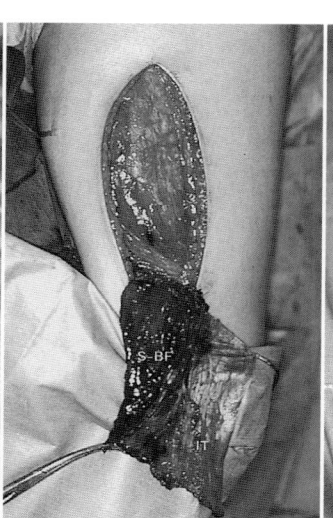

(a) 膝下部の挫滅壊死創。
(b) flap を挙上し翻転したところ。
(c) flap を移行し網状植皮術を施行した。
(d) 術後 8 カ月。

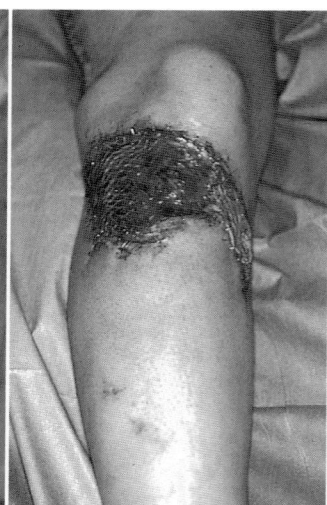

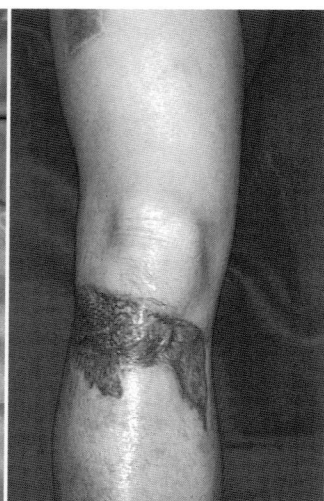

図 25・17　症例4：23歳，男

al. : Distally based vastus lateralis muscle flap for coverage of wounds about the knee. Plast. Reconstr. Surg., 80 : 255-263, 1987.
3) 大西 清, 丸山 優, 竹内節夫：縫工筋弁による膝部軟部組織欠損の修復. 手術, 37：581-585, 1983.
4) Elsahy, N. I. : Cover of the exposed knee joint by the lateral head of the gastrocnemius. Br. J. Plast. Surg., 31 : 136-138, 1978.
5) Feldmann, J. J., Cohen, B. E., May, J. W. : The medial gastrocnemius myocutaneous flap. Plast. Reconstr. Surg., 61 : 531-539, 1978.
6) 中島竜夫, 上 敏明：下腿における muscle flap. 形成外科, 25：99-111, 1982.
7) Acland, R. D., Godina, M. S. M., Eder, E., et al. : The saphenous neurovascular free flap. Plast. Reconstr. Surg., 67 : 763-774, 1981.
8) Ponten, B. : The fasciocutaneous flap ; its use in soft tissue defects of the lower leg. Br. J. Plast. Surg., 34 : 215-220, 1981.
9) Walton, R. I., Bunkis, J. : The posterior calf fasciocutaneous free flap. Plast. Reconstr. Surg., 74 : 76-85, 1984.
10) Barclay, T. L., Sharpe, T., Chisholm, E. M. : Cross-leg fasciocutaneous flaps. Plast. Reconstr. Surg., 72 : 843-846, 1983.
11) 波利井清紀：Free flap による下肢軟部組織欠損の再建. 形成外科, 25：121-129, 1982.
12) Maruyama, Y., Iwahira, Y. : Popliteo-posterior thigh fasciocutaneous island flap for closure around the knee. Br. J. Plast. Surg., 42 : 140-143, 1989.
13) Hayashi, A., Maruyama, Y. : The lateral genicular artery flap. Ann. Plast. Surg., 24 : 310-317, 1990.
14) Hayashi, A., Maruyama, Y. : The medial genicular artery flap. Ann. Plast. Surg., 25 : 174-180, 1990.
15) 丸山 優, 林 明照：膝周辺の皮弁と再建—genu flaps を中心として—. 形成外科, 33：1049-1059, 1990.
16) Lanz, J., Wachsmuth, W.：ランツ下肢臨床解剖学, pp. 215-300, 医学書院, 東京, 1979.
17) Torii, S., Hayashi, Y., Hasegawa, M., et al. : Reverse flow saphenous island flap in the patient with below-knee amputation. Br. J. Plast. Surg., 42 : 517-520, 1989.
18) Cormack, G. C., Lamberty, B. G. H. : The blood supply of thigh skin. Plast. Reconstr. Surg., 75 : 342-354, 1985.
19) Adachi, B. : Das Arteriensystem der Japaner (Band II). Maruzen, Kyoto, 1928.
20) Laitung, J. K. G. : The lower posterolateral thigh flap. Br. J. Plast. Surg., 42 : 133-139, 1989.
21) Lippert, H., Pabst, R. : Arterial variations in man. Springer-Verlag, New York, 1985.
22) Hayashi, A., Maruyama, Y. : Lateral intermuscular septum of the thigh and short head of the biceps femoris muscle : An anatomic investigation with new clinical applications. Plast. Reconstr. Surg., 108 : 1646-1654, 2001.

26 下腿における皮弁・筋膜皮弁

SUMMARY

下腿には前脛骨動静脈，後脛骨動静脈，腓骨動静脈の3本の主要血管があり，この主要血管から多くのseptocutaneous vesselsが分岐している。このほかに，saphenous artery, superficial sural arteryが下腿筋膜上を走行している。これらの血管を利用した筋膜皮弁が数多く発表されている。筋膜皮弁の概念は導入されて約20年経過し，下腿の皮弁には不可欠の概念である。下腿における筋膜皮弁の例としてanterior tibial flap, anterolateral leg flap, lateral supramalleolar flap, peroneal flap, posterior tibial flap, posterior calf fasciocutaneous flap, saphenous flapなどが挙げられる。

　これらの皮弁はほぼ共通する手技により挙上することができる。すなわち，あらかじめ穿通枝が皮膚に到達する部位を調べておき，皮島を作図する。筋膜を切開し，筋膜下に剝離を進め，皮膚・皮下組織・筋膜を一塊として挙上する。筋間中隔に達すると，septocutaneous vesselsが立ち上がってくるのが見られるため，この血管を含んで筋間中隔ごと挙上する。以後は主要血管へ向かってseptocutaneous vesselsの剝離を進めていく。

　これらの皮弁は中等度までの下腿の皮膚軟部組織欠損にその適応があり，安全な術式である。しかし，主要血管の欠損している症例では，慎重に術式を選択する必要がある。

はじめに

　下腿は露出部であるため，交通事故や労働災害などにより重度の外傷を被ることが多い。皮下組織が薄く，直下に存在する骨や腱の露出を容易に来し，このような場合は皮弁による修復を行う必要がある。

　下腿では従来axial pattern flapは作成することができないと考えられ，局所皮弁やjump flapなどにより修復を受けていたが，これらは必ずしも血行が良好とは限らなかった。下腿は再建の困難な部位の一つであり，最終的には切断を余儀なくされる場合も多かった。

　最近になり，筋膜皮弁の概念の導入とともに，多くの皮弁がつぎつぎと発表された。これらの皮弁は，そのほとんどが主要血管から筋間中隔を通って皮膚に至る血管を応用したもので，septocutaneous flapと呼ばれる。現在では，下腿は全身のうちでも，もっとも多くの種類の筋膜皮弁が開発されている。

　本稿では下腿における筋膜皮弁につき，解剖学的考察と症例を呈示して述べる。

A 概念

　筋膜皮弁は1981年にPontén[1]が初めて示した概念であるが，彼の場合は単に深筋膜を含めた皮弁を作成するものであった。現在のような筋間中隔を含んだseptocutaneous flapの概念が導入されたのは，1982年にSongら[2]により発表された前腕皮弁が初めてである。その後，これらを包括した筋膜皮弁のタイプ分類が諸家によって行われるようになった。ここではCormack[3]の分類に従うことにする（表26・1）。

　下腿における筋膜皮弁は主としてType Cに属する。Type Bに属する皮弁としてsaphenous flapやposterior calf fasciocutaneous flapが挙げられる。

表 26・1　Cormackの分類

Type A：random patternの筋膜皮弁
Type B：1本の中等度の穿通枝により栄養される皮弁
Type C：主要血管が筋間中隔の深部を走行し，その血管から分岐する多数の小さい穿通枝により栄養される皮弁
Type D：骨，筋その他を含む複合筋膜皮弁

B 解剖

　下腿には，前脛骨動静脈，後脛骨動静脈，腓骨動静脈の3本の主要血管があり，皮膚に至る血行はこの血管のいずれかから分岐して，筋肉内あるいは筋間を通る．下腿に存在する筋群は，脛骨および前・後下腿筋間中隔により伸筋群，腓骨筋群，および屈筋群の3つの部分に分けられ，さらに，屈筋群は深下腿筋膜により浅層と深層とに分けられている（図26・1）．

　従来，これらの筋間中隔は整形外科領域においてcompartmentを互いに分離する境界としてのみ重要であったが，主要血管からのseptocutaneous vesselsの通り道として，筋膜皮弁を作成する上に重要な役割を果たしていることが明らかになってきた．すなわち，前下腿筋間中隔には前脛骨動静脈からのseptocutaneous vesselsが，後下腿筋間中隔には腓骨動静脈からのseptocutaneous vesselsが，深下腿筋膜には後脛骨動静脈からのseptocutaneous vesselsが，それぞれ存在している．

　これらを利用した筋膜皮弁がそれぞれ作成可能である．また，それぞれのcompartment内でも筋間中隔は存在し，septocutaneous vesselsが存在する場合もある．これを利用する筋膜皮弁も作成することができる．

　さらにこのほかに，膝窩部よりsuperficial sural arteryが分岐し，下腿後面を走行し，大腿動脈よりsaphenous arteryが分岐し，膝関節内側を下降する．これらの血管を利用した皮弁を作成することもできる．

　下腿においては，筋肉は細長く縦方向に配列しているため，筋間も縦方向に存在している．したがって，septocutaneous vesselsがどの筋間に多く存在しているか，また筋間のどの部位に確実に存在しているかを，解剖学的に明らかにしておく必要がある．

　図26・2はわれわれが下腿前面につき血管の皮膚穿通枝を調べた結果である．筋肉を貫通するmusculocutaneous perforatorと比較して，筋間を通るseptocutaneous vesselsが明らかに多く存在していることが示されている．また，下腿前面では前下腿筋間中隔にもっとも多くのseptocutaneous vesselsが存在していて，とくに中央1/3に多く存在している．

　皮弁を作成する場合には，このような解剖結果を参考にして，septocutaneous vesselsがもっとも多く存在している部位を選択すれば，安全に皮弁を作成することができる．

　穿通枝が深筋膜に達すると，樹枝状に枝分かれして，筋膜上下の血管網を形成する．この血管網には方向性があり，下腿では長軸に沿って走行するものが優位であるとされている[4]．したがって，皮弁を作図する場合は，穿通枝を含んで縦方向に作図をした方が，より安全に皮弁を作成することができる．Type Aのfasciocutaneous

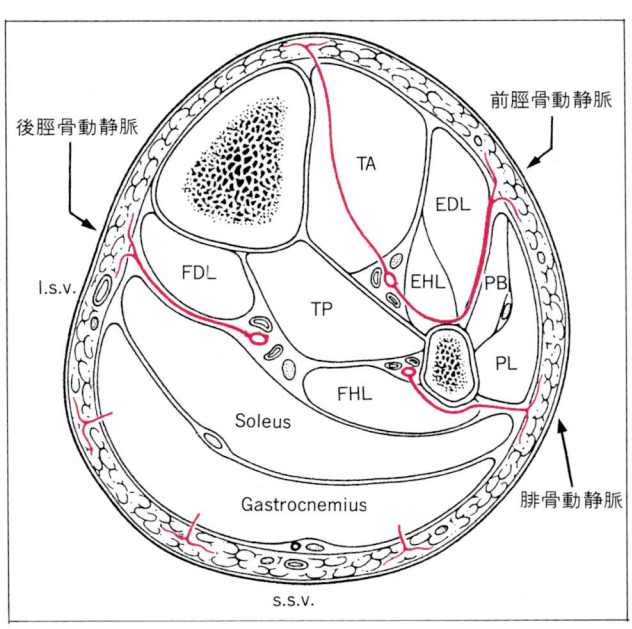

図26・1　下腿中央における断面図とseptocutaneous vesselsの位置
　　（Cormack, G. C., Lamberty, B. G. H.：The arterial anatomy of skin flaps より引用）

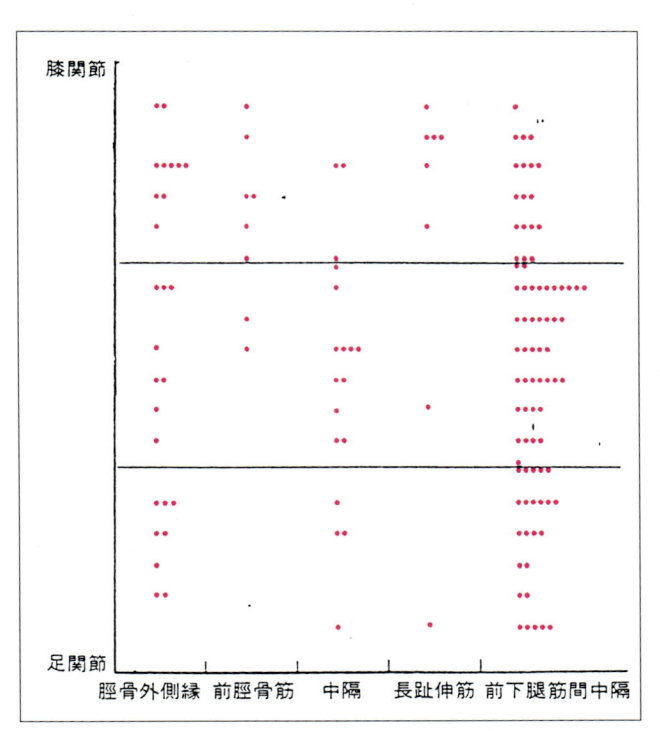

図26・2　下腿前面における筋間枝（septocutaneous vessels）および筋皮枝（musculocutaneous perforators）の位置
　25肢における解剖結果を1つの図にすべて書き込んである．

flap，すなわち random pattern の筋膜皮弁を作成する場合でも，長軸方向に長い皮弁を作成する方が，血行の点から有利である．

C 術前の評価

1．血管造影

下腿における主要3血管のうち，腓骨動脈が先天的に欠損することはありえないが，ほかの2血管は欠損していることがある．また，外傷例では主要3血管のうち，1本あるいは2本の血管が損傷されていることがありうる．このような症例では，皮弁作成のためにさらに主要血管を犠牲にすることは避けなければならない．皮弁の作成のためだけではなく，皮弁作成後の足部の血行を温存するためにも，術前に主要血管の開存を確認しておくことが大切である．

前脛骨動脈が切断されていても足背動脈の拍動を触れることがあるように，ときとして逆行性の血流により判断を誤ることがある．下肢においては上肢の Allen テストに相当するような検査法は存在しないので，動脈の開存を確認するには，血管造影がもっとも確実で，信頼できる方法である．現在では DSA (digital subtraction angiography) により，経静脈性に主要動脈が簡便に造影されるようになった．この方法であれば，動脈穿刺をする必要もなく，外来で動脈造影を施行することができる．最近ではさらに低侵襲の検査法として MR angiography が用いられるようになった．主要血管であれば造影剤を使うことなく描出することができる．

2．ドップラー血流計

血管造影で主要血管の開存は判明するが，個々の穿通枝の位置は比較的分かりにくい．とくに穿通枝の方向が写真の面に垂直になっていると，まったく描出されないことになる．また，手術直前に手軽に行える検査法でもない．個々の穿通枝を検出するには，ドップラー血流計がもっとも良い．Septocutaneous flap を栄養することができる程度の穿通枝は，ドップラー血流計により大きな音として聴取される．カラードップラーを用いれば，穿通枝を画像として描出することができる[5]．

3．Thermo-recovery 法

本法は新井ら[6]により開発され，われわれ[7]が追試した方法で，穿通枝を簡便に描出する方法である．皮膚表面を砕水水にて3分間冷却した後に，サーモグラフィ装置で観察していると，皮膚温の回復の速い部分が hot spot としてサーモグラム上に描出されてくる．切断肢を用いた検索では，このうち87.9%に実際に穿通枝が存在していることが判明した．本法を用いれば，ドップラー血流計を使って丹念に穿通枝を探さなくても，画像診断として容易に穿通枝を見つけることができる．

4．体表解剖

筋間中隔は体表面から陥凹として触知される．患者に筋肉を動かさせてみれば，よりいっそう明確になる．下腿の筋膜皮弁においては，常に筋肉，筋間の位置を把握して作図しなければならない．

D 手 技

1．一般的な注意

a．ターニケットの使用

出血が少なく，術野が鮮明になるので，四肢の手術にはターニケットを使用した方がよいが，下腿の筋膜皮弁を作成するにあたっては，血管内に血液が残存している方が血管の同定や剥離が行いやすい．したがって，エスマルヒバンドにて完全に駆血するようなことをせず，下肢を挙上する程度にして駆血を行い，動脈性の出血を抑制するのみとする．

b．筋膜と皮膚との固定

皮膚と筋膜がずれないようにするため，適宜，糸で縫合固定する必要がある．筋膜と皮膚との血管網が損傷されないようにするのみでなく，皮膚と筋膜の相互位置関係を保つためにも重要な操作である．

c．体 位

作図は手術をする際と同じにして行った方がよい．Peroneal flap では作図を仰臥位にて行うと，腹臥位で手術を行う際に皮膚と筋膜との相互関係がずれてしまうので，作図も腹臥位にて行う．

2．各 論

a．単に筋膜を含んだだけの筋膜皮弁（Type A の筋膜皮弁）

筋膜を含むことにより，random pattern flap であっても，より長い皮弁を作成することができる．下腿では，筋膜を含まない皮弁では幅：長さの比が1：1が限界であるといわれているが，この比が1：3まで可能となる．Pontén[1]が初めて筋膜皮弁を提唱したのはこの type の皮弁であった．

b．腓骨動脈から派生した血管を用いた皮弁

1）Peroneal flap[8]

本皮弁は，後下腿筋間中隔内を通る腓骨動脈からのseptocutaneous vessels を用いる皮弁である。腓骨後縁にて後下腿筋間中隔の位置を確認する。これは腓骨筋とヒラメ筋との間にある筋間中隔で，痩せた人では皮膚表面から陥凹として触知される。この中隔に沿ってドップラー血流計を用いて皮枝の位置を確認する。手術時と同じ体位で作図する。皮弁の挙上は腹臥位で行うと容易なので，皮弁の作図も腹臥位で行う。股関節を内転内旋し，膝関節を屈曲することにより仰臥位でも可能であるが，腹臥位で行う場合と比較するとはるかにやりにくい。

皮弁の挙上は後方より筋膜下に行う。穿通枝は通常は後下腿筋間中隔より出ているが，ときとしてヒラメ筋を貫く筋皮枝が栄養血管となっていることがあるので，注意を要する。とくに皮弁を近位に作図した場合に多い。いずれにしても，栄養血管を切断しないように十分注意をして，筋膜下に剥離を進めていく。

栄養血管を確認したならば，皮島の周囲を全周性に切開し，完全な島状皮弁とする。つぎに，血管茎を腓骨動脈の本幹へとたどっていく。腓骨動静脈は遠位では腓骨の裏側に位置するようになり，逆行性皮弁を作成する場合，血管の剥離が困難なことがある。この際，一部長母趾屈筋を切断しつつ，血管の剥離を進める必要がある。

2）Lateral supramalleolar flap[9]

外果の5cm近位で，腓骨動脈からの貫通枝が下腿筋膜を貫く。この血管は，骨間膜を貫いた後，前下腿筋間中隔にseptocutaneous vessels を分岐しつつ，上伸筋支帯の深部を下降して，外果前方で前脛骨動脈の枝である前外果動脈と吻合する。このseptocutaneous vessels を利用した皮弁である。

まず前下腿筋間中隔を触知し，外果より約5cm近位に存在するseptocutaneous vessels をドップラー血流計で探す。この血管を含んで皮島を作図する。皮島は，下腿の遠位1/3の範囲で作成するのが安全であると考えている。皮島の前縁を切開し，筋膜下に挙上する。前下腿筋間中隔を立ち上がってくるseptocutaneous vessels を茎に含めるようにして，貫通血管が骨間膜を貫くところまで剥離する。Septocutaneous vessels を分岐する部位より近位でこの血管を切断し，遠位へと骨膜上を剥離することにより，逆行性皮弁とすることもできる。この場合，剥離の限界は外果の下縁までとしている。

c．前脛骨動脈から派生した血管を用いた皮弁

1）Anterior tibial flap

本皮弁はWee[10]により報告された皮弁である。前脛骨筋と長趾伸筋との間に存在する筋間中隔内を立ち上がるseptocutaneous artery を利用した皮弁である。この部位に存在するseptocutaneous artery は比較的少なく，症例によっては存在しないことがある。われわれが行った解剖結果では約1/3の検体で，この部位にはseptocutaneous vessels が存在していなかった。したがって，本皮弁は臨床的にも安定した結果を得ることができない。われわれは本皮弁を3例において行ったが，完全生着を得たのは1例のみであった。本皮弁はなるべく用いないようにして，つぎに述べるanterolateral leg flap を用いた方がよいと考える。

2）Anterolateral leg flap[11]

本皮弁は前項で述べたanterior tibial flap とは異なり，前下腿筋間中隔内を走行するarteria nervi peronei superficialis を血管茎とする皮弁である。本血管は常に存在している血管であるため，信頼性の高い皮弁を作ることができる。Arteria nervi peronei superficialis は前脛骨動脈より分岐し，浅腓骨神経の外側枝を伴って前下腿筋間中隔内を外側下方に走行している。

皮弁の作図はまず前下腿筋間中隔を触知し，これを軸とする皮島を作図する。皮島の遠位にて神経血管束を見い出す。つぎに皮島の外側縁を切開し，筋膜下に剥離を進める。筋間中隔に達したならば，ここに存在している血管を損傷しないように注意しながら，剥離を深部へ進めていく。皮島の前縁を切開し，やはり筋膜下に剥離を進めて筋間中隔に至る。このように，皮島と筋間中隔の連続を保つように留意して，皮弁の挙上を進めていく。皮島の上縁を切開した後は，筋間中隔内に存在する栄養血管を確認しつつ，神経のみを外側に分離するようにして剥離を進めていく。

なお，本皮弁はMorrisonら[12]，Rocha[13]らが報告している皮弁と同一の血管を利用したものである。佐藤ら[14]は本皮弁を前脛骨皮弁 Type Ⅰ としている。

3）前脛骨皮弁 Type Ⅲ

佐藤ら[15]は，前下腿筋間中隔のさらに遠位に存在する穿通枝を利用する皮弁を，前脛骨皮弁 Type Ⅲ としている。本皮弁のseptocutaneous vessels は，脛骨外果より17〜22cm遠位で前脛骨動静脈から分岐し，下腿の中央1/3と遠位1/3の境界部で深筋膜に達する。前脛骨動静脈を近位で切断し，逆行性皮弁とすることにより，足部の再建に有用である。

d．後脛骨動脈から派生した血管を用いた皮弁

1）Posterior tibial flap[16]

後脛骨動脈の皮枝は，深下腿筋膜に沿って出てくる。術前にドップラー血流計によりseptocutaneous vessels

が到達する部位を調べておく。El-Saadi ら[17]によると，穿通枝は存在する場所が3群になっている。下腿の中1/3と下1/3の境界あたりに穿通枝が存在することが多い。

手術は，仰臥位で下腿を外旋させて行う。予定した穿通枝を含む皮島を作図する。皮切は後方より行う。ヒラメ筋のすぐ前方の深下腿筋膜より septocutaneous vessels が立ち上がってくるのが見られるので，深部へと剥離を進める。後脛骨動静脈を切断することにより到達範囲を拡大することができるが，本血管は足部のもっとも主要な栄養血管であるので，なるべく温存するようにする。

e．膝窩動脈から派生した血管を用いた皮弁

1）Posterior calf fasciocutaneous flap[18]

膝窩部において superficial sural arteries が分岐し，下腿後面の筋膜下を走行する。この血管は途中で筋膜を貫き，末梢へ走行する。Manchot[19]によると，この血管は median, medial, lateral の3本からなり，下腿後面の広範囲を栄養するとされている。佐藤[20]によると，本血管は一般に medial sural artery より分岐するが，変異が大きい。伴行静脈のほかに，小伏在静脈が還流静脈としての役割を果たす。

本皮弁は，アキレス腱の上を除いた下腿後面全体を，その範囲とすることができる。手術に先立ち，栄養血管の走行をドップラー血流計にて調べておく。まず，皮島遠位で皮膚，筋膜を切開する。筋膜下を剥離し，腓腹筋上の粗性結合組織の層にて近位へと剥離する。膝窩部にて栄養血管が分岐するが，通常は完全な島状皮弁にしない方が安全である。また，遠位を茎とした皮弁として挙上して，踵部やアキレス腱部の再建に用いることができる[21]。

f．Saphenous flap[22]

下行膝動脈の伏在枝から分岐した septocutaneous perforator がその栄養血管となる皮弁である。この穿通枝は膝より約10cm近位で，縫工筋の前縁より出現する。ドップラー血流計で穿通枝の位置を確認して，皮島を作図し，筋膜下に皮弁を挙上する。穿通枝を血管茎として取り込みながら，下行膝動静脈へ剥離を進めていく。色素注入実験にて，膝上10cmから膝下20cmまでの下腿内側の範囲が栄養されているとされている[22]。本皮弁は遊離皮弁の採取部として開発されたが，われわれは下行膝動静脈を近位で切断し，逆行性皮弁として利用している[23]。逆行性皮弁として用いる場合は，膝蓋骨下縁の高さまで，下行膝動静脈を剥離する。下腿切断の断端の被覆など，下腿の皮弁を利用することができない場合に，非常に有用である。

E 術後管理

下腿における皮弁・筋膜皮弁の術後の管理として重要なことは，血管茎が圧迫を受けないようにすることである。術後はブラウン架台などで患肢を挙上し，必要によっ

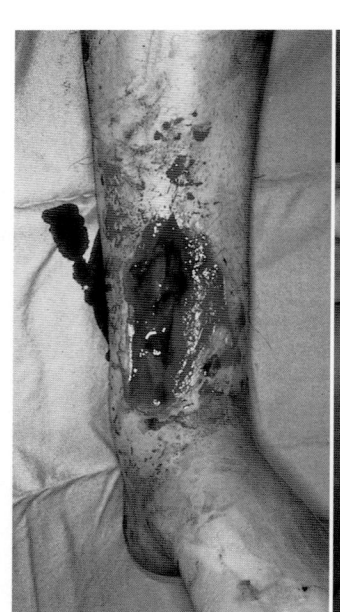

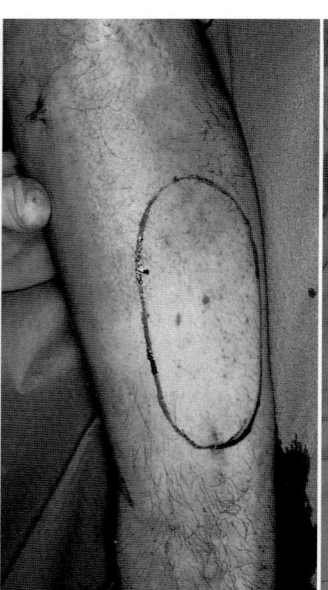

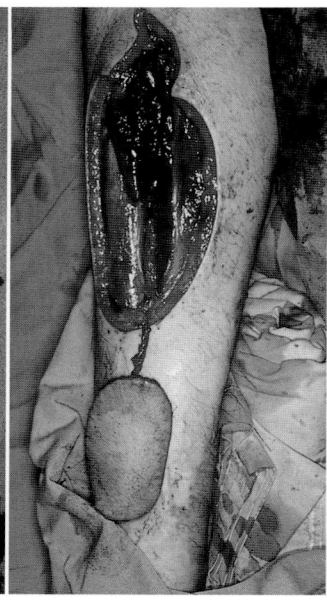

(a) 左脛骨の開放骨折。　(b) 皮弁の作図。　(c) 逆行性島状皮弁としたところ。この後骨間を通して皮膚欠損部に移行した。　(d) 術後3年6カ月の状態。

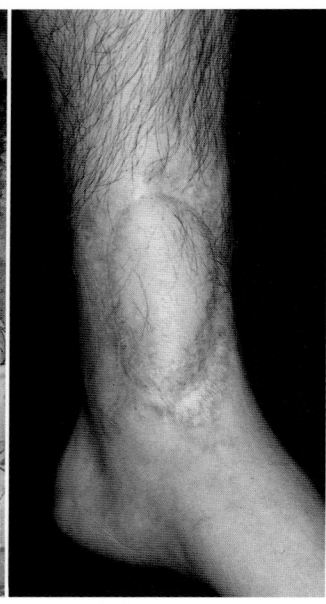

図 26・3　症例1：22歳，男，peroneal flap

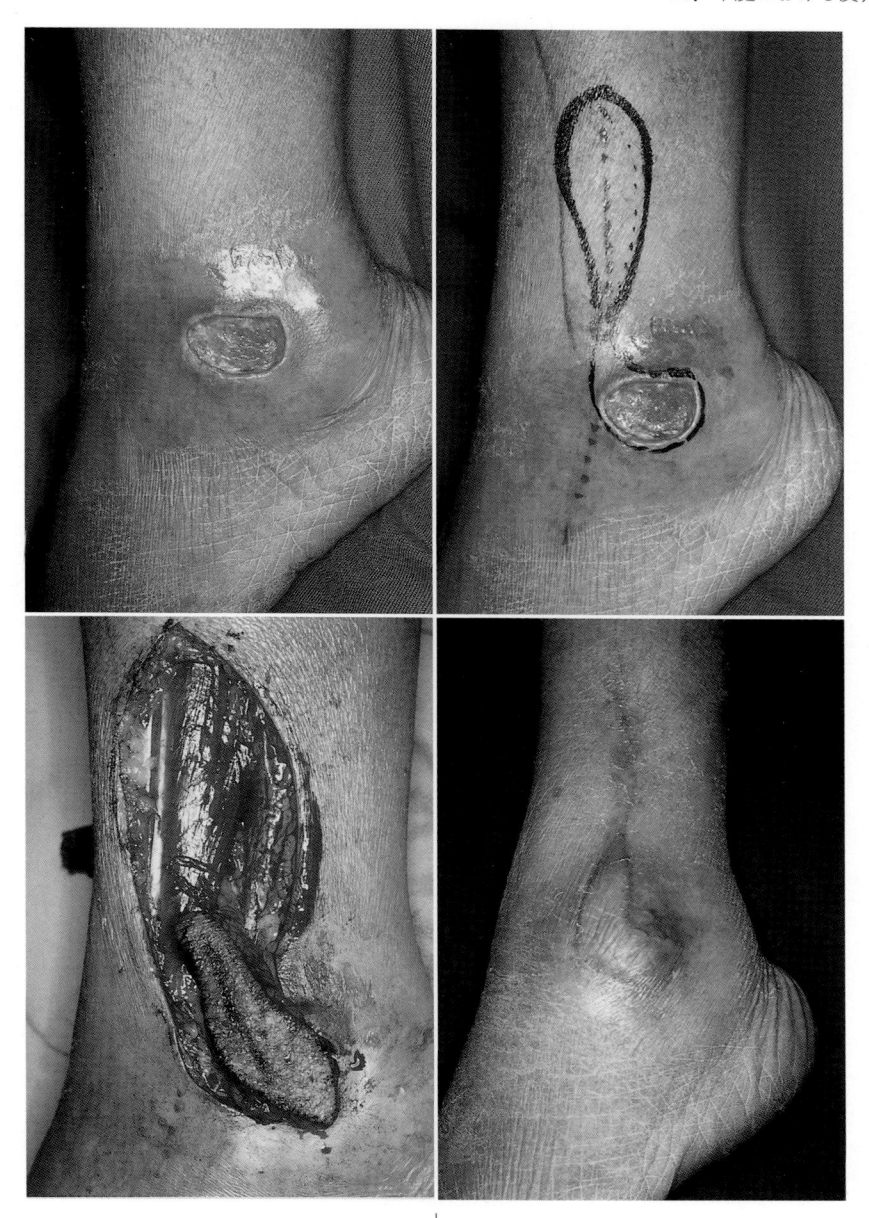

(a) 左足関節外果の難治性潰瘍。
(b) 皮弁の作図。
(c) 遠位を茎として移行したところ。
(d) 術後8カ月の状態。皮弁採取部位は縫縮した。

図 26・4 症例2：41歳，女，lateral supramalleolar flap

てはシーネによる固定を行うが，これらにより皮弁の血管茎が圧迫しないように注意を払う。とくに股関節の外旋外転により，下腿の外側が圧迫されやすいので，術後の患肢の固定には厳重な注意を要する。このことは，術後の腓骨神経麻痺の予防にも必要である。

皮弁の状態を観察しやすくしておき，変化があれば対応できるようにしておくのは，ほかの部位における皮弁の術後管理と同様である。われわれは下肢に対する皮弁移植の症例では原則として，術後1週間は床上安静を保たせている。下垂による皮弁のうっ血や血腫の形成を予防するためである。

F 症 例

【症例1】 22歳，男，peroneal flap（図26・3）
交通事故により左脛骨の開放骨折を受傷した。骨接合と同時に逆行性 peroneal flap の移植を行った。皮島は75×50 mm，血管茎は 80 mm 採取し，脛骨と腓骨との骨間を通して皮膚欠損部に移行した。

【症例2】 41歳，女，lateral supramalleolar flap（図26・4）
左足関節部外果に SLE による難治性潰瘍を来した。23×80 mm の皮弁を作成し，遠位を茎として移植した。

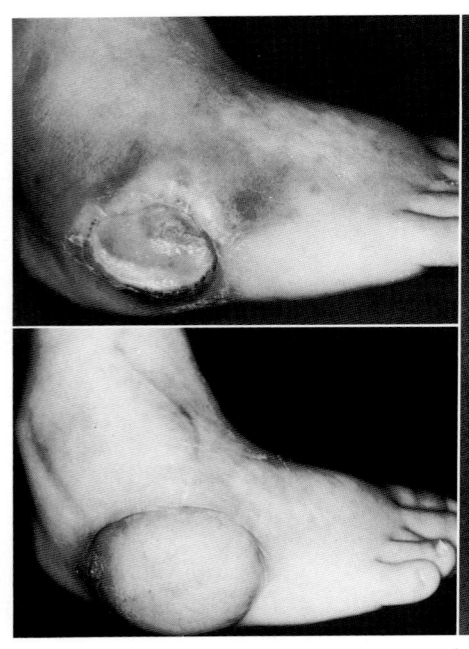

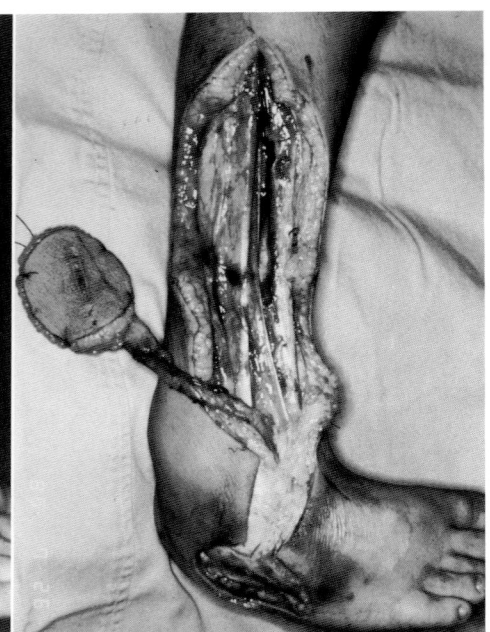

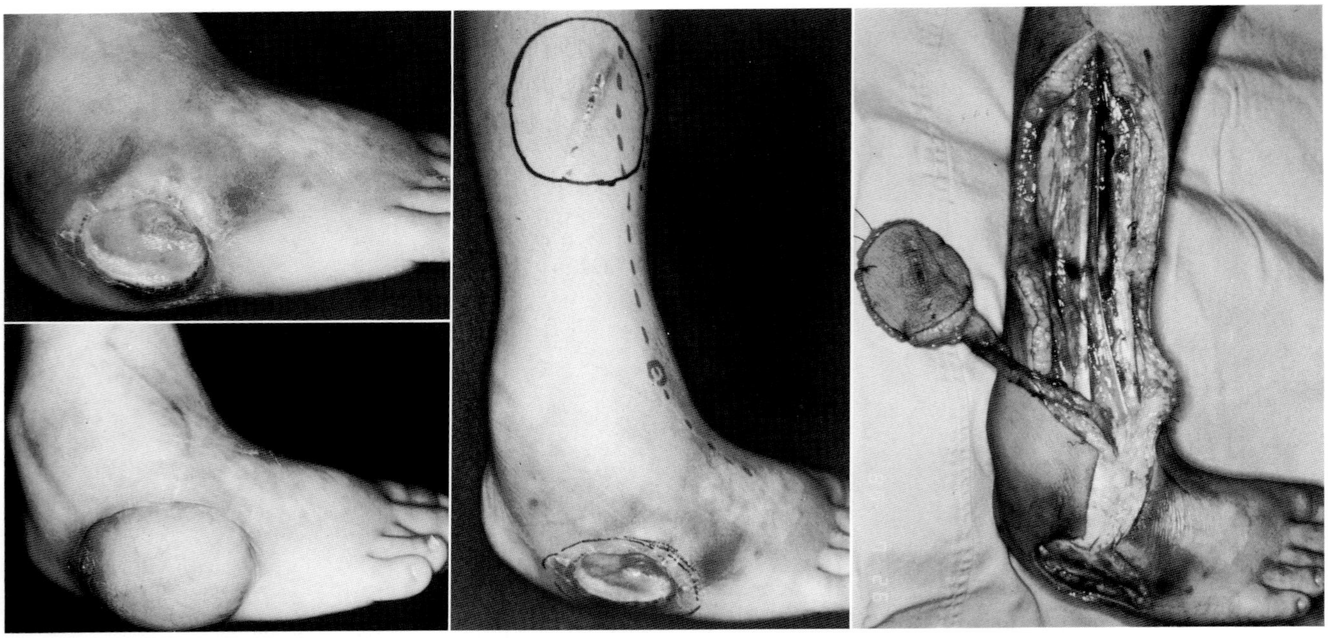

(a) 足部外側の褥瘡。
(d) 術後1年の状態。
(b) 皮弁の作図を示す。
(c) 逆行性島状皮弁としたところ。

図 26・5 症例3：6歳，男，anterior tibial flap

【症例3】 6歳，男，anterior tibial flap（図26・5）
二分脊椎による内反足および対麻痺の症例である。右足の外側に褥瘡が発生した。6×5 cm の皮弁を移植した。前脛骨筋と長趾伸筋の筋間からの穿通枝は，この症例では3本確認された。いずれも非常に細い血管であった。筋間の穿通枝を前脛骨動静脈まで剥離し，さらに前脛骨動静脈を6cm末梢に剥離し，逆行性皮弁として移植した。

【症例4】 63歳，男，anterolateral leg flap（図26・6）
交通事故による右下腿開放骨折の症例である。骨接合術後に骨髄炎を発生し，壊死骨の露出を伴う皮膚欠損を来した。10×6 cm の皮弁を移植した。腓骨頭から18cm遠位にて，前下腿筋間中隔を通る arteria nervi peronei superficialis が皮弁に達していた。

【症例5】 55歳，男，posterior tibial perforator flap（図26・7）
労災事故により右下腿骨折を受傷した。プレートによる骨接合術後に手術創が皮膚壊死となった。35×140 mm の皮弁を作成し，後脛骨動静脈からの穿通枝を中心として皮弁を回転させて移行した。

【症例6】 60歳，男，posterior calf f-c flap（図26・8）
労災事故により右下腿開放骨折を受傷し，骨接合術後プレートが露出した。本症例では下腿の主要血管は後脛骨動脈が残っているのみであった。60×35 mm の皮島を作成，幅40 mm 長さ80 mm の adipofascial pedicle を遠位茎として移動した。

【症例7】 14歳，女，saphenous flap（図26・9）
交通事故により脛骨および膝蓋靱帯の露出を伴う左下腿の剥脱創を受傷した。6.5×18 cm の saphenous flap を逆行性皮弁として移植した。

G 考察

下腿における皮弁移植は従来より困難な問題であり，深部組織の壊死や骨髄炎の合併により切断を余儀なくされていた症例も多かった。Pontén が初めて筋膜皮弁の概念を導入したのが下腿であったことは，下腿において，より安全で有用な被覆が必要であったためと考えられる。

筋膜皮弁は，局所解剖を熟知していれば手技が容易であり，血行が安定している。穿通枝のみを利用してもある程度の到達範囲が得られるが，さらに主要血管まで剥離を進めることにより，到達範囲を拡大することができる。逆行性皮弁とすれば，今まで困難であった部位の再建にも応用が可能であり，遊離皮弁の採取部としても利用することができる。

現在では，筋膜血行についてほぼ完全に解明されているといってよく，皮弁作成も体系的になされているため，筋膜皮弁はほぼ完成の域に近づきつつある。

薄くて，自由度に富み，安全性の高い筋膜皮弁の発展は，下腿の再建外科の大きな柱となっている。筋膜皮弁の導入により，下腿における皮弁の選択肢が飛躍的に増

a	b	c
d	e	

(a) 脛骨の露出を伴う潰瘍。
(b) 皮弁の作図。
(c) 手術法のシェーマ。
(d) 島状皮弁としたところ。
(e) 術後2カ月の状態。

図 26・6 症例4：63歳，男，anterolateral leg flap

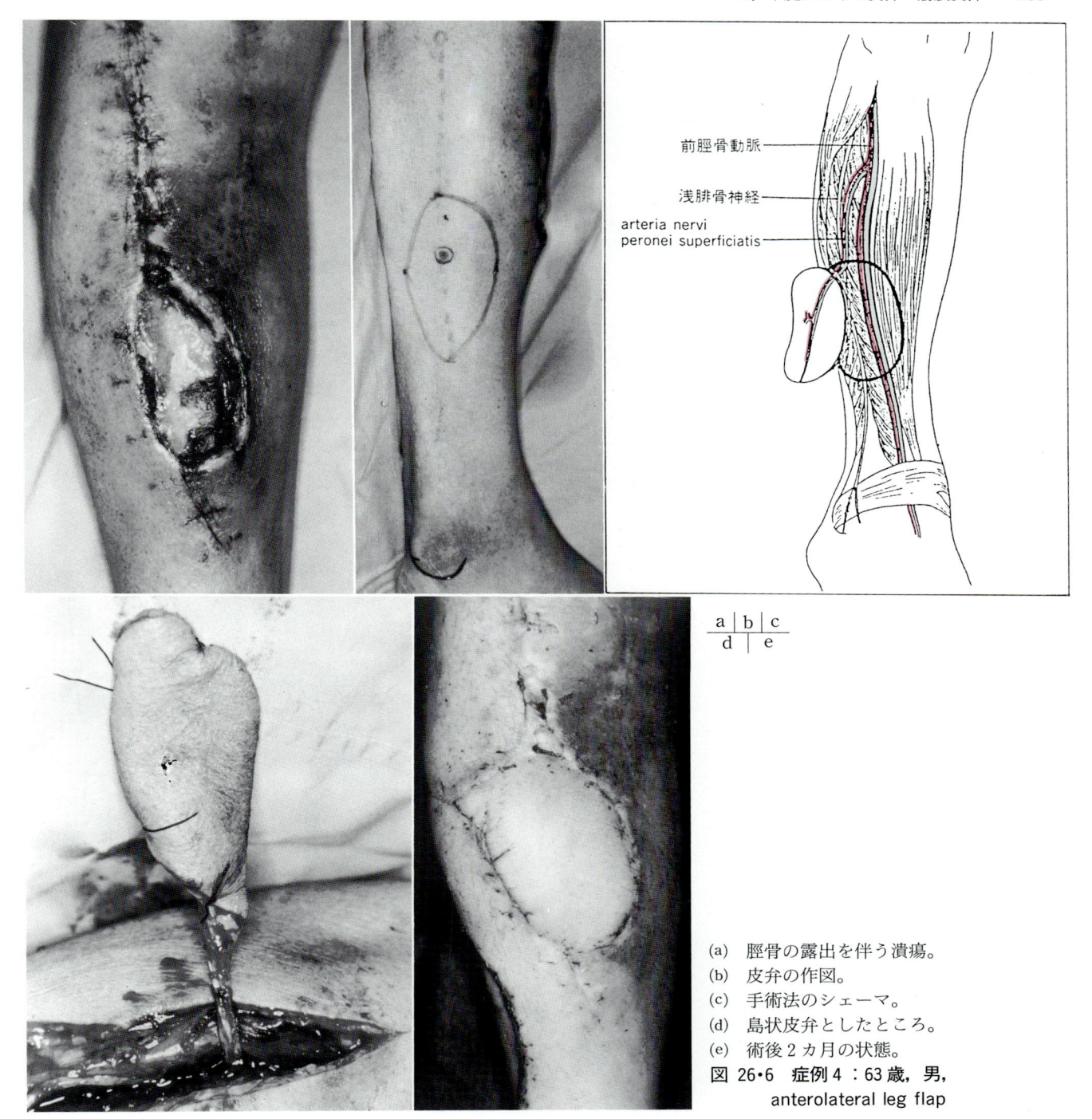

加したため，欠損の部位により，種々の筋膜皮弁を使い分けることができる。さらに必要であれば，筋弁・筋皮弁と併用することもできる。

筋弁・筋皮弁と筋膜皮弁の使い分けについては，術者の好みにもよるが，軟部組織の欠損が大きく，ボリュームを再建する必要がある場合は筋弁・筋皮弁を用い，組織の被覆に重点を置く場合は筋膜皮弁を用いるのが一般的であろう。感染創では，筋弁・筋皮弁の方が細菌を抑制する効果が大きい。

適応の限界として，筋膜皮弁，筋弁・筋皮弁ともに中等度までの組織欠損に適応があり，高度の組織欠損，たとえば下腿全周にわたる皮膚軟部組織欠損のような場合には，遊離皮弁による再建を考慮しなければならない。

下腿においてはときとして，後脛骨動脈，前脛骨動脈のいずれかが先天性に欠損していることがある。また，外傷の症例では，下腿の主要3血管のうち1本ないし2本が損傷されていることがある。このような症例では，さらに主要血管を犠牲にすることは，足部の血行不全を引き起こす可能性がある。したがって，主要血管の欠損が疑われる症例では，後脛骨動脈および前脛骨動脈の両

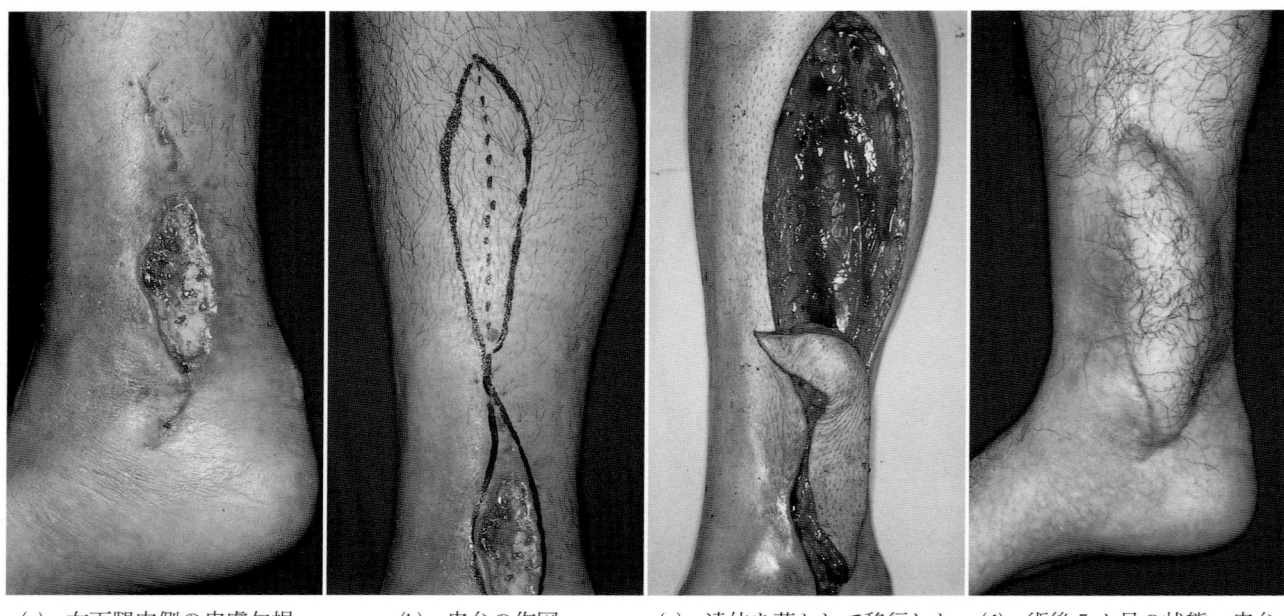

(a) 右下腿内側の皮膚欠損。　(b) 皮弁の作図。　(c) 遠位を茎として移行したところ。　(d) 術後5カ月の状態。皮弁採取部位は縫縮した。

図 26・7　症例5：55歳，男，posterior tibial perforator flap

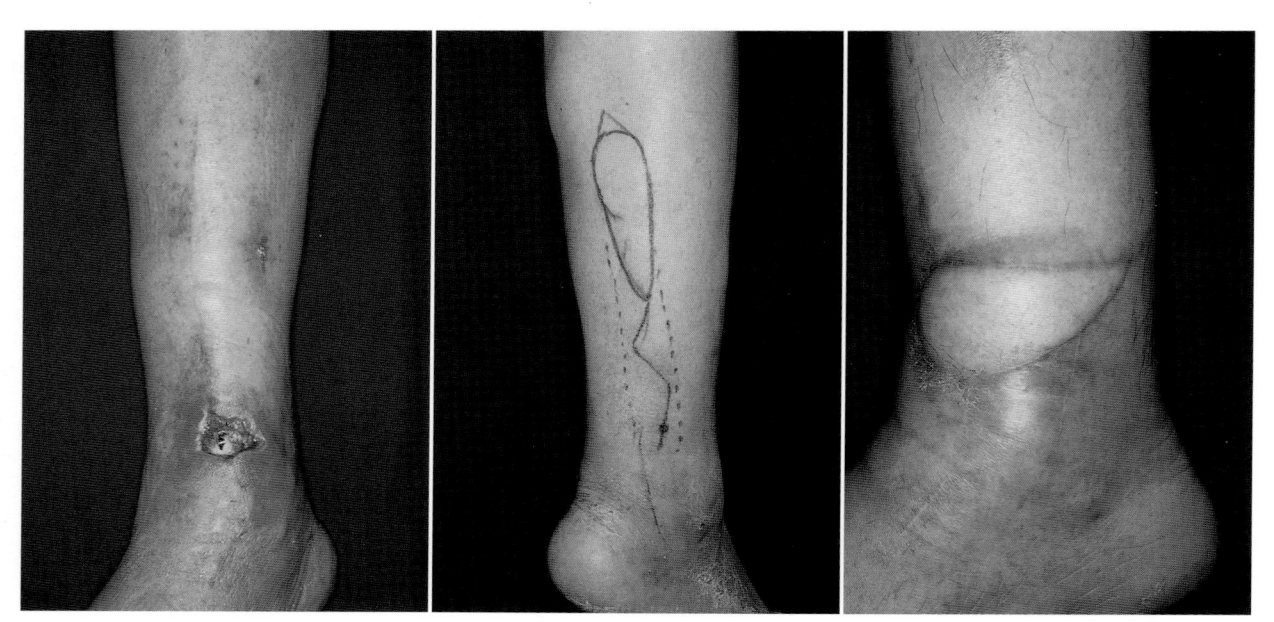

(a) プレートの露出を伴う皮膚欠損。　(b) 皮弁と茎の作図。本皮弁では血管のみの茎としない方が安全である。　(c) 術後6カ月の状態。皮弁採取部位は縫縮した。

図 26・8　症例6：60歳，男，posterior calf f-c flap

方とも切断するような手術は禁忌となる。

　下腿における筋膜皮弁の欠点としては，神経の切断と整容的問題が挙げられる。神経の切断としては，浅腓骨神経，腓腹神経が皮弁を作成する過程においてしばしば犠牲となる。これらはともに非荷重部を支配する知覚神経なので，切断されても大きな障害となることはない。しかしながら，疼痛や不快感を招くことがあるので，小さい皮弁を作成する場合などでは，なるべく温存を心がける。下腿は露出部であるため，この部位を採取部とする皮弁は，術後の整容的結果につき，よく検討する必要がある。とくに大きい皮弁を採取した場合は，植皮が必要となることが多い。若年者，女性などでは整容的見地より，遊離皮弁を選択しなければならない場合もありうる。

（林　祐司）

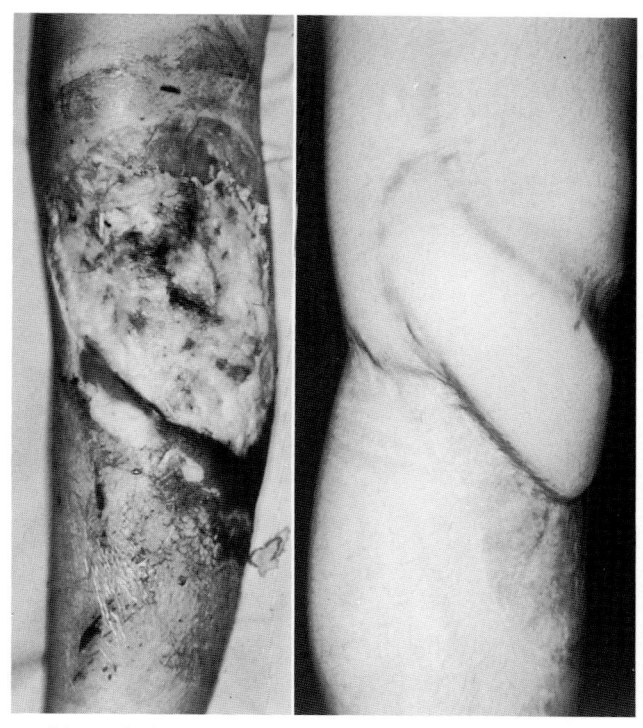

(左) 受傷時の状態。脛骨および膝蓋靱帯が露出している。
(右) 術後1年5カ月の状態。皮弁採取部は縫縮した。
図 27・9 症例7：14歳，女，saphenous flap

文 献

1) Pontén, B. : The fasciocutaneous flap ; its use in soft tissue defects of the lower leg. Br. J. Plast. Surg., 34 : 215-220, 1981.
2) Song, R. Y., Gao, Y. Z., Song, Y. G., et al. : The forearm flap. Clin. Plast. Surg., 9 : 21-26, 1982.
3) Cormack, G. C., Lamberty, B. G. H. : A classification of fascio-cutaneous flaps according to their patterns of vascularisation. Br. J. Plast. Surg., 37 : 80-87, 1984.
4) Cormack, G. C., Lamberty, B. G. H. : The blood supply of thigh skin. Plast. Reconstr. Surg., 75 : 342〜354, 1985.
5) 月野暁彦，倉知貴志郎，稲宮知美ほか：超音波カラードップラーを用いた前外側大腿皮弁の術前血管同定法．日本マイクロ会誌，14：172-178，2001．
6) 新井克志，長沢明範，佐藤俊次ほか：種々の皮弁（特にaxial pattern flap）作製における thermo-recovery 法の有用性について．Bio-Med. Thermo., 5：94-96, 1985.
7) 林 祐司，鳥居修平，石垣武男：サーモグラフィによる皮膚穿通枝の検索，Bio-Med. Thermo., 7：27-29, 1987.
8) Yoshimura, M., Imura, S., Shimamura, K., et al. : Peroneal flap for reconstruction in the extremity ; preliminary report. Plast. Reconstr. Surg., 74 : 402-409, 1984.
9) Masquelet, A. C., Beveridge, J., Romana, C., et al. : The lateral supramalleolar flap. Plast. Reconstr. Surg., 81 : 74-81, 1988.
10) Wee, J. T. K. : Reconstruction of the lower leg and foot with the reverse-pedicled anterior tibial flap ; preliminary report of a new fasciocutaneous flap. Br. J. Plast. Surg., 39 : 327-337, 1986.
11) Torii, S., Namiki, Y., Hayashi, Y. : Anterolateral leg island flap. Br. J. Plast. Surg., 40 : 236-240, 1987.
12) Morrison, W. A., Shen, T. Y. : Anterior tibial artery flap ; anatomy and case report. Br. J. Plast. Surg., 40 : 230-235, 1987.
13) Rocha, J. F. R., Gilbert, A., Masquelet, A., et al. : The anterior tibial artery flap : anatomic study and clinical application. Plast. Reconstr. Surg., 79 : 396-406, 1987.
14) 佐藤兼重，清水祐紀，広松直幸：前脛骨皮弁に関する解剖学的考察と臨床的経験．日形会誌，10：203-213, 1990.
15) Satoh, K., Yoshikawa, A., Hayashi, M. : Reverse flow anterior tibial flap Type III. Br. J. Plast. Surg., 41 : 624-627, 1988.
16) Okada, T., Yasuda, Y., Kitayama, Y., et al. : Salvage of an arm by means of a free cutaneous flap based on the posterior tibial artery. J. Reconstr. Microsurg., 1 : 25-29, 1984.
17) El-Saadi, M. M., Khashaba, A. A. : Three anteromedial fasciocutaneous leg island flap for covering defects of the lower two-thirds of the leg. Br. J. Plast. Surg., 43 : 536-540, 1990.
18) Walton, R. L., Bunkis, J. : The posterior calf fasciocutaneous free flap. Plast. Reconstr. Surg., 74 : 76-85, 1984.
19) Manchot, C. (translated by Ristric, J., Morain, W. D.) : The Cutaneous Arteries of the Human Body. p. 112, Springer-Verlag, New York, Berlin, Heidelberg, Tokyo, 1983.
20) 佐藤兼重，大井直往，宮地直恒：Posterior calf fasciocutaneous flap の解剖学的臨床的検討．日形会誌，5：262-271, 1985.
21) Hasegawa, M., Torii, S., Katoh, H., et al. : The distally based superficial sural artery flap. Plast. Reconstr. Surg., 93 : 1012-1020, 1994.
22) Acland, R. D., Schusterman, M., Godina, M., et al. : The saphenous neurovascular free flap. Plast. Reconstr. Surg., 67 : 763-774, 1981.
23) Torii, S., Hayashi, Y., Hasegawa, M., et al. : Reverse flow saphenous island flap in the patient with below-knee amputation. Br. J. Plast. Surg., 42 : 517-520, 1989.

27 下腿における筋弁の応用と長期成績

SUMMARY

筋弁は下腿において難治性潰瘍，皮膚欠損を伴う開放骨折，骨髄炎などに応用され，良好な成績が得られてきた。しかし，その後，皮膚・筋膜の血行動態の研究の進歩により多くの筋膜皮弁，さらに血管柄付筋膜皮弁が開発され，また，筋皮弁などの遊離組織移植の応用により，筋弁手術はあまり行われない傾向にあった。しかし，最近，良好な血行を有する筋弁の骨髄炎に対する治療効果，骨癒合の促進効果などが再評価されている。さらに，膝関節部の骨・関節の露出，人工関節露出の被覆に対する有用性が報告されている。

膝関節部〜下腿における皮膚欠損を伴う開放創に対する筋弁手術の概念を初めに述べ，ついで術前評価，主として用いられる腓腹筋とヒラメ筋の筋弁手術の要点，術後の管理について述べた。そして1974年以来，筋弁手術を応用した55例の概略と，2年以上の経過を調査し得た31例の成績について述べた。これらの成績の検討から，下腿では1つの筋肉を筋弁として使用しても，協力筋の働きにより機能は代償され，そのための障害は少ないことが分かった。

以上の結果より，筋弁の利点を考え，骨髄炎，開放骨折，膝関節周辺の露出，とくに人工関節の露出などに対しては，筋弁の応用を有用な選択肢の1つとして考慮すべきであることを強調したい。

はじめに

1966年，Ger[1]によって下腿潰瘍の手術に初めてヒラメ筋が用いられて以来，筋弁は難治性潰瘍，皮膚欠損を伴う開放骨折，骨髄炎などの治療に応用され，良好な結果が得られてきた。しかし，その後の皮膚の血行動態の研究の進歩により多くの筋膜皮弁，さらに血管柄付筋膜皮弁の発展をみており，また，マイクロサージャリーを応用した筋皮弁などの遊離組織移植の飛躍的な発展をみている。これらの皮弁の応用により，本邦，とくに形成外科領域では有茎筋弁はあまり用いられていない。筋弁よりも筋膜皮弁が多く用いられる傾向にあるといってよい。それぞれの手術には必ず利点・欠点がある。筋弁手術にもほかの手術に比較して優れている利点がある。そして最近，骨髄炎，骨折の骨癒合に対する筋弁の有用性が再評価されている。これらの点を含めて，われわれ[2〜4]が経験した55例の筋弁手術について述べ，術後2年以上経過を観察し得た31例の調査成績について述べ，さらに今後の展望について述べたい。

A 概念

多くの骨格筋は共同して同方向の運動を営み，この運動に関与する筋が協力筋と総称される。この協力筋の1つが失われても，ほかの筋が働きを代償する限り，運動機能は障害されない。この理論に基づいて考案されたのが筋弁手術である。しかも，筋肉は豊富な血行を有するため，血行が不良な部位へ移行されれば，局所の血行を改善するのに役立つ。この血行改善が骨癒合の促進をもたらし，骨髄炎の鎮静化に寄与する。

B 術前の評価

まず，筋弁による被覆が必要な部位と範囲によって，どの筋肉を選択するかを考え，その筋肉によって十分に被覆されるか否かを検討する。とくに外傷の場合，被覆に用いる筋肉に損傷がないかどうか，血行が十分か否かの術前の評価が必要となる。創の状態，骨折部位と骨折線の方向，骨折端と創の関係などをよく観察して，筋肉の状態を評価しなければならない。

C 手技

おもに用いられる腓腹筋とヒラメ筋について，手技の要点を述べる[5]。

1. 腓腹筋

腓腹筋の内側頭は大腿骨内側上顆から，外側頭は外側上顆から起こり，それぞれ下方へ向かい，合して幅の広い厚いアキレス腱となる。起始部の近くで，内側頭，外側頭それぞれへ膝窩動脈からの筋枝の血管束が入り込み，神経も脛骨神経からの運動枝が入り込むため，内側頭，外側頭をそれぞれ末梢で切断して挙上し，筋肉弁あるいは筋皮弁として使用できる。筋肉の血行形態は1本の優位血管によって支配される，Mathesら[6]のタイプⅠに属する。

①それぞれの症例に応じて，後方縦切開法あるいは側方縦切開法を用いる。
②内側頭と外側頭の間を走る小伏在静脈，腓腹神経を損傷しないようにする。
③下腿中央部で両頭間を分離し，末梢へ分離を進め，筋腱移行部で切断する。
④筋腹の前面とヒラメ筋の間は，用手的に容易に剥離できる。
⑤筋腹の前面は比較的厚い腱膜（epimysium）で覆われており，剪刀で切除することにより，筋肉を大きく拡げることができる。
⑥筋弁を前方へ移行するためのトンネルは十分大きく作り，筋肉が圧迫され，循環障害を起こさないようにする。
⑦外側頭を利用する場合は腓骨神経を遊離し，神経の下を通すと移動がより容易となる。
⑧移行した筋肉の上に網状植皮（1.5倍がよい）あるいは分層植皮を行う。
⑨筋皮弁とする場合は，筋肉上の皮膚を必要な大きさに採取する。筋肉が存在する部分より末梢の部分は，筋膜とともに挙上する。

2. ヒラメ筋

ヒラメ筋は腓腹筋の前方に位置し，脛骨後面のヒラメ筋線，脛骨内側縁，腓骨頭，腓骨と脛骨の間に張るヒラメ筋腱弓から起こり，下方へ向かい，腓腹筋とともにアキレス腱を形成する。筋肉の血行状態はMathesらのタイプⅡに属する。すなわち，優位栄養血管束が起始部の近くで入り，3～4本の小さな血管束が末梢の部分に入る。

①下腿内側の脛骨内側縁の2cm後方の縦切開を用いる。
②下腿中下1/3境界部でヒラメ筋を腓腹筋より分離し，分離を末梢へ，アキレス腱の部まで進める。筋肉の末梢に腱をわずかに付着させて切断する。
③下腿中枢側で腓腹筋との境界が不明瞭の時は，ヒラメ筋を末梢へ牽引しながら境界を確認しつつ，腓腹筋との分離を進めていく。
④後脛骨動静脈より分枝してヒラメ筋に入る動静脈は，結紮して切断する。
⑤筋肉前面の腱膜の切除は，腓腹筋の場合と同様である。
⑥被覆する部分があまり大きくなく，ヒラメ筋全部を必要としない場合は，中央部で半分に分離し，内側半分を利用し，外側は温存する。

D 術後管理[5]

①筋肉採取部や移行した筋肉が骨に接する部分にはチューブを置き，持続吸引を行い，血腫の形成を防止する。持続吸引は4～5日行う。
②筋肉上に移植した植皮片を密着させるために，軽度の圧迫包帯を行う。
③骨折がない場合でも，患肢の安静のため，約2週間のギプス固定を行う。移行した筋肉の収縮を防ぎ，移植した植皮片の良好な生着を得るためにも必要である。

E 症例と成績

1. 症 例

1974年以来，55例に下腿の筋弁を応用し，再建を行った。52例のうち，男46例，女9例で，年齢は最低5歳，最高75歳である。開放骨折によるものが30例でもっとも多く，ついで下腿潰瘍10例，骨髄炎7例，そのほか，膝関節内側～膝蓋骨前面の皮膚欠損4例，人工膝関節置換手術後の感染，不安定瘢痕で覆われた脛骨偽関節，脛骨部分欠損，褥瘡が各1例である（表27・1）。軟部組織欠損の部位は下腿中1/3が23例でもっとも多く，ついで下腿上1/3が13例，下腿下1/3が10例，果部4例，膝関節内側～膝蓋骨前面が5例である。使用した筋肉はヒラメ筋が25例でもっとも多く，ついで腓腹筋内側頭14例であった。2つの筋肉を用いたものは6例，3つの筋肉を用いたものは1例であった（表27・2）。

2. 成績と合併症

筋肉の壊死を起こした症例は4例で，いずれも部分壊死であった。うち2例は前脛骨筋と長趾伸筋で二次的に

表 27・1　筋弁応用の症例

開放骨折	30
骨接合術後に二次的に行ったもの	(18)
骨接合術と同時に行ったもの	(12)
下腿潰瘍	10
骨髄炎	7
膝関節内側〜膝蓋骨前面の皮膚欠損	4
人工膝関節置換手術後の感染	1
不安定瘢痕に覆われた脛骨偽関節	1
脛骨部分欠損	1
褥瘡	1
	55例

表 27・2　使用した筋肉

ヒラメ筋	25
（末梢を基部）	(1)
腓腹筋　内側頭	17
外側頭	1
ヒラメ筋・長趾屈筋	2
ヒラメ筋・長趾伸筋	1
ヒラメ筋・長趾屈筋・母趾外転筋	1
腓腹筋内側頭・ヒラメ筋内側半部	1
腓腹筋内側頭・前脛骨筋	1
前脛骨筋	3
短腓骨筋	1
短腓骨筋・前脛骨筋	1
短趾伸筋	1
	55例

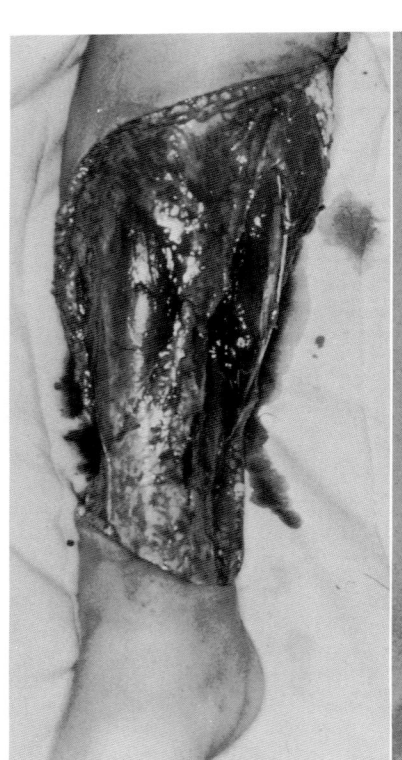

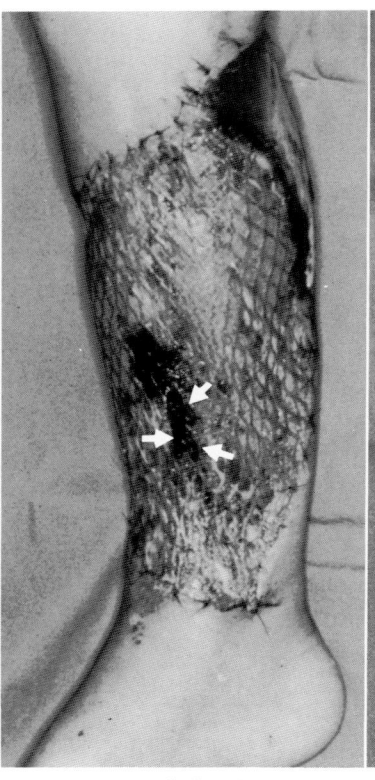

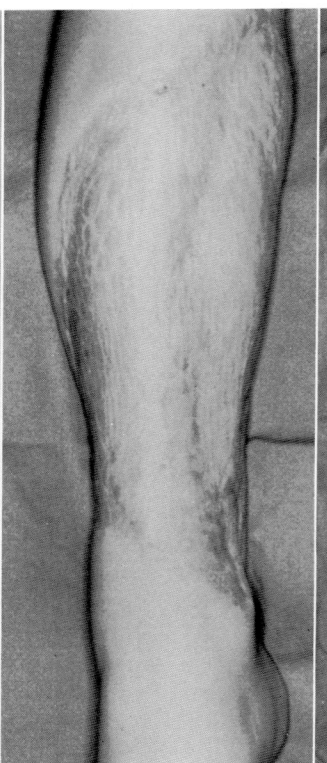

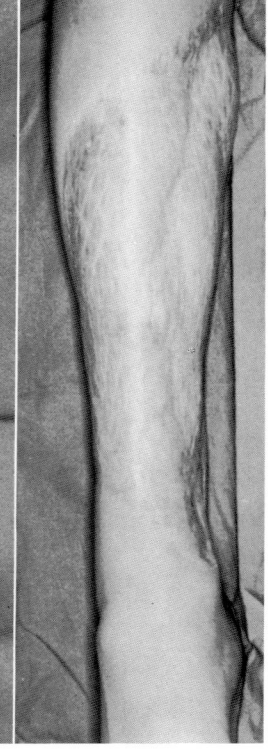

(a) 受傷時。　(b) 受傷後2週。　(c) 筋弁手術後1年6カ月。　(d) 筋弁手術後8年6カ月。

図 27・1　症例1：5歳，男

被覆，2例は分層植皮で被覆した。網状植皮片の部分壊死を認めたものは4例で，いずれも再度の分層植皮で創を閉鎖した。開放骨折手術後に骨髄炎を併発したものは2例で，接合材料を除去することによって治癒した。排膿があり，治癒が遷延したものは3例であった。

以上の13例を除く39例の術後経過は，いずれも良好であった。

代表的な症例を示す。

【症例1】　5歳，男（図27・1）

1976年6月12日，交通外傷。右脛骨骨折を伴う下腿前面の広範囲の挫滅，皮膚欠損があり，ただちに骨折を整復し，プレートとスクリューで固定した。皮膚欠損に対しては，剝脱された皮膚を網状皮片として被覆に使用した。脛骨前面の移植皮膚は壊死に陥り，幅1.2 cm，長さ2 cmの皮膚欠損を生じ，プレートが露出した。1カ月半の後プレートを抜去し，ヒラメ筋を使用して骨露出部を被覆した。

1989年10月6日，術後13年2カ月，脚長差もなく，膝関節・足関節のROMは正常，日常生活にまったく支障はない。中学・高校を通じてマラソン選手として活躍したとのことである。

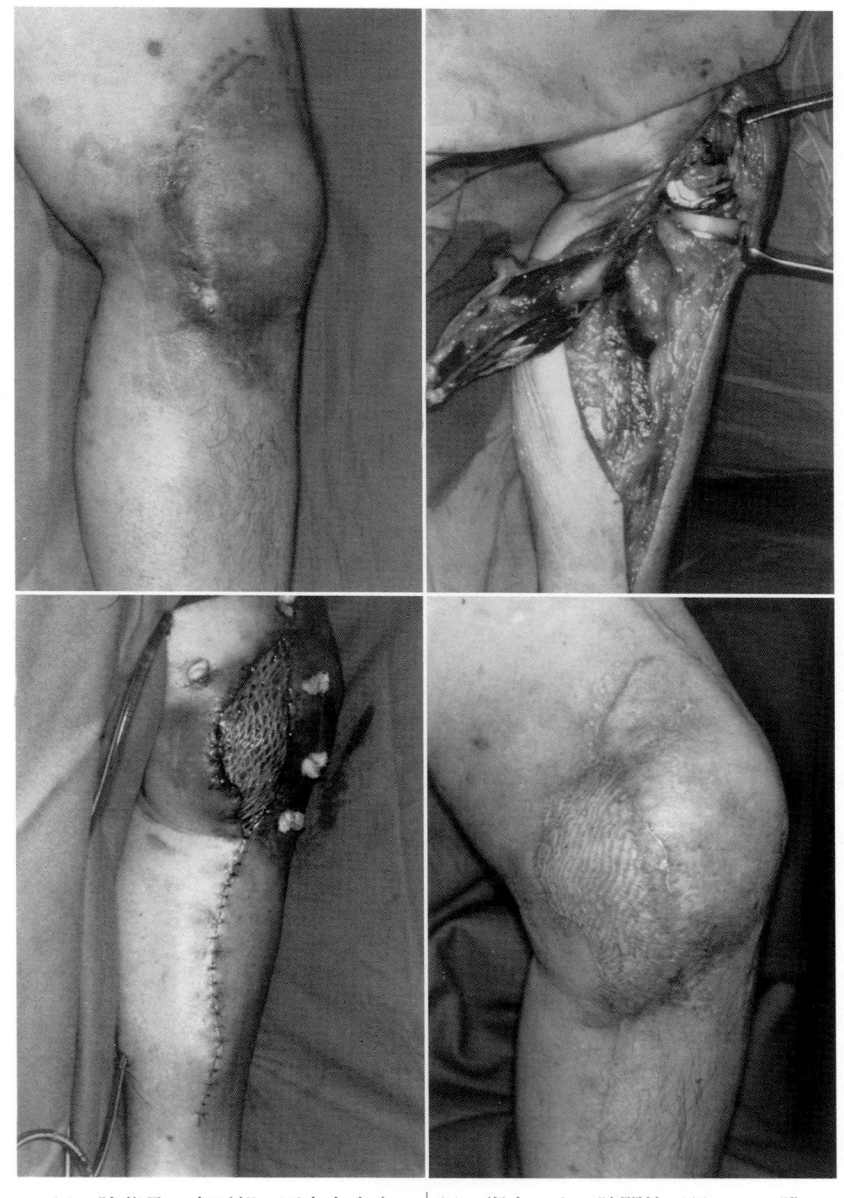

(a) 膝蓋骨の内下部に不安定瘢痕に囲まれた瘻孔が見られる。
(b) 術中。人工膝関節が見られ，腓腹筋内側頭が挙上されている。
(c) 筋弁手術終了直後。
(d) 筋弁手術後1年。

図 27・2 症例2：75歳，男

【症例2】 75歳，男（図27・2）

1995年9月12日，左変形性膝関節症に対して，人工膝関節置換術を受けた。1月23日，創感染により瘻孔を形成したため，病巣搔爬術が行われた。以後，瘻孔の再発を繰り返し，14回の瘻孔搔爬・病巣搔爬・創縫合術が行われたが，瘻孔の再発を見たため当科に依頼された。

2000年8月21日，持続洗浄の後，瘻孔周囲の瘢痕を切除，関節内・病的滑膜を搔爬・洗浄し，筋腹の一部が関節面を覆うように，腓腹筋内側頭で被覆した。2001年4月，膝蓋骨の上内側に小瘻孔を形成したが，抗菌剤の注入により閉鎖した。術後1年の経過は良好である。

3. 長期成績

術後2年以上の経過を観察した症例は31例で，観察期間は最長13年3カ月，平均6年である。31例のうち，前脛骨筋と腓骨筋を単独に使用した2例を除いた29例に，腓腹筋・ヒラメ筋とヒラメ筋の筋力テストを行った。なお，前脛骨筋の単独使用例は術後4年11カ月時，足関節の運動制限はなく，日常生活にまったく不便はない。また，短腓骨筋の単独使用例は術後12年2カ月時，足関節の底屈制限のため正座が不可能であるほか，日常生活の不便はない。腓腹筋とヒラメ筋の総合筋力である膝関節伸展位での足底屈曲が正常のものは16例，優8例，良4

表 27・3　筋力テスト
(a) 腓腹筋・ヒラメ筋

		腓腹筋使用	ヒラメ筋使用
正　常	16	4	12
優	8	2	6
良	4	1	3
可	0	0	0
不　明	1	0	1
	29例	7例	22例

(b) ヒラメ筋

		腓腹筋使用	ヒラメ筋使用
正　常	6	2	4
優	11	1	10
良	3	0	3
可	4	1	3
不　明	5	3	2
	29例	7例	22例

表 27・4　筋力テストと膝関節機能障害

	筋力テスト	症例	膝関節機能障害 なし	膝関節機能障害 あり
腓腹筋・ヒラメ筋	正　常	16	13	3
	優	8	3	5
	良	4	2	2
	不　明	1	0	1
	計	29	18	11
ヒラメ筋	正　常	6	6	0
	優	11	8	3
	良	3	2	1
	可	4	2	2
	不　明	5	0	5
	計	29	18	11

表 27・5　歩行能力・かけ足・日常生活の不便度と膝関節機能障害

		膝関節機能障害 なし	膝関節機能障害 あり
歩行能力	ほぼ正常	16	4
	2 km 以内	2	6
	1 km 以内	0	1
かけ足	可能 ほぼ正常	14	0
	可能 短時間	4	5
	不可能	0	6
日常生活の不便	なし	14	1
	あり	4	10

例で，不明の1例は足関節尖足位拘縮のためである。半数以上が正常の筋力を有していた。つぎにヒラメ筋の筋力を示す膝関節屈曲位での足関節の底屈力は正常6例，優11例，良3例，可4例である。膝関節あるいは足関節の拘縮により，5例は不明であった。ヒラメ筋使用の22例中，4例が正常，10例が優で，計14例が優以上の筋力を示した（表 27・3）。筋力テストの結果では，筋力の著明な低下を来したものは4例のみであった。

以上のように，ヒラメ筋を使用した症例でも良好な筋力を示したことは，腓腹筋やそのほかの筋肉がヒラメ筋の機能を代償しているためであると考える。

29症例を膝関節の機能障害がない群とある群とに分けて筋力テストとの関係をみると，機能障害がない群18例のうち，腓腹筋・ヒラメ筋が正常のもの13例，ヒラメ筋が正常6例，優8例であるのに対し，機能障害がある群11例のうち，腓腹筋・ヒラメ筋が正常3例，優5例，ヒラメ筋の筋力が正常のものはなく，優3例，良1例であり，機能障害がある群は機能障害がない群よりも筋力が劣っている（表 27・4）。さらに，歩行能力，かけ足，日常生活の不便度などと膝関節の機能障害がない群とある群に分けて比較してみると，ある群でそれらの障害が著しいことが分かる（表 27・5）。

以上より，筋力の低下，運動能力の低下は筋肉を使用したことによるよりも，関節拘縮・強直に影響されることが大きいことが分かる。また，われわれの筋弁応用症例は下腿はもちろん，大腿や足部にも障害を受けた重度損傷例が多いことを示しているといえよう。

F　考察

1．筋弁手術の基礎

以上の長期成績よりみて，1つの筋肉を使用しても，下腿では協力筋の働きにより機能は十分に代償されるため，障害が少ないことが分かる。前述のように，この概念が筋弁手術の基礎をなすものといえよう。前述の症例1は5歳時に手術を行い，中学・高校でマラソン選手として活躍した。また，筋弁は末梢を基部にしない，すなわち denervate されなければ，その筋肉は生きている。術後10年以上経過した症例でも筋の収縮が見られ，筋肉そのものは廃絶していないことが分かる。この良好な血行を有し，収縮機能を有する筋肉が骨に接することが，前述のように骨髄炎の治療や骨癒合に有利に働くものと考える。

2．筋弁手術の有用性と新展開

最近の筋弁に関する報告を見ると，骨髄炎の治療[7)8)]，露出した人工関節の被覆，皮膚欠損を伴う開放骨折の被覆[9)10)]などに応用されているのが特徴的である。慢性骨髄炎に対する筋弁の有用性については古くから報告されて

表 27·6 開放骨折の分類

Type I	: An open fracture with a wound less than one centimeter long and clean
Type II	: An open fracture with a laceration more than one centimeter long without extensive soft-tissue damage, flaps, or avulsions
Type III A	: Adequate soft-tissue coverage of a fractured bone despite extensive soft-tissue laceration or flaps, or high-energy trauma irrespective of the size of the wound
B	: Extensive soft-tissue injury loss with periosteal stripping and bone exposure. This is usually associated with massive contamination
C	: Open fracture associated with arterial injury requiring repair

(Gustilo, R. B., Anderson, J. T. : Prevention of infection in the treatment of one thousand and twenty-five open fractures of long bones. J. Bone Jt. Surg., 58A : 452-458, 1976. ならびに Gustilo, R. B., Mendoza, R. M., Williams, D. N. : Problems in the management of type III (severe) open fractures ; A new classification of type III open fractures. J. Trauma, 24 : 742-746, 1984. より引用)

いる[11]が，中でも Stark[12] の指摘が知られている．Stark[12] は慢性骨髄炎の治療に際し，腐骨摘出，病巣掻爬により生じた骨空洞に筋弁を充填したものは 84％が創閉鎖に成功したのに対し，筋弁を用いなかったものは 43％であったと述べている．

しかし，Stark の用いた筋弁は筋肉の一部を有茎として用いるものであり，今日でいう筋弁ではない．今日でいう筋弁は Ger[13] によって 17 例の骨髄炎に初めて用いられ，良好な成績が得られた．Mathes ら[14]は動物実験を行い，細菌感染に対して筋弁が皮弁よりも優れていることを証明した．筋弁は感染部分の治療に必要な細胞・酸素環境と再発防止のための被覆を提供すると述べ，主として脛骨下端の外傷後の骨髄炎に対し，遊離薄筋移植を行った．最近では，軟部組織欠損創を有する骨髄炎に対しては局所の筋弁を応用し，下腿下部のように筋弁の応用が難しい部分には，積極的にマイクロサージャリーを応用した遊離筋弁ないし遊離筋皮弁を移植すべきである，という指摘[9)15)]が多い．われわれ[4)16)]も局所の筋弁が応用できない場合は積極的に遊離筋皮弁移植を行い，良好な結果を得てきた．

骨癒合に対する筋弁の有用性も多く指摘されている．Holden[17] は骨折治療過程において周囲の軟部組織（筋肉）の血行がいかに重要であるかを，動物実験で証明した．最近では骨髄炎と同様に，軟部組織欠損を伴った脛骨の感染した骨折に対し，局所の筋弁の使用が不可能な場合には積極的に遊離筋弁ないし筋皮弁を応用すべきであるという報告が多い．Seyfer ら[18]は脛骨下端の開放骨折への遊離広背筋弁の移植を行った．

われわれ[4)5)]も以前より，開放骨折の治療に筋弁を積極的に応用し，骨癒合が速やかに起こることを指摘してきた．筋弁手術の後に骨移植を行ったり，骨移植と同時に筋弁を応用することもあり，良好な骨癒合が比較的早く得られることを報告し，その理由は血行の良い筋肉が接するためであろうと述べてきた．局所皮弁の応用が不可能な Gustilo ら[19)20)]の Type IIIA，Type IIIB の開放骨折（表 27·6）には，積極的に遊離筋弁移植を応用すべきであると考える．また，最近では腓骨外果部付近の骨折整復後の軟部組織欠損に対して，短腓骨筋による被覆を推奨する報告[21]もある．

最近の筋弁応用の報告で特筆すべきは，膝関節部への応用であろう．人工膝関節置換術を行った際，創縁の壊死・哆開・感染による implant loss の危険は 1〜12％[22)23)]といわれている．膝関節周辺の軟部組織は薄く，手術瘢痕のため皮膚欠損の大きさによっては局所皮弁の応用が不可能である．このような場合の salvage operation には腓腹筋（皮）弁による被覆がもっとも良い適応となる．

Sanders ら[22]は 8 例の人工膝関節露出の被覆に腓腹筋皮弁を応用し，6 例に良好な結果を得た．その後，Salibian ら[24]は 1 例の報告を行った．Greenberg ら[23]は 10 例のうち 8 例に内側頭，2 例に外側頭を用い，うち 8 例の salvage に成功した．引き続き，Lesavoy ら[25]は 2 例，Gerwin ら[26]は 12 例中 11 例，Browne ら[27]は 9 例中 7 例，Markovich ら[28]は 6 例に良好な結果を得たと報告した．

本邦においても高齢化社会を迎え，人工膝関節置換手術は増加しており，人工膝関節の露出の報告が見られるが，筋弁手術を積極的に応用する報告は見られない．今後，人工膝関節露出の症例の増加が予想されるが，時期を失せず，筋弁手術を応用することが望まれる．

また，露出した膝関節[29)30)]，膝蓋骨[31]や膝窩部の広範囲の軟部組織欠損[32)33)]の被覆に対する応用も報告されている．Ersek ら[32]は膝窩から膝関節内側，大腿骨下端の，プレート露出を伴う広範な軟部組織欠損に対し，腓腹筋内側頭の筋皮弁による被覆を報告し，Podlewski ら[33]は

両側の膝蓋骨，膝関節前面や膝窩の広範な軟部組織欠損に対し，島状の腓腹筋弁による被覆を行った．

また，最近ではJaureguitoら[34]は7例の人工膝関節置換に伴う膝関節伸展機構の再建に腓腹筋内側頭を用い，6例に歩行機能の改善が得られたと報告した．Anractら[35]は9例の骨肉腫切除後の人工膝関節置換を腓腹筋内側頭で被覆し，良好な結果を得ている．

このように，膝関節周辺の広範な軟部組織欠損に対して，腓腹筋弁あるいは筋皮弁は有用であり，われわれも前述の症例に対して応用し，良好な結果を得た．

3．筋弁手術の適応をめぐって

皮膚欠損を伴った膝関節部〜下腿の開放創に対しては種々の方法があり，それぞれに利点，欠点がある．患者にとってできるだけ少ない侵襲で，より良い結果が得られ，その患者にとってもっとも良いと考えられる方法を選択すべきである．そのためには1つの方法に固執するべきでなく，reconstructive step[36]を踏んでいくことが必要であり，筋弁は選択肢の1つとして考慮されなければならない．また，方法の選択に際しては，絶えず整容的な面にも考慮を払わなければならない．骨髄炎，開放骨折，膝関節周辺の露出，とくに人工膝関節の露出に対しては，筋弁の利点を考えて，皮弁，筋膜皮弁よりも筋弁の応用をまず考慮すべきであり，局所の筋弁の応用が不可能な場合は，積極的に遊離筋弁あるいは遊離筋皮弁の応用を考慮すべきであると考える．　　　（児島忠雄）

文　献

1) Ger, R.：The operative treatment of the advanced stasis ulcer ; a preliminary communication. Am. J. Surg., 111：659-662, 1966.
2) Kojima, T., Kohno, T. and Ito, T.：Muscle flap with simultaneous mesh skin graft for skin defects of the lower leg. J. Trauma, 19：724-729, 1979.
3) Kojima, T.：Resurfacing exposed bone of the lower leg using muscle flap transposition. Clin. Plast. Surg., 7：511-523, 1980.
4) 児島忠雄：筋弁の基礎と臨床成績．日災医誌，38：429-436, 1990．
5) 児島忠雄：下腿部欠損の再建．筋皮弁と筋弁（第2版），丸毛英二編，pp. 121-140, 克誠堂出版，東京，1990．
6) Mathes, S. J. and Nahai, F.：Clinical Applications for Muscle and Musculocutaneous Flaps, pp. 16-27, The C. V. Mosby Co., St. Louis, Toronto, London, 1982.
7) Arnold, P. G. and Irons, G. B.：Lower-extremity muscle flaps. Orthop. Clin. N. Amer., 15：441-449, 1984.
8) Mairesse, J. L., Mestdagh, H. and Depreux, R.：Anatomical basis for the use of muscle flaps in the leg. Anat. Clin., 6：11-15, 1984.
9) Asko-Seljavaara, S., Slätis, P., Kannisto, M. et al.：Management of infected fractures of the tibia with associated soft tissue loss ; experience with external fixation, bone grafting, and soft rissue reconstruction using pedicle muscle flap or microvascular composite tissue grafts. Br. J. Plast. Surg., 38：546-555, 1985.
10) 若狭雅彦，岡田雄二，立川昌宏ほか：皮膚欠損を伴う下腿骨粉砕骨折の1治験—筋皮弁にて修復した症例について—．広島医学，39：746-749, 1986．
11) 児島忠雄，土田義隆，河野稔彦ほか：下腿骨膜骨髄炎に対する myoplasty の2症例．形成外科，22：136-141, 1979．
12) Stark, C. W.：The use pedicled muscle flap in the surgical treatment of chronic osteomyelitis resulting from compound fracture. J. Bone Joint Surg., 28：343-350, 1946.
13) Ger, R.：Muscle transportation for treatment and prevention of chronic post-traumatic osteomyelitis of the tibia. J. Bone Joint Surg., 59A：784-791, 1977.
14) Mathes, S. J., Alpert, B. S. and Chang, N.：Use of the muscle flap in chronic osteomyelitis ; experience and clinical correlation. Plast. Reconstr. Surg., 69：815-828, 1982.
15) Moore, J. R. and Weiland, A. J.：Free vascularized bone and muscle flaps for osteomyelitis. Orthopeadics, 9：819-824, 1986.
16) 児島忠雄，土田義隆：下肢・足の外傷．新外科学大系第29巻D，福田　修編，pp. 285-297, 中山書店，東京，1989．
17) Holden, C. E. A.：The role of blood supply to soft tissue in the healing of diaphyseal fractures. J. Bone Joint Surg., 54A：993-1000, 1972.
18) Seyfer, C. A. and Lower, M. R.：Late results of free-muscle flaps and delayed bone grafting in the secondary treatment of open distal tibial fractures. Plast. Reconstr. Surg., 83：77-82, 1989.
19) Gustilo, R. B. and Anderson, J. T.：Prevention of infection in the treatment of one thousand and twenty-five open fractures of long bones. J. Bone Joint Surg., 58A：452-458, 1976.
20) Gustilo, R. B., Mendoza, R. M. and Williams, D. N.：Problems in the management of type III (severe) open fractures ; a new classification of type III open fractures. J. Trauma, 24：742-746, 1984.
21) Eyssel, M. und Dresing, K.：Die Peronaeus-brevis-Muskellappenplastik. Unfallchirurg., 92：85-91, 1989.
22) Sanders, R., O'Neill, T.：The gastrocnemius myocutaneous flap used as a cover for the exposed knee prosthesis. J. Bone Jt. Surg., 63 B：383-386, 1981.
23) Greenberg, B., LaRossa, D., Lotke, P. A., et al.：Salvage of jeopardized total-knee prosthesis : the role of the gastrocnemius muscle flap. Plast. Reconstr. Surg., 183：85-89, 1989.
24) Salibian, A. H., Anzel, S. H.：Salvage of an infected total knee prosthesis with medial and lateral gastrocnemius muscle flaps. J. Bone Jt. Surg., 65 A：681-684, 1983.
25) Lesavoy, M. A., Dubrow, T. J., Wackym, P. A., et al.：

Muscle-flap coverage of exposed endoprostheses. Plast. Reconstr. Surg., 83：90-96, 1989.
26) Gerwin, M., Rothaus, K. O., Windsor, R. E., et al.：Gastrocnemius muscle flap coverage of exposed or infected knee prostheses. Clin. Orthop., 286：64-70, 1993.
27) Browne, Jr. E. Z., Stulberg, B. N., Sood, R.：The use of muscle flaps for salvage of failed total knee arthroplasty. Br. J. Plast. Surg., 47：42-45, 1994.
28) Markovich, G. D., Dorr, L. D., Klein, N. E., et al.：Muscle flaps in total knee arthroplasty, Clin. Orthop., 321：122-130, 1995.
29) Elsahy, N.：Cover of the exposed knee joint by the lateral head of the gastrocnemius. Br. J. Plast. Surg., 31：136-137, 1978.
30) Asko-Seljavaara, S. and Haajanen, J.：The exposed knee joint；five case reports. J. Trauma, 22：1021-1025, 1982.
31) Podlewski, J., Jankiewicz, L., Opolski, M., et al.：Closure of the large bilateral soft-tissue defects on the anterior knees surfaces with the use of an island muscle flaps from the gastrocnemius；case report. Acta Chirurg. Plast., 29：99-103, 1987.
32) Ersek, R. A., Abell, J. M. and Calhoon, J. H.：The island pedicle rotation advancement gastrocnemius musculocutaneous flap for complete coverage of the popliteal fossa. Ann. Plast. Surg., 12：533-536, 1984.
33) Podlewski, J. and Olszewski, G.：Closure of shotgun defect of popliteal fossa using a lateral gastrocnemius muscle flap. Acta Chirurg. Plast., 28：20-24, 1986.
34) Jaureguito, J. W., Dubois, C. M., Smith, S. R., et al.：Medial gastrocnemius transposition flap for the treatment of disruption of the extensor mechanism after total knee arthroplasty. J. Bone Jt. Surg., 79 A：866-873, 1997.
35) Anract, P., Missenard, G., Jeanrot, C., et al.：Knee Reconstruction with prosthesis and muscle flap after total arthrectomy. Clin. Orthop., 384：208-216, 2001.
36) 児島忠雄，木下行洋，新橋　武ほか：植皮か皮弁かの適応についてのわれわれの見解．形成外科，33：621-630, 1990．

28 足底皮弁とその長期成績

SUMMARY

足底荷重面の再建に理想的な皮弁の条件は，足踵と同様な耐圧性構造，さらに防御知覚と必要十分な大きさをもつことである。土ふまずに作成する足底皮弁が開発されたおかげで，足踵や前足部の荷重面の再建は著しく進歩したといえる。足踵荷重面の再建をする場合の血管神経束としては，内側足底動静脈・神経と外側足底動静脈・神経を使用する方法がある。しかし，後者は足の血行に優位な血管神経束であるので，皮弁作成にはまず内側足底動静脈を血管茎として使用することを検討すべきである。

これを使用して皮弁を作成する時の要点は，足底腱膜下脂肪組織を皮弁に含めながら，末梢より中枢に挙上していくことである。外側足底動静脈を使用する時は，皮弁の外側遠位端でこの血管を露出し，外側小趾底側動脈の分岐部より中枢で結紮し，血管を皮弁に含めるように挙上することである。前足部荷重面の再建に使用する時には，足背動脈と外側足底動静脈との穿通枝を血管茎として，逆行性皮弁として末梢に移行する。

足底皮弁の遠隔調査では，皮弁の耐久性，固定性のいずれにおいても，きわめて良い結果であった。しかし，多くの患者において，足底に知覚障害や圧痛が存在した。これらは知覚神経の手術的処置が不適切であったのが原因である。疼痛や知覚障害のない再建をするには，手術手技の熟練が必要である。そのためには，解剖を熟知して神経損傷を避けること，手術の時，露出した知覚神経の癒着防止に配慮することである。

はじめに

Sommerlandら[1]によると，足底荷重部の耐久性ある再建は，従来の方法では非常に困難であると報告している。しかし，この約10年間に，いくつかの新しい方法が使用できるようになった。それらの方法は，

①短趾屈筋などを移行し，その表面に遊離植皮[2)3)]
②血管柄付遊離皮弁
③遊離筋弁と遊離植皮
④本稿で述べる足底皮弁

などである。

足底荷重面の再建に必要とされる理想的な皮弁は，足踵や手掌と同様な耐圧性構造，その上に防御知覚と足底の被覆に十分な大きさをもつことが必要である。今日では一般的に足底皮弁がこれらの条件をもっとも満たすと考えられている。「土ふまず」部を知覚皮弁として最初に使用したことを報告したのは，1979年Shanahanら[4)]で，ついでこの皮弁は足の解剖と臨床的研究により島状知覚皮弁として挙上することが可能となった[5)~12)]。

A 概念

ここで述べる足底皮弁とは，足底の非荷重部，つまり「土ふまず」の皮膚を内側足底動静脈か外側足底動静脈を血管茎として挙上する知覚皮弁のことである。採取部位の立場から命名すれば，足底皮弁や土ふまず皮弁となる。血管茎の立場に立つと，内側足底動脈皮弁 (medial plantar artery flap) や外側足底動脈皮弁になる。外側足底動脈は足の血行支配優位で，重要な血管であるので，皮弁には内側足底動静脈を使用するのが一般的である。

血行動態の立場からは，当初は短趾屈筋と一緒に挙上する発表もあったが，今日では筋肉は皮弁に含める必要はないことが判明しており，筋膜皮弁に属するとされている。

また，この皮弁は逆行性皮弁として，前足部の再建にも用いることができる。その場合は外側足底動静脈を分岐部付近で切断して，足底動脈弓を血管茎として挙上する。

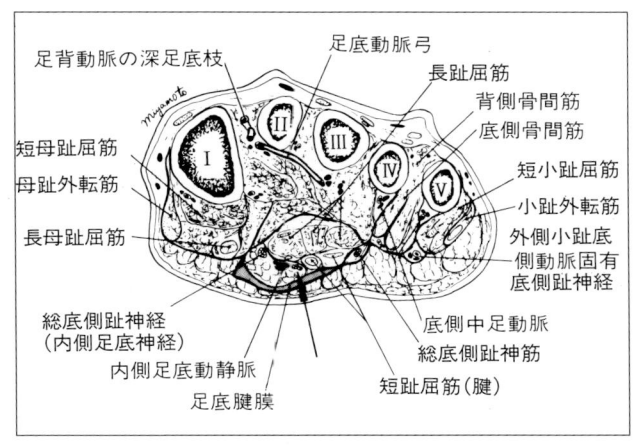

図 28・1　足底動脈弓の高さでの横断解剖
外側足底神経から皮弁への知覚枝は足底腱膜下の脂肪組織の中を走行する(矢印)。外側足底神経から皮弁への知覚枝はこの場所では確認できない。
(図 28・1〜28・11：宮本義洋，茂木定之，生田義和ほか：「つちふまず」皮弁 (instep island flap) に必要な足底の解剖と手術の要点. 日形会誌, 77：389-402, 1987. より引用)

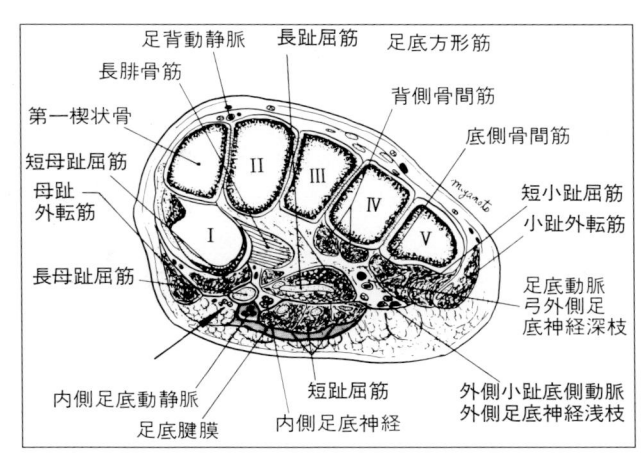

図 28・2　第一中足骨基部での横断解剖
矢印は内側足底神経から皮弁への知覚枝である。外側足底動脈から第V趾への趾動脈が分岐した直後である。外側足底中隔内には，外側足底神経の深枝と浅枝が走行している。

B 解　剖

足底皮弁に必要な解剖について，屍体による詳細な研究が行われている[14)15)]。皮弁は末梢より挙上していくのが安全である。そのために重要な部位の横断解剖を，末梢より順次説明する。

土ふまず前縁，つまり足底動脈弓の高さでの横断解剖図の要点は，足底腱膜より垂直方向に緊張する線維系，つまり外側足底中隔と内側足底中隔により3つの筋房に不完全ながら分画されている(図 28・1)。中央部の筋房内には長趾屈筋，長母趾屈筋，短趾屈筋が，母趾の筋房内には母趾筋群，小趾の筋房には小趾筋群などが存在する。長母趾屈筋は中央部ではなく，母趾の筋房内にある。中央の筋房の足底腱膜内側半分の直下には脂肪組織で充満される腔があり，その中に血管神経束がある。その内側に内側足底神経に起源する総底側趾神経がある。さらに，その外側には内側足底動静脈と，皮弁の知覚支配をしている内側足底神経からの枝がある。足底腱膜の外側ではすぐ深層に総底側趾神経が見られるが，これは中央部の筋房の外側端である。小趾の筋房の下端で，底側骨間筋と短小趾屈筋との間には，外側小趾底側動脈と小趾外側に分布する固有底側趾神経がある。

第一中足骨近位端になると，足底中隔は比較的強固な隔壁を形成している(図 28・2)。長母趾屈筋は中央部の筋房に移動し，その内側縁を走行している。中央の筋房にあった足底腱膜下脂肪組織は，母趾の筋房内に移動する。内側足底動静脈・神経束を使用する時の皮弁の知覚神経は，この脂肪組織の深層で筋膜に接して位置している。内側動静脈は足底中隔を隔て，中央部の筋房内を走行しており，それに接して長母趾屈筋，内側足底神経本幹，短母趾屈筋内側縁がある。外側では，短趾屈筋と足底方形筋の外側縁，底側骨間筋，足底腱膜の延長で囲まれる間隙を外側足底動静脈・神経束が走行している。この部位では，外側足底動脈が外側小趾底側動脈を分枝した後に，足底動脈弓となった直後である。足底動脈弓は外側小趾底側動脈よりは少し内側で深層にあり，それには外側足底神経の深枝が，外側小趾底側動脈には外側足底神経浅枝が伴行する。

第V中足骨近位端になると，中央部の筋房では内側足底中隔に接して内側足底動静脈神経束が，外側足底中隔に接して外側足底動静脈神経束が走行する(図 28・3)。前者の深層には長趾屈筋，長母趾屈筋が，後者の深層には脂肪組織が存在している。内側足底神経からの「土ふまず」への皮膚知覚枝が走行する足底腱膜下脂肪組織は母趾の筋房内にあり，深層では短母趾屈筋と内側足底中隔に接している。一方，外側足底神経より分枝する「土ふまず」への知覚神経は，足底腱膜より外側足底中隔が起こるところを走行する。

距舟関節，踵立方関節の高さになると，足底腱膜下の存在した脂肪組織は消失する(図 28・4)。皮弁への知覚神経は，内側足底中隔と外側足底中隔を貫通し，内側足底神経と外側足底神経にそれぞれ合流する。内側足底動静脈・神経束の深層には，脂肪組織で充満された間隙があり，その中を長母趾屈筋と長趾屈筋が走行している。外側足底動静脈・神経束は，内側足底動静脈・神経束に接近し，短趾屈筋の深層に移動する。

C 手　技

　皮弁の回転の中心と弓について表面解剖の立場から述べると（図28・5），内側足底動静脈と内側足底神経よりの知覚枝を使用する場合は，足関節内果の前縁より足底への垂線と，第一中足骨の中軸線に沿って足底に引いた線との交点である。その時の皮弁の弓は，足背では第一中足骨正中，足関節内果下縁，アキレス腱付着部，第Ⅴ中足骨背側を通る（図28・6）。外側足底動静脈と外側足底神経よりの知覚枝を使用する場合は，第四中足骨の中軸線との交点になる。これらは皮弁を知覚付きで移植する場合であるが，知覚皮弁にする必要のない場合の回転の中心はもっと中枢にして，回転の弓を大きくすることが可能である。それらの点は内側と外側足底動脈の分岐部で，それは足関節内果の下縁より引いた水平線と，後縁より下ろした垂線の交点である。この点まで血管茎の移動性を得るためには，前者では母趾外転筋起始部の切断，後者ではさらに短趾屈筋起始部の切断が必要である。その時の弓は足背では第二中足骨中枢端，足関節外果内側縁，アキレス腱上端，外果中央，足踵前縁を通る（図28・7）。

　つぎに，皮弁の挙上方法について，屍体でのモデルを使用して述べる。

1．内側足底動静脈神経束を使用する場合

　まず足底腱膜に達する切開を加え，皮弁の遠位端で内側足底中隔を切離しながら，足底腱膜をわずかに挙上する。そして，短母趾外転筋，短母趾屈筋，長母趾屈筋，総底側趾神経，短母趾屈筋を同定する。その後，これらの表層を剝離しながら中枢に向かうと，足底腱膜下にある脂肪組織は皮弁に付着した状態で挙上されていく。さらに中枢に向かって剝離を進めていくと，脂肪組織は徐々に減少し，足踵前縁で皮弁への血管神経束が見えてくる。これを損傷しないよう細心の注意をしながら，周囲組織を切断していくと皮弁は完成する（図28・8）。

2．外側足底動静脈神経束を使用する場合

　足底腱膜に到達する切開を加えた後，その深層を皮弁

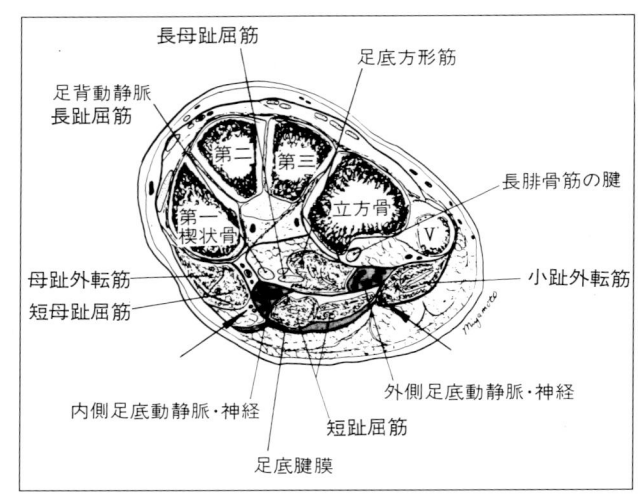

図 28・3　第五中足骨基部での横断解剖
　左の矢印は内側足底神経，右の矢印は外側足底神経から皮弁への知覚枝をそれぞれ示している。前者は内側の筋房腱膜下脂肪組織の深層を走行している。内側足底動静脈は内側足底中隔の外側面に沿って走る。

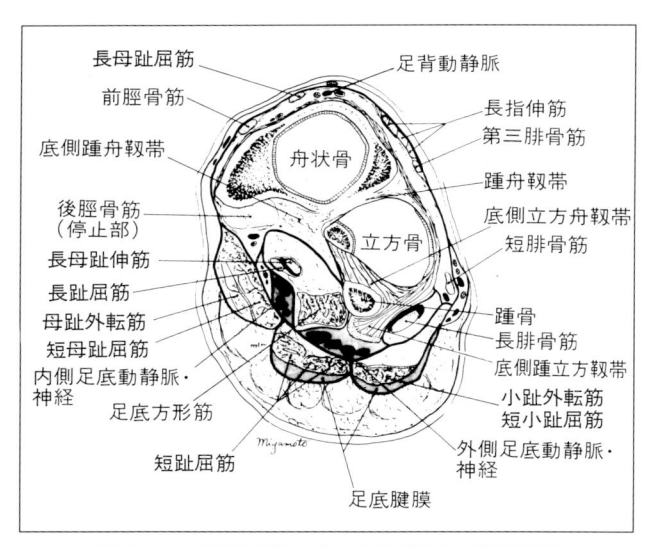

図 28・4　距舟関節，踵立方関節での横断解剖
　ここでは皮弁への知覚枝は，外側と内側足底神経の本幹と合流する。それらの血管神経束は短趾屈筋の深層にある。

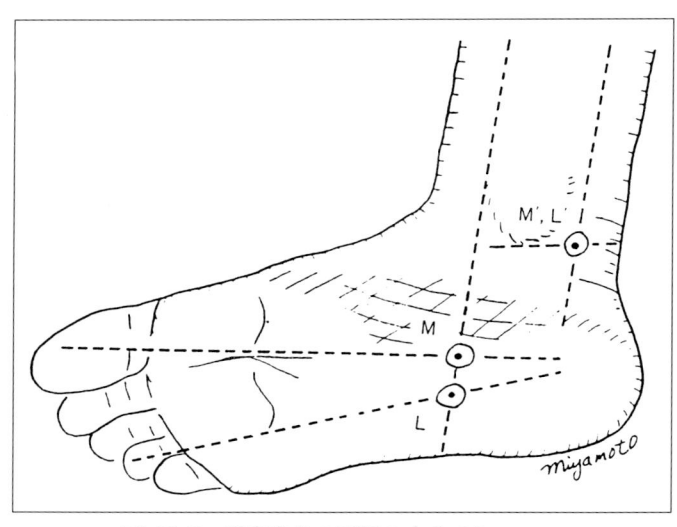

図 28・5　足底皮弁の回転の中心のシェーマ
　知覚皮弁として足踵部の再建をする場合の回転の中心は，内側足底動静脈の場合はM，外側足底動静脈の場合はLである。知覚皮弁の必要がなくてさらに回転の弓を大きくして移植する場合は，足関節内果の後縁と下縁の線が交叉する点になる（M′, L′）。

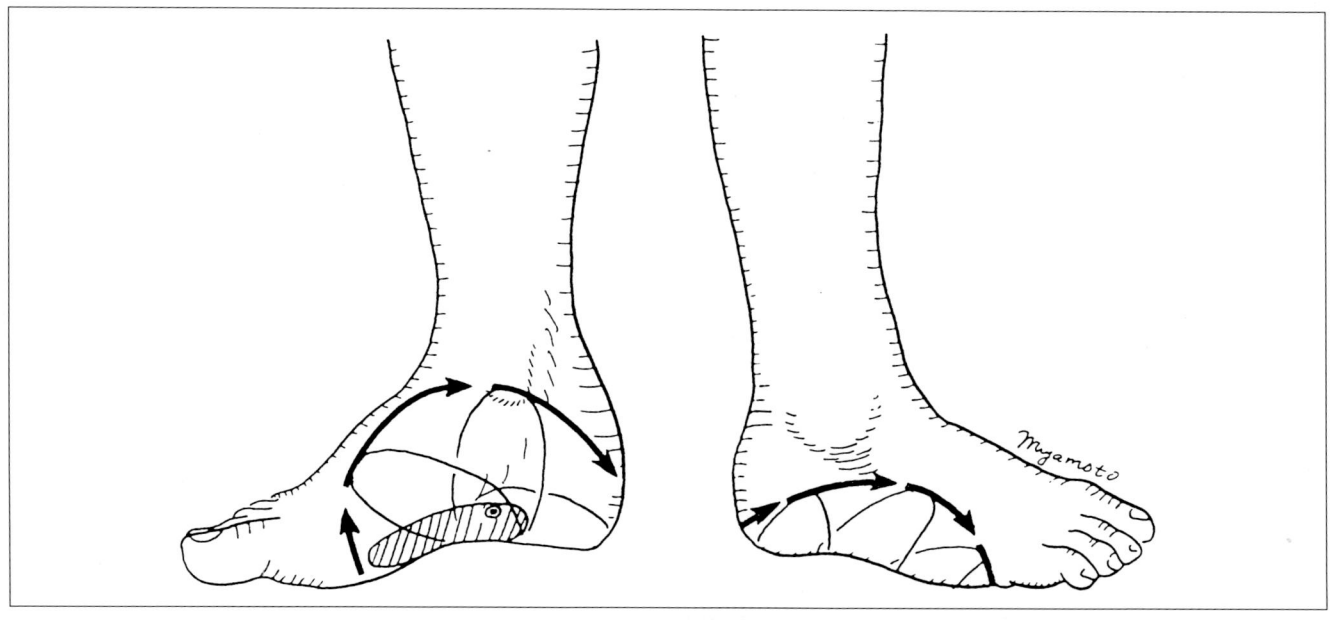

図 28・6　内側足底動静脈を血管茎として知覚皮弁で移植する場合の回転弓のシェーマ

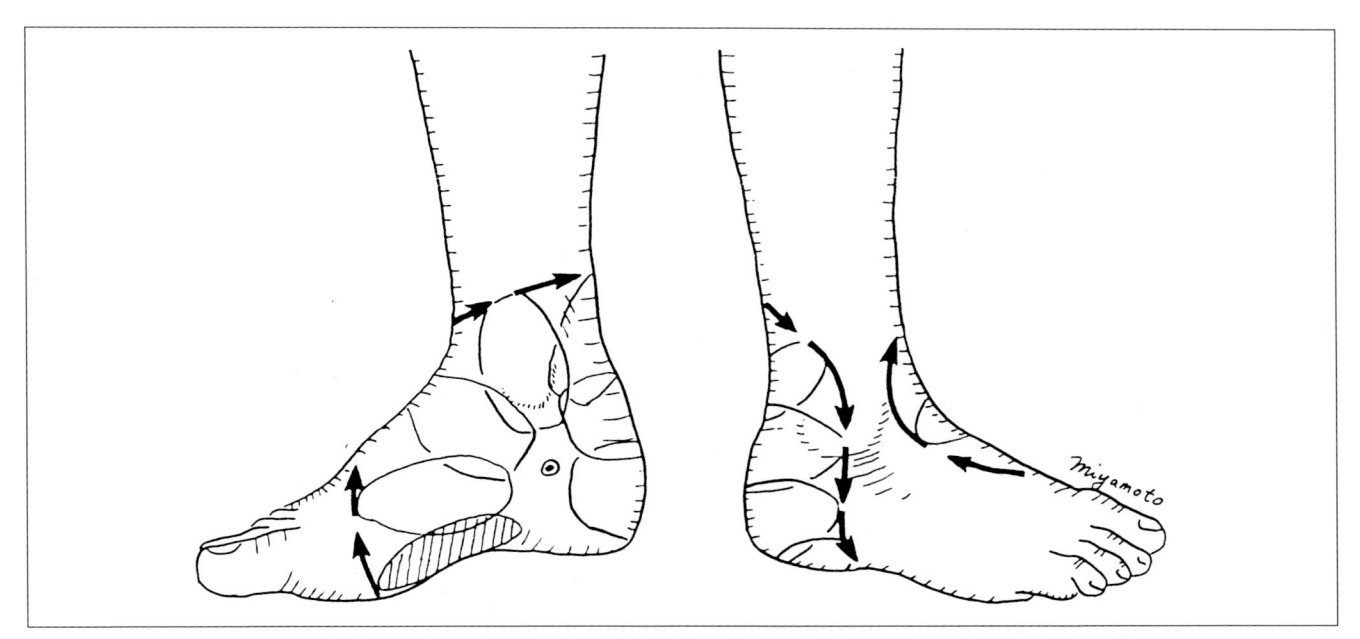

図 28・7　皮弁への知覚神経を含めずに，内側か外側足底動静脈を血管茎として移植する場合の回転弓のシェーマ

の外側遠位端から剝離し始める（図 28・9）。そして，小趾外側縁に向かう固有底側趾神経と総底側趾神経を露出する（図 28・10 上）。これを中枢に向かいわずかに剝離を進めると，外側足底動脈がこれらの神経の表層と交叉して，短趾屈筋の深層に進入する足底動脈弓を見つけることができる（図 28・10 下）。この血管を結紮して，外側足底動静脈を損傷しないように皮弁に付着させながら，短趾屈筋表層を中枢に剝離していく。その時垂直に走る強靱な線維系を切離しながら進む必要があるが，これは外側足底中隔である。外側足底神経浅枝が短趾屈筋の深層に移行する点，つまり筋腹の外側縁と交叉する点で，皮弁に向かう外側足底神経の枝である知覚枝の分枝点を見つけ

ることができる。血管束はこの点よりさらに約 1 cm 中枢で，短趾屈筋の深層に進入する（図 28・11）。

D 術後管理

　固定は皮弁の血行が観察できるように，開窓ギプスを巻く。皮弁の血行だけでなく，知覚も温存されているかどうかをチェックする必要がある。術後の腫脹により知覚障害が起こるようであれば，包帯を緩めるなどの適切な処置を，遅滞せずに行うことが必要である。皮弁の知覚障害は過敏を示す場合と，鈍麻の場合がある。歩行は杖により開始して，術後 6 週頃より荷重を負荷して歩行

250　III. 皮弁の臨床②

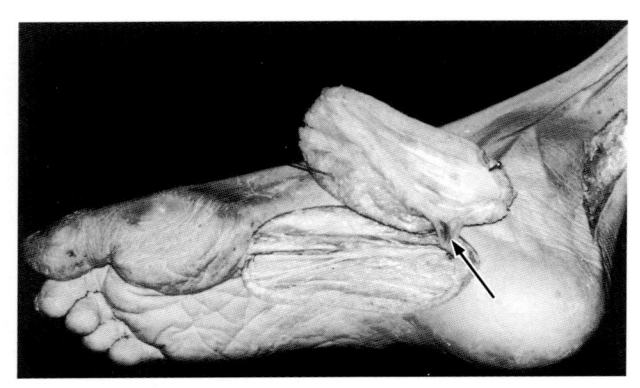

図 28・8　内側足底動静脈と皮弁への知覚枝を含めて挙上した屍体による足底皮弁のモデル

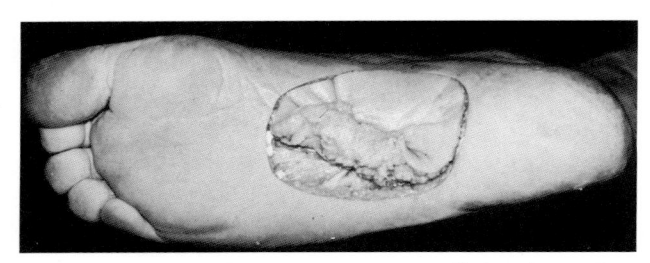

図 28・9　外側足底動静脈と皮弁への知覚枝を含めて作成する方法の屍体モデルによるデモンストレーション

足底腱膜に到達する切開を加えた後に，皮弁の末梢側より挙上を始める。

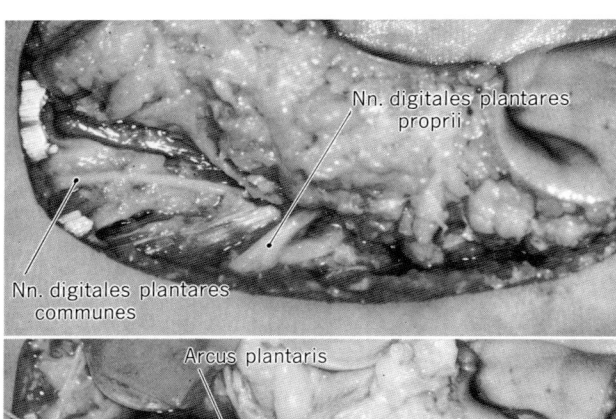

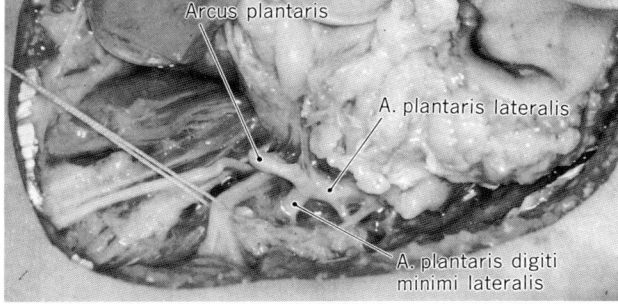

(上) まず総底側趾神経と第V趾への固有趾神経を確認する。
(下) 剝離を少し進めると，足底動脈弓と，そこより分岐する第V趾への動脈が出現する。外側足底動静脈をこれが分岐する所より中枢で結紮する。

図 28・10　図 28・9 の拡大写真

することを許可する。知覚障害の中でも鈍麻の場合は，順調に正常歩行できるようになるが，過敏の場合は遅れることが多く，正常歩行に復帰するのに約3カ月かかる場合がある。

E 症　例

【症例1】　女，81歳，足踵部褥瘡
現病歴：両側大腿骨頸部骨折の術後に装着した下肢装具で褥瘡を起こした（図 28・12-a）。
手術：術前のドップラーによる検査では，内側足底動脈は分岐部より約 1 cm のところまでしか血管音を追うことができなかったので，皮弁の中枢部では皮膚切開を加えずに挙上した（図 28・12-b）。内側足底動脈は術前のドップラー聴取所見とよく一致しており，分岐部より 1 cm の所から急激に細くなっていた。駆血帯を解除して血行を確かめながら，皮弁の全周にわたって切開を加えて島状皮弁にし，潰瘍部に移行した。短趾屈筋群を寄せ合わせて，露出している腱や神経を保護するようにした（図 28・12-c）。
術後経過：術後3週では皮弁の生着は良好で，知覚障害もない（図 28・12-d）。

【症例2】　男，54歳，熱傷瘢痕に発生した前足部慢性皮膚潰瘍（図 28・13-a）
現病歴：8歳の時，原爆に被爆して受傷した。術前の組織検査では慢性潰瘍であった。下腿切断を勧めたが，患者が拒否したために，逆行性足底動脈皮弁で再建することにした。足背動脈と外側足底動脈との間に連絡があることを確かめるために，血管造影を施行した（図 28・13-b）。

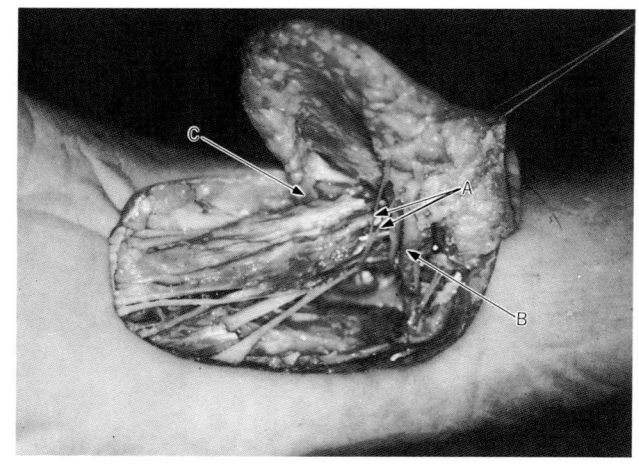

図 28・11　皮弁の挙上の完成
皮弁への知覚枝（矢印A），外側足底動静脈（矢印B）が確認できる。この皮弁は内側足底動静脈も皮弁に含めて挙上してある（矢印C）。

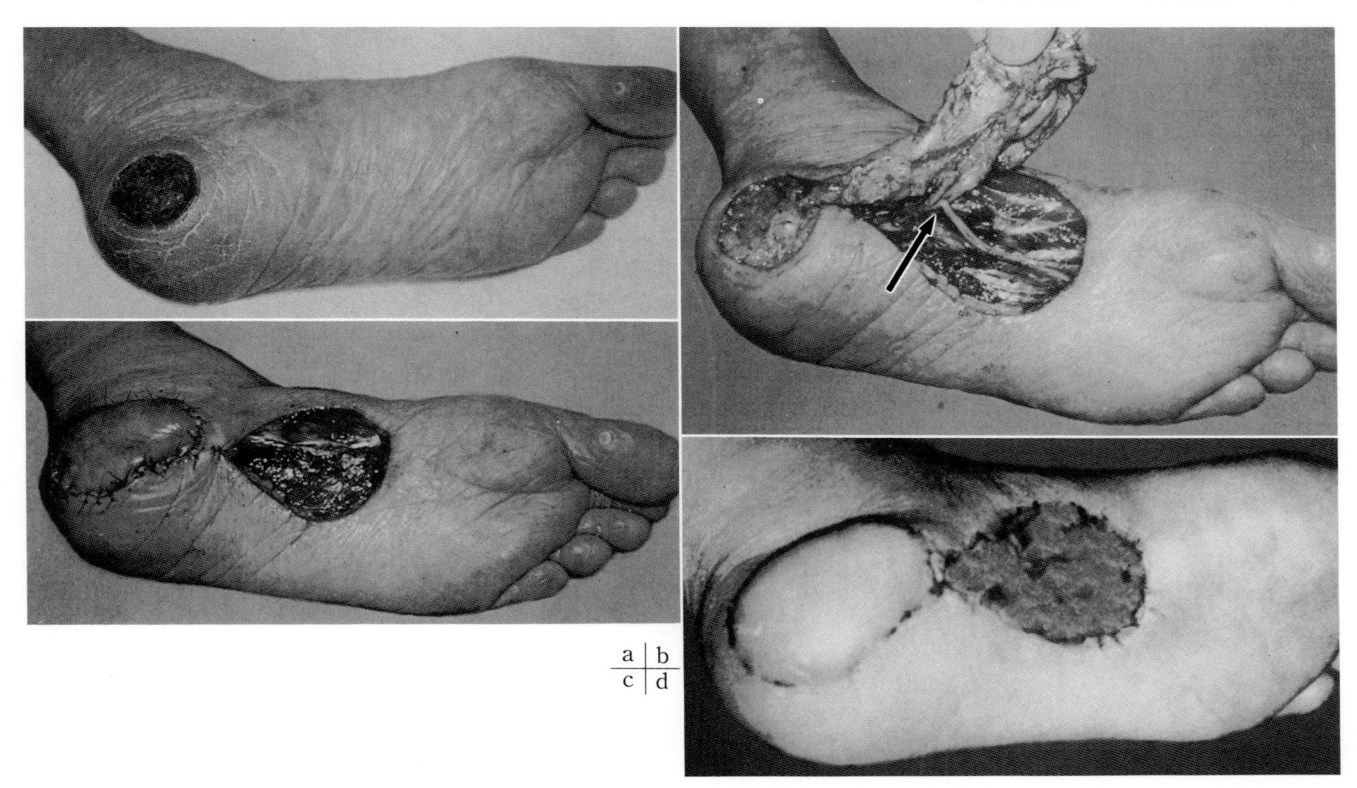

(a) 下腿装具による褥瘡。
(b) 内側足底動静脈を血管柄にして，皮弁を挙上したところ。矢印は，その血管と皮弁への知覚神経の分岐部を示す。
(c) 皮弁を移行した後，露出している長母趾屈筋，内側足底神経などを短趾屈筋群を寄せ合わせて縫合することにより，被覆したところ。
(d) 術後3週。

図 28・12 症例1：81歳，女

手術：皮弁は外側足底動脈を分岐部より少し末梢で切断して挙上した（図 28・13-c）。これを反時計回りに回転して前足部に移行した（図 28・13-d）。

術後経過：術後に行った病理組織検査では扁平上皮癌（carcinoma in situ）であった。皮弁に感覚はないが，術後5年までの追跡では皮弁の耐久性は良好で，疼痛もない（図 28・13-e）。

【症例3】 男，36歳，交通事故による足踵部皮膚欠損

現病歴：約3ヵ月前に交通事故により踵部挫滅，踵骨開放性粉砕骨折を起こした。一次処置は創縫合のみがなされた。入院時の術前検査では足底の前領域に知覚麻痺がある（図 28・14-a）。

手術：健側の足底より内側足底動静脈と皮弁への知覚神経を付けて遊離皮弁を採取した（図 28・14-b）。さらに，健側の足より腓腹神経と静脈移植片を採取し，患側の損傷された後脛骨神経と外側足底神経との間に神経移植をして修復した。皮弁は後脛骨動静脈との間に静脈移植を行って血行を再建，神経も縫合した（図 28・14-c）。

術後経過：皮弁の生着は良好であった。術後約5ヵ月で皮弁の約95％の領域に知覚回復が得られた。知覚の回復が得られなかったのは皮弁の遠位端である。その部に胼胝があるが，日常生活には術後2年の現在，支障はない（図 28・14-d）。

F 長期成績

筆者ら[13]が長期成績を調査した結果を要約すると（図 28・15），以下のようになる。

1）踵の前内側部，つまり皮弁への知覚神経分岐部に疼痛があったが，術前の疼痛と比較すると，疼痛は著しく改善しており，日常生活に重要な影響は及ぼしていなかった。

2）知覚検査では，知覚皮弁として移植した皮弁の全領域が，ブラシや pin prick テストに全例感受性があった。しかし，正常な感覚のものはなく，知覚低下か過敏を訴えた。術直後に知覚低下が起こった症例は長期追試結果でも低下があり，知覚過敏が起こった症例は依然として過敏であった。しかし，過敏の程度は著しく改善していた。二点識別検査では，12～60 mm で，健側よりは劣っていたが，全例計測可能な範囲であった。

3）足踵部荷重面の再建に移植した症例では，皮弁への荷重は土ふまずと感じる違和感は全例にあったが，こ

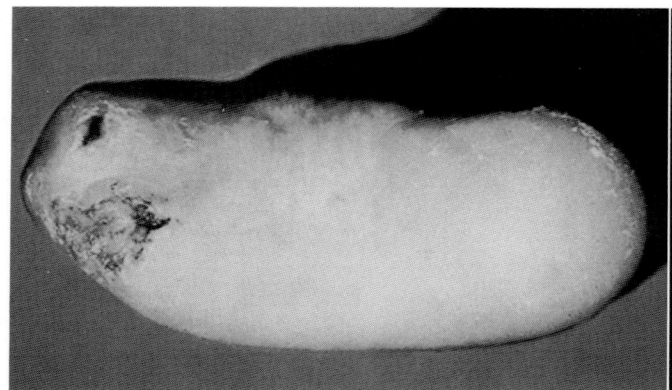

(a) 子供の時，原爆で被爆した熱傷瘢痕に発生した潰瘍。 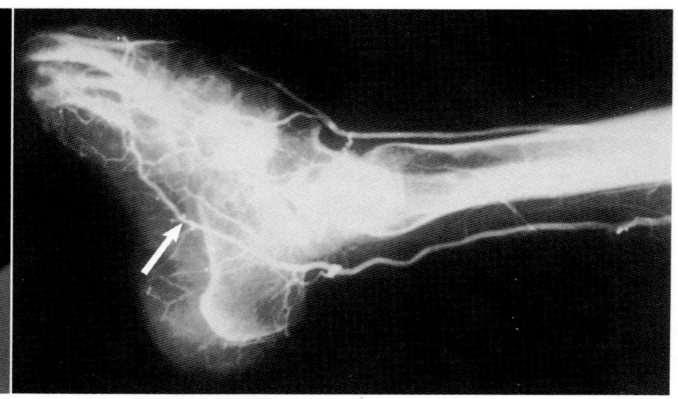
(b) 術前の血管造影写真。外側足底動脈を矢印の所で切断して皮弁を挙上した。

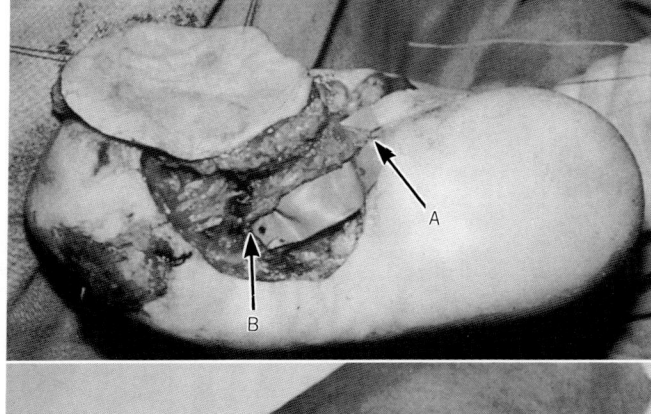

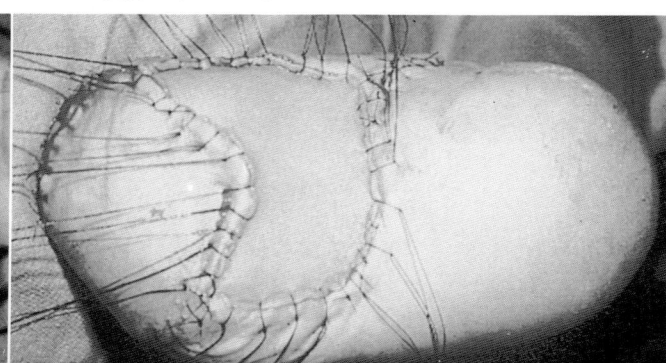

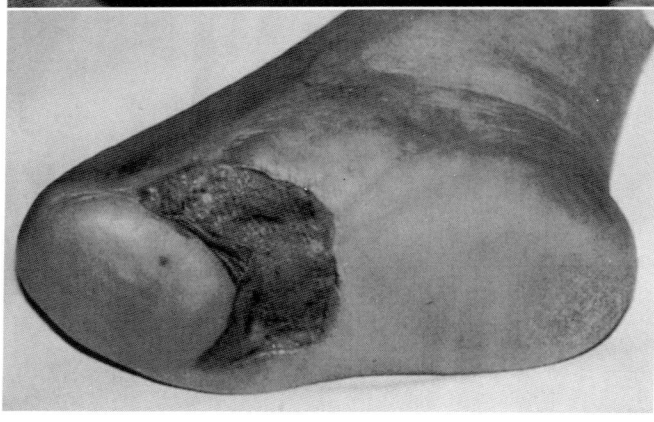

c	d
e	

(c) 逆行性皮弁を挙上したところ。矢印Aは切断された外側足底動静脈の断端，矢印Bは皮弁回転中心となる点。AB間には外側足底動静脈が走行している。
(d) 皮弁を前足部に移行し，土ふまず部に分層植皮を終了したところ。
(e) 術後5年。

図 28・13　症例2：54歳，男

れが重大な問題であると訴えた者はいなかった。

4) 皮弁の踵骨に対する固定性はきわめて良好で，再建された踵部は正常に近い形態が再建できていた。

5) 皮弁の耐久性については，採取部である土ふまずに瘢痕のない症例においては，永久的であると予想される結果であった。

6) 皮弁を挙上したための後遺症としては，前足部の知覚障害と足踵部内側前縁の圧痛であった。

G 考　察

前足部の知覚障害は，深部組織の瘢痕が強くて神経剥離が難しい症例で，術中に総底側趾神経などを損傷したのが原因である。

足踵部内側前縁の圧痛点は，内側足底神経本幹より皮弁への知覚枝が分岐する点に一致しているので，圧痛の原因はこの部位の障害と思われる。障害発生機序としては，以下の3つが原因と考えられる。

①皮弁の可動性を獲得するためには，皮弁への知覚枝を内側足底神経幹より剥離，延長する必要がある。その時の神経束の部分損傷。
②分岐部周辺の瘢痕形成による神経の絞扼障害。
③足底腱膜を切除するために，足の耐圧構造は破壊される。そのために，歩行で神経分岐部に圧迫や牽引などの慢性刺激が加わり，神経障害を誘発したこと。

神経の処理は後遺症を軽減するために重要な要素である。足踵部荷重面の再建には，皮弁への知覚枝を総底側神経より1〜2 cm剥離する必要がある。この神経は細く

28. 足底皮弁とその長期成績　253

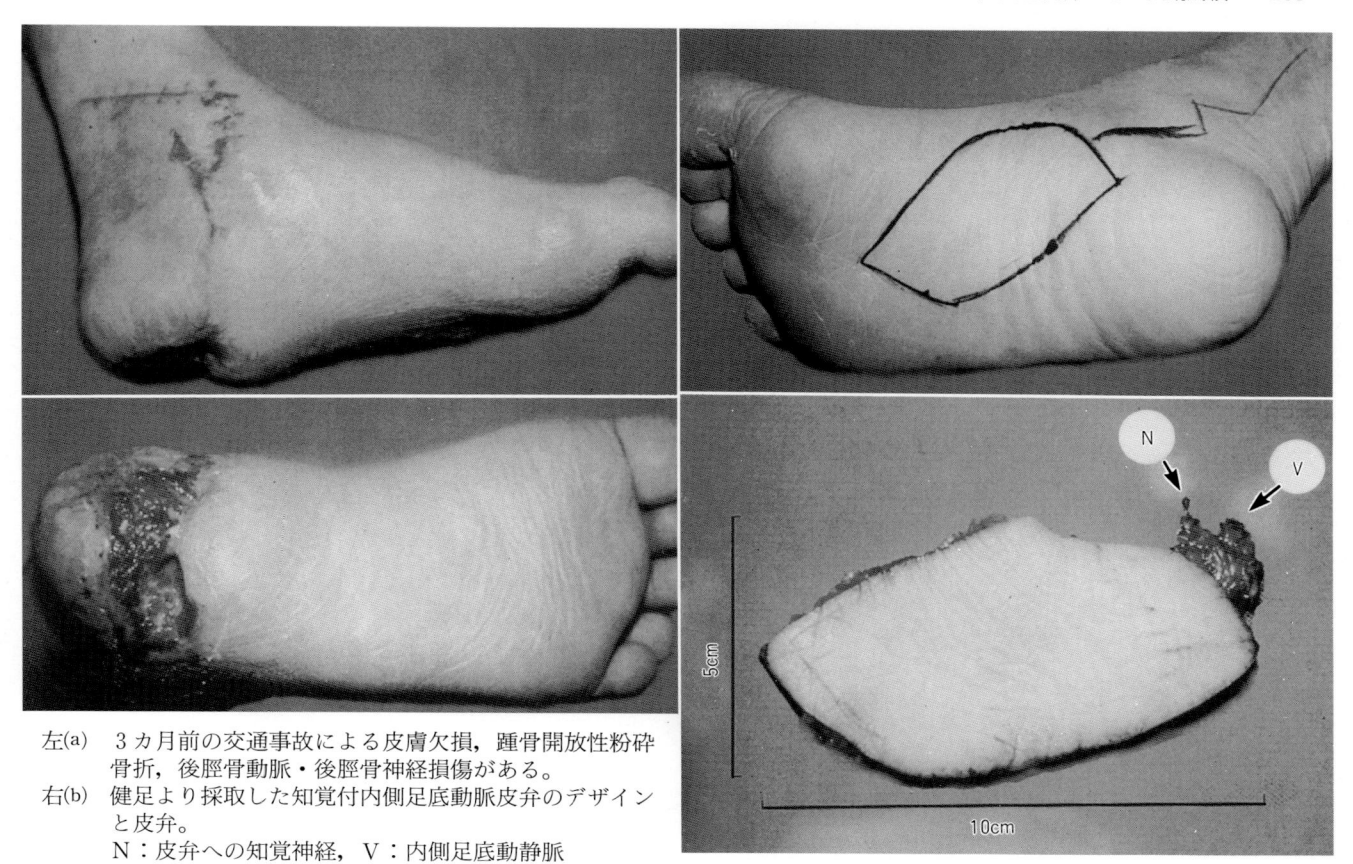

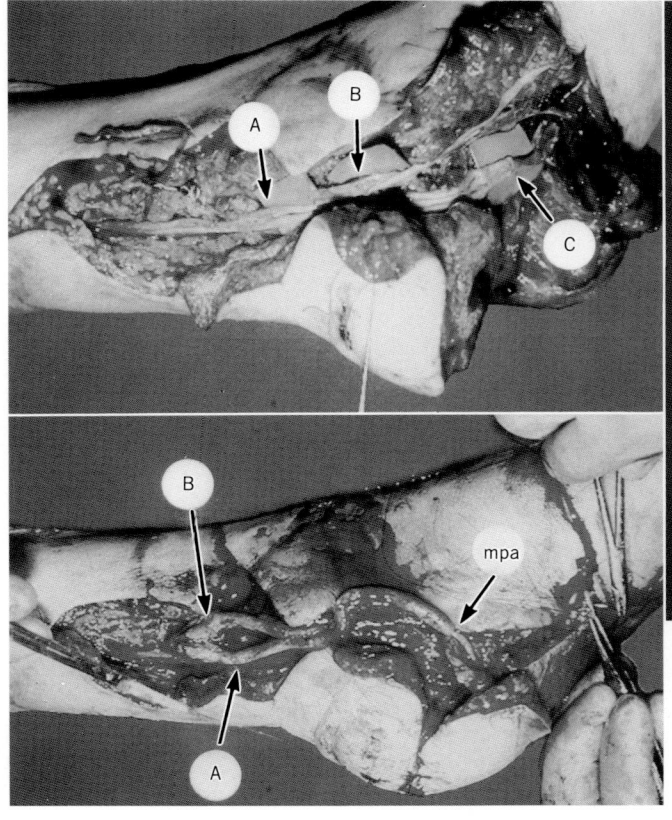

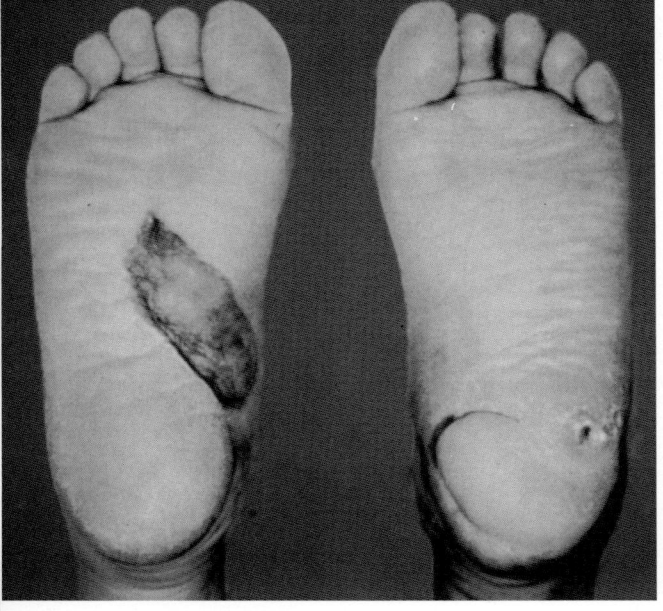

左(a)　3カ月前の交通事故による皮膚欠損，踵骨開放性粉砕骨折，後脛骨動脈・後脛骨神経損傷がある。
右(b)　健足より採取した知覚付内側足底動脈皮弁のデザインと皮弁。
　　　N：皮弁への知覚神経，V：内側足底動静脈

図28・14　症例3：36歳，男

左上(c)　腓腹神経移植を終了したところ。
　　　A：後脛骨神経との縫合部，B：内側足底神経との縫合部，C：外側足底神経との縫合部
左下(c)　静脈移植を併用して，皮弁との血管吻合を終了したところ。
　　　A：後脛骨動脈と移植静脈との吻合部，B：後脛骨動脈と移植静脈との吻合部，mpa：移植静脈と皮弁の動脈との吻合部
右(d)　術後2年。左足は知覚付内側足底動脈皮弁が移植されている。踵部外側に胼胝がある。その部のみに知覚回復が欠損しているが，ほかの領域は知覚の回復がある。右足は皮弁の採取部の状態を示す。

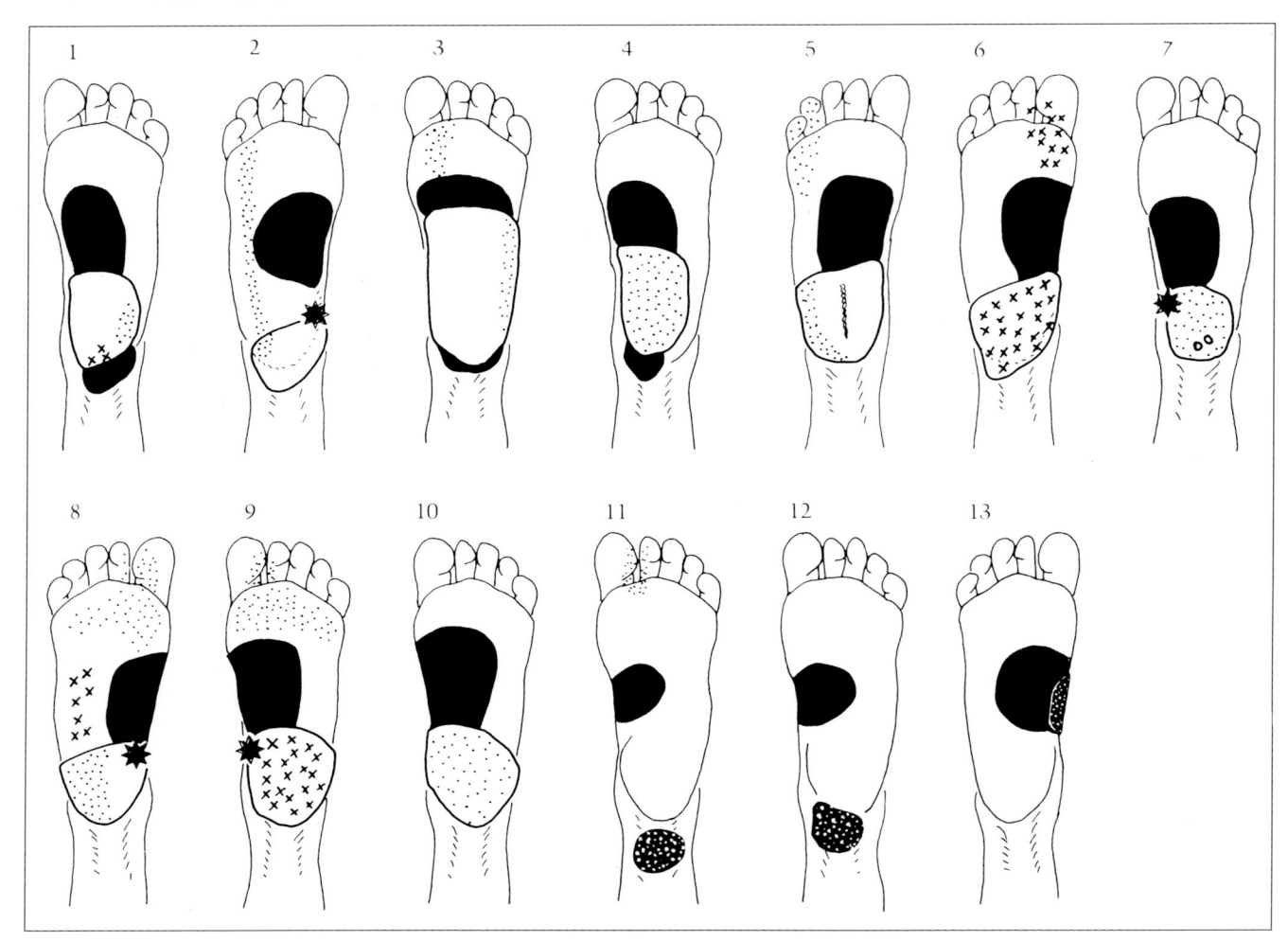

図 28・15　長期追跡した足底皮弁症例の知覚検査のスケッチ
皮弁の知覚低下や過敏，前足部の知覚障害，皮弁への知覚枝分岐部の圧痛などの合併症が認められた。
アミ点：知覚鈍麻，×：知覚過敏，＊：圧痛，■：遊離植皮，▨：深部知覚のみ
(Miyamoto, Y., Ikuta, Y., Shigeki, S., et al.： Current concepts of instep island flap. Ann. Plast. Surg., 19：97-102, 1987. より引用)

直径1mm以下であるので，損傷しないようにルーペや手術用顕微鏡の使用も考えるべきである。皮弁挙上後は総底側趾神経を保護するために，両側の筋腹を縫合して埋没した後に，遊離植皮で閉鎖する配慮も必要である。

足底腱膜は重要な耐圧構造であるので，犠牲にする範囲は少ないのが良いと考えている。屍体解剖の結果では，血管神経束が足底腱膜を走行し，これを貫通している範囲はそれほど大きくない。ほかの部位は皮弁の血行や神経支配に関与していない。内側足底動静脈・神経束を使用する場合は，足底腱膜下脂肪組織の所だけ，つまり幅約2cmを皮弁に付着すれば十分である解剖所見であった。最近は実際の手術でもそのように行っているが，血行障害は発生していない。

適応の第一は足踵荷重面であるが，それには「土ふまず」に瘢痕がなく，内側足底動静脈か外側足底動静脈のいずれかが損傷されておらず，「土ふまず」皮弁を必要とするほど皮膚欠損が大きいことが条件であると考えている。私たちの経験では「土ふまず」に瘢痕があっても，皮弁の生着に危険性は少ない。しかし，耐久性には問題があるので，瘢痕の程度で慎重に判断する必要がある。この皮弁は足踵部だけでなく，足背の中枢側半分，そして外側面を除く足関節を修復すること，また内側か外側足底動静脈を結紮して下腿まで剝離し後脛骨動静脈を茎とすると，下腿の修復にも使用することは可能であるが，足底の犠牲は大きい。Lateral calcaneal artery island flap, reverse peroneal flap などのほかの方法と，長所と欠点を比較して適応を決定すべきである。

血管神経束の選択については，悪性黒色腫切除後のような手術による欠損の修復には，内側足底動静脈・神経束を第一選択の茎として，筋膜皮弁として挙上する。外傷で皮弁の血行が悪いと予想される時は，短趾屈筋群も皮弁に含めて挙上するか，健側より足底皮弁を遊離皮弁として移植する。内側足底動静脈・神経束の損傷ある時は，外側足底動静脈・神経束を使用するのが現在の考え

である。　　　　　　　　　　　（宮本義洋）

文　献

1) Sommerland, B. C., McGruther, D. A.：Resurfacing the sole；Long-term follow-up and comparison of technique. Br. J. Plast. Surg., 31：107-116, 1978.
2) Ger, R.：The surgical management of ulcer of the heel. Surg. Gynecol. Obstet., 140：909-911, 1975.
3) Bostwick, J.：Reconstruction of the heel pad by muscle transposition and split skin graft. Surg. Gynecol. Obstet., 143：973-974, 1976.
4) Shanahan, R. E., Gingrass, R. P.：Medial plantar sensory flap for coverage of heel defects. Plast. Reconstr. Surg., 64：295-298, 1979.
5) Reiffel, R. S., McCarthy, J. G.：Coverage of heel and sole defects；a new subfascial arterialized flap. Plast. Reconstr. Surg., 66：250-260, 1980.
6) Hartrampf, C. R. Jr., Scheflan, M. and Bostwick, J. III.：The flexor digitorum brevis muscle island pedicle flap；a new dimension in heel reconstruction. Plast. Reconstr. Surg., 66：264-270, 1980.
7) Harrison, D. H., Morgan, B. D. G.：The instep island flap to resurface plantar defects. Br. J. Plast. Surg., 34：315-318, 1981.
8) Skef, Z., Ecker, H. A., Graham, W. P.：Heel coverage by a plantar myocutaneous island flap. J. Trauma, 23：466-472, 1983.
9) Morrison, W. A., Crabb, D. M., O'Brien, B. M., et al.：The instep of the foot as a fasciocutaneous island and as a free flap for heel defects. Plast. Reconstr. Surg., 72：56-63, 1983.
10) Reading, G.：Instep island flaps. Ann. Plast. Surg., 13：488-494, 1984.
11) Ikuta, Y., Murakami, T., Yoshioka, K., et al.：Reconstruction of the heel pad by flexor digitorum brevis musculocutaneous flap transfer. Plast. Reconstr. Surg., 74：86-94, 1984.
12) 小林誠一郎，阪田和明，梶山研三ほか：Medial plantar fasciocutaneous island flap による"かかと"の再建．形成外科，27：406-411，1984．
13) Miyamoto, Y., Ikuta, Y., Shigeki, S., et al.：Current concepts of instep island flap. Ann. Plast. Surg., 19：97-102, 1987.
14) 並木保憲，鳥居修平，林　祐司ほか：足底非荷重部を利用した島状皮弁の血管解剖．日形会誌，7：130-140，1987．
15) 宮本義洋，茂木定之，生田義和ほか：「つちふまず」皮弁（instep island flap）に必要な足底の解剖と手術の要点．日形会誌，77：389-402，1987．

和文索引

あ
圧痛の原因　252

い
一酸化窒素　66

え
壊死メカニズム　66

か
外陰部動脈　146
外側上膝動静脈　221
外側上膝動脈　216,225
外側足底動静脈　247
外側足底動静脈神経束　248
外側足底動脈皮弁　246
外側大腿回旋動脈　205
外側大腿筋間中隔　225
外側大腿皮神経　208
外側大腿皮弁　15,206,209
開放骨折　239,240,242,243
拡大筋皮弁　9,123,138
下行膝動脈　206
下肢動脈の発生　224
下腿潰瘍　239,240
活性酸素　66
下殿動脈　206
下殿動脈の下行枝　220
下腹壁動静脈　130

き
器官形成　115
気管再建　115
機能的毛細血管密度　49
逆行性島状皮弁　93,213
逆行性の経路　30
逆行性瘢痕筋膜皮弁　90
逆行性皮弁　7
逆流　94
胸壁再建　183
局所皮弁　79
虚血　66
虚血再灌流　67
虚血再灌流障害　48,51,72
筋間血行型　14
筋間腔　14,16
筋間中隔　14,16
筋間中隔穿通枝皮弁　18,204,205
筋間中隔穿通動脈　204
筋間中隔動脈　204
筋間中隔皮弁　204
筋穿通枝皮弁　18
筋穿通動脈皮弁　6
筋肉血行型　14

筋肉内穿通枝皮弁　204,205
筋肉内穿通動脈　204
筋肉皮膚穿通枝皮弁　130
筋肉弁　137
筋皮弁　9,136,137
筋弁　238
筋弁手術　238,242
筋膜血管叢　225
筋膜上切除　88
筋膜皮弁　10,136,137,228
筋力テスト　241,242

く
空腸　164
空腸採取　156

け
蛍光生体顕微鏡　50
外科的 delay　67
血管運動　49
血管拡張　120
血管拡張剤　69
血管径を拡大する方法　150
血管口径の拡大法　145
血管新生　48,50,56,107
血管造影　230
血管増生因子　71
血管付腸骨　211
血管透過性　50
血管内皮細胞移植　43
血管内皮前駆細胞　43
血管吻合器　141
血管柄付筋膜移植片　211
血管柄付骨移植　138
血管密度　49
血管網　132
血行改善　69
血行形態　14
血行モニタリング　67
血小板凝集抑制　70
血栓形成　166
血流　48
血流速度　49
血流の方向性　219,225
腱間穿通枝皮弁　18

こ
高圧酸素療法　37
広域循環　48
後下腿筋間中隔　231
後脛骨穿通枝皮弁　27
抗血栓性合成高分子材料　59
抗血栓性材料　63
抗血栓性シリコンチューブ　41
後骨間皮弁　95,98

抗酸化剤　72
構成成分による皮弁　13
後大腿皮弁　206,209
広背筋採取　154
広背筋穿通枝皮弁　17,20
広背筋瘢痕皮弁　89
広背筋皮弁　31
高齢者に対する適応　169
骨筋血行型　14
骨髄炎　238,239,240,242,243
骨付皮弁　138
骨軟骨膜間穿通枝皮弁　18
骨膜下組織　173
骨膜弁　176

さ
サーモグラフィー　208
最小開腹術　153
再生医学　46,115
酸素中毒　37
酸素分圧　51

し
膝蓋動脈網　215
膝窩上皮弁　15
膝窩部後上行枝　220
湿潤状態　72
脂肪吸引　147
縮小筋皮弁　9
順行性皮弁　7
小口径人工血管　59
上腹部皮弁　15
上腹壁動静脈　130
静脈圧　94,95
静脈還流　93
静脈皮弁　18,100,101,141
静脈皮弁の分類　100
深下腹壁穿通枝皮弁　20
深下腹壁動静脈　182
神経血管柄付筋皮弁　212
神経皮弁　18
人工関節　242
人工骨　115
人工膝関節置換　240,244
人工膝関節置換手術　239,243
人工膝関節置換術　241,243
深側頭動脈　174
真皮下血管網　3,131
真皮血管網　3

せ
生体顕微鏡法　49
前外側・前内側大腿皮弁　23
前外側大腿皮弁　171,205,208,209
前下腿筋間中隔　229,231

浅下腹壁動脈　146
前脛骨皮弁　15, 98
前脛骨皮弁 Type III　231
浅側頭動脈　174
浅腸骨回旋動脈　145
穿通枝皮弁　17, 136, 137, 171
前内側大腿皮弁　205, 208, 209
前腕皮弁　95, 97, 164, 165

そ

総底側趾神経　247, 248, 252
足踵荷重面　254
足踵部荷重面　251
足底腱膜　247, 248, 254
足底皮弁　246
側頭筋　173
側頭筋弁　176
側頭筋膜　173
側頭筋膜弁　176
側頭頭頂筋弁　175
足背皮弁　96
側副血行の増加　44
鼠径皮弁　15, 147
組織代謝の改善　39

た

第1穿通枝　206
大胸筋皮弁　31
第3穿通枝　206
大腿回旋動脈　206
大腿筋膜採取　155
大腿後皮神経　206
大腿深動脈第2, 3穿通枝　225
大腿深動脈の後穿通枝　220
大腿二頭筋短頭　225, 226
大腿二頭筋短頭筋弁　225
大殿筋穿通枝皮弁　17
第2穿通枝　206
大伏在静脈　102, 207
大網採取　156
第4穿通枝　206

ち

知覚皮弁　213, 251
遅発性血栓形成　167
中隔皮弁　10
中側頭動脈　174
長期成績　251
腸骨付筋皮複合皮弁　15
直接皮膚血行型　14

つ

土ふまず皮弁　246

て

低圧酸素シミュレーター　39
低圧酸素トレーニング　39
殿筋穿通枝皮弁　22
殿大腿皮弁　209

と

頭蓋骨　173
頭蓋骨の血行　175
頭蓋骨弁　176
頭蓋表筋　172
頭頸部再建　163, 171
橈骨前腕皮弁　15
橈骨動脈穿通枝皮弁　17, 20
橈骨動脈の再建　103
同種移植　142
島状殿大腿皮弁　210
島状伏在皮弁　210
頭皮　172
頭皮弁　175
動脈造影　208
透明標本　37
ドップラー　151
ドップラー血流計　230
ドップラー聴診法　208

な

内胸動静脈　183
内視鏡下広背筋弁採取術　157
内視鏡下皮弁採取術　153
内視鏡下腹直筋弁採取術　157
内視鏡補助下空腸採取術　157
内視鏡補助下大網採取術　158
内側上膝動脈　218, 221
内側足底穿通枝皮弁　20
内側足底動静脈　247
内側足底動静脈神経束　248
内側足底動脈皮弁　246
内側足底皮弁　97
内側大腿穿通枝皮弁　24
内側大腿皮弁　206, 208, 209
長い血管柄　147
長い血管柄の作成法　145
軟部組織欠損　239, 244

に

2皮島筋皮弁　138
乳頭下血管網　3
乳房再建　184
乳房再建の適応　191

ね

熱傷後瘢痕拘縮　197

は

バイポーラコアグレーター　37
薄層拡大筋皮弁　124
薄層拡大筋皮弁の利点　126
薄層拡大広背筋皮弁　124, 125, 126
薄層皮弁　124
白血球動態　51
伴行静脈　94
瘢痕筋膜皮弁　88
瘢痕皮弁　87, 88
半導体レーザー　38

ひ

皮下血管網　124
腓骨神経　239
膝周囲の皮弁　216
菱形皮弁　79
微小血管束付加皮弁　89
微小血管吻合器　136
微小循環　48
腓腹筋　238, 239, 242
腓腹筋膜皮弁　15
皮膚性合指症　194, 202
皮膚への血行　4
皮弁の血行　7
皮弁の defatting 法　145
皮弁の thinning 法　145
皮弁分類　13
ヒラメ筋　238, 239, 242

ふ

複合皮弁　13
伏在枝　206
伏在神経　208
伏在皮弁　95, 97, 206, 209
腹直筋採取　154
腹直筋穿通枝皮弁　17
腹直筋皮弁　31, 130, 164, 165, 166, 182
腹壁形成術　184, 188
腹壁瘢痕ヘルニア　131
プロスタグランジン E_1 持続動注　39
プロスタサイクリン　30

へ

閉鎖動脈　206
ヘパリン　31, 32

ほ

縫工筋弁　149
傍臍穿通枝皮弁　22
帽状腱膜下層　172
帽状腱膜弁　176
ポーランド症候群　157

ま

マイクロサージャリー　163

み

水かきの特徴　194

も

モニタリング　142

ゆ

有茎静脈皮弁　141
遊離筋皮弁　243
遊離筋皮弁移植　243
遊離筋弁　243
遊離神経血管柄付筋弁　226
遊離前外側大腿筋膜皮弁　210
遊離前内側大腿皮弁　210

遊離鼠径皮弁　145
遊離組織移植　163
遊離皮弁　117, 136

り

立体的動脈造影　208

リンパ管付皮弁　213

れ

冷却　72
連合皮弁　139

ろ

肋間動静脈　131
肋間動脈　132
肋骨付前鋸筋皮弁　139

欧文索引

A

allograft 142
angiogenesis 48
anterior tibial flap 231,234
anterolateral leg flap 231,235
arterialized venous perfusion flap 141
arteria nervi peronei superficialis 231
arterio-venous flap 140
A-V flap 140
AVPF 141
A-V shunt 63,101,105,141
axial pattern flap 132,136
axial section flap 7

B

basic firobrast growth factor 42
bowstring 201
bridge free flap 140

C

capillary loop 36
CD_{34} 44
compound flap 13
Cormack の分類 228
cross-leg free flap 140

D

DDS 42
deep inferior epigastric perforator flap 187
deep temporal fascia 177
delay 30,36,68
delay 効果 121
delay 操作 111
DIEP flap 182,187
distally-based flap 93
double-pedicle TRAM flap 185
double Z-plasty 86
drug delivery system 42
Dufourmentel flap 80,81

E

epicranial aponeurosis 177
expanded free flap 117
expander 107
extended musculocutaneous flap 123

F

fan flap 175
fascial flap 137
fasciocutaneous flap 10,137
fasciocutaneous plexus 128
FGF 42

5-flap 法 198
flap prefabrication 117
flexible rhombic flap 80
flow through タイプ 104
flow-through perforator flap 18
fluorescein 蛍光法 40
4-flap Z 法 198
free flap 167
free iliac flap 150
free TRAM flap 186
functional capillary density 49

G

galea aponeurotica 177
galeal extension 177
genu flap 215,224
genu flap の血行 224
gluteal thigh flap 15

I

innominate fascia 172
ischemia-reperfusion injury 48

L

lateral supramalleolar flap 231,233
Limberg flap 80,81
LIMS 225
longitudinally axial type 13
loose areolar layer 177

M

macrocirculation 48
MASS 10,223
medial plantar artery flap 246
membranous aponeurotic septal system 10,223
Merkel's gap 177
microcirculation 48
multiple rotate down 法 197,201
muscle flap 137
muscle perforator 204
muscle perforator flap 204
muscular perforating flap 6,10
muscular vessel 5,6
musculocutaneous flap 9,137
musculocutaneous perforator 6
musculocutaneous system 92
MVP flap 107

N

neovascularized flap 107
neurocutaneous flap 18
neuroskin flap 18
normal flap 7

O

optical cavity 154

P

pedicled venous flap 141
perforator based adiposal flap 18
perforator flap 118
perforator-to-perforator flap 18
peroneal flap 95,97,98,231,232
PGE_1 31,32,71
PGE_1 含有軟膏 41
PGI_2 30
pharmacologic delay 30
pharmacologic supercharging 30,32
popliteo-posterior thigh flap 215,220,222,224
posterior calf fasciocutaneous flap 232
posterior calf f-c flap 236
posterior tibial flap 231
posterior tibial perforator flap 236
PPT flap 222
prefabricated flap 107,136,140
prefabricated thin flap 124,128
prefascial plexus 3

R

random pattern flap 132,136
random section flap 7
reconstructive step 244
reverse flap 7
reverse flow temporal artery flap 93
rhomboid-to-W flap 80,86

S

saphenous flap 232,237
secondary axial flap 140
secondary vascularized flap 107,118,120
secondary vascularized free flap 119,120
septal vessel 5,6
septocutaneous artery 204
septocutaneous artery flap 204
septocutaneous flap 10,16,228
septocutaneous perforator 6
septocutaneous vessels 229
short pedicle perforator flap 18
single-pedicle TRAM flap 184
skinfold chamber 52
SOD 71
subaponeurotic layer 177
subcapillary plexus 36

subdermal plexus 36,124,128,131, 132
subfascial plexus 3
supercharged TRAM flap 186
supercharging 30
superficial sural arteries 232
superficial temporal fascia 177
superior lateral genu flap 215,218, 221,224
superior medial genu flap 215,219, 221,224
supermicrosurgery 17
superoxide 67
survival length 109
swing flap 法 194,200

T

TAPF 141
temporal aponeurosis 177
temporal fascia 177
temporalis fascia 177
temporoparietal fascia 177
temporoparietal muscle 177
thermo-recovery 法 230
thin cutaneous flap or thin flap 124
thin extended musculocutaneous flap 124
thin flap 124,126,165
thin forearm flap 128
thin groin flap 128
thinned flap 213
thinning 131,147
thinning flap 136,139
thin perforator flap 18
thin scapular flap 128
tissue expander 117
total arterial perfusion flap 141
total venous perfusion flap 141
TRAM 皮弁 31
TRAM flap 182
transpositional flap 200
TVPF 141

U

ultramicrosurgery 17

V

vasomotion 49
venous flap 18,141
vertically axial type 13
V-M plasty 法 198

W

wet dressing 41

Z

Z 形成術 200

形成外科ADVANCEシリーズⅠ-4
皮弁移植法：最近の進歩　　　　　　　〈検印省略〉

1993年11月29日　第1版第1刷発行
2002年 8 月25日　第2版第1刷発行
2007年 7 月25日　第2版第2刷発行

定価（本体19,000円＋税）

監修者　波利井清紀
編集者　鳥居　修平
発行者　今井　良
発行所　克誠堂出版株式会社
〒113-0033　東京都文京区本郷3-23-5-202
電話(03)3811-0995　振替00180-0-196804

ISBN978-4-7719-0256-5 C 3047 ¥19000 E　印刷　三報社印刷株式会社
Printed in Japan　© Shuhei Torii, 2002

・本書の複製権・翻訳権・上映権・譲渡権・公衆送信権（送信可能化権を含む）は克誠堂出版株式会社が保有します。
・JCLS ＜㈱日本著作出版権管理システム委託出版物＞
本書の無断複写は著作権法上での例外を除き禁じられています。複写される場合は，そのつど事前に㈱日本著作出版権管理システム（電話03-3817-5670, FAX 03-3815-8199）の許諾を得てください。